中文翻译版

ICU后综合征

Post-Intensive Care Syndrome

主编　〔比利时〕让-查尔斯·普莱泽（Jean-Charles Preiser）

〔加拿大〕玛格丽特·赫里奇（Margaret Herridge）

〔法国〕埃利·阿祖莱（Elie Azoulay）

主译　江智霞　陈　芳　金　锋　杨晓玲

主审　付　豹

U0199950

科学出版社

北京

图字：01-2024-1438号

内 容 简 介

《ICU后综合征》是欧洲重症监护医学会 "Lessons from the ICU" 系列丛书之一，详细介绍了经重症监护病房住院治疗后患者及家属常出现的身体、认知和心理三方面障碍的最新信息，并深入探讨了现有的预防和治疗策略，介绍了经过调整后的康复计划。除让读者了解ICU后综合征的方方面面外，本书还旨在促进医务工作者对患者进行有效的随访，从而提高他们的工作能力和自主性，并找出ICU后综合征发生的风险因素，以促进重症监护部门组织有效的干预和管理。本书可供重症监护临床工作者学习参考。

图书在版编目 (CIP) 数据

ICU后综合征 /（比）让 - 查尔斯·普莱泽（Jean-Charles Preiser）等主编；江智霞等主译 . —北京：科学出版社，2024.3

书名原文：Post-Intensive Care Syndrome

ISBN 978-7-03-078325-7

Ⅰ . ① I… Ⅱ . ① 让… ② 江… Ⅲ . ① 险症 - 综合征 Ⅳ . ① R459.7

中国国家版本馆 CIP 数据核字（2024）第 062145 号

责任编辑：程晓红 / 责任校对：张 娟
责任印制：师艳茹 / 封面设计：吴朝洪

First published in English under the title
Post-Intensive Care Syndrome
edited by Jean-Charles Preiser，Margaret Herridge and Elie Azoulay，edition：1
Copyright © European Society of Intensive Care Medicine，2020
This edition has been translated and published under licence from
Springer Nature Switzerland AG.

科 学 出 版 社 出版
北京东黄城根北街 16 号
邮政编码：100717
http://www.sciencep.com

三河市春园印刷有限公司印刷
科学出版社发行　各地新华书店经销
*

2024 年 3 月第 一 版　开本：787×1092　1/16
2024 年 3 月第一次印刷　印张：22 1/4
字数：524 000

定价：168.00 元
（如有印装质量问题，我社负责调换）

译者名单

主　译　江智霞　贵州护理职业技术学院

陈　芳　遵义医科大学附属医院

金　锋　贵州中医药大学

杨晓玲　贵州护理职业技术学院

主　审　付　豹　遵义医科大学附属医院

译　者（按姓氏笔画排序）

王　轲　贵州护理职业技术学院

冯　怡　贵州护理职业技术学院

张　伟　贵州护理职业技术学院

张　芳　贵州护理职业技术学院

陈青青　遵义医科大学

罗　娟　贵州医科大学附属医院

胥　露　四川大学华西医院

徐　楠　贵州医科大学附属医院

徐克珮　贵州护理职业技术学院

董俊兰　遵义医科大学

韩露露　贵州护理职业技术学院

鲁　鑫　重庆大学附属肿瘤医院

游琳琳　遵义医科大学第二附属医院

编者名单

Yasmine Ali Abdelhamid

Intensive Care Unit，Royal Melbourne Hospital

Parkville，VIC，Australia

Melbourne Medical School

University of Melbourne

Parkville，VIC，Australia

Discipline of Acute Care Medicine

University of Adelaide

Adelaide，SA，Australia

yasmine.aliabdelhamid@mh.org.au

Abdulrahman A.Al-Fares

Adult Critical Care Medicine

Fellowship Program，University of Toronto

Toronto，ON，Canada

Al-Amiri Hospital，Ministry of Health

Kuwait City，Kuwait

Interdepartmental Division of Critical Care

Medicine，University of Toronto

Toronto，ON，Canada

Toronto General Hospital

Toronto，ON，Canada

abdulrahman.al.fares@mail.utoronto.ca

Elie Azoulay

Medical Intensive Care Unit

AP-HP Saint-Louis Hospital

Paris，France

Critical Care Department，St-Louis Hospital，

ECSTRA Team，and Clinical Epidemiology，

UMR 1153（Center of Epidemiology and

Biostatistics

Sorbonne Paris Cité，CRESS），INSERM，

Paris Diderot Sorbonne University

Paris，France elie.azoulay@aphp.fr

J.Batt

Department of Medicine and the Keenan

Research Center for Biomedical Science

St.Michael's Hospital

Toronto，ON，Canada

Institute of Medical Science

University of Toronto

Toronto，ON，Canada

Interdepartmental Division of Critical Care

University of Toronto

Toronto，ON，Canada

jane.batt@utoronto.ca

Danielle E.Bear

Departments of Nutrition and

Dietetics and Critical Care

Guy's and St Thomas' NHS Foundation Trust

London，UK

Danielle.Bear@gstt.nhs.uk

Stephen J.Brett

Department of Surgery and Cancer

Imperial College London

London，UK

Imperial College Healthcare NHS Trust
Hammersmith Hospital
London，UK
stephen.brett@imperial.ac.uk

Nathan E.Brummel
The Ohio State University
Wexner Medical Center
Columbus，OH，USA
nathan.brummel@osumc.edu

K.J.Burdick
Neuroscience，Vanderbilt University
Nashville，TN，USA
kendall.burdick@vanderbilt.edu

Lee-anne Chapple
Intensive Care Research
Royal Adelaide Hospital
Adelaide，South Australia
lee-anne.chapple@adelaide.edu.au

B.Clerckx
Faculty of Movement and Rehabilitation
Sciences，Department Rehabilitation
Sciences，KU Leuven
Leuven，Belgium
Division of Critical Care Medicine
University Hospitals Leuven
Leuven，Belgium
beatrix.clerckx@uzleuven.be

Evelyn J.Corner
Department of Clinical Sciences
Brunel University London
Uxbridge，UK
Therapies Department，The Royal Brompton
and Harefield NHS Foundation Trust
London，UK

Evelyn.Corner@brunel.ac.uk

M.C.Courtney
Department of Medicine
Health and Society，Vanderbilt University
Nashville，USA
madison.c.courtney@vanderbilt.edu

B.H.Cuthbertson
Department of Critical Care Medicine
Sunnybrook Health Sciences Centre
Toronto，ON，Canada
brian.cuthbertson@sunnybrook.ca

Adam Deane
Intensive Care Unit，Royal Melbourne Hospital
Parkville，VIC，Australia
Melbourne Medical School，
University of Melbourne
Parkville，VIC，Australia
Discipline of Acute Care Medicine
University of Adelaide
Adelaide，SA，Australia
Adam.Deane@mh.org.au

Audrey de Jong
Anesthesia and Critical Care Department，
CHU Montpellier，Montpellier，France
Department of Anesthesia and Intensive Care unit
Regional University Hospital of Montpellier，
St-Eloi Hospital，PhyMedExp，University of
Montpellier，INSERM U1046
Montpellier，France
a-de_jong@chu-montpellier.fr

Ingeborg M.Dekker
Department of Nutrition and Dietetics
Internal Medicine
VU University Medical Center Amsterdam

Amsterdam，The Netherlands
im.dekker@vumc.nl

C.C.dos Santos
Department of Medicine and the Keenan
Research Center for Biomedical Science
St.Michael's Hospital
Toronto，ON，Canada
Institute of Medical Science
University of Toronto
Toronto，ON，Canada
Interdepartmental Division of Critical Care
University of Toronto
Toronto，ON，Canada
DosSantosC@smh.ca

Hans Flaatten
University of Bergen
Department of Clinical Medicine
Berge，Norway
General ICU，Haukeland University Hospital
Bergen，Norway
Hans.Flaatten@uib.no

Pamela Flood
Stanford University
San Francisco，CA，USA
pflood@stanford.edu

Rik Gosselink
Faculty of Movement and Rehabilitation
Sciences，Department Rehabilitation
Sciences，KU Leuven
Leuven，Belgium
Division of Respiratory Rehabilitation
University Hospitals Leuven
Leuven，Belgium
Division of Critical Care Medicine
University Hospitals Leuven

Leuven，Belgium
rik.gosselink@kuleuven.be

David M.Griffith
University of Edinburgh
Edinburgh，UK
NHS Lothian，Edinburgh，UK
David.M.Griffith@ed.ac.uk

D.Grimaldi
Department of Intensive Care
CUB-Erasme，Université Libre de
Bruxelles（ULB）
Brussels，Belgium
David.Grimaldi@erasme.ulb.ac.be

Julius J.Grunow
Department of Anesthesiology and Operative
Intensive Care Medicine（CCM，CVK）
Charité-Universitätsmedizin Berlin，corporate
member of Freie Universität Berlin，Humboldt
Universität zu Berlin and Berlin Institute of
Health，Berlin，Germany
julius.grunow@charite.de

Greet Hermans
Laboratory of Intensive Care Medicine，Division
of Cellular and Molecular Medicine，KU Leuven
Leuven，Belgium
Department of General Internal Medicine
Medical Intensive Care Unit
University Hospitals Leuven
Leuven，Belgium
greet.hermans@uz.kuleuven.be

Margaret Herridge
Interdepartmental Division of Critical Care
Medicine，University of Toronto
Toronto，ON，Canada

Respiratory and CCM，Toronto General Hospital
University of Toronto
Toronto，ON，Canada
Toronto General Research Institute
University of Toronto
Toronto，ON，Canada
Institute of Medical Sciences
University of Toronto
Toronto，ON，Canada
margaret.herridge@uhn.ca

Theodore J.Iwashyna
Department of Internal Medicine
University of Michigan
Ann Arbor，MI，USA
Veterans Affairs Center for Clinical Manage
ment Research，HSR&D Center for Excellence
Ann Arbor，MI，USA
Institute for Social Research
Ann Arbor，MI，USA
tiwashyn@umich.edu

Samir Jaber
DAR B，Saint Eloi University Hospital and
Montpellier University，INSERM U1046
Montpellier，France
s-jaber@chu-montpellier.fr

James C.Jackson
Department of Medicine，Division of Allergy，
Pulmonary and Critical Care Medicine
Vanderbilt University School of Medicine
Nashville，TN，USA
Geriatric Research Education and Clinical
Center，VA Tennessee Valley Healthcare System
Nashville，TN，USA
james.c.jackson@vanderbilt.edu

Boris Jung
Medical Intensive Care Unit
Lapeyronie University Hospital and Montpellier
University，INSERM U1046
Montpellier，France
b-jung@chu-montpellier.fr

Jennifer E.Jutte
Wellness and Rehabilitation Psychological
Services
Seattle，WA，USA
jensphd@gmail.com

Nancy Kentish
Critical Care Department，St-Louis Hospital，
ECSTRA Team，and Clinical Epidemiology，
　UMR
1153（Center of Epidemiology and Biostatistics
Sorbonne Paris Cité，CRESS），INSERM，
　Paris
Diderot Sorbonne University，Paris，France
Famiréa Research Group
Saint Louis Hospital，AP-HP
Paris，France
nancy.kentish@aphp.fr

D.Langer
Faculty of Movement and Rehabilitation
Sciences，Department Rehabilitation
Sciences，KU Leuven
Leuven，Belgium
Division of Respiratory Rehabilitation
University Hospitals Leuven
Leuven，Belgium
daniel.langer@kuleuven.be

Caroline Lassen-Greene
Department of Medicine，Division of Allergy，
Pulmonary and Critical Care Medicine

Vanderbilt University School of Medicine

Nashville，TN，USA

Geriatric Research Education and Clinical

Center，VA Tennessee Valley Healthcare System

Nashville，TN，USA

caroline.lassen-greene@vanderbilt.edu

Nicola Latronico

Department of Medical and Surgical Specialties

Radiological Sciences and Public Health

University of Brescia

Brescia，Italy

Department of Anesthesia，Intensive Care，and

Emergency，Spedali Civili University Hospital

Brescia，Italy

nicola.latronico@unibs.it

Thomas Lescot

Surgical Intensive Care Unit

Saint Antoine Hospital

Paris，France

thomas.lescot@aphp.fr

Wilhelmus G.P.M.Looijaard

Department of Intensive Care Medicine

VU University Medical Center Amsterdam

Amsterdam，The Netherlands

Department of Nutrition and Dietetics

Internal Medicine，VU University

Medical Center Amsterdam

Amsterdam，The Netherlands

w.looijaard@vumc.nl

Pablo Lucas Massanet

Intensive Care Unit，Nimes University Hospital

Nimes，France

pablo.lucas.MASSANET@chu-nimes.fr

Stefan Matecki

Department of Physiology，INSERM U1046

Montpellier University

Montpellier，France

s-matecki@chu-montpellier.fr

Robert Memelink

Department of Nutrition and Dietetics

Faculty of Sports and Nutrition

Amsterdam University of Applied Science

Amsterdam，The Netherlands

r.g.memelink@hva.nl

Judith L.Merriweather

University of Edinburgh

Edinburgh，UK

NHS Lothian，Edinburgh，UK

judith.merriweather@ed.ac.uk

Jeroen Molinger

Department of Intensive Care Adults，Erasmus

MC，University Medical Centre Rotterdam

Rotterdam，The Netherlands

BeLife Clinical Human Performance Lab

Rotterdam，The Netherlands

j.molinger@erasmusmc.nl

David Orlikowski

Intensive care unit，CIC INSERM 1429

Raymond Poincaré Hospital

Garches，France

david.orlikowski@aphp.fr

Heleen M.Oudemans-van Straaten

Department of Intensive Care Medicine

VU University Medical Center Amsterdam

Amsterdam，The Netherlands

Institute for Cardiovascular Research

VU University Medical Center Amsterdam

Amsterdam，The Netherlands
h.oudemans@vumc.nl

F.Pène
Service de Médecine Intensive-Réanimation
hôpital Cochin，Hôpitaux Universitaires Paris
Centre，Assistance Publique-Hôpitaux de Paris
Paris，France
Faculté de Médecine
Université Paris Descartes
Paris，France
Institut Cochin，INSERM U1016，CNRS
　UMR8104
Paris，France
frederic.pene@aphp.fr

Jean-Charles Preiser
Department of Intensive Care
Erasme Hospital，Université libre de Bruxelles
Brussels，Belgium
jean-charles.preiser@erasme.ulb.ac.be

Danielle Heloisa Prevedello
Department of Intensive Care
Erasme University Hospital
Université libre de Bruxelles
Brussels，Belgium
Danielle.Prevedello@erasme.ulb.ac.be

Zudin Puthucheary
William Harvey Research Institute
Queen Mary University
London，UK
z.puthucheary@qmul.ac.uk

Bara Ricou
Department of Acute Medicine
Université de Genève
Geneva，Switzerland

bara.ricou@hcuge.ch

J.J.Schlesinger
Vanderbilt University Medical Center
Nashville，TN，USA
joseph.j.schlesinger@Vanderbilt.Edu

Lavarnan Sivanathan
Institute of Health Policy Management and
Evaluation，Dalla Lana School of Public Health
University of Toronto
Toronto，ON，Canada
Department of Anesthesia
University of Toronto
Toronto，ON，Canada
l.sivanathan@mail.utoronto.ca

Yoanna Skrobik
McGill University
Montreal，QC，Canada
yoanna.skrobik@mcgill.ca

Virginie Souppart
Famiréa Research Group
Saint Louis Hospital，AP-HP
Paris，France
virginie.souppart@aphp.fr

Sandra N.Stapel
Department of Intensive Care Medicine
VU University Medical Center Amsterdam
Amsterdam，The Netherlands
s.stapel@vumc.nl

Kristina Stepanovic
Department of Medicine，Division of Allergy，
Pulmonary and Critical Care Medicine
Vanderbilt University School of Medicine
Nashville，TN，USA

kristina.n.stepanovic@vanderbilt.edu

Nathalie Van Aerde
Laboratory of Intensive Care Medicine
Department of Cellular and Molecular
Medicine，KU Leuven
Leuven，Belgium
nathalie.vanaerde@kuleuven.be

Greet Van den Berghe
Clinical Division and Laboratory of Intensive
Care Medicine，Department of Cellular and
Molecular Medicine，KU Leuven
Leuven，Belgium
greet.vandenberghe@kuleuven.be

Lisa Van Dyck
Laboratory of Intensive Care Medicine
Department of Cellular and Molecular
Medicine，KU Leuven
Leuven，Belgium
lisa.vandyck@kuleuven.be

M.Van Hollebeke
Faculty of Movement and Rehabilitation
Sciences，Department Rehabilitation
Sciences，KU Leuven
Leuven，Belgium
Division of Critical Care Medicine
University Hospitals Leuven
Leuven，Belgium
marine.vanhollebeke@kuleuven.be

Ilse Vanhorebeek
Laboratory of Intensive Care Medicine
Department of Cellular and Molecular
Medicine，KU Leuven
Leuven，Belgium
ilse.vanhorebeek@kuleuven.be

Elizabeth M.Viglianti
Department of Internal Medicine
University of Michigan
Ann Arbor，MI，USA
eviglian@med.umich.edu

Bharath Kumar Tirupakuzhi　Vijayaraghavan
Division of Critical Care
Apollo Hospitals，Chennai & the Chennai
Critical Care Consultants Group
Chennai，TN，India
bharathkumartv@gmail.com

Carl Waldmann
ICU Royal Berkshire Hospital
Reading，UK
cswald@aol.com

Timothy S.Walsh
University of Edinburgh
Edinburgh，UK
NHS Lothian
Edinburgh，UK
Department of Anaesthesia
Critical Care & Pain Medicine
Royal Infirmary of Edinburgh
Edinburgh，UK
timothy.walsh@ed.ac.uk

Steffen Weber-Carstens
Department of Anesthesiology and
Operative Intensive Care Medicine（CCM，
　CVK）
Charité-Universitätsmedizin Berlin
corporate member of Freie Universität Berlin
Humboldt Universität zu Berlin and Berlin
Institute of Health
Berlin，Germany

Berlin Institute of Health，Berlin（BIH）
Berlin，Germany
steffen.weber-carstens@charite.de

Peter J.M.Weijs
Department of Intensive Care Medicine
VU University Medical Center Amsterdam
Amsterdam，The Netherlands
Department of Nutrition and Dietetics
Internal Medicine，VU University
Medical Center Amsterdam
Amsterdam，The Netherlands
Department of Nutrition and Dietetics
Faculty of Sports and Nutrition
Amsterdam University of Applied Science
Amsterdam，The Netherlands
Amsterdam Public Health research institute
VU University Medical Center Amsterdam
Amsterdam，The Netherlands
p.weijs@vumc.nl

X.Willaert
Ziekenhuis Oost-Limburg
Genk，Belgium
xavierwillaert@g

Tobias Wollersheim
Department of Anesthesiology and Operative
Intensive Care Medicine（CCM，CVK）
Charité-Universitätsmedizin Berlin
corporate member of Freie Universität Berlin
Humboldt Universität zu Berlin and Berlin
Institute of Health
Berlin，Germany
Berlin Institute of Health，Berlin（BIH）
Berlin，Germany
tobias.wollersheim@charite.de

Hannah Wunsch
Institute of Health Policy Management and
Evaluation，Dalla Lana School of Public Health
University of Toronto
Toronto，ON，Canada
Department of Anesthesia
University of Toronto
Toronto，ON，Canada
Department of Critical Care Medicine
Sunnybrook Health Sciences Centre
Toronto，ON，Canada
Interdepartmental Division of Critical Care
Medicine，University of Toronto
Toronto，ON，Canada
hannah.wunsch@sunnybrook.ca

序 一

随着重症医学理论体系的逐步建立及器官支持技术的不断进步，越来越多的重症患者从重症医学科（critical care medicine department）转出，生命得以幸存。然而，近年来越来越多的证据提示，在成功转出ICU（intensive care unit）并且出院的患者中，有较高比例（不同研究报道为20%～80%）的患者会出现新发或加重的身体功能障碍，如压力性损伤等躯体后遗症、ICU获得性衰弱、认知功能障碍及焦虑、抑郁、失眠等情感障碍，这些表现统称为ICU后综合征（post-intensive care syndrome，PICS）。更加重要的是，PICS严重影响个人生活质量，一部分患者甚至需要长期家庭医疗护理，医疗资源消耗巨大，最新研究发现ICU后综合征严重影响预后。因此，正确认识ICU后综合征，理解其发生机制及现有的相关预防与干预措施将具有重要的临床意义。

由国际知名重症医学专家Jean-Charles Preiser、Margaret Herridge和欧洲重症医学会主席Elie Azoulay主编，贵州护理职业技术学院院长江智霞教授领衔翻译的《ICU后综合征》一书，介绍了ICU后综合征的定义、评价工具、诊断、干预及相关基础与研究进展，是到目前为止认识ICU后综合征最全面、最权威的著作。翻译本着严格遵循原著的同时，进行了优秀的中文润色，更便于中文读者理解原文。我深信，该译著将为中国医护人员甚至患者家属认识、预防及治疗ICU后综合征提供重要帮助。

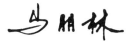

贵黔国际总医院重症医学科　主任

中国病理生理学会危重病医学专业委员会　前主任委员

中国医师协会重症医学医师分会　干事长/常务委员

中华医学会重症医学分会　常务委员

序 二

近年，ICU后综合征及ICU患者的长期结局已得到国内外相关从业者的广泛关注，开展了大量的相关研究，聚焦ICU后综合征发生的危险因素，生理、认知、心理的改变，早期识别及不同阶段的最佳干预措施等，同时探索多学科团队如心理医学、康复医学等合作模式，共同为危重症患者降低发展为ICU后综合征的风险，促进康复而努力。

该书共4篇26章，涵盖了ICU后综合征总体介绍及相关系统的具体阐述，包括ICU后综合征的定义，ICU患者生理、认知、心理三方面损害的诊断方法，评估工具、治疗方案及康复策略，还探讨了ICU后综合征相关的经济效益问题。章节内容论述翔实，均参考并总结了国际最新的临床研究证据，为从事重症监护工作的相关人员提供了专业的指导，对促进ICU患者功能恢复、提高其健康相关生活质量具有重要的指导意义。

该书的翻译团队本着忠于原著的原则，秉承严谨科学态度，力求表达通俗流畅，便于理解和记忆，团队的专业和敬业值得肯定。期待此译作能得到重症同仁的认可和推荐。

中华护理学会重症护理专业委员会 主任委员
中华护理学会继续教育工作委员会 副主任委员
《中华急危重症护理》杂志 副主编

译者前言

ICU后综合征（PICS）是重症监护病房（ICU）转出患者常见并发症之一，是患者转出ICU后，在认知、心理、生理方面新出现或加重的一系列功能障碍，其发生率高达25%～64%，现已被公认为是一个重大的公共卫生问题。ICU后综合征会产生不同程度的负面影响，如无法重返工作岗位、生活质量降低、再入院率和家庭经济负担增加等。但经历危重症救治后各种后遗症对患者的影响常被忽视。此外，危重症患者家属和护理人员也是创伤后应激障碍和抑郁症的高危人群。

本书由重症监护领域的国际关键意见领袖担任主编，每一章都由该领域的专家撰写，对ICU后综合征这一热点问题进行了全面评述。国内有关于危重症患者康复方面的书籍，但暂无系统介绍ICU后综合征方面的书籍。本书的编排方式可让读者在进入诊断和治疗前快速或重新熟悉病理生理学背景知识，并包含了在真实临床场景中应用理论知识的实例，给初入ICU的住院医师、ICU护士和其他相关专业人员提供了极好的指导。本书提供了高质量的文献综述，便于快速消化和使用，从而改善患者的治疗效果，为填补当前重症监护后领域的空白做出了宝贵贡献。

本书详细介绍了患者经历ICU住院治疗后出现的身体、认知和心理障碍的最新信息，同时也包括患者家属的创伤后应激障碍及医务工作者的心理障碍，深入探讨了现有的预防和治疗策略。除让读者了解ICU后综合征的多个方面外，还旨在促进医务工作者对患者进行有效随访，从而提高他们的工作能力和自主性，并找出ICU后综合征发生的风险因素，以促进重症监护部门进行有益的组织变革。

我们在翻译过程中，力求忠实原著，但是由于原著信息量巨大，翻译工作高度复杂，再加上译者受到英语水平、专业能力及中文文字功底等方面的限制，翻译中难免出现不足之处，敬请读者批评指正。

最后，感谢科学出版社的大力支持；感谢参与本书翻译工作台前幕后的各位同仁。

愿本书能成为相关临床工作者有用的参考书，希望我们的努力为临床工作者提供更多的帮助。

江智霞

贵州护理职业技术学院　院长

贵州护理学会　理事长

原 著 序

不久之前，作为重症医师，我们的角色主要集中于重症监护病房（ICU）内部的患者管理上，对患者出院后的情况几乎没有（或者说根本没有）思考，如果患者能够幸存下来并出院，我们就很满足了！但近年来，我们开始越来越关注ICU患者的长期结局，许多患者在ICU出院后的几个月甚至几年内还会出现生理、认知和（或）心理问题。危重症疾病对患者家庭成员的影响也引起了我们的关注，许多家属在其亲人出院后的许多年内仍会出现焦虑、创伤后应激障碍和抑郁的症状。

值得注意的是，许多这些出院后的症状可以通过改善患者ICU住院期间的管理减少。少量镇静、更谨慎地使用已知会影响长期结果的药物（如糖皮质激素类）、早期活动、改善营养支持、更好的沟通及家庭成员的参与，都是有助于控制出院后并发症的发展和严重程度，从而提高出院后生活质量的方法。作为危重症医师，我们需要思考的不仅仅是生存本身，还有生活质量，以及我们的干预措施可能如何影响每名患者及其家庭出院后的健康和幸福。

随着对重症医学的需求增加和ICU死亡率降低，ICU幸存者的数量也在增加，这迫切需要提高对ICU后综合征的认识，提高我们对潜在机制和原因的理解，并确定如何最好地预防和治疗这些并发症。本书是由这一领域的国际专家编写的，因此是一个重要且及时的作品，对我们所有的危重症医师来说都很有价值，因为我们都在努力使患者及其家庭的长期生活质量最大化提高。

Jean-Louis Vincent，MD，PhD

比利时布鲁塞尔自由大学

欧洲医院重症医学部

目 录

第三篇　认知/心理障碍

第四篇　康复

第一章	**ICU后综合征历史及定义**
	Hans Flaatten，Carl Waldmann

学习目标

— 在刚过去的30年中，重症监护病房（ICU）患者结局指标从单纯的生存逐渐转变为包括幸存者的各种生活质量指标。

— 非生存性结局具有多样的形式，可以分为生理、认知和心理3个方面。

— "ICU后综合征"这一通用术语于2010年出现，包括所有与ICU住院经历相关的疾病，在某种程度上也包括照护者的情况。

— ICU后综合征在以往的ICU患者中经常被记录。

第一节 概 述

挽救生命并不是重症医学的全部意义。

重症监护或危重症护理在医学领域中历史悠久，是医学系统的一个年轻分支。在欧洲，大多数人认为重症医学的起源可以追溯到19世纪50年代初期北欧脊髓灰质炎大规模暴发期间，特别是1952年，由于延髓感染的高发，脊髓灰质炎出现了大规模暴发，死亡率非常高。这也导致非常年幼的小儿麻痹症患者死亡率居高不下。许多人认为"重症监护"这一概念诞生于1952年8月26日，丹麦麻醉学家Bjørn Ibsen通过运用气道管理、通气和液体治疗方面的知识和技能，拯救了一名12岁的年轻女孩Vivi，使其免于因呼吸衰竭而死亡[1]。她从ICU出院后的生存轨迹包括其生活质量被完整地记录下来（框1.1）[2]。

此外，在美国，对危重症患者的照护也得到了发展，Peter Safar和Max Weill是重症监护的先驱者和开拓者。

本章将描述重症监护中常用的各种治疗方法及研究的历史和发展，这些对ICU后综合征（post-intensive care syndrome，PICS）的理解和定义有着一定的影响。图1.1大致概述了自1950年开始的时间轴，其中包括了正文将更详细描述的重要年份事件，并最终描述和定义了PICS。

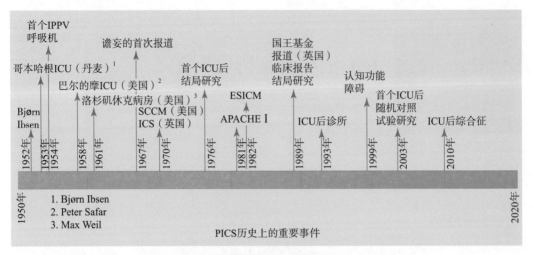

图1.1 从Bjørn Ibsen的研究到最近研究的时间轴

IPPV.间歇正压通气；SCCM.美国重症医学会；ESICM.欧洲重症医学会；APACHE Ⅰ.急性生理学和慢性健康状况评价；ICS.英国重症监护协会

框1.1 Vivi自ICU出院后的生活（引自 B.Ibsen's Own Hand-written Records[2]）

直到1953年1月，她每周7天、每天24小时都要进行人工通气。随之而来的是一个漫长的康复过程。她反复出现肺不张，需要进行支气管镜检查和应用抗生素治疗。她仍然依赖人工通气。在接下来的几年中，尝试了不同型号的呼吸机。随着新型号呼吸机的推出，技术得到了改进。直到1955年，市场上才出现了一个能够满意支持通气的呼吸机。直至那时，手动间歇正压通气才不再被需要。根据记录，Vivi在她的余生中仍然依赖人工通气。

当她于1959年从布莱达姆斯医院出院时，由于四肢瘫痪，她被限制在轮椅上。她能够说话，并用嘴控制棍子翻阅书籍，但需要协助进食和日常护理。Vivi的母亲接受了呼吸机的使用培训，Vivi被送回了家中，与父母一起生活。1971年6月，她再次因糖尿病和严重肺炎被送入布莱达姆斯医院。她在医院住院2天半后因肺炎球菌脓毒症去世。

第二节 起初，只有生存与死亡

在接下来的20年中，重症监护主要关注的是让患者在急危重症疾病中幸存下来，因此临床范围局限于ICU或院内生存。与此同时，设备的迅速发展使患者在重要器官衰竭时可以幸存下来。1952年，呼吸机发展迅速，取代了人工通气，而且大多数时候，重症监护患者就等同于机械通气患者。因此，ICU患者的结局通常被认为等同于ICU中的生存率，这种观点在后来估算患者生存率的疾病严重程度评分系统中体现，如急性生理学和慢性健康状况评价（APACHE）和简明急性生理学评分（SAPS）。

至少在医学文献中，很少有涉及关于ICU幸存者命运的文章，但这种情况即将改变。

第三节 对ICU后结局关注的转变

1976年发表于《新英格兰医学杂志》的一篇专题文章可能是最早在ICU出院后对

幸存者进行随访的论文[3]，文章标题为"Survival，hospitalization charges and follow-up results in critically ill patients"，其清楚地展示了一种不同的重症监护方法。不仅关注生存率，还关注了费用和非死亡结局。该研究对象是1972—1973年在哈佛医学院的康复室和急诊科住院的一部分患者，在需要重症医护人员照护的226名患者中，出院12个月时，164名患者（73%）死亡，第1年的患者生存率为27%。对出院后3个月、6个月和12个月对患者进行随访，随访方式包括面对面随访、电话或邮件随访。随访内容为直接询问患者有关康复程度、精神状态、功能状态和当前住所的问题。出院12个月时，62名幸存者中大部分在家，但11名仍在住院。研究者发现患者的心理功能比身体功能恢复得更快，这是一个有趣的发现，后来也得到了证实[4]，其中42%（26名）的幸存者1年后功能水平恢复到了疾病前状态，10名（16%）居住在养老院。幸存者1～12个月的总体结局如图1.2所示。

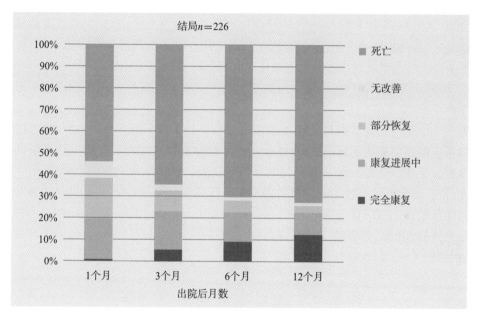

图1.2　第1年轨迹

研究者还证明老年人（≥65岁）与年轻人相比，在生存方面处于劣势，但他们在非死亡结局方面的情况相同。

在这项首次使用更广泛的方法研究结局的全面分析中，我们目前在ICU康复者中观察到的许多特点实际上已经有描述。

然而，这在重症监护相关的出版物中是个"孤独的骑手"，ICU后的积极研究和临床报道仍然很少。

在20世纪80年代中期，英国利物浦开始对ICU幸存者进行更系统的随访，这由Richard Griffiths主导[5]。他们的经验促使英国国王基金会在1988年呼吁关注重症监护患者的需求。这一举措促使英国首次对成人重症监护的成本及6个月的死亡率和发病率进行全面研究。该研究揭示，大量的ICU后生理和心理并发症导致许多患者的日常生活活动受到限制甚至产生失能[6]。后来，英国国王基金会小组主张应该定期报告ICU幸存者的非死亡结局[7]，这一主张由英国国民健康服务（National Health Service，NHS）跟进。

1993年，受利物浦经验的启发，英国建立了欧洲最早的专业ICU随访诊所。该诊所设立于英国雷丁，被命名为"ICU后的重症后监护"。诊所由1名ICU护士和1名ICU顾问共同运营，每月2次，其费用估计为ICU预算的1%[8]。

第四节　健康相关生活质量工具调查

直到20世纪80年代末，健康相关生活质量（health-related quality of life，HRQoL）评估和报告方式都是非标准化的，这使得不同研究之间的比较非常困难。与定义和评估死亡的简单方法不同，HRQoL是一个更为复杂和综合的结局评估指标。毫无疑问，研究者对ICU非死亡结局的日益关注受到了其他患者群体类似活动的影响。旨在描述患者结局的临床研究越来越多地记录了非死亡结局，特别是在低死亡率的群体中，非死亡结局更为相关。1989年医疗结局研究的开展和健康调查量表36（SF-36）的开发是最成功的举措之一[9]。SF-36是一个通用的HRQoL问卷，包含36个条目和8个领域，已被证明适用于多种疾病类型研究。该问卷也被用于ICU幸存者，首次公开发表在1995年的*BJA*上[10]，后来成为研究ICU后患者常用的工具之一，但其复杂性表明并不适用于患者的自我评价。

另一个值得一提的举措是欧洲生活质量评估工具（EuroQol）的开发。为了用一个相关但易于操作的通用工具描述HRQoL，研究人员于1987年开展通用生活质量评估工具开发相关工作，这是一种适合自评的标准化工具。该团队在1990年发表了第一篇研发论文[11]，但该工具经过实证测试后需要进一步完善，并于1995年正式命名为欧洲五维生存质量量表（EQ-5D）。2004年，英国国家卫生与临床优化研究所（NICE）将此工具确定为评估HRQoL的首选工具[12]。直至目前，因其使用较为简便，其也经常被用于各类患者报告结局（patient reported outcome measurement，PROM）测量项目中。

第五节　ICU后认知功能下降

几十年来，对精神病患者进行心理状态检查一直是至关重要的，20世纪70年代已有几种用时较长的评估工具可供使用。1975年，引入了一种用时较短的工具，即"简易精神状态量表"（mini-mental state，MMS）[13]。这是一种简化的认知状态评估量表，仅由11个问题组成，使用快速简便，可能是目前最常用的认知筛查方法，也适用于ICU后患者。然而，它并没有对认知功能障碍进行深入理解和映射。

20世纪90年代末，随着对重症急性呼吸窘迫综合征（ARDS）患者的随访研究，认知问题最终被列入ICU议程，这也是1999年美国一篇论文的研究重点[14]。在该研究中，所有55名患者出院时都显示出认知功能障碍，其中30%的患者在1年的后续随访中仍然存在认知功能衰退，超过3/4的患者存在记忆力受损、注意力不集中或思维迟缓的情况。这与患者机械通气期间长时间血氧饱和度下降有关，因此低氧血症被认为是影响神经认知的可能机制。在2006年的一项研究中也发现了类似的结果，该研究使用了一种不同于以往的认知评估方法，即触摸屏计算机软件（Cantab），该评估既能在ICU中进行，也能在患者转出ICU后跟踪观察[15]。

认知领域研究存在的一个问题是研究者使用的方法非常不同，有时他们是以非标准化的方式进行研究。在第一项研究中使用了传统的方法，即经过专业培训的人员对患者进行纸笔测试。然而，由神经心理学家进行测试既困难又需要资源，并非所有人都能做到。开发更自动化的评估方法，使用笔记本电脑或平板电脑在线演示测试，是向标准化迈出的一大步。剑桥的研究人员开发了一种仪器，即剑桥自动化成套神经心理测试（Cambridge Neuropsychological Test Automated Battery，CANTAB）（http：//www.cambridgecognition.com/），使低阈值测试工具可应用于研究，甚至投入ICU使用（图1.3）[16]。

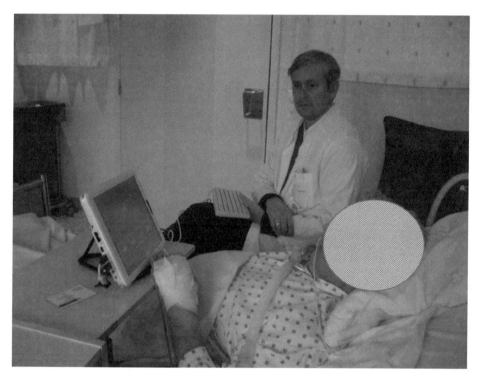

图1.3　对ICU患者使用CANTAB进行认知功能评估

该患者通过气管切开进行呼吸支持。评估在床边进行，仅需要笔记本电脑和研究人员

第六节　生理功能障碍

ICU幸存者出现了多种形式的身体功能损伤。通常这种损伤在ICU或医院时就已经有了较为明显的迹象，但有时会发展得比较缓慢。

一、神经肌肉功能障碍

1984年首次在5名患者中发现了神经肌肉功能障碍，刚开始被描述为多发性神经病变[17]，因不仅神经受累，且肌肉也会受累，故目前称为多发性神经肌肉病变（含肌肉病变、多发性神经病变及两种并存）。据报道，多达50%的ICU患者存在以上3种受累形式中的一种[18]。通常这种情况在ICU内很常见，经常是导致患者呼吸机脱机缓慢和困难的原因，同时还会影响患者的活动能力。

二、呼吸功能障碍

许多疾病也可直接影响患者的肺部组织。这一点在ARDS幸存者中得到了广泛研究，首次记录于1989年[19]，研究者对41名ARDS幸存者进行了广泛随访，发现27名随访至1年的患者中，18名患者存在肺功能障碍。但大多数患者的肺功能障碍程度较轻。针对该组患者的几项前瞻性研究的文章已经发表，并将健康相关生活质量和肺功能评估联系了起来[20]。

三、心血管功能障碍

令人惊讶的是，关于离开ICU后的心血管功能衰竭的数据很难找到。然而，一项在ICU期间使用序贯器官衰竭评估（SOFA）的相关研究显示，心血管功能衰竭组患者出院后的死亡率最高［相对危险度（OR）2.5］[21]。

四、肾功能障碍

20世纪90年代末，医师提出了更加积极的急性肾损伤治疗方法。这些患者的死亡率特别高，据报道住院死亡率为50%～80%。然而，直到2002年，一项旨在研究急性肾损伤患者出院后结局的研究论文才被发表[22]。在该研究中，院内死亡率较高（为69%），但那些看似有着较好生活质量的幸存者5年后死亡率也达到了50%。对于是否依赖透析的数据没有提供。最近的研究数据显示，急性肾损伤是预后不良的标志，因此急性肾损伤患者在出院后应密切随访[23]。

第七节　ICU后综合征

所有可能因为危重疾病而出现的慢性功能障碍现在统称为ICU后综合征（post-ICU syndrome，PICS）。重要的是要理解这不是一种单一的疾病状态，甚至不仅限于ICU住院患者，而且在一定程度上也适用于他们的照护者。图1.4[24]对此进行了描述。目前尚不清楚ICU后综合征一词从何而来，但在2010年由美国重症监护医学学会组织的一次多学科会议中被人们使用，并于2012年发表。自那时起，ICU后综合征被全世界ICU广泛使用，描述ICU出院后经常出现的各种问题。该综合征目前没有官方定义，美国国家生物技术信息中心（NCBI）的Mesh术语中也未列出，也无法在2018年发布的《国际疾病分类第十一次修订本（ICD-11）》疾病代码中找到。大多数人可能会认可，该综合征包括在危重症后的一段时间新出现或加重的身体方面、认知方面和（或）精神（神经）方面的功能障碍，但不限于某种特定的功能障碍（图1.5）。

ICU后综合征可能与ICU患者出院后多年的死亡率增加有关，但目前尚未明确表明ICU后综合征的哪些要素最为重要。

目前人们特别关注的是患者报告结局（PROM）及重症监护后的情况。从2009年

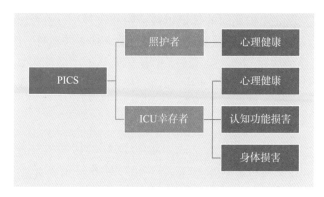

图1.4 ICU后综合征（PICS）

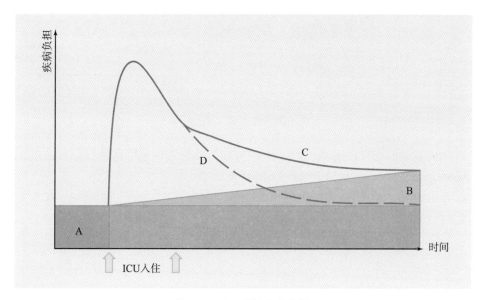

图1.5 ICU后的疾病负担

A.ICU前负担（共患率）；B.可能加重的A的负担；C.ICU负担未消失；D.ICU负担消失。B和C都代表ICU后综合征发展

起，英国强制要求所有医疗机构（国家医疗服务系统医院、独立部门治疗中心、私立医院）在为国民医疗服务系统患者提供4种选择性手术中的任何一种治疗时，必须参与国家PROM计划[25]。这个概念迅速被其他国家的医疗保健计划所接受，并且已在重症监护后的设置中得到实施（如瑞典）。

第八节 ICU后综合征的预防

在预防ICU后综合征时，必须处理导致该综合征的不同因素。这个问题早在20世纪90年代的议程中已经提到，当时越来越多的源自ICU的疾病负担显现出来。而针对这方面的治疗和预防研究并不广泛，人们主要关注精神障碍和身体障碍。2003年英国的研究机构发表了首批随机试验结果[26]。他们发现自助康复手册对身体康复和减少重症监护后抑郁症有效。重症监护期间的日记也被证明能改善ICU患者出院后创伤后应激障碍[27]。然而，最近的一项荟萃分析发现，总体上很少有证据表明一般随访咨询的效果，并且所包含的研究整体质量较低[28]。2015年有一项基于运动的ICU后干预的Cochrane系统综述，同样无法确定运动对功能性运动能力或ICU幸存者的健康相关生活质量的总体影响[29]。

要点总结

— 重症监护后负担的概念是在过去的20～30年逐渐发展起来的，它描述的是患者从ICU出院后出现的明显的个体疾病状态。

— 无论疾病的特点如何，现在都使用ICU后综合征（PICS）这个通用名称。它可能导致显著的发病率，并可能增加ICU幸存者的死亡率。

— 迄今为止，关于该病的发生和流行病学已有许多报道，但对其影响因素及如何预防和治疗却知之甚少。

参 考 文 献

1. Ibsen B. The anaesthetist's viewpoint on the treatment of respiratory complications in poliomyelitis during the epidemic in Copenhagen, 1952. Proc R Soc Med. 1954; 47: 72-4.

2. Reisner-Senelar L. The birth of intensive care medicine: Bjørn Ibsens records. Intensive Care Med. 2011; 37: 1084-6.

3. Cullen DJ, Ferrara L, Briggs B, et al. Survival, hospitalization charges and follow-up results in critically ill patients. NEJM. 1976; 294: 982-7.

4. Eddleston JM, White P, Guthrie E. Survival, morbidity and quality of life after discharge from intensive care. Crit Care Med. 2000; 28: 2293-9.

5. Griffiths RD, Jones C. Seven lessons from 20 years of follow-up of intensive care unit survivors. Curr Opin Crit Care. 2007; 13: 508-13. https: //doi.org/10.1097/MCC.0b013e3282efae05.

6. Shiell AM, Griffiths RD, Short AIK, Spiby J. An evaluation of the costs and outcome of adult intensive care in two units in the UK. Clin Intensive Care. 1990; 1: 256-62.

7. ICU in the UK: report from the King's Fund Panel. Intensive Care Nurs. 1989; 5: 76-81.

8. Griffiths J, Gager M, Waldman C. Follow-up after intensive care. Contin Educ Anaesth Crit Care Pain. 2004; 4: 202-5.

9. Tarlov AR, et al. The Medical Outcomes Study. An application of methods for monitoring the results of medical care. JAMA. 1989; 262: 925-30.

10. Smith IE, Shneerson JM. A progressive care programme for prolonged ventilatory failure: analysis of outcome. Br J Anaesth. 1995; 75: 399-404. https: //doi.org/10.1093/bja/75.4.399.

11. The EuroQol Group. EuroQol—a new facility for the measurement of health-related quality of life. Health Policy. 1990; 36: 199-208.

12. NICE. Guide to the methods of technology appraisal. London: National Institute for Clinical Excellence; 2004.

13. Folstein M, et al. Mini-mental state, a practical method for grading the cognitive state of patients for clini-

cians. J Psychiatr Res. 1975; 12: 189-98.

14. Hopkins RO, Weaver LK, Pope D, Orme JF, Bigler ED, Larson LO. Neuropsychological sequelae and impaired health status in survivors of severe acute respiratory distress syndrome. Am J Respir Crit Care Med. 1999; 160: 50-6.

15. Jones C, Griffiths RD, Slater T, Benjamin KS, Wilson S. Significant cognitive dysfunction in non-delirious patients identified during and persisting following critical illness. Intensive Care Med. 2006; 32: 923-6.

16. Torgersen J, Hole J, Wenzel-Larsen T, Flaatten H. Cognitive impairments after critical illness. Acta Anaesthesiol Scand. 2011; 55: 1044-51.

17. Bolton CF, Gilbert J, Hahn AF, Sibbald WJ. Polyneuropathy in critically ill patients. J Neurol Neurosurg Psychiatry. 1984; 47: 1223-31. PMCID: PMC1028091.

18. Shepherd S, Batra A, Lerner DP. Review of critical illness myopathy and neuropathy. Neurohospitalist. 2017; 7: 41-8. https: //doi.org/10.1177/1941874416663279.

19. Andrew J, Ghio AJ, Elliott CG, Crapo RO, Berlin SL, Jensen RL. Impairment after adult respiratory distress syndrome: an evaluation based on American Thoracic Society recommendations. Am Rev Respir Dis. 1989; 139: 1158-62. https: //doi.org/10.1164/ajrccm/139.5.1158.

20. Wilcox E, Herridge M. Lung function and quality of life in survivors of the acute respiratory distress syndrome (ARDS). Presse Med. 2011; 40: e595-603. https: //doi.org/10.1016/j.lpm.2011.04.024.

21. Lone NI, Walsh TS. Impact of intensive care unit organ failures on mortality during the five years after a critical illness. Am J Respir Crit Care Med. 2012; 186: 640-7. https: //doi.org/10.1164/rccm.201201-0059OC.

22. Morgera S, Kraft A, Siebert G, Luft F, Neumayer HH. Long term outcomes in acute renal failure patients treated with continuous renal replacement therapy. Am J Kidney Dis. 2002; 40: 275-9.

23. Flaatten H, Darmon M. A nephrologist should be consulted in all cases of acute kidney injury in the ICU: yes. Intensive Care Med. 2017; 43: 874-6. https: //doi.org/10.1007/s00134-017-4790-4.

24. Needham DM, Davidson J, Cohen H, Hopkins RO, Weinert C, Wunsch H, et al. Improving long-term outcomes after discharge from intensive care unit: report from a stakeholders' conference. Crit Care Med. 2012; 40: 502-9. https: //doi.org/10.1097/CCM.0b013e318232da75.

25. Black N. Patient reported outcome measures could help transform healthcare. BMJ. 2013; 346: f16. https: //doi.org/10.1136/bmj.f167.

26. Jones C, Skirrow P, Griffiths RD, Humphris GH, Ingleby S, Eddleston J, et al. Rehabilitation after critical illness: a randomized, controlled trial. Crit Care Med. 2003; 31: 2456-61.

27. Jones C, Bäckman C, Capuzzo M, Egerod I, Flaatten H, Granja C, et al. Intensive care diaries reduce new onset post traumatic stress disorder following critical illness: a randomised, controlled trial. Crit Care. 2010; 14: R168. https: //doi.org/10.1186/cc9260.

28. Jensen JF, et al. Impact of follow-up consultations for ICU survivors on post-ICU syndrome: a systematic review and meta-analysis. Intensive Care Med. 2015; 41: 763-75. https: //doi.org/10.1007/s00134-015-3689-1.

29. Connolly B, Salisbury L, O'Neill B, Geneen L, Douiri A, MPW G, Hart N, Walsh TS, Blackwood B, ERACIP Group. Exercise rehabilitation following intensive care unit discharge for recovery from critical illness. Cochrane Database Syst Rev. 2016; 7(5): 520-6. Epub 2016 Sep 16. https: //doi.org/10.1002/jcsm.12146.

<table>
<tr><td rowspan="2">第二章</td><td>持续性危重症的鉴别诊断及其他导致
ICU 住院时间延长的原因</td></tr>
<tr><td>Theodore J.Iwashyna，Elizabeth M.Viglianti</td></tr>
</table>

学习目标

— 提供一种方法来理解为什么患者的 ICU 住院时间会延长（＞10天），将原因划分为患者内在特征、ICU 住院期间的经历及管理失败 3 个方面。
— 将持续性危重症定义为：现在入住 ICU 的原因更多是与他们持续的危重症相关，而不是归因于他们的原发疾病。
— 阐明持续性危重症在概念上与慢性危重症和长时间机械通气虽不完全相同，但有关联。
— 汇总分析现有导致 ICU 长期住院的人群层面因素的实际数据，可以发现这些数据普遍支持的一个观点：持续性危重症是导致患者在不同卫生系统长期住院最常见的原因。

考虑接管 ICU 中的临床服务。在进行交接班时，你被告知 6 床的患者已经在 ICU 住院 11 天了。什么鉴别方法能让你对这名患者做出正确的诊断呢？表 2.1 是对这类患者进行鉴别诊断的一种方法。一般来说，可以分为以下 3 类。
— 患者内在特征和入院诊断特征。
— 在危重症病程中发生的事件。
— 组织管理失败。

在本章中，我们将阐述一种治疗 ICU 住院患者的方法。首先，我们将简要概述这些患者（ICU 住院时间超过 10 天的患者）值得考虑的系统问题。其次，我们将考虑这些患者的患者层面的鉴别诊断，调查提供给他们的解释是否合理。然后，我们将回顾现有的流行病学证据并讨论，在人群层面上，关于导致这些系统问题的各种个体层面过程的相对共性，我们能够得出什么结论？最后，我们将进行有理有据的推测，我们想要明确的是这一工作领域的潜在临床和研究意义。

第一节　ICU 住院时间延长的流行病学特征

在 ICU 中，住院时间延长不常见，其费用高昂，而且患病率逐渐增加，导致长期发病率增加[1-3]。2009 年，据估计美国有 380 000 例患者至少在 ICU 内住院 8 天，相关医院费用约为250亿美元[1]。随着人口老龄化和危重症护理的发展，越来越多的患者在ICU中幸存下来，可能是受到并发症和疾病的影响，他们长时间在ICU进行治疗[4]。然而，患者一旦出院，长时间ICU住院的后遗症仍会影响患者及其照护者。在随后1年内，其死亡率高于大多数恶性肿瘤（48%～73%）[3, 5]。许多幸存者出现功能障碍和认知障碍[3, 6]。只有20%的幸存者在长时间ICU住院后直接回家，大多数患者出院后转入长期急性护理（LTAC）机构或亚急性康复（SAR）机构[5]。

表2.1　长时间在重症监护病房（ICU）住院患者的鉴别诊断

鉴别诊断	现有数据中的可测试性推论
患者内在特征	
内在恢复时间长的疾病	长期住院者主要集中在少数几种明确的诊断
神经系统疾病	
肺部疾病	
炎症性疾病	
复杂的护理需求	
虚弱状态	死亡率极高，年龄较大，更多合并症（均在入院时存在）预测持续性危重症
急性不可治愈的疾病	死亡率极高
ICU住院期间的经历	
获得性单系统问题	
无法脱离呼吸机/肌肉和膈肌无力/长时间机械通气	长期住院的患者多数需要机械通气，主要为高碳酸血症性呼吸衰竭
范登贝格内分泌疾病	人群层面的影响不明确
营养不良/蛋白质消耗	人群层面的影响不明确
多器官动态级联效应	
级联危重症	随着在ICU的住院时间延长，入院诊断与预后之间的关联日益减弱
级联性医源性疾病	入院诊断与预后之间的关联日益减弱，再加上可测量的错误
免疫麻痹	脓毒症在晚期器官衰竭中占主导地位
管理失败	
床位影响	死亡率差异不大
接收有不切实际期望或缺乏姑息治疗参与的患者	非常高的死亡率
对ICU护理存在特殊要求	死亡率差异不大

在研究中，"时间延长"的定义存在多样性。对124项关于长时间机械通气的研究进行荟萃分析就是一个很好的例子。该研究的纳入标准如下：①机械通气时长≥14天；②在急诊或急诊后专业的中心进行机械通气；③机械通气≥96小时或气管切开患者［即急性呼吸衰竭气管切开的诊断相关组别（DRG）］[5]。通常，这些"时间延长"的定义都是基于专家意见和（或）数据可用性的需要。

　　这些定义中存在重要细节的差异，呈现出与之关联的现象：尽管只有一小部分患者，但仍需要大量的资源。长时间ICU住院的床位问题是不可避免的——这些患者所需的卧床天数至少比患者数量高一个数量级。医疗服务提供者的经验和医院系统的预算是由患者住院天数决定的。

　　例如，Iwashyna等使用基于人口和统计学的定义识别ICU长时间住院的患者群体，将他们称为"持续性危重症"[7]。在澳大利亚和新西兰，此类持续性危重症患者仅占所有ICU患者的5.0%，但占所有ICU床位天数的32.8%和ICU患者住院床位天数的14.6%。使用相同的定义，Bagshaw等发现，此类患者占加拿大阿尔伯塔所有ICU患者的16.1%，但占ICU患者床位天数的54.5%和住院床位天数的36.3%[8]。

第二节　患者层面的鉴别诊断

　　考虑到激增问题的普遍性——ICU中的"长期"住院患者都不会只有单一的影响原因。因此，必须考虑广泛的鉴别诊断（表2.1）。

一、患者内在特征和入院诊断特征

　　患者在ICU中停留时间较长最明显的原因是部分入院诊断：①需要很长时间才能恢复；②如果提供现代化的护理支持，致死率并不高；③对于这些疾病，我们缺乏有效的治疗方法。常见的具有较长内在恢复时间的疾病如下。

　　—— 神经系统疾病：吉兰-巴雷综合征和其他急性瘫痪、重症肌无力、创伤性脑损伤、某些脑炎和急性脱髓鞘疾病。

　　—— 肺部疾病：慢性阻塞性肺疾病（COPD）恶化（在基线肺功能较差的患者中）、间质性肺疾病急性恶化。

　　—— 炎症性疾病：严重急性胰腺炎、难以引流的感染（如肺脓肿）。

　　—— 复杂的护理需求：烧伤和复杂创伤护理，持续的戒断综合征。

　　—— 疾病不可恢复的患者：无论是长期的虚弱或肝硬化失代偿引起的慢性病，还是尽管尝试了多次移植但仍复发的血液系统恶性肿瘤导致的急性疾病。

二、在危重症期间发生的事件

　　2018年美国胸科学会的Louise Rose教授明确地区分了两种可能导致ICU住院时间延长的ICU获得性机制：①慢性危重症，患者"在相对临床稳定状态下仍需要长时间的ICU治疗和长时间的机械通气（通常情况下）"；②持续性危重症，她描述为"表现为持续的危重症和某种程度的不稳定状态，但这种不稳定已不再直接归因于患者最初入住ICU的原因"。

　　正如罗斯教授所指出的，在慢性危重症范畴内，长时间机械通气已成为主要关注点之一[5]。这通常归因于肌肉无力和膈肌功能衰竭导致高碳酸血症型呼吸衰竭，尽管这种归因的经验依据可能较弱。最近，持续谵妄对机械通气的脱机过程的影响也受到了关注。尼尔森等关于慢性危重症的重要研究将长时间机械通气置于其定义的核心位置[3]。

其他研究者强调了进入慢性危重症的独特途径[9]。Van den Berge在20世纪90年代的研究中提出了一个潜在的重要角色，即获得性内分泌疾病[10]。还有人假设，ICU患者的早期营养需求得不到足够的关注，可能是导致（而不仅仅是）ICU住院时间延长的原因。这种医源性营养不良的影响因素可能被认为是蛋白质摄入不足[11]。

一种相反的可能情况是，无论是入院时存在的还是入院不久获得的，ICU中的患者的疾病并非由单一不变的病理损伤导致的。相反，有一些患者似乎每天都有新的问题。持续性危重症患者已被定义为"目前ICU的住院原因与他们持续的危重症病情更相关，而不是他们最初入院的原因"。澳大利亚和新西兰的重症监护医师的一项调查表明，这样的患者在他们所在的ICU中很常见，且这些患者是临床医师的主要压力来源[12]。有可能这种连锁的重症状况是重复的新损伤和病情不稳定导致的，也可能就是不幸，或者这种连锁反应可能是医疗团队反复错误或判断失误所导致的——这被Hofer等称为"连锁医源性损伤"[13]。越来越多的研究表明，免疫抑制（或"免疫麻痹"）在脓毒症、创伤和其他重症疾病后是常见的，这项研究暗示了免疫功能障碍在滞留于ICU患者中的因果作用，因为这将使患者处于发生新的脓毒症的风险中[14]。

三、ICU组织管理失败

导致患者在ICU住院时间延长的第三类原因是明显的组织管理失败。例如，患者在ICU住院时间长的一个原因是，ICU医师缺乏在患者危重症病情缓解后将他们转出ICU的能力。这种"床位紧缺"的发生率因系统和住院持续时间不同而有所不同。尽管如此，还是应该有效地将只是在ICU等待低强度护理的患者与真正需要高水平医疗护理的患者区分开来。对于临床医师来说，这种区分不会太难——但对于流行病学家和卫生服务研究者来说，这两种患者可能很难区分。

对ICU护理抱有不切实际期望的患者提供服务是管理失败的第二种形式。总的问题是，有些患者无论接受什么样的治疗都会死亡。有些医疗系统通常无法识别出那些即使接受最好的护理但并没有实际生存希望的危重症患者，并在对其潜在益处抱有希望的情况下为这些患者提供ICU护理。ICU的精力被导向一个无法实现的结果，这会导致患者需要在ICU中长时间的治疗。相比之下，一些患者可能会被送进ICU接受高强度的姑息治疗，因为没有专门从事临终关怀的正规单位。我们认为，这种高强度的姑息治疗是ICU的一种完全适当的使用，尽管我们怀疑这种高强度的姑息治疗很少需要1周以上。

有一种管理失败是由医院政策引起的，该政策要求在ICU环境中提供某些治疗，但这种治疗本可以在普通病房中安全实施。例如，笔者曾工作过的医院只允许接受门诊睡眠研究的患者在普通病房中使用无创通气技术。因此，所有其他无创通气都需要在ICU中完成。区分这类患者与持续性危重症患者对临床医师来说并非是挑战。

第三节　长时间住院演变的单中心证据

有3项详细的关于长时间ICU住院患者的单中心研究。Viglianti等研究了在密歇根大学医疗中心的ICU中至少住了14天的50例患者[15]。Jeffcote等研究了在澳大利亚墨尔本的奥斯汀医院的ICU中至少住了10天的100例患者，以及100例年龄、性别、急性生理学和慢性健康状况评价（APACHE）Ⅲ得分及Charlson共病指数与之相匹配的对照组人群[16]。Darvall等研究了72例入住ICU并在皇家墨尔本医院ICU中度过10天以上的成人患者，其诊断代码、性别、年龄及APACHEⅢ死亡风险与对照组相比，差异在10%以内[17]。

在所有详细的单中心研究中，长时间滞留在ICU的患者成功脱机的比率都出奇高。在美国，这可能归因于选择性将简单延长机械通气时间患者转诊至长期急性护理医院——但Viglianti等认为这是偏倚的主要来源。澳大利亚没有这样的长期急性护理医院，尽管患者仍继续滞留在ICU，但成功脱机的比率也同样很高。此外，在Viglianti系列研究中，14天后仍然插管的患者中，绝大多数仍然缺氧——定义为氧合指数（PaO_2/FiO_2）为200mmHg或更低，这进一步反对单纯肌肉无力是由长时间机械通气造成的（图2.1）。

综合以上研究数据，我们可以推断长时间机械通气并不是导致患者ICU住院时间延长的主要原因。相反，拔管可能更常见，并且许多持续插管或重新插管似乎是因为肺外器官衰竭，而不主要是的呼吸驱动因素所引起的。

第四节　人口的影响

我们可以设想一项大型纵向队列研究，其中患者以标准化的方式被全知全能、高度可靠的专家评估。每一天、每一例患者入住ICU的原因都被明确地归入一系列互斥的类别中。在这样一个综合框架之下，我们可以轻松地计算出表2.1中的每一个方面在ICU入住时间延长的总体负担的占比。

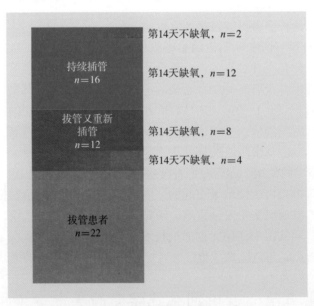

图2.1　50例持续性危重症患者的呼吸衰竭模式（引自Viglianti et al.[15]）

在这50例患者中，16例在ICU入住的前14天内始终持续插管（包括气管切开插管），12例插管后拔管但后来再度插管（通常是在数天后），还有22例插管后拔管并保持未再插管。在第14天仍然插管的28例患者中，大多数患者仍然存在低氧血症（$PaO_2/FiO_2 < 200$mmHg），这与他们主要由身体功能退化导致高碳酸血症型呼吸衰竭的假设相反。在这50例患者中，只有6例在14天后仍然插管，但没有低氧症状

这样的大型队列研究和全知全能的专家都不存在。

因此，我们必须考虑现有的零散数据。2016年，Iwashyna及其同事调查了2000—2014年住院的澳大利亚和新西兰的182个ICU中的1 028 235例危重症患者。与Rose的定义一致，他们将持续性危重症定义为"现在因其持续的危重症而滞留在ICU的原因与他们最初入住ICU的原因相比关系更大"。他们认为："在ICU中仍然生存的患者中，可以凭经验确定持续性危重症的开始时间，即在此之后，入院诊断和生理疾病的严重性不再比基本的患者特性更准确地预测疾病结果。"也就是说，这种新的危重问题的持续会消除原始诊断和入院生理状况的预后。相反，如果持续性危重症很少，而稳定的慢性危重症是主导因素，那么，他们认为，患者结局之间的差异仍然基于他们的入院诊断。Bagshaw等对2012年6月至2014年12月之间入住加拿大阿尔伯塔的12个ICU的17 783例患者进行了并行且独立的分析。

在以上两种情况下，发现在ICU住院约10天后（澳大利亚和新西兰是10天后；加拿大阿尔伯塔是9天后），预设的全人群层面的持续性危重症转变发生了（图2.2）。这表明，对于大多数仍在ICU的患者，约在前两周的某个时候，新的动态连续变化成了患者滞留ICU的主要促进因素。在这两个系统中，这些患者占用了大量的ICU床位天数。这些基于人群的核心发现已在分析中得到了验证，该文撰写时尚未发表，但在2017年美国胸科学会国际会议[18]上提出，这些分析来自美国的120家医院的退伍军人事务部和苏格兰全国研究数据。

为支持这种观点，即ICU入住时间延长是由新的连续变化驱动的，Viglianti与两个不同系统的同事研究证明，很难在入院时预测哪些患者会发展成持续性危重症[15, 19]。她进一步表明，潜在假设的预测因素，如年龄和并发症，并不特别具有预测性。

医院病例系列的几项研究进一步支持这种"新的连续事件"的解释。Viglianti表明，只有22%的患者在第4天或之后没有出现新的器官衰竭，而在第4～14天，中位数的患者经历了2次新的器官衰竭。Darvall使用结构化标准来定义为什么患者仍停留在ICU中；他们报道在住院时长中位数10天（四分位间距7～16）后，原始疾病不再是继续在ICU

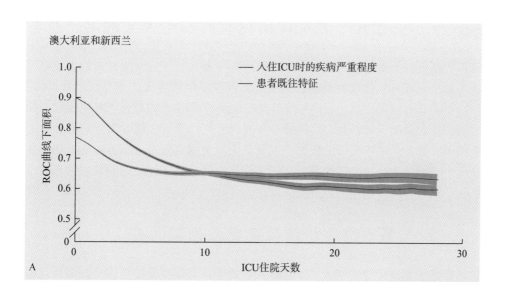

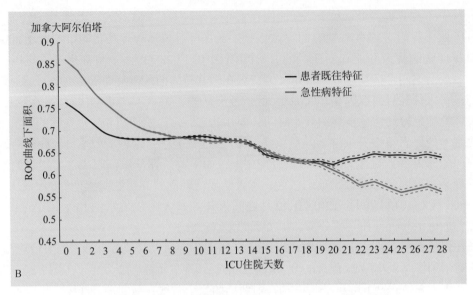

图2.2 在澳大利亚、新西兰和加拿大阿尔伯塔的平行交叉研究

ICU 入院时的诊断和疾病严重程度与既往特征对 ICU 住院患者死亡率的预测性比较。A 中阴影部分是 95% 置信区间（引自 Iwashyna et al.[7] 和 Bagshaw et al.[8]）。A.澳大利亚和新西兰；B.加拿大阿尔伯塔

住院的原因。

这些数据显示，在多个系统中，持续性危重症发病的大致时间是相似的；然而，它们也表明，持续性危重症的发病率和患者的生存率存在系统层面的差异。这种差异强烈暗示了持续性危重症的发病率会受到治疗实践的影响，但目前还不清楚是哪些实践。此外，尚不清楚持续性危重症的较高发病率在多大程度上可以称为"赢家的诅咒"，这是高质量重症护理的结果，它拯救了更多的人，但其中一些人的恢复并不完全。另一种可能是，持续性危重症可能是低质量重症护理的结果，从不完全的初始复苏到反复的医源性事件；这些问题迫切需要答案。

第五节 关于ICU住院时间延长的驱动因素的其他观察

人口数据资料不支持仅将组织管理失败视为导致 ICU 住院时间延长的主要原因。具体来说，如果导致 ICU 住院时间延长的主要原因仅是继续为无法生存的患者提供护理，那么我们预测其短期死亡率会很高——可能在入院后的 90 天内超过 75%。相反，如果患者仅因为床位紧缺而滞留在 ICU，我们预测他们的死亡率与住院时间较短的患者之间的差异会很小。然而，基于人口的数据，尤其是来自美国退伍军人事务部的数据，并没有显示这两个极端情况。出院后的死亡率确实较高，并且高于住院时间较短的患者，但这不能称为"无效"的护理或不可避免的死亡。

第六节 持续性危重症框架的意义

以上数据表明许多患者都经历了持续性危重症，其定义是经历多个新的并且不断加

重的问题。特别是，似乎在人口层面上，患者滞留在 ICU 的主要驱动因素是新的连续危重症，而不是简单的因为高碳酸血症型呼吸衰竭导致的长时间机械通气、主诉症状未治愈或组织管理失败。这对研究者和临床实践者都有一定的意义。

就研究而言，一个关键的问题是这些连锁反应是否以特定的方式模式化。另一个假设是这种连锁反应仅仅是不幸事件的随机聚合——形式上，它是一个马尔可夫过程。如果随着时间推移在各个器官之间存在特定的模式，那么凭经验识别这些规律可能会为多器官之间的相互依赖提供深入的见解。这些将具有预后价值，并可能暗示特定的后续序列（"模式"）与不良事件的高度预测性相关。这样的模式可能对持续性危重症的可靠临床定义至关重要，并且有助于识别处于这些连锁反应边缘的患者，这些患者将从集中的救治中获益。

直到此类研究完成之前，临床医师仍然需要照顾这些患者。一项调查显示，临床医师在床旁可能已经尝试了很多可行性干预[12]，包括积极预防和控制脓毒症，整合沟通和持续护理，以及早期康复训练和减少谵妄发生。

然而，这项工作最重要的临床启示或许是要记录重症患者的动态变化。在这个领域，我们已经开始喜欢"黄金时间"的比喻。当这种比喻激励我们迅速、及时地识别病情并进行生命挽救时，它是有价值的。然而，过于关注早期复苏可能带来一个意想不到的后果：人们可能会认为只有最初的几小时是有价值的和动态变化的，而重症病程的其余部分只是在展现早期阶段就已确定的问题。对早期复苏的过分关注可能导致不当的诊断坚持和过早诊断。持续性重症框架提醒我们，患者每天都可能有新的"黄金时间"，需要我们持续保持警觉[20, 21]。

要点总结

— 长时间 ICU 住院的鉴别诊断包括患者内在特征、入院诊断特征、在重症期间发生的事件及组织管理失败。

— 现有数据表明，层层递增的新问题的动态发展（所谓的"持续性危重症"）是人口层面上的主要驱动因素。

— 许多长时间滞留 ICU 的患者并没有持续的呼吸衰竭；长时间的机械通气只是慢性重症的一个子集。

资助/支持

本研究得到了美国国立卫生研究院（NIH）的 T32 HL007749 号助学金和美国退伍军人事务部卫生服务研究与发展部门的 Ⅱ R 13-079 号项目的支持。

披露事项

本研究不代表美国政府或退伍军人事务部的官方观点。作者无任何事项需要披露。

参 考 文 献

1. Kahn JM, Le T, Angus DC, et al. The epidemiology of chronic critical illness in the United States. Crit Care Med. 2015; 43: 282-7.

2. Nelson JE, Meier DE, Litke A, Natale DA, Siegel RE, Morrison RS. The symptom burden of chronic critical illness. Crit Care Med. 2004; 32: 1527-34.

3. Nelson JE, Cox CE, Hope AA, Carson SS. Chronic critical illness. Am J Respir Crit Care Med. 2010; 182: 446-54.

4. Mira JC, Gentile LF, Mathias BJ, et al. Sepsis pathophysiology, chronic critical illness, and persistent inflammation-immunosuppression and catabolism syndrome. Crit Care Med. 2017; 45: 253-62.

5. Damuth E, Mitchell JA, Bartock JL, Roberts BW, Trzeciak S. Long-term survival of critically ill patients treated with prolonged mechanical ventilation: a systematic review and meta-analysis. Lancet Respir Med. 2015; 3: 544-53.

6. Nelson JE, Tandon N, Mercado AF, Camhi SL, Ely EW, Morrison RS. Brain dysfunction: another burden for the chronically critically ill. Arch Intern Med. 2006; 166: 1993-9.

7. Iwashyna TJ, Hodgson CL, Pilcher D, et al. Timing of onset and burden of persistent critical illness in Australia and New Zealand: a retrospective, population-based, observational study. Lancet Respir Med. 2016; 4: 566-73.

8. Bagshaw SM, Stelfox HT, Iwashyna TJ, Bellomo R, Zuege D, Wang X. Timing of onset of persistent critical illness: a multi-centre retrospective cohort study. Intensive Care Med. 2018; 44(12): 2134-44. https: // doi.org/10.1007/s00134-018-5440-1.

9. Iwashyna TJ, Hodgson CL, Pilcher D, et al. Towards defining persistent critical illness and other varieties of chronic critical illness. Crit Care Resusc. 2015; 17: 215-8.

10. Van den Berghe GH. Acute and prolonged critical illness are two distinct neuroendocrine paradigms. Verh K Acad Geneeskd Belg. 1998; 60: 487-518.

11. Bear DE, Wandrag L, Merriweather JL, et al. The role of nutritional support in the physical and functional recovery of critically ill patients: a narrative review. Crit Care. 2017; 21: 226.

12. Iwashyna TJ, Hodgson CL, Pilcher D, Bailey M, Bellomo R. Persistent critical illness, as characterized by Australian and New Zealand ICU clinicians. Crit Care Resusc. 2015; 17: 153-8.

13. Hofer TP, Hayward RA. Are bad outcomes from questionable clinical decisions preventable medical errors? A case of cascade iatrogenesis. Ann Intern Med. 2002; 137: 327-33.

14. Patera AC, Drewry AM, Chang K, Beiter ER, Osborne D, Hotchkiss RS. Frontline science: defects in immune function in patients with sepsis are associated with PD-1 or PD-L1 expression and can be restored by antibodies targeting PD-1 or PD-L1. J Leukoc Biol. 2016; 100: 1239-54.

15. Viglianti EM, Kramer R, Admon AJ, et al. Late organ failures in patients with prolonged intensive care unit stays. J Crit Care. 2018; 46: 55-7.

16. Jeffcote T, Foong M, Gold G, et al. Patient characteristics, ICU-specific supports, complications, and outcomes of persistent critical illness. under review. 2018.

17. Darvall JN, Boonstra T, Norman J, et al. Persistent critical illness: baseline factors, intensive care course, and cause of death. Crit Care Resusc. 2019; 21: 110-8.

18. Viglianti EM, Kepreos K, Vincent B, et al. Onset of persistent critical illness in a large US integrated healthcare system. Washington, DC: American Thoracic Society; 2017.

19. Viglianti EM, Zajic P, Iwashyna TJ, Amrein K. Neither vitamin D levels nor supplementation are associated with persistent critical illness: a retrospective cohort analysis. Crit Care Resusc. 2019; 21: 39-44.

20. Kajdacsy-Balla Amaral AC, Barros BS, Barros CC, Innes C, Pinto R, Rubenfeld GD. Nighttime cross-coverage is associated with decreased intensive care unit mortality. A single-center study. Am J Respir Crit Care Med. 2014; 189: 1395-401.

21. Redelmeier DA. Improving patient care. The cognitive psychology of missed diagnoses. Ann Intern Med. 2005; 142: 115-20.

第二篇

生理损害

第三章	**骨骼肌的质量和收缩功能的变化**
	J.Batt，C.C.dos Santos

学习目标

ICU获得性衰弱（intensive care unit acquired weakness，ICUAW）是一种公认的危重症并发症，是指神经和（或）骨骼肌功能障碍。它增加了ICU和医院内的死亡率，并且ICU幸存者存在长期机体功能障碍，这大幅增加了卫生资源的使用和医疗费用。迄今为止，没有一种干预措施能够普遍和持续地预防危重症期间的衰弱，或在ICU出院后加强康复以改善其身体功能。ICUAW的病理生理学复杂多样。本章重点关注我们对重症肌无力病理生理学的现有理解。回顾发生在ICU内并可能在危重症患者中持续存在的骨骼肌损失和功能障碍的生物学原理。肌肉萎缩是一个多因素过程，由危重症早期的肌肉蛋白质分解增加和蛋白质合成减少引起，本章将讨论相关的细胞过程和分子信号网络。同样，导致肌肉收缩功能受损的生物学过程也得到了强调。针对危重症对骨骼肌生物学的持久影响及导致ICU出院后持续肌肉萎缩的机制也进行了讨论。提出了目前和潜在的治疗方法，以预防和治疗危重症及疾病恢复后肌肉功能障碍。

第一节　引　　言

ICU获得性衰弱（ICUAW）是危重症的一个毁灭性且日益常见的并发症，在某些患者群体中，其患病率超过70%[1, 2]。危重症多发性神经病（critical illness polyneuropathy，CIP）和（或）危重症性肌病（critical illness myopathy，CIM）都属于ICUAW。患者年龄增长、ICU住院时间延长、脓毒症、系统性皮质类固醇的应用、女性及持续镇静都是ICUAW发展的影响因素[3-6]。患者呈现的严重程度可能会有所不同，在极端情况下会出现完全性四肢瘫痪[7]。总体来说，短期内ICUAW与住院增长率和1年死亡率有关[8]。长期来看，衰弱可能会持续，从而导致持续的身体功能障碍，生活质量降低，卫生资源使用和医疗保健费用增加，并对幸存者的家庭/照护者产生负面影响[1, 9-11]。本章讨论了ICUAW导致的骨骼肌消耗和收缩功能损害。

第二节　ICU及出院后肌肉消耗和功能障碍的影响

危重症患者早期即迅速出现急性骨骼肌消耗和收缩功能受损，导致明显的衰弱[12, 13]。ICU内存在多种独立的风险因素，这些因素可能导致肌肉消耗和功能障碍，包括长时间卧床不动、全身和肌肉内炎症、能量和氧化应激、神经损伤，以及重度镇静和神经肌肉阻断导致的肌肉电活动沉默[14-16]。衰弱延长了机械通气和ICU停留时间，并与ICU死亡率增加相关。重症疾病缓解后，骨骼肌的恢复潜力存在很大的变异性——一部分幸存者将长期受衰弱困扰，而其他人则可能有希望完全或近乎完全恢复[1, 9]。ICU出院后的前3～6个月至关重要，因为在这段时间内，绝大多数患者身体功能会恢复，然后在1年内逐渐稳定。持续肌肉衰弱的生理机制各有不同，有些幸存者主要表现为持续肌肉消耗，而其他人则恢复并使肌肉质量正常化，但收缩力仍然减弱[17]。

入院前的健康和功能状态、ICU住院时间及年龄似乎都是评估恢复能力和危重症后长期功能结果的重要风险预测指标。我们最近的研究显示，在一组内科和外科ICU幸存者中，根据ICU出院后7天计算的功能独立性评定（FIM）量表评分可以明显识别不同的失能风险群体[1]。此外，ICU出院后7天的失能程度决定了患者的1年死亡率和恢复情况，包括ICU和医院再入院及在ICU出院后的第1年内的其他专科护理情况。基本上，42岁以下的危重症患者，只需要2周或少于2周的ICU护理，将恢复正常的身体功能状态。例如，这些人中90%以上的患者在ICU出院后1年能够独立洗澡和穿衣，并且可以爬楼梯。相反，64岁及以上的患者，需要ICU护理的时间超过2周的，更有可能表现出明显的长期功能依赖性；这一组患者中不到50%在ICU出院后1年能够独立洗澡、穿衣或爬楼梯。入院前的健康状况及功能状态被证明可以预测ICU出院后6个月的身体功能状态[18]。

第三节　肌肉病理学及肌肉消耗和功能障碍的机制

一、肌肉病理学

在危重症性肌病（CIM）中，肌肉变化包括不同程度的肌肉坏死[19, 20]和肌纤维萎缩[17, 21]。当功能性缺陷似乎仅仅是收缩力受损而不是肌肉消耗时，也有报道指出没有组织学异常[22]。然而，CIM病理学的显著特点是与肌动蛋白相比，明显优先丢失肌球蛋白和与肌球蛋白相关的蛋白质[7, 16, 23, 24]，而不是普遍的肌纤维分解。这种肌肉降解的独特模式的原因尚不清楚。值得注意的是，许多标准的肌肉萎缩临床前模型，如脓毒症、肌肉去负荷/不活动和皮质类固醇暴露等，在独立研究时，并没有证实这一发现。需要开发一种"实验ICU"的啮齿类动物模型来模拟危重症，其中持续提供通气，结合深度麻醉和其他常见的ICU损害，以复制优先肌球蛋白丢失[25]。使用这样的模型研究发现，CIM中肌纤维肌球蛋白裂解显而易见的主要关键因素是四肢肌肉完全机械性沉默[23, 25-28]。与其他疾病患者相比，ICU患者的特殊之处在于，由于要实现机械通气需结合去负荷、不活动、深度镇静和（或）麻痹，从而所有肌肉收缩信号（内部和外部）

都被消除——这似乎是导致此种特异性肌肉病理学的原因[23]。

二、肌肉萎缩的机制

在开发出长时间通气的猪和鼠模型之前，由于早期（1～3天）死亡率的限制，并没有适合的CIM模型。为了理解支撑CIM的分子机制，很多重要的工作也在有和没有该现象的ICU患者中进行。在这里，与临床结果的测量和肌肉转录组、蛋白组及酶系统功能的变化的相关的关联性，为ICUAW中肌肉功能障碍的分子调控提供了重要的见解。

（一）肌肉蛋白质分解

肌肉萎缩是结构性蛋白和收缩性蛋白的分解增加与蛋白质合成减少之间的失衡导致[12, 29-31]。在临床疾病的早期阶段，肌肉蛋白质分解显著增加，超过了组织的合成能力。蛋白质分解主要由两个互补但独特的系统调控——泛素-蛋白酶体系统（UPS）[31]和自噬系统[31]。通过UPS介导的蛋白质分解是细胞能够精确调控蛋白质降解的过程，方法是通过使用泛素修饰"标记"它们，这些修饰作为识别标记，激活蛋白质向26S蛋白酶体转移以进行蛋白质分解。泛素连接酶是将泛素（Ub）与靶蛋白连接的酶，并通过精确的蛋白-蛋白相互作用结构域与靶标互动为UPS提供特异性。相比之下，自噬是一个过程，其中产生的自噬体能够包围并降解包括细胞器（如线粒体）、细胞质及蛋白质在内的更大的细胞组分，但它不像UPS那样能精确地定位。

UPS在危重症患者中是肌肉蛋白质分解的主要传递者[16, 32-34]。在危重症患者中存在的许多上游刺激因子可以诱导肌肉UPS激活，包括卧床休息和去负荷、炎症、氧化和能量应激及脂质代谢改变。已知对肌肉萎缩的前临床模型（去神经化、禁食、皮质类固醇使用）有积极调节作用的泛素连接酶有atrogin-1、MuRF1和2、FBOX31和SMART等，已被证实在CIM的实验模型和CIM患者的骨骼肌中上调，但每个连接酶的相对重要性仍不清楚[16, 25, 26, 35]。MuRF1和atrogin-1上调先于机械沉默应答中发生的肌肉萎缩和肌球蛋白优先损失[25, 27]。此外，在实验性大鼠ICU模型中，在没有优先肌球蛋白损失的情况下，也观察到两者的时间上调模式，这表明其他蛋白酶系统对肌球蛋白分解有协助作用[23]。在危重症期间，已经证实蛋白酶体蛋白酶和半胱氨酸蛋白酶在骨骼肌中上调，并可能参与大的肌动蛋白复合体降解，以供随后的UPS介导的蛋白质分解[16]。在前临床模型中，蛋白质伴侣，如热休克蛋白70和热休克蛋白90及αβ-晶状体蛋白在"ICU治疗"后几天内迅速上调[36, 37]。这似乎是一种短期的补偿反应，以保护免受肌纤维分解，但如果危重症持续，最终将无法防止肌肉消耗。

尽管在ICU的危重症的早期阶段，UPS介导的蛋白质分解广泛且迅速发生，但重要的是要注意长期持续在ICU出院后的肌肉消耗并不是由持续增强的UPS活动引起的[17]。相反，在长期持续肌肉消耗的危重症幸存者中，UPS活动恢复到基线水平，与健康个体中观察到的情况一致。持续的肌肉萎缩是肌肉再生能力受损的结果[17]。

自噬是肌肉质量的第二个关键调节器，平衡的自噬对肌肉稳态是至关重要的，因为它能够去除受损的细胞组分。因此，自噬上调导致肌肉蛋白质分解引发萎缩，而自噬受损，允许有毒蛋白质和细胞器积累，也导致肌肉消耗[31]。已经在ICU中的人类和动物模型中证明萎缩肌肉中自噬失调[38-42]，但在ICU出院几个月后持续肌肉消耗的个体中没有自噬失调的证据[17]。

在健康状态下，肌肉分解（蛋白质降解）和合成（蛋白质合成）之间的平衡受到营养物质供应和运动的调节[43-45]。在危重症患者中，这种稳态调节丧失，因为在ICU中增加的蛋白质供应[12, 46, 47]和早期的运动/锻炼[48-50]都没有导致明显的功能结果改善。这些研究显示，早期积极补充营养既不能减少分解，也不能增强合成。此外，急性疾病期间的早期活动实际上可能会延迟恢复并加重肌肉分解和功能障碍。

鉴于肌肉蛋白质分解对危重症结果的影响，人们可能会认为抑制肌肉分解会有益。然而，也可能会推测肌肉分解可能作为一种适应性反应，通过降低能量依赖的非重要器官的优先级，释放氨基酸供危重症期间消耗，从而为生存提供益处。这两种观点都有数据支持[51-53]。因此，为了保存肌肉而尝试抑制蛋白质分解可能需要仔细考虑其时机和程度。硼替佐米（Bortezomib）是一种药理学上的蛋白酶体抑制剂，已经被批准用于特定恶性肿瘤的临床治疗，在一些（如去神经化）但不是所有（如癌症）的肌肉萎缩的临床前模型中都减少了肌肉消耗[54-57]。硼替佐米已被证明可以部分抑制机械通气动物的横膈肌无力[58]，但其对临床前CIM模型和危重症患者的四肢骨骼肌肌肉质量和力量的影响尚待评估。

（二）肌肉蛋白质合成和再生

骨骼肌蛋白质合成和合成代谢是由多种刺激诱导上调的，包括静态肌肉拉伸、肌肉负荷、自分泌和内分泌生长因子及正能量平衡。这些各种刺激通过传统的IGF/AKT/mTOR信号通路以AKT-独立、mTOR-依赖的方式在肌细胞内下游发出信号，具体取决于应用的特定刺激[23, 59]。mTOR1是蛋白质合成的关键和必要调节器，正向调节信使RNA（mRNA）翻译并导致肌肉肥大[59]。在危重症患者中，据报道肌肉蛋白质合成可能会增加或受损，具体取决于评估的患者群体、研究评估的时机和应用的治疗方法[12, 60-64]。在ICU入院的早期，危重症中的蛋白质转化增加，可能是对大量蛋白质分解刺激的代偿反应。

在过去的10年中，细胞培养和临床前模型中针对肌肉蛋白质稳态的分子调控进行的研究清楚表明，蛋白质分解和合成代谢的信号网络是相互关联的。AKT/mTOR信号下调不仅使mRNA翻译和蛋白质合成失效，而且同时使自噬和UPS介导的蛋白质分解上调[30]，反之亦然。最近，Puthucheary及其同事证明，肌肉内炎症和低氧细胞信号与降低的三磷酸腺苷（ATP）生物利用度相结合，这些因素都是众所周知的激活蛋白质分解的因素，与受损的肌肉合成代谢信号及在危重症早期和ICU入院发生的萎缩有直接而密切的联系[64]。这与先前的研究一致，该研究显示，在ICU的危重症患者的肌肉中，尽管mRNA水平同时上升，但合成代谢信号网络中的蛋白质（Akt1、GSK3αβ、mTOR、p70S6K和4E-BP1）广泛去磷酸化[35]。

与ICU早期的危重症大量上调的蛋白质分解和合成代谢抵抗相反，对于长期幸存者，持续肌肉消耗的分子调节尚未得到充分研究。我们的团队首次证明在ICU出院后6个月的危重症患者中，骨骼肌UPS和自噬系统已经恢复正常化。与持续增强的蛋白质分解介导的肌肉丢失不同，肌肉质量恢复似乎受到了损害[17]。我们发现，持续萎缩的肌肉中肌肉干细胞（卫星细胞）的数量减少，这表明肌肉再生受损可能导致持续的

ICUAW的长期肌肉消耗，但我们并未专门验证这一假设。此外，我们没有确定减少的卫星细胞群体是否表现出任何功能上的限制。在一个脓毒症的临床前模型中，卫星细胞的凋亡增加和它们的自我更新能力受损，导致卫星细胞减少[65]。这导致肌肉再生能力降低和持续的衰弱，显示单次脓毒症事件对卫星细胞群体产生了持久的影响。

（三）骨骼肌线粒体的含量和功能

线粒体对维持肌肉的能量状态和收缩功能是至关重要的。在CIM的临床前模型和ICU的危重症患者中，有研究报道了肌肉线粒体的数量减少，而EM研究揭示了线粒体的超微结构损伤[64, 66-70]。肌肉中线粒体功能受损会影响肌肉的机械感知，增加活性氧产生，诱导细胞病理性缺氧，以及导致肌肉ATP耗尽[71, 72]，所有这些都有可能刺激蛋白质分解信号通路并下调蛋白质合成网络，从而导致肌肉消耗。我们报道过，在对ICU出院后6个月具有和没有持续肌肉萎缩的患者进行肌肉活检的分析中发现线粒体相关基因的差异性表达与肌肉萎缩的缓解和肌力的恢复密切相关[73]。功能富集揭示了这些基因调节线粒体的生物生成和ATP合成。

临床前研究还表明，线粒体的大小和形状的调节可能会直接影响肌肉大小，这种影响独立于上述机制。线粒体在肌肉中的形状、数量和细胞内定位由于不断的分裂和融合事件而持续变化。融合产生了一个相互连接的线粒体网络，使得它们能够交换内容物以维持线粒体基因组蛋白质组的完整性[74, 75]。相反，分裂产生的较小线粒体可以在细胞内独立发挥作用或被线粒体自噬降解[76]。有证据表明，通过融合和裂变调节线粒体大小可能在CIM的肌肉消瘦中发挥关键作用。在肌肉质量调控的预临床模型中，Mfn1和Mfn2基因缺失（这两者均为线粒体融合蛋白）导致肌肉消耗[77, 78]。相反，Drp1和Fis1基因过度表达（这两者都是引发线粒体裂变的蛋白）在啮齿类动物中导致自噬增加和肌肉萎缩[77, 78]。尽管尚未评估危重症患者肌肉中线粒体裂变和融合的调节，但有学者推测健康时维持的稳态平衡的变化可能导致危重症患者急性肌肉丢失。

线粒体异常是否会导致持续ICUAW的幸存者长期持续肌肉萎缩仍然未知。我们报道过，在ICU出院6个月后，具有和没有持续肌肉萎缩的患者的肌肉线粒体数量、密度和大小已经恢复到在健康个体中看到的基线水平[17]。然而，我们没有评估线粒体的裂变或融合，也没有评估已知调节这两个过程的蛋白质在这些幸存者中的表达。

（四）肌肉的微小RNA调控

微小RNA（microRNA，miR）是一种小型的非编码RNA，它们通过调控大量mRNA降解或翻译调节基因的表达。因此，它们能够通过同时影响整个信号网络中的关键调节元件迅速而广泛地影响细胞功能。在肌肉中，miR可以以自分泌的方式在局部起作用，或者以旁分泌的方式在血液中循环，影响肌肉生成和肌肉大小[79, 80]。少数被鉴定为"myomiR"（肌肉特异性微RNA）的miR（miR-1、miR-133、miR-206和miR-208）——它们的表达仅限于骨骼肌。众所周知，它们调控决定蛋白质合成和肌肉纤维化及肌肉细胞分化的关键细胞信号通路，包括AKT/PI3K/mTOR和TGFβ通路[79, 81]。到目前为止，关于miR调控CIM的研究非常少。但考虑到由临床疾病引起肌肉变化的迅速性及肌肉的可塑性，miR在CIM的病理学中及肌肉恢复中可能存在高度影响性，从生物学的角度看是非常合理的。

最近，已显示miR-542-3p/5p通过促进线粒体功能障碍和增强TGFβ信号诱导ICU患者的肌肉萎缩[82]。Paul及其同事发现，尽管所有患者的住院时间都很短（均少于7天），但在接受选择性主动脉手术的ICU入院患者中，股四头肌miR-422a的表达与其肌肉力量和质量呈正相关[83]。在对有和没有持续ICUAW患者的股四头肌活检进行的配对miR-mRNA联合表达分析中，我们发现20种miR在ICU出院后的第7天显著调节了基因的差异性，其中miR-424-5p调节了所有差异表达基因的23%，这提示它在早期ICUAW中的主导作用（未发表的数据）。此外，于患者ICU出院后6个月，发现有明显肌肉质量增加的ICUAW患者与增加甚少的患者之间的miR表达特征有所不同（未发表的数据）。

鉴于miR既可以作为治疗剂，同时靶向多个细胞信号网络，从而对肌肉生物学产生广泛影响，又可以作为疾病或治疗反应的生物标志物，因为它们被分泌到血液中[80, 84]，所以miR在未来ICUAW的管理中具有重要意义。

（五）肌肉的代谢重编码

有报道称脂毒性可能导致机械通气时膈肌功能障碍[85]。如在危重症分解代谢阶段所发生的那样，加速脂解会导致富含甘油三酯的脂蛋白和游离脂肪酸（FFA）释放入血，这最终可能对肌细胞产生毒性[86-89]。在动物模型中，异位脂质积聚诱导蛋白酶活性、细胞凋亡和骨骼肌损伤。有趣的是，作为脂解中的关键酶，脂蛋白酶过度表达，诱导了小鼠C2C12成肌细胞的肌肉生成潜能的丧失[89]。脂毒性是否可能导致危重症患者中卫星细胞消耗尚待评估。此外，与上述研究相反，在ICU入院的前7天内，通过营养补充剂向危重症患者提供的脂肪酸的数量既没有影响肌肉质量，也没有影响肌肉ATP含量[64]。

（六）周围神经损伤

虽然在许多ICUAW患者中，CIM可以在没有CIP的情况下发生，但重要的是任何对周围神经系统的损伤都会为肌肉蛋白酶体机械的快速招募及肌肉合成信号的下调提供额外的刺激。持续的创伤性肌肉去神经支配会导致严重肌肉萎缩和随后的纤维化[90]。长期CIP导致的长期功能性去神经支配理论上可能对临床危重症患者的肌肉生物学产生同样的影响。长期神经肌肉接头（NMJ）功能障碍和退化导致肌肉萎缩，如年龄依赖性肌少症[91, 92]。然而，短期的神经肌肉阻滞是否在CIM中起作用仍然存在争议[93, 94]。

三、肌肉收缩功能障碍的机制

肌肉形态与功能之间的分离

在衰老过程中，肌肉大小和力量之间存在不一致；由于神经轴和肌肉内的退行性变化，衰弱超出了因肌肉质量损失所预期的范围[95]。ICUAW中也可以明显看到质量和收缩能力的解离。在临床前CIM模型中（持续机械通气伴随麻痹和镇静），相对于肌动蛋白的肌球蛋白优先损失改变了肌肉的特性，从而使其收缩性受到损害。当肌肉损失在机械通气开始的14天内介于25%～50%时，肌肉特异性力量会减少65%[25, 37]。同样，我们发现在ICU出院后的6个月内，肌肉状况存在明显的异质性。一部分危重症患者在ICU出院后的6个月内，其肌肉质量趋于正常，但主要表现为收缩功能受损，再次强调了肌肉质量和力量之间可能存在潜在脱节现象[17]。

　　ICU中患者肌肉产生力量的能力由于肌肉成分的改变（如坏死、脂肪浸润）和重症神经病变（如存在）而降低。细胞内信号改变和肌肉内钙离子的处理也直接妨碍了收缩功能。CIM的临床前模型表明，肌肉特异性力量（每单位肌肉质量产生的力量）减少的原因是多因素的，由线粒体丢失和功能障碍导致ATP耗竭（如前所述）生物学改变、肌膜兴奋性改变及肌肉兴奋-收缩解耦联所造成[16, 96]。

　　在危重症患者中，肌膜的兴奋性减弱已被多次报道，并表现为传导速度减慢、相对不应期延长及对直接肌肉刺激的兴奋性降低[97-101]。CTM的糖皮质激素-去神经支配（steroid-denervation，SD）模型包括胫骨或坐骨神经切断术及后肢肌肉去神经并联合全身系统性给予类固醇激素，已经成为研究导致肌肉兴奋性降低机制的主要临床前模型。考虑到使用这种临床前CIM模型研究机制的局限性，似乎会获得一种"钠通道病"，该病会改变肌肉的基线静息膜电位和对动作电位的去极化反应[102, 103]。这种通道病包括通道同工酶表达的比例改变和通道失活的电压依赖性超极化转移，尽管人们认为主要是Na 1.4v异构体的电压依赖性转移导致的膜低兴奋性[104, 105]。在危重症中遇到的促炎症环境如肿瘤坏死因子（TNFα）、睫状神经营养因子（CNTF）[106-108]在诱导钠通道病的过程中起到了促进作用。其他膜通道的异常，包括ryanodine和L型钙通道，也被报道在危重症模型中影响肌膜兴奋性[109, 110]。

　　肌肉收缩是通过从肌浆网到细胞质的钙离子释放产生的，在细胞质中它刺激肌球蛋白和肌钙蛋白之间的相互作用。在健康状态下，周围神经运动神经元传递的电信号使肌膜去极化，刺激钙离子释放以引起收缩，称为兴奋-收缩耦联。由改变的细胞内钙稳态引起的兴奋-收缩解耦联已在脓毒症和全身炎症中被广泛证实[16, 111, 112]。膜受体/离子通道（如ryanodine受体）改变及肌丝翻译后修饰导致的肌丝对钙离子的敏感性降低，导致了在啮齿类动物实验性ICU模型中报道的兴奋-收缩解耦联的异常[25, 113, 114]。值得注意的是，在呼吸机引发的膈肌功能障碍的前临床模型中，对伴侣蛋白共诱导剂BGP-15的应用使肌肉特异性力量约恢复到其原始值的75%[115]，这是通过保护肌球蛋白免受有害的翻译后修饰作用实现的。

第四节　危重症性肌病的防治方法

　　目前我们尚无一种持续有效的方法预防或治疗危重症性肌病（CIM）。10多年来，ICU入住期间早期活动/运动和神经肌肉刺激（NMES）的支持者一直在推广其在危重症患者中的使用，并取得了一定的成功[2]。如果在疾病的早期阶段应用，并结合最小化镇静和麻痹方案，短期内的身体功能可以得到改善。然而，设计良好的随机试验以评估其在长期（ICU出院后数月）内的影响仍有待完成。

　　药物干预方法用于治疗ICU内患者肌肉消耗和衰弱必须符合CIM的双相性质。在初始阶段，治疗需要专注于对抗增强的分解代谢，同时要记住通过"降低"能量消耗大的非关键器官所带来的潜在生存优势。如前所述，抑制的时机和程度需要仔细考虑。ICU 内的替代方法是对抗合成代谢阻抗。目前正在进行大量的研究，以优化危重症患者的喂食时间和方式，以减轻或至少不加剧蛋白质分解，并在急性阶段抵抗合成代谢阻抗，并在 CIM 的后期修复阶段优化结果。考虑到脂质可能引起肌肉毒性，以及脂质输送对肌肉能量储备的微小影响[64]，应考虑使用非脂肪食物并停止脂肪酸补充。此外，考虑到肌肉内炎症与合成代谢信号受损及危重症患者急性早期的肌肉消耗之间的关联，此时应考虑对抗炎药物进行评估[64]。针对收缩功能受损的治疗可以开始关注钠通道和钙通道的调节，并研发分子伴侣以保护肌纤维蛋白免受有害的翻译后修饰。最后，miR 及其拮抗剂对危重症患者的肌肉可能产生的影响是一个具有巨大潜力的研究领域，因为它们既可以作为治疗药物，也可以作为生物标志物[80, 84]。然而，无论尝试哪种预防或治疗方式，都需要牢记的是，病例组合中的异质性及随机化在不同的 ICU 住院时间和随着 ICU 住院时间的延长而累积的伤害中的不确定性，可能使展示效益变得复杂和困难。

结论

　　早期和持续的 ICUAW 是一个普遍且重大的问题，尚无有效的治疗方法。其病理生理学机制复杂多样，影响多个器官系统和生物学过程。最近的重要临床研究已经证明如年龄和 ICU 护理级别的持续时间等临床参数可以解决部分患者的异质性，并实现预后丰富化（识别最有可能出现不良结局的患者）。在未来的试验中，针对更有可能出现急性和持续 ICUAW 风险的患者亚群，预后型富集设计也许可以让我们设计和实施特定的干预措施。重要的是，当我们在实验室研发出新的替代治疗方法并进行临床转化时，就需要我们研发出工具来识别那些最有可能从特定疗法中获益的患者。我们明显缺乏丰富治疗手段的工具，我们的评估措施无法描述和量化失调的生物反应，因此无法将患者与新兴疗法进行适当匹配，从而实现针对性改善护理。随着时间推移和技术革新，对 ICUAW 和持续性肌肉功能障碍的病理生理学的进一步了解、描述和量化研究将是对护理产生重大影响的基础。

参 考 文 献

1. Herridge MS, Chu LM, Matte A, Tomlinson G, Chan L, Thomas C, et al. The RECOVER program: disability risk groups and 1-year outcome after 7 or more days of mechanical ventilation. Am J Respir Crit Care Med. 2016; 194(7): 831-44.

2. Latronico N, Herridge M, Hopkins RO, Angus D, Hart N, Hermans G, et al. The ICM research agenda on intensive care unit-acquired weakness. Intensive Care Med. 2017; 43(9): 1270-81.

3. Fan E, Cheek F, Chlan L, Gosselink R, Hart N, Herridge MS, et al. An official American thoracic society clinical practice guideline: the diagnosis of intensive care unit-acquired weakness in adults. Am J Respir Crit Care Med. 2014; 190(12): 1437-46.

4. Yang T, Li Z, Jiang L, Wang Y, Xi X. Risk factors for intensive care unit-acquired weakness: a systematic review and meta-analysis. Acta Neurol Scand. 2018; 138(2): 104-14.

5. Yang T, Li Z, Jiang L, Xi X. Corticosteroid use and intensive care unit-acquired weakness: a systematic review and meta-analysis. Crit Care. 2018; 22(1): 187.

6. Needham DM, Wozniak AW, Hough CL, Morris PE, Dinglas VD, Jackson JC, et al. Risk factors for physical impairment after acute lung injury in a national, multicenter study. Am J Respir Crit Care Med. 2014; 189(10): 1214-24.

7. Larsson L, Li X, Edstrom L, Eriksson LI, Zackrisson H, Argentini C, et al. Acute quadriplegia and loss of muscle myosin in patients treated with nondepolarizing neuromuscular blocking agents and corticosteroids: mechanisms at the cellular and molecular levels. Crit Care Med. 2000; 28(1): 34-45.

8. Hermans G, Van Mechelen H, Clerckx B, Vanhullebusch T, Mesotten D, Wilmer A, et al. Acute outcomes and 1-year mortality of intensive care unit-acquired weakness. A cohort study and propensity-matched analysis. Am J Respir Crit Care Med. 2014; 190(4): 410-20.

9. Herridge MS, Tansey CM, Matte A, Tomlinson G, Diaz-Granados N, Cooper A, et al. Functional disability 5 years after acute respiratory distress syndrome. N Engl J Med. 2011; 364(14): 1293-304.

10. Cameron JI, Chu LM, Matte A, Tomlinson G, Chan L, Thomas C, et al. One-year outcomes in caregivers of critically ill patients. N Engl J Med. 2016; 374(19): 1831-41.

11. Unroe M, Kahn JM, Carson SS, Govert JA, Martinu T, Sathy SJ, et al. One-year trajectories of care and resource utilization for recipients of prolonged mechanical ventilation: a cohort study. Ann Intern Med. 2010; 153(3): 167-75.

12. Puthucheary ZA, Rawal J, McPhail M, Connolly B, Ratnayake G, Chan P, et al. Acute skeletal muscle wasting in critical illness. JAMA. 2013; 310(15): 1591-600.

13. Batt J, dos Santos CC, Cameron JI, Herridge MS. Intensive care unit-acquired weakness: clinical phenotypes and molecular mechanisms. Am J Respir Crit Care Med. 2013; 187(3): 238-46.

14. Trappe S, Trappe T, Gallagher P, Harber M, Alkner B, Tesch P. Human single muscle fibre function with 84 day bed-rest and resistance exercise. J Physiol. 2004; 557(Pt 2): 501-13.

15. Irimia JM, Guerrero M, Rodriguez-Miguelez P, Cadefau JA, Tesch PA, Cusso R, et al. Metabolic adaptations in skeletal muscle after 84 days of bed rest with and without concurrent flywheel resistance exercise. J Appl Physiol (1985). 2017; 122(1): 96-103.

16. Friedrich O, Reid MB, Van den Berghe G, Vanhorebeek I, Hermans G, Rich MM, et al. The sick and the weak: neuropathies/myopathies in the critically ill. Physiol Rev. 2015; 95(3): 1025-109.

17. Dos Santos C, Hussain SN, Mathur S, Picard M, Herridge M, Correa J, et al. Mechanisms of chronic muscle wasting and dysfunction after an intensive care unit stay. A pilot study. Am J Respir Crit Care Med. 2016; 194(7): 821-30.

18. Ferrante LE, Pisani MA, Murphy TE, Gahbauer EA, Leo-Summers LS, Gill TM. Factors associated with functional recovery among older intensive care unit survivors. Am J Respir Crit Care Med. 2016; 194(3): 299-307.

19. Hund E. Myopathy in critically ill patients. Crit Care Med. 1999; 27(11): 2544-7.

20. Helliwell TR, Coakley JH, Wagenmakers AJ, Griffiths RD, Campbell IT, Green CJ, et al. Necrotizing myopathy in critically-ill patients. J Pathol. 1991; 164(4): 307-14.

21. Lacomis D, Giuliani MJ, Van Cott A, Kramer DJ. Acute myopathy of intensive care: clinical, electromyographic, and pathological aspects. Ann Neurol. 1996; 40(4): 645-54.

22. Latronico N, Bolton CF. Critical illness polyneuropathy and myopathy: a major cause of muscle weakness

and paralysis. Lancet Neurol. 2011; 10(10): 931-41.

23. Kalamgi RC, Larsson L. Mechanical signaling in the pathophysiology of critical illness myopathy. Front Physiol. 2016; 7: 23.

24. Llano-Diez M, Renaud G, Andersson M, Marrero HG, Cacciani N, Engquist H, et al. Mechanisms underlying ICU muscle wasting and effects of passive mechanical loading. Crit Care. 2012; 16(5): R209.

25. Ochala J, Gustafson AM, Diez ML, Renaud G, Li M, Aare S, et al. Preferential skeletal muscle myosin loss in response to mechanical silencing in a novel rat intensive care unit model: underlying mechanisms. J Physiol. 2011; 589(Pt 8): 2007-26.

26. Corpeno Kalamgi R, Salah H, Gastaldello S, Martinez-Redondo V, Ruas JL, Fury W, et al. Mechano-signalling pathways in an experimental intensive critical illness myopathy model. J Physiol. 2016; 594(15): 4371-88.

27. Renaud G, Llano-Diez M, Ravara B, Gorza L, Feng HZ, Jin JP, et al. Sparing of muscle mass and function by passive loading in an experimental intensive care unit model. J Physiol. 2013; 591(5): 1385-402.

28. Rossignol B, Gueret G, Pennec JP, Morel J, Rannou F, Giroux-Metges MA, et al. Effects of chronic sepsis on contractile properties of fast twitch muscle in an experimental model of critical illness neuromyopathy in the rat. Crit Care Med. 2008; 36(6): 1855-63.

29. Wollersheim T, Woehlecke J, Krebs M, Hamati J, Lodka D, Luther-Schroeder A, et al. Dynamics of myosin degradation in intensive care unit-acquired weakness during severe critical illness. Intensive Care Med. 2014; 40(4): 528-38.

30. Schiaffino S, Dyar KA, Ciciliot S, Blaauw B, Sandri M. Mechanisms regulating skeletal muscle growth and atrophy. FEBS J. 2013; 280(17): 4294-314.

31. Sandri M. Protein breakdown in muscle wasting: role of autophagy-lysosome and ubiquitin-proteasome. Int J Biochem Cell Biol. 2013; 45(10): 2121-9.

32. Derde S, Hermans G, Derese I, Guiza F, Hedstrom Y, Wouters PJ, et al. Muscle atrophy and preferential loss of myosin in prolonged critically ill patients. Crit Care Med. 2012; 40(1): 79-89.

33. Klaude M, Fredriksson K, Tjader I, Hammarqvist F, Ahlman B, Rooyackers O, et al. Proteasome proteolytic activity in skeletal muscle is increased in patients with sepsis. Clin Sci (Lond). 2007; 112(9): 499-506.

34. Klaude M, Mori M, Tjader I, Gustafsson T, Wernerman J, Rooyackers O. Protein metabolism and gene expression in skeletal muscle of critically ill patients with sepsis. Clin Sci (Lond). 2012; 122(3): 133-42.

35. Constantin D, McCullough J, Mahajan RP, Greenhaff PL. Novel events in the molecular regulation of muscle mass in critically ill patients. J Physiol. 2011; 589(Pt 15): 3883-95.

36. Banduseela VC, Ochala J, Chen YW, Goransson H, Norman H, Radell P, et al. Gene expression and muscle fiber function in a porcine ICU model. Physiol Genomics. 2009; 39(3): 141-59.

37. Friedrich O, Diermeier S, Larsson L. Weak by the machines: muscle motor protein dysfunction - a side effect of intensive care unit treatment. Acta Physiol (Oxf). 2018; 222(1): 1-14.

38. Hussain SN, Mofarrahi M, Sigala I, Kim HC, Vassilakopoulos T, Maltais F, et al. Mechanical ventilation-induced diaphragm disuse in humans triggers autophagy. Am J Respir Crit Care Med. 2010; 182(11): 1377-86.

39. Vanhorebeek I, Gunst J, Derde S, Derese I, Boussemaere M, Guiza F, et al. Insufficient activation of autophagy allows cellular damage to accumulate in critically ill patients. J Clin Endocrinol Metab. 2011; 96(4): E633-45.

40. Mofarrahi M, Sigala I, Guo Y, Godin R, Davis EC, Petrof B, et al. Autophagy and skeletal muscles in

sepsis. PLoS One. 2012; 7(10): e47265.

41. Llano-Diez M, Gustafson AM, Olsson C, Goransson H, Larsson L. Muscle wasting and the temporal gene expression pattern in a novel rat intensive care unit model. BMC Genomics. 2011; 12: 602.

42. Banduseela VC, Chen YW, Kultima HG, Norman HS, Aare S, Radell P, et al. Impaired autophagy, chaperone expression, and protein synthesis in response to critical illness interventions in porcine skeletal muscle. Physiol Genomics. 2013; 45(12): 477-86.

43. Wischmeyer PE, San-Millan I. Winning the war against ICU-acquired weakness: new innovations in nutrition and exercise physiology. Crit Care. 2015; 19(Suppl 3): S6.

44. Heyland DK, Stapleton RD, Mourtzakis M, Hough CL, Morris P, Deutz NE, et al. Combining nutrition and exercise to optimize survival and recovery from critical illness: conceptual and methodological issues. Clin Nutr. 2016; 35(5): 1196-206.

45. Bear DE, Puthucheary ZA, Hart N. Early feeding during critical illness. Lancet Respir Med. 2014; 2(1): 15-7.

46. Heidegger CP, Berger MM, Graf S, Zingg W, Darmon P, Costanza MC, et al. Optimisation of energy provision with supplemental parenteral nutrition in critically ill patients: a randomised controlled clinical trial. Lancet. 2013; 381(9864): 385-93.

47. Casaer MP, Wilmer A, Van den Berghe G. Supplemental parenteral nutrition in critically ill patients. Lancet. 2013; 381(9879): 1715.

48. Morris PE, Berry MJ, Files DC, Thompson JC, Hauser J, Flores L, et al. Standardized rehabilitation and hospital length of stay among patients with acute respiratory failure: a randomized clinical trial. JAMA. 2016; 315(24): 2694-702.

49. Walsh TS, Salisbury LG, Merriweather JL, Boyd JA, Griffith DM, Huby G, et al. Increased hospital-based physical rehabilitation and information provision after intensive care unit discharge: the RECOVER randomized clinical trial. JAMA Intern Med. 2015; 175(6): 901-10.

50. Moss M, Nordon-Craft A, Malone D, Van Pelt D, Frankel SK, Warner ML, et al. A randomized trial of an intensive physical therapy program for patients with acute respiratory failure. Am J Respir Crit Care Med. 2016; 193(10): 1101-10.

51. Fischer D, Gang G, Pritts T, Hasselgren PO. Sepsis-induced muscle proteolysis is prevented by a proteasome inhibitor in vivo. Biochem Biophys Res Commun. 2000; 270(1): 215-21.

52. Bach HH, Laporte HM, Wong YM, Gamelli RL, Majetschak M. Proteasome inhibition prolongs survival during lethal hemorrhagic shock in rats. J Trauma Acute Care Surg. 2013; 74(2): 499-507.

53. Vana PG, LaPorte HM, Wong YM, Kennedy RH, Gamelli RL, Majetschak M. Proteasome inhibition after burn injury. J Burn Care Res. 2016; 37(4): 207-15.

54. Lang CH, Huber D, Frost RA. Burn-induced increase in atrogin-1 and MuRF-1 in skeletal muscle is glucocorticoid independent but downregulated by IGF-I. Am J Physiol Regul Integr Comp Physiol. 2007; 292(1): R328-36.

55. Beehler BC, Sleph PG, Benmassaoud L, Grover GJ. Reduction of skeletal muscle atrophy by a proteasome inhibitor in a rat model of denervation. Exp Biol Med (Maywood). 2006; 231(3): 335-41.

56. Gazzerro E, Assereto S, Bonetto A, Sotgia F, Scarfi S, Pistorio A, et al. Therapeutic potential of proteasome inhibition in Duchenne and Becker muscular dystrophies. Am J Pathol. 2010; 176(4): 1863-77.

57. Penna F, Bonetto A, Aversa Z, Minero VG, Rossi Fanelli F, Costelli P, et al. Effect of the specific proteasome inhibitor bortezomib on cancer-related muscle wasting. J Cachexia Sarcopenia Muscle. 2016; 7(3): 345-54.

58. Agten A, Maes K, Thomas D, Cielen N, Van Hees HW, Dekhuijzen RP, et al. Bortezomib partially protects the rat diaphragm from ventilator-induced diaphragm dysfunction. Crit Care Med. 2012; 40(8): 2449-55.

59. Yoon MS. mTOR as a key regulator in maintaining skeletal muscle mass. Front Physiol. 2017; 8: 788.

60. Jespersen JG, Nedergaard A, Reitelseder S, Mikkelsen UR, Dideriksen KJ, Agergaard J, et al. Activated protein synthesis and suppressed protein breakdown signaling in skeletal muscle of critically ill patients. PLoS One. 2011; 6(3): e18090.

61. Biolo G, Fleming RY, Maggi SP, Nguyen TT, Herndon DN, Wolfe RR. Inverse regulation of protein turnover and amino acid transport in skeletal muscle of hypercatabolic patients. J Clin Endocrinol Metab. 2002; 87(7): 3378-84.

62. Glover EI, Phillips SM, Oates BR, Tang JE, Tarnopolsky MA, Selby A, et al. Immobilization induces anabolic resistance in human myofibrillar protein synthesis with low and high dose amino acid infusion. J Physiol. 2008; 586(24): 6049-61.

63. Drummond MJ, Dickinson JM, Fry CS, Walker DK, Gundermann DM, Reidy PT, et al. Bed rest impairs skeletal muscle amino acid transporter expression, mTORC1 signaling, and protein synthesis in response to essential amino acids in older adults. Am J Physiol Endocrinol Metab. 2012; 302(9): E1113-22.

64. Puthucheary ZA, Astin R, McPhail MJW, Saeed S, Pasha Y, Bear DE, et al. Metabolic phenotype of skeletal muscle in early critical illness. Thorax. 2018; 73(10): 926-35.

65. Rocheteau P, Chatre L, Briand D, Mebarki M, Jouvion G, Bardon J, et al. Sepsis induces long-term metabolic and mitochondrial muscle stem cell dysfunction amenable by mesenchymal stem cell therapy. Nat Commun. 2015; 6: 10145.

66. Brealey D, Brand M, Hargreaves I, Heales S, Land J, Smolenski R, et al. Association between mitochondrial dysfunction and severity and outcome of septic shock. Lancet. 2002; 360(9328): 219-23.

67. Fredriksson K, Hammarqvist F, Strigard K, Hultenby K, Ljungqvist O, Wernerman J, et al. Derangements in mitochondrial metabolism in intercostal and leg muscle of critically ill patients with sepsis-induced multiple organ failure. Am J Physiol Endocrinol Metab. 2006; 291(5): E1044-50.

68. Crouser ED, Julian MW, Blaho DV, Pfeiffer DR. Endotoxin-induced mitochondrial damage correlates with impaired respiratory activity. Crit Care Med. 2002; 30(2): 276-84.

69. Rooyackers OE, Gijsen AP, Saris WH, Soeters PB, Wagenmakers AJ. Derangement in aerobic and anaerobic energy metabolism in skeletal muscle of critically ill and recovering rats. Biochim Biophys Acta. 1996; 1315(1): 55-60.

70. Carre JE, Orban JC, Re L, Felsmann K, Iffert W, Bauer M, et al. Survival in critical illness is associated with early activation of mitochondrial biogenesis. Am J Respir Crit Care Med. 2010; 182(6): 745-51.

71. Wang N, Naruse K, Stamenovic D, Fredberg JJ, Mijailovich SM, Tolic-Norrelykke IM, et al. Mechanical behavior in living cells consistent with the tensegrity model. Proc Natl Acad Sci U S A. 2001; 98(14): 7765-70.

72. Romanello V, Sandri M. Mitochondrial quality control and muscle mass maintenance. Front Physiol. 2015; 6: 422.

73. Walsh CJ, Batt J, Herridge MS, Mathur S, Bader GD, Hu P, et al. Transcriptomic analysis reveals abnormal muscle repair and remodeling in survivors of critical illness with sustained weakness. Sci Rep. 2016; 6: 29334.

74. Chen H, Chan DC. Emerging functions of mammalian mitochondrial fusion and fission. Hum Mol Genet. 2005; 14 Spec No. 2: R283-9.

75. Tondera D, Grandemange S, Jourdain A, Karbowski M, Mattenberger Y, Herzig S, et al. SLP-2 is required for stress-induced mitochondrial hyperfusion. EMBO J. 2009; 28(11): 1589-600.

76. Elgass K, Pakay J, Ryan MT, Palmer CS. Recent advances into the understanding of mitochondrial fission. Biochim Biophys Acta. 2013; 1833(1): 150-61.

77. Romanello V, Guadagnin E, Gomes L, Roder I, Sandri C, Petersen Y, et al. Mitochondrial fission and remodelling contributes to muscle atrophy. EMBO J. 2010; 29(10): 1774-85.

78. Chen H, Vermulst M, Wang YE, Chomyn A, Prolla TA, McCaffery JM, et al. Mitochondrial fusion is required for mtDNA stability in skeletal muscle and tolerance of mtDNA mutations. Cell. 2010; 141(2): 280-9.

79. Wang XH. MicroRNA in myogenesis and muscle atrophy. Curr Opin Clin Nutr Metab Care. 2013; 16(3): 258-66.

80. De Guire V, Robitaille R, Tetreault N, Guerin R, Menard C, Bambace N, et al. Circulating miRNAs as sensitive and specific biomarkers for the diagnosis and monitoring of human diseases: promises and challenges. Clin Biochem. 2013; 46(10-11): 846-60.

81. Nakasa T, Ishikawa M, Shi M, Shibuya H, Adachi N, Ochi M. Acceleration of muscle regeneration by local injection of muscle-specific microRNAs in rat skeletal muscle injury model. J Cell Mol Med. 2010; 14(10): 2495-505.

82. Garros RF, Paul R, Connolly M, Lewis A, Garfield BE, Natanek SA, et al. MicroRNA-542 promotes mitochondrial dysfunction and SMAD activity and is elevated in intensive care unit-acquired weakness. Am J Respir Crit Care Med. 2017; 196(11): 1422-33.

83. Paul R, Lee J, Donaldson AV, Connolly M, Sharif M, Natanek SA, et al. miR-422a suppresses SMAD4 protein expression and promotes resistance to muscle loss. J Cachexia Sarcopenia Muscle. 2018; 9(1): 119-28.

84. Chakraborty C, Sharma AR, Sharma G, Doss CGP, Lee SS. Therapeutic miRNA and siRNA: moving from bench to clinic as next generation medicine. Mol Ther Nucleic Acids. 2017; 8: 132-43.

85. Mrozek S, Jung B, Petrof BJ, Pauly M, Roberge S, Lacampagne A, et al. Rapid onset of specific diaphragm weakness in a healthy murine model of ventilator-induced diaphragmatic dysfunction. Anesthesiology. 2012; 117(3): 560-7.

86. Ilias I, Vassiliadi DA, Theodorakopoulou M, Boutati E, Maratou E, Mitrou P, et al. Adipose tissue lipolysis and circulating lipids in acute and subacute critical illness: effects of shock and treatment. J Crit Care. 2014; 29(6): 1130 e5-9.

87. Marques MB, Langouche L. Endocrine, metabolic, and morphologic alterations of adipose tissue during critical illness. Crit Care Med. 2013; 41(1): 317-25.

88. Hauck AK, Bernlohr DA. Oxidative stress and lipotoxicity. J Lipid Res. 2016; 57(11): 1976-86.

89. Tamilarasan KP, Temmel H, Das SK, Al Zoughbi W, Schauer S, Vesely PW, et al. Skeletal muscle damage and impaired regeneration due to LPL-mediated lipotoxicity. Cell Death Dis. 2012; 3: e354.

90. Carlson BM. The biology of long-term denervated skeletal muscle. Eur J Transl Myol. 2014; 24(1): 3293.

91. Tudorascu I, Sfredel V, Riza AL, Danciulescu Miulescu R, Ianosi SL, Danoiu S. Motor unit changes in normal aging: a brief review. Romanian J Morphol Embryol. 2014; 55(4): 1295-301.

92. Curcio F, Ferro G, Basile C, Liguori I, Parrella P, Pirozzi F, et al. Biomarkers in sarcopenia: a multifactorial approach. Exp Gerontol. 2016; 85: 1-8.

93. Puthucheary Z, Rawal J, Ratnayake G, Harridge S, Montgomery H, Hart N. Neuromuscular blockade and skeletal muscle weakness in critically ill patients: time to rethink the evidence? Am J Respir Crit Care

Med. 2012; 185(9): 911-7.

94. Wilcox SR. Corticosteroids and neuromuscular blockers in development of critical illness neuromuscular abnormalities: a historical review. J Crit Care. 2017; 37: 149-55.

95. Manini TM, Clark BC. Dynapenia and aging: an update. J Gerontol A Biol Sci Med Sci. 2012; 67(1): 28-40.

96. Batt J, Mathur S, Katzberg HD. Mechanism of ICU-acquired weakness: muscle contractility in critical illness. Intensive Care Med. 2017; 43(4): 584-6.

97. Weber-Carstens S, Koch S, Spuler S, Spies CD, Bubser F, Wernecke KD, et al. Nonexcitable muscle membrane predicts intensive care unit-acquired paresis in mechanically ventilated, sedated patients. Crit Care Med. 2009; 37(9): 2632-7.

98. Trojaborg W. Electrophysiologic techniques in critical illness-associated weakness. J Neurol Sci. 2006; 242(1-2): 83-5.

99. Rich MM, Teener JW, Raps EC, Schotland DL, Bird SJ. Muscle is electrically inexcitable in acute quadriplegic myopathy. Neurology. 1996; 46(3): 731-6.

100. Lefaucheur JP, Nordine T, Rodriguez P, Brochard L. Origin of ICU acquired paresis determined by direct muscle stimulation. J Neurol Neurosurg Psychiatry. 2006; 77(4): 500-6.

101. Z'Graggen WJ, Brander L, Tuchscherer D, Scheidegger O, Takala J, Bostock H. Muscle membrane dysfunction in critical illness myopathy assessed by velocity recovery cycles. Clin Neurophysiol. 2011; 122(4): 834-41.

102. Rich MM, Pinter MJ. Crucial role of sodium channel fast inactivation in muscle fibre inexcitability in a rat model of critical illness myopathy. J Physiol. 2003; 547(Pt 2): 555-66.

103. Rich MM, Pinter MJ. Sodium channel inactivation in an animal model of acute quadriplegic myopathy. Ann Neurol. 2001; 50(1): 26-33.

104. Kraner SD, Novak KR, Wang Q, Peng J, Rich MM. Altered sodium channel-protein associations in critical illness myopathy. Skelet Muscle. 2012; 2(1): 17.

105. Filatov GN, Rich MM. Hyperpolarized shifts in the voltage dependence of fast inactivation of Nav1.4 and Nav1.5 in a rat model of critical illness myopathy. J Physiol. 2004; 559(Pt 3): 813-20.

106. Guillouet M, Rannou F, Giroux-Metges MA, Droguet M, Pennec JP. Tumor necrosis factor alpha induced hypoexcitability in rat muscle evidenced in a model of ion currents and action potential. Cytokine. 2013; 64(1): 165-71.

107. Guillouet M, Gueret G, Rannou F, Giroux-Metges MA, Gioux M, Arvieux CC, et al. TNFalpha increases resting potential in isolated fibres from rat peroneus longus by a PKC mediated mechanism: involvement in ICU acquired polyneuromyopathy. Cytokine. 2011; 56(2): 149-52.

108. Guillard E, Gueret G, Guillouet M, Vermeersch V, Rannou F, Giroux-Metges MA, et al. Alteration of muscle membrane excitability in sepsis: possible involvement of ciliary nervous trophic factor (CNTF). Cytokine. 2013; 63(1): 52-7.

109. Kraner SD, Wang Q, Novak KR, Cheng D, Cool DR, Peng J, et al. Upregulation of the CaV 1.1-ryanodine receptor complex in a rat model of critical illness myopathy. Am J Physiol Regul Integr Comp Physiol. 2011; 300(6): R1384-91.

110. Friedrich O, Hund E, von Wegner F. Enhanced muscle shortening and impaired Ca2+ channel function in an acute septic myopathy model. J Neurol. 2010; 257(4): 546-55.

111. Callahan LA, Nethery D, Stofan D, DiMarco A, Supinski G. Free radical-induced contractile protein dysfunction in endotoxin-induced sepsis. Am J Respir Cell Mol Biol. 2001; 24(2): 210-7.

112. Hardin BJ, Campbell KS, Smith JD, Arbogast S, Smith J, Moylan JS, et al. TNF-alpha acts via TNFR1 and muscle-derived oxidants to depress myofibrillar force in murine skeletal muscle. J Appl Physiol (1985). 2008; 104(3): 694-9.

113. Friedrich O, Yi B, Edwards JN, Reischl B, Wirth-Hucking A, Buttgereit A, et al. IL-1alpha reversibly inhibits skeletal muscle ryanodine receptor. A novel mechanism for critical illness myopathy? Am J Respir Cell Mol Biol. 2014; 50(6): 1096-106.

114. Llano-Diez M, Cheng AJ, Jonsson W, Ivarsson N, Westerblad H, Sun V, et al. Impaired Ca(2+) release contributes to muscle weakness in a rat model of critical illness myopathy. Crit Care. 2016; 20(1): 254.

115. Salah H, Li M, Cacciani N, Gastaldello S, Ogilvie H, Akkad H, et al. The chaperone co-inducer BGP-15 alleviates ventilation-induced diaphragm dysfunction. Sci Transl Med. 2016; 8(350): 350ra103.

第四章　危重症神经肌肉病：临床、电生理学和组织学诊断

Nicola Latronico，Greet Hermans

学习目标

— 了解危重症患者神经肌肉并发症的发生率和背景，理解其潜在的神经肌肉改变。
— 能够描述危重症患者神经肌肉病的临床特征。
— 能够描述在危重症患者中诊断神经肌肉并发症的方法，并理解不同方法的优缺点。
— 能够列举 ICUAW 的鉴别诊断。

第一节　引　　言

急性神经肌肉并发症在危重症患者中相当常见，尤其在住院时间长、机械通气及发展为脓毒症和多器官功能衰竭的 ICU 患者中更为普遍[1]。据报道，肺、肾、脑、循环系统和凝血系统是最为常见的衰竭系统/器官，但没有任何组织器官能幸免于破坏性炎症反应，周围神经和肌肉也不例外[2]。

危重症患者中最常见的神经肌肉改变包括危重症多发性神经病（CIP）和危重症性肌病（CIM），肌肉功能减退也极为常见，通常与 CIP 和 CIM 并存[3]。这些情况可能会在严重疾病发作后引起明显的肌肉无力，并且在临床上常难以区分具体原因。因此，对于末梢神经和肌肉疾病的患者来说，进行神经电生理研究（electrophysiological investigation，EPS）是确定肌无力病理性质的重要手段。CIP 是一种远端轴突神经病变，可累及运动神经和感觉神经，在 ICU 进行神经传导检查容易发现，但与 CIM 的鉴别比较复杂。如果有指征，则很少进行神经活检。皮肤活检是微创的，可用于从组织学角度评估皮肤的细小神经纤维，这些神经纤维通常同时受累。CIM 是一种原发性肌病，而不是继发于肌肉去神经化，可以通过神经传导检查和肌电图（electromyography，EMG）诊断。正确的肌病诊断需要患者配合 EPS。或者也可以使用专业的神经生理学技术来显示肌膜的兴奋性变化。此外，CIM 包括各种亚型，从粗肌丝（肌球蛋白）病变到坏死性肌病，可以根据肌肉活检的组织学检查进行区分，不同亚型可能有不同的预后。因此，在不确定的病例中，可能需要进行肌肉活检以确定预后。最后，由于不活动导致的肌肉去适应与 EPS 的正常发现和肌肉活检的失用性萎缩有关。特异性诊断很重

要，因为与患有CIP或CIM的患者相比，没有CIP或CIM的患者对康复治疗的反应和预后都会更好。CIM和CIP可能发病迅速，并可能在几周内完全恢复。然而，在一些危重症患者中，衰弱可能在出院后的数月或数年内持续存在，并可能导致严重的慢性生理失能。

本章回顾了CIP和CIM的历史及其主要的临床、电生理学和组织学特征。

第二节　历史回顾

1984年，查尔斯·博尔顿（Charles Bolton）及其同事首次描述了危重症患者伴有呼吸机脱机困难的急性多发性神经病变[4]。这些患者曾患有成人呼吸窘迫综合征（当时被称为急性呼吸窘迫综合征），外科手术并发胸膜积脓、肺炎和肺脓肿。尽管危重病情得到缓解，镇静镇痛药物已停用，但患者仍不能耐受强制性机械通气频率的降低，无法自主呼吸。临床症状包括四肢无力或无自发运动、面部肌肉微弱抽搐、肌张力减弱和深肌腱反射减退，提示多发性神经病变。通过对周围神经和肌肉进行电生理学研究（EPS）和尸检，确定了这种多发性神经病变的性质为感觉-运动轴突变性退化。笔者在4年内描述了5例患者，因此这似乎是一种非常罕见的情况，可能是由于"毒素或营养不良仅影响周围神经系统"。1986年，笔者证明，当时称为"危重病性多发性神经病变"，与吉兰-巴雷综合征[5]不同。1987年，笔者证明了由Brain杂志的编辑P.K.Thomas提出的"危重症多发性神经病变"（CIP）[6]是一种并发于脓毒症和多器官衰竭（MOF）的远端轴突性感觉运动多发性神经病变[7]。CIP不再被认为是一种仅影响周围神经系统的疾病。提出的机制是"存在根本缺陷，对该综合征导致所有器官系统的功能损害机制仍然未知"。

脓毒症常伴有肌肉萎缩。然而，在ICU进行呼吸和循环支持之前，临床死亡通常发生于出现明显神经肌肉体征之前[8]。慢性CIM的历史可能始于1977年，当时MacFarlane和Rosenthal报道了1例年轻哮喘女性患者发生急性呼吸衰竭，给予机械通气和大剂量皮质类固醇后[9]发展为弥漫性肌无力的病例。经过8天治疗，患者不能自主呼吸，且无法对抗重力抬起四肢，脑神经、深肌腱反射和感觉均正常。肌病的诊断基于肌电图，其病因归于治疗哮喘时使用大剂量皮质类固醇。1979年，Sher报道了第1例急性肌病，伴有广泛和选择性肌球蛋白（粗）丝丧失[10]，这在现在被认为是轻度CIM肌肉活检中常见的发现[1]。1985年和1991年，Op de Coul等对22例患者的病情进行描述，其中16例患者的EPS显示神经源性改变[9]、肌源性改变[4]或神经源性和肌源性联合改变[3]，笔者将之称为危重症多发性神经肌病（critical illness polyneuromyopathy，CIPN）[11]。1991年，Witt发现高血糖、低白蛋白血症和ICU住院时间延长与CIP的发展密切相关[12]。随后强化胰岛素治疗的研究将利用这一结果，显示采用较高剂量胰岛素维持正常血糖的患者中，CIP的发生显著减少[13, 14]。同年，Helliwell将31例危重症患者中的15例肌肉坏死描述为CIM更严重形式的特征性发现[15]，这一结果后来被Ramsay证实[16]。1994年，Zochodne描述了7例患者出现了重症监护的急性坏死性肌病，似乎是由神经肌肉阻滞剂触发的[17]。1996年，Latronico研究了24例急性病昏迷患者，他们在急性期后出现了严重的肌肉无力或瘫痪，23例患者出现了肌肉病变[18]。入院后27天确诊时，所有患者均出现脓毒症和多器官功能障碍或功能衰竭，四肢瘫痪，或在疼痛刺激下仅进行轻微移动。所有病例EPS均表现为急性轴突性多发性神经病变。令人惊讶的是，神经活检显示14例患者神经正常，8例出现严重轴突病变。早期活检患者的EPS与组织学神经检查结果存在差异，而除2例晚期活检患者外，其余患者的EPS与组织学检查结果一致。笔者假设"脓毒症相关的神经衰竭会导致轴突转运和跨膜电位的早期损伤，这一发现很容易被电生理学而不是组织学研究证实。"只有持续的脓毒症，"能量供应或利用不能恢复，组织改变随之发生。"肌肉活检显示11例患者（48%）出现散在的肌肉坏死，表明原发性肌病过程（不是继发于肌肉去神经化）非常普遍。本研究还表明，CIP和CIM经常共存，两者结合可能是ICU急性神经肌肉无力最常见的表现，这一结果在随后的研究中得到了证实（见参考文献［19］的补充材料）。

第三节　临床诊断

CIP和CIM的特征性表现，无论是单独还是联合，都是涉及呼吸肌和四肢的全身对称性肌肉无力[20]。患者有不同程度的肢体肌力减退，且依赖呼吸机，但面部肌肉通常不受累，因此面部表情得以保留，这种情况目前被定义为ICU获得性衰弱（ICUAW），通常被描述为危重症的并发症[20-22]。实际上，ICUAW代表了从任何严重疾病开始的一系列衰弱的极端，与护理地点无关[22]。

由CIP、CIM或单纯肌肉失调引起的广泛性肌无力在临床上难以区分[3, 23]。近端肌群受累程度较远端肌群更大[20, 24]。在CIM中，感觉测试显示正常。然而，在疾病急性期，感觉测试可能不可靠，并且CIM常与CIP共存，难以根据临床标准对CIP和CIM进行区分。CIM的预后优于CIP[46, 47]，因此寻求鉴别诊断可能具有临床意义。

ICUAW很常见，最近的数据表明40%的ICU患者［95%置信区间（CI），38%～42%］可能感染[25]。临床评估发病率（95% CI，30%～35%）低于电生理诊断技术的发病率（95% CI，45%～50%）。脓毒症且需要长时间机械通气的患者更易发展为ICUAW[26]。ICUAW是一种重要的并发症，可导致机械通气时间延长、ICU住院时间延长及ICU和远期死亡率增加。考虑到在一般人群中，肌肉力量下降（以握力来衡量）与普通人群全因和心血管疾病死亡风险增加有关，这一点并不令人惊讶[27]。

ICUAW的诊断可通过使用英国医学研究委员会（Medical Research Council，MRC）量表测试12组肌肉群的力量或使用手持测力计测量握力强度来实现。MRC总分为60分，当MRC总分＜48分即可诊断为ICUAW，总分＜36分时则为重度ICUAW[24]。最近，提出了一个简化版的量表，只有4个类别和改进的临床性能[28]。迄今为止，这个版本已在一个包括60例危重患者的小队列中得到验证，与完整的MRC量表相比，用于诊断ICUAW时，其评分者间的可靠性好，且具有很高的敏感度和特异度[29]。手持握力测量法可用于评估患者股四头肌肌力，可用作快速诊断测试。男性握力＜11 kg［四分位间距（IQR）10～40］、女性握力＜7 kg（IQR 0～7.3）则可判断为肌肉衰弱[30]。这两种方法的评分者间可靠性良好[31]，但25%的患者不符合ICUAW的临床评估，因为MRC量表和手持握力测量法都是基于意志的测试[25]，需要患者保持清醒、合作和积极性。在ICU中，镇静、谵妄、昏迷、疼痛和损伤常干扰ICU早期的临床肌力评估及准确的感觉和运动测试[32-34]，或者患者在肌力评估[35]之前就早已出院，因此，ICUAW的报道仍然不足。最近，一项神经生理学技术被提出来用于临床肌力检测，通过100Hz强直性电刺激腓神经[36]所产生的踝关节背屈肌力来评估。这种方法适用于意识障碍或非合作患者的肌力评估。

多达80%的ICUAW患者可能伴有呼吸无力[37]。在进行首次自主呼吸试验的患者中，膈肌功能障碍可能比肢体肌肉无力更为常见[38]。膈肌功能障碍与不良预后相关，可通过最大吸气动作所产生的最大吸气压力来测量，适用于清醒且合作的患者[39]，测量结果很大程度上取决于患者的理解能力和主观努力程度。或者，也可以使用双侧膈神经磁刺激（BAMPS）进行评估，通过气道封闭期间的气管内导管压力变化（喉痉挛压力）评估膈肌功能（压力＜11cmH$_2$O即被定义为膈肌功能障碍）[38]。膈肌超声检查也是一种有用的技术，膈肌增厚分数［（吸气末厚度－呼气末厚度）/呼气末厚度×100%］小于30%～36%，最大膈肌活动幅度小于10～14mm即定义为膈肌功能障碍[40]。

咽部和喉部肌肉及胸壁和腹部的呼气肌无力，导致吞咽改变、咳嗽减弱、分泌物清除不足，并增加肺吸入性肺炎和其他肺炎的风险。

咽部和喉部肌无力在经历急性事件后生存的危重症患者中很常见，可能导致吞咽功能障碍（吞咽困难）。这是一个严重且经常被低估的危重症并发症，再加上胸壁和腹部的呼气肌无力，可能影响咳嗽功能，导致分泌物清除不足，增加吸入性肺炎和其他肺炎风险。吸入性肺炎是脓毒症后90天内复发住院的最常见原因之一[22]。据保守估计，所有急性呼吸衰竭拔管的幸存者中，20%的患者吞咽功能异常，这种异常状况可能持续数天至数周[41]。因此，建议对吞咽困难进行评估。如果患者清醒并能够保持坐姿，可使用洼田饮水试验作为床旁筛查测试[42]。观察行为性气道反应，如咳嗽、窒息、清喉或声音改变，尤其在重复测试后，这强烈提示了ICU获得性吞咽功能障碍，应及时请专家会诊进行更全面的诊断评估，如视频透视吞咽检查或纤维内镜吞咽功能检查[42]。

在危重症患者中也有相关文献报道了微小神经纤维变性的病理改变[43]。临床表现包括负性和正性感觉改变，如严重的神经性疼痛，或分别缺失或减轻的痛觉和温觉。自主神经功能障碍可能导致异常出汗、流泪和（或）流涎；胃肠、膀胱和性功能障碍；以及直立性低血压。指尖褶皱试验即将右手浸泡在装满40℃水的桶中，记录手指起皱时间，用于研究交感神经周围性自主神经功能障碍[43]。然后在基线和5分钟、15分钟、30分钟后评估指尖皮肤起皱的程度，并使用5分临床量表进行评分，评分从0分（无起皱）到2分（看到两条或更少的起皱线）表示周围自主神经功能异常。定量感觉测试（quantitative sensory testing，QST）是一种非侵入性神经电生理检查方法，可以用来评估感觉神经的功能障碍[44]。通过使用标准化的方法，可以发现大部分危重症患者的异常热感知和疼痛检测阈值[45]。

第四节　电生理学诊断

ICUAW可能由CIP和CIM单独或联合所致，也可能是由单纯的肌肉失能和失用性萎缩所致。对于ICUAW患者，全面的EPS对确定ICUAW患者正在发生的病理过程的性质非常重要。这些研究应包括运动和感觉神经传导研究及上下肢的针式肌电图。在肌肉去适应状态下，外周神经和肌肉的EPS保持正常，而在CIP和CIM中，EPS可以识别正在进行的病理过程，并将在之后进行复查。EPS还提供长期预后信息[46-49]。

一、危重症多发性神经病

危重症多发性神经病（critical illness polyneuropathy，CIP）是一种远端轴索感觉运动多发性神经病变，因此神经髓鞘得以保留（图4.1A）。传导研究显示神经传导速度正常或略降低，而复合肌肉动作电位（CMAP）和感觉神经动作电位（SNAP）幅度降低或神经完全不兴奋（图4.1B）。大多数CIP患者都记录到了纤颤电位和正相尖波，但也可见于CIM患者[50]，这反映了由炎症或坏死引起的肌膜易激惹性[51]。因此，它们有助

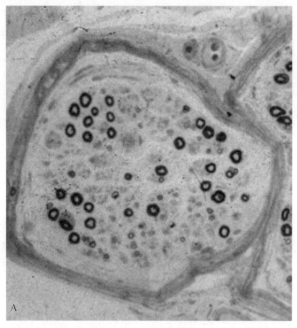

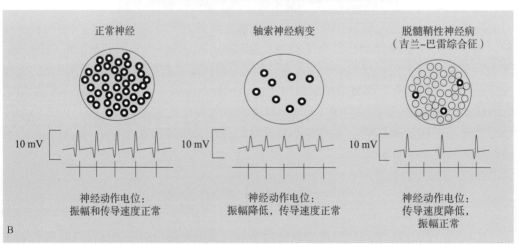

图4.1　腓肠神经活检的光镜图像及轴索和脱髓鞘神经病变

A.腓肠神经活检的光镜图像显示轴索变性，髓鞘纤维密度降低，放大倍数×150（引自Latronico和Bolton[1]）。B.轴索和脱髓鞘神经病变的图示。在轴索神经病变中，纤维的总数减少，因此神经动作电位的振幅降低。存活的纤维具有正常的髓鞘，因此，神经传导速度保持在正常范围内（引自Latronico et al[33]）

于识别涉及神经肌肉系统的异常过程，但无法区分CIP和CIM。

使用直接肌肉刺激时[52, 53]，CIP患者在直接刺激肌肉时会有正常的动作电位幅度（dmCMAP），而当使用常规神经刺激（即通过运动神经，neCMAP）时，CMAP会降低或缺失，从而使neCMAP/dmCMAP比值小于0.5（如果neCMAP缺失，该比值将为零）（图4.2）[1, 48, 54]。

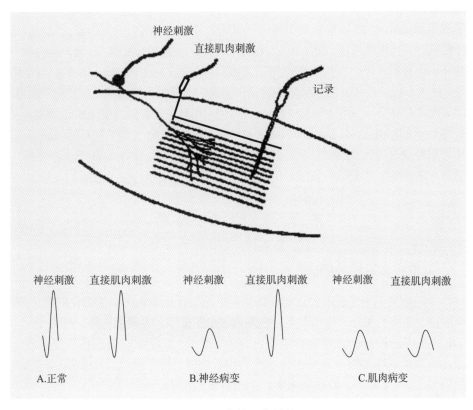

图4.2　直接肌肉刺激

使用这种技术，在肌肉病变的情况下，经过神经传统刺激和直接肌肉刺激，动作电位幅度将降低或消失（引自 Latronico et al[33]）

二、危重症性肌病

如果患者可以配合EPD，EMG可以轻松识别CIM。自主收缩通常显示低振幅、短持续时间、多相运动单元电位的快速恢复。此外，感觉神经动作电位（SNAP）是正常的。然而，在ICU中，实际上情况更加复杂。首先，在许多情况下，危重症患者的自主活动有限，这使运动单元电位的分析变得困难。其次，患者可能会有肢体水肿，无法准确检测SNAP（SNAP的振幅以"μV"为单位比以"mV"为单位的cMAP的振幅小1000倍）。最后，CIM和CIP经常并存。在有困难的情况下，专门的神经生理技术可能有助于区分CIM和CIP。使用直接肌肉刺激（direct muscle stimulation，DMS），在常规刺激和DMS后，CIM患者的动作电位幅度将成比例降低或缺失，neCMAP/dmCMAP比值将约为1。同样，肌肉动作电位振幅小于3mV（正常值为3.0～3.2mV）[48, 55]，提示肌病。CMAP在CIM中持续时程延长，可能是由于肌膜的兴奋性和传导性受损及钠通道功能障碍[50]。如果伴随着振幅严重下降，CMAP时程延长高度提示CIP和CIM并存[56]，当发现超过1条神经出现CMAP时程延长时，其特异度接近100%[56]。在单纯由不活动导致肌肉衰减和萎缩的情况下，EPS通常显示正常，这是诊断和预后检查的重要标准，因为肌肉衰减的预后比CIP或CIM更好。

三、膈神经和膈肌

膈神经和膈肌的EPS可能有助于确定膈肌无力是导致撤机失败的因素。膈神经传导研究和呼吸肌针式肌电图可以确定CIP是否为无法脱离呼吸机的原因。然而，这些研究很少在急性环境中进行。可以使用表面电极记录膈肌动作电位（CMAP）；但是，由于来自其他呼吸肌的电干扰、通气过程中膈肌的运动、膈肌CMAP的小振幅及ICU环境中的电干扰，测量结果难以获得[57]。膈肌CMAP的振幅可以使用市场上销售的食管电极记录与神经调节辅助通气（neurally adjusted ventilatory assist，NAVA）记录，NAVA是一种新的机械通气模式，选择使用膈肌EMG驱动呼吸机。使用NAVA探头记录的CMAP振幅高于表面电极，这有助于记录。这些振幅与膈肌产生的压力紧密相关，但尚无明确的参考范围[58]。

第五节   组织学诊断

一、危重症多发性神经病

尸检研究证实了主要表现为运动和感觉纤维原发性远端轴突变性退化的电生理发现。除了周围神经系统受累外，前角细胞的色素溶解也被证实，表明细胞体、轴突受损[7]。

CIP的肌肉活检显示急性去神经支配伴有1型和2型纤维萎缩。在恢复阶段，肌肉活检会显示肌肉纤维萎缩。如果在危重症病程后期进行神经活检，将显示远端轴突变性退化的迹象（图4.1）[18]，但在临床实践中没有表现出来。

除了大神经纤维损伤外，皮肤活检可发现体细胞和自主神经表皮和真皮小神经纤维变性（图4.3）[43, 59, 60]。危重症幸存者的皮肤表皮神经纤维退化是非长度依赖性的，这表明危重症可能影响了背根神经节神经元[43]。

二、危重症性肌病

肌肉活检对评估肌病类型和严重程度很重要，并且可以在预后不确定的ICUAW病例中考虑应用（图4.4）。肌纤维超微结构破坏（见图4.5A）是肌球蛋白重链合成减少和降解增加引起的[61, 62]，并且是一个早期事件[62, 63]，随后是后期肌纤维萎缩（图4.5B）。术语"粗肌丝病"描述了肌球蛋白"粗"肌丝的选择性丧失，这是CIM的常见组织病理特征，预示着预后良好[1]。病理过程优先影响肌球蛋白丝，导致光镜下肌原纤维ATP酶染色的反应性减少或缺失（图4.5B），电子显微镜下粗肌丝消失，肌原纤维排列紊乱（图4.5A），A线变薄。经皮肌肉活检标本的肌球蛋白含量的定量电泳测定显示肌球蛋白/肌动蛋白比值降低[64]。在40%的患者中观察到散在肌纤维坏死（图4.5C）[18, 22, 63]，预后比粗肌丝病差。在少数情况下，还描述了一种急性坏死性肌病伴肌纤维坏死，累及95%的肌纤维[15, 16]。主要影响Ⅱ型纤维的肌肉萎缩是一个常见的发现，某些情况下，这是肌肉活检中唯一的组织病理异常。Ⅱ型肌纤维萎缩也可能与直接肌肉刺激时的不可兴奋性有关[65]。

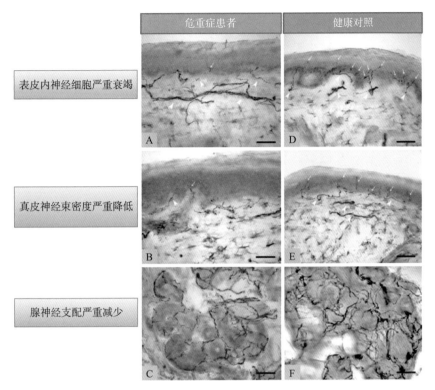

图4.3　皮肤活检

标本分别取自编号为7号患者的大腿近端（A）和小腿远端（B），有一个汗腺（C），以及取自健康受试者的大腿近端（D）和小腿远端（E），显示了一个汗腺（F）。箭头表示表皮内神经纤维，无尾箭头表示真皮神经束（引自Latronico et al[43]）

三、鉴别诊断

全身无力在危重症患者中极为常见，因此需要进行准确的鉴别诊断[66]。ICUAW是一种排除性诊断，如果没有找到其他原因，则确立临床诊断。尽管在危重症急性阶段临床检测肌肉无力可能很困难，但作为初步观察，疼痛刺激可能会导致面部表情扭曲，四肢运动减少或消失[8]。此外，在以下情况下通常排除ICUAW的存在：神经学评估显示脑部疾病（即巴宾斯基征阳性）；面部肌肉受累（即眼外肌无力伴复视）；肌肉无力是不对称的（即单瘫或半瘫）；肌肉无力的进展呈现特定的模式，如上行型（吉兰-巴雷综合征）或下行型（肉毒杆菌中毒），或肌肉无力在短暂运动后波动并恶化，表明神经肌肉传递缺陷（重症肌无力），或运动后改善，表明突触前神经肌肉缺陷［兰伯特-伊顿（Lambert-Eaton）综合征］；如果肌束震颤，提示早期下运动神经元受累，如发生肌萎缩侧索硬化，或伴随皮疹或腹痛等相关异常则提示皮肌炎、血管炎、卟啉病或糖尿病；出现自主神经功能障碍（即瞳孔散大，对光反应差，提示肉毒杆菌中毒，以及心律不齐或血压波动，如吉兰-巴雷综合征）；以及怀疑药物副作用（如长期使用神经肌肉阻滞剂、激素或癌症化疗后）（请参阅参考文献［66］进行详细回顾）。

一旦确诊为ICUAW，需要进行神经生理学检测和肌肉活检以确定潜在的病理过程（图4.4）[30]。

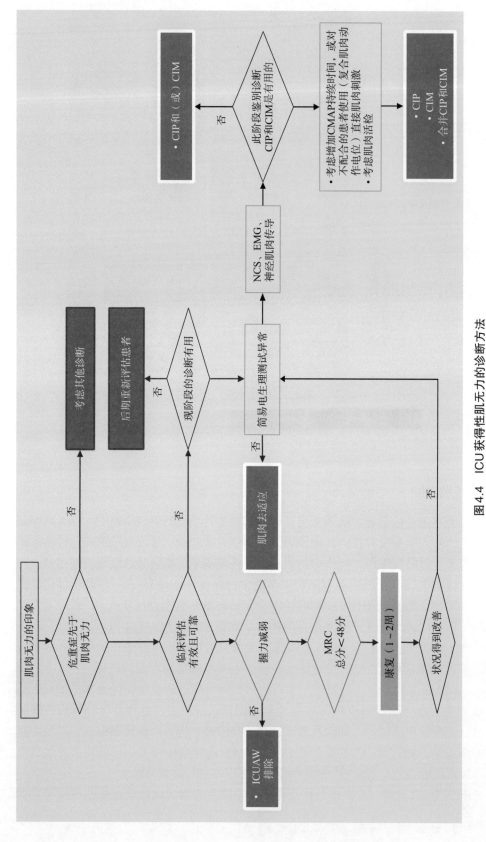

图 4.4 ICU 获得性肌无力的诊断方法

引自 Latronico 和 Gosselink [30]

NCS. 神经传导检查; EMG. 肌电图

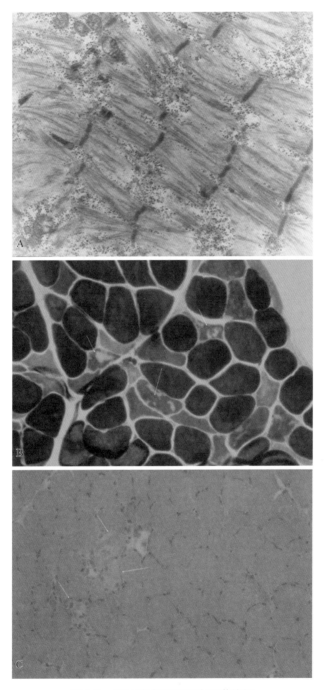

图4.5　CIM的主要组织病理学特征

A.电子显微镜下：无粗丝且保留 Z 线的肌原纤维（原始放大倍数，×12 000）；B.苏木精-伊红染色：坏死的肌原纤维（箭头）（原始放大倍数，×20）；C.ATP 酶 pH 4.6：肌原纤维萎缩（主要是 Ⅱ 型纤维）和反应性局灶性丧失，显示肌原纤维丝丧失（箭头）（原始放大倍数，×40）

结论

神经肌肉系统是常受危重症影响的系统之一。其受累的临床表现称为ICU获得性衰弱，并影响外周肌肉和呼吸肌。危重症期间的肌肉无力可能起源于原发的神经源性或肌源性问题，分别被判定为危重症性多发性神经病和危重症性肌病，或两者的组合。ICUAW增加了通气患者延迟脱机的风险，导致入住ICU和住院时间延长，甚至影响远期预后。虽然在临床上无法辨别潜在的病理实体，但这对判断预后可能有重要意义，因为在恢复速度和恢复程度方面，单纯的CIM通常比CIP或CIP联合CIM更好。在没有完全瘫痪的合作患者中，评估运动单元电位的激活情况可以通过神经传导研究和自主收缩时的肌电图来实现。在无意识的患者中，可用替代方法包括CMAP的持续时程或使用复杂的测试，比较神经刺激和直接肌肉刺激引发的振幅。在诊断不确定或临床进展不佳的情况下，为了更好地估计预后，可以考虑进行肌肉活检，这可以识别出多种变化，包括肌纤维萎缩、肌球蛋白的选择性丧失和脂肪浸润，以及明显的肌肉坏死，其中后者的预后更差。

要点总结

—— 神经肌肉并发症在危重症患者中很常见，被认为是多器官功能衰竭的神经肌肉表现，尤其是脓毒症和需要长时间机械通气的患者风险更高。

—— 神经肌肉并发症可能是由神经病理改变（CIP）、肌肉病理改变（CIM）或两者的结合所导致。伴随的肌肉功能减退也是很常见的。

—— CIP和CIM在临床上很难区分。典型特征包括四肢和呼吸肌的全身性、对称性无力。脑神经和面部肌肉通常不受影响，常伴有咽喉肌无力、小纤维神经病变和自主神经功能障碍。

—— ICUAW的临床诊断可在床旁通过手动肌肉力量测试进行。手持握力测试仪可作为快速筛查工具。这两项测试都需要患者保持清醒且合作。

—— 相关的呼吸肌无力可以通过测量最大吸气压（需要用力）、BAMPS引起的气管导管压力（无须用力）或膈肌超声来评估。对吞咽功能障碍的筛查包括洼田饮水试验、视频透视吞咽检查和纤维内镜吞咽功能检查。

—— 在以下情况下可以使用EPS：①患者不配合，并且在该阶段认为诊断神经肌肉并发症很重要；②临床症状没有改善。EPS可以帮助确定潜在的病理过程，并提供预后信息。

—— 全面的EPS包括神经传导检查和肌电图，可能显示感觉神经动作电位（SNAP）减少（在CIP或水肿中）、复合肌动作电位（CMAP）减少（在CIP或CIM中），但传导速度几乎正常，以及自发的肌肉电活动（在CIP和CIM中均可能存在）。可以通过分析自主收缩期间的运动单位激活区分CIP（ICU获得的多发性神经病）和CIM（ICU获得的肌病）。或者，可以使用CMAP持续时程（在CIM中延长）或DMS（直接肌肉刺激）判断。

—— 在ICU中，膈神经和膈肌的EPS在技术上具有挑战性。CMAP幅度也可以用NAVA探头记录。

—— 神经活检是侵入性检查，临床上不建议。CIP的组织学相对应的表现是轴索变性。

—— 肌肉活检可以确定肌病类型和严重程度，可在诊断不确定的情况下选择性进行，并可能提供预后信息。

参 考 文 献

1. Latronico N, Bolton CF. Critical illness polyneuropathy and myopathy: a major cause of muscle weakness and paralysis. Lancet Neurol. 2011; 10: 931-41.

2. Latronico N, Tomelleri G, Filosto M. Critical illness myopathy. Curr Opin Rheumatol. 2012; 24: 616-22.

3. Moss M, Yang M, Macht M, Sottile P, Gray L, McNulty M, Quan D. Screening for critical illness polyneuromyopathy with single nerve conduction studies. Intensive Care Med. 2014; 40: 683-90.

4. Bolton CF, Gilbert JJ, Hahn AF, Sibbald WJ. Polyneuropathy in critically ill patients. J Neurol Neurosurg Psychiatry. 1984; 47: 1223-31.

5. Bolton CF, Laverty DA, Brown JD, Witt NJ, Hahn AF, Sibbald WJ. Critically ill polyneuropathy: electrophysiological studies and differentiation from Guillain-Barre syndrome. J Neurol Neurosurg Psychiatry. 1986; 49: 563-73.

6. Bolton CF. The discovery of critical illness polyneuropathy: a memoir. Can J Neurol Sci. 2010; 37: 431-8.

7. Zochodne DW, Bolton CF, Wells GA, Gilbert JJ, Hahn AF, Brown JD, Sibbald WA. Critical illness polyneuropathy. A complication of sepsis and multiple organ failure. Brain. 1987; 110(Pt 4): 819-41.

8. Bolton CF. Neuromuscular manifestations of critical illness. Muscle Nerve. 2005; 32: 140-63.

9. MacFarlane IA, Rosenthal FD. Severe myopathy after status asthmaticus. Lancet. 1977; 2: 615.

10. Sher JH, Shafiq SA, Schutta HS. Acute myopathy with selective lysis of myosin filaments. Neurology. 1979; 29: 100-6.

11. Op de Coul AA, Verheul GA, Leyten AC, Schellens RL, Teepen JL. Critical illness polyneuromyopathy after artificial respiration. Clin Neurol Neurosurg. 1991; 93: 27-33.

12. Witt NJ, Zochodne DW, Bolton CF, Grand'Maison F, Wells G, Young GB, Sibbald WJ. Peripheral nerve function in sepsis and multiple organ failure. Chest. 1991; 99: 176-84.

13. Van den Berghe G, Schoonheydt K, Becx P, Bruyninckx F, Wouters PJ. Insulin therapy protects the central and peripheral nervous system of intensive care patients. Neurology. 2005; 64: 1348-53.

14. Hermans G, Wilmer A, Meersseman W, Milants I, Wouters PJ, Bobbaers H, Bruyninckx F, Van den Berghe G. Impact of intensive insulin therapy on neuromuscular complications and ventilator dependency in the medical intensive care unit. Am J Respir Crit Care Med. 2007; 175: 480-9.

15. Helliwell TR, Coakley JH, Wagenmakers AJ, Griffiths RD, Campbell IT, Green CJ, McClelland P, Bone JM. Necrotizing myopathy in critically-ill patients. J Pathol. 1991; 164: 307-14.

16. Ramsay DA, Zochodne DW, Robertson DM, Nag S, Ludwin SK. A syndrome of acute severe muscle necrosis in intensive care unit patients. J Neuropathol Exp Neurol. 1993; 52: 387-98.

17. Zochodne DW, Ramsay DA, Saly V, Shelley S, Moffatt S. Acute necrotizing myopathy of intensive care: electrophysiological studies. Muscle Nerve. 1994; 17: 285-92.

18. Latronico N, Fenzi F, Recupero D, Guarneri B, Tomelleri G, Tonin P, De Maria G, Antonini L, Rizzuto N, Candiani A. Critical illness myopathy and neuropathy. Lancet. 1996; 347: 1579-82.

19. Latronico N. Critical illness polyneuropathy and myopathy 20 years later. No man's land? No, it is our land! Intensive Care Med. 2016; 42: 1790-3.

20. De Jonghe B, Sharshar T, Lefaucheur JP, Authier FJ, Durand-Zaleski I, Boussarsar M, Cerf C, Renaud E, Mesrati F, Carlet J, Raphael JC, Outin H, Bastuji-Garin S. Paresis acquired in the intensive care unit: a prospective multicenter study. JAMA. 2002; 288: 2859-67.

21. Stevens RD, Marshall SA, Cornblath DR, Hoke A, Needham DM, de Jonghe B, Ali NA, Sharshar T. A

framework for diagnosing and classifying intensive care unit-acquired weakness. Crit Care Med. 2009; 37(10 Suppl): 299-308.

22. Latronico N, Herridge M, Hopkins RO, Angus D, Hart N, Hermans G, Iwashyna T, Arabi Y, Citerio G, Wesley Ely E, Hall J, Mehta S, Puntillo K, Van den Hoeven J, Wunsch H, Cook D, Dos Santos C, Rubenfeld G, Vincent JL, Van den Berghe G, Azoulay E, Needham DM. The ICM research agenda on intensive care unit-acquired weakness. Intensive Care Med. 2017; 43(9): 1270-81.

23. Latronico N, Smith M. Introducing simplified electrophysiological test of peripheral nerves and muscles in the ICU: choosing wisely. Intensive Care Med. 2014; 40: 746-8.

24. Hermans G, Clerckx B, Vanhullebusch T, Segers J, Vanpee G, Robbeets C, Casaer MP, Wouters P, Gosselink R, Van Den Berghe G. Interobserver agreement of Medical Research Council sum-score and hand-grip strength in the intensive care unit. Muscle Nerve. 2012; 45: 18-25.

25. Appleton RT, Kinsella J, Quasim T. The incidence of intensive care unit-acquired weakness syndromes: a systematic review. J Intensive Care Soc. 2015; 16: 126-36.

26. Fan E, Cheek F, Chlan L, Gosselink R, Hart N, Herridge MS, Hopkins RO, Hough CL, Kress JP, Latronico N, Moss M, Needham DM, Rich MM, Stevens RD, Wilson KC, Winkelman C, Zochodne DW, Ali NA, Adults ATSCoI-aWi, American Thoracic S. An official American thoracic society clinical practice guideline: the diagnosis of intensive care unit-acquired weakness in adults. Am J Respir Crit Care Med. 2014; 190: 1437-46.

27. Leong DP, Teo KK, Rangarajan S, Lopez-Jaramillo P, Avezum A Jr, Orlandini A, Seron P, Ahmed SH, Rosengren A, Kelishadi R, Rahman O, Swaminathan S, Iqbal R, Gupta R, Lear SA, Oguz A, Yusoff K, Zatonska K, Chifamba J, Igumbor E, Mohan V, Anjana RM, Gu H, Li W, Yusuf S, Prospective Urban Rural Epidemiology Study I. Prognostic value of grip strength: findings from the prospective urban rural epidemiology (PURE) study. Lancet. 2015; 386: 266-73.

28. Vanhoutte EK, Faber CG, van Nes SI, Jacobs BC, van Doorn PA, van Koningsveld R, Cornblath DR, van der Kooi AJ, Cats EA, van den Berg LH, Notermans NC, van der Pol WL, Hermans MC, van der Beek NA, Gorson KC, Eurelings M, Engelsman J, Boot H, Meijer RJ, Lauria G, Tennant A, Merkies IS. Modifying the Medical Research Council grading system through Rasch analyses. Brain J Neurol. 2012; 135: 1639-49.

29. Parry SM, Berney S, Granger CL, Dunlop DL, Murphy L, El-Ansary D, Koopman R, Denehy L. A new twotier strength assessment approach to the diagnosis of weakness in intensive care: an observational study. Crit Care. 2015; 19: 52.

30. Latronico N, Gosselink R. A guided approach to diagnose severe muscle weakness in the intensive care unit. Rev Bras Ter Intensiva. 2015; 27: 199-201.

31. Vanpee G, Hermans G, Segers J, Gosselink R. Assessment of limb muscle strength in critically ill patients: a systematic review. Crit Care Med. 2014; 42: 701-11.

32. Leijten FS, Poortvliet DC, de Weerd AW. The neurological examination in the assessment of polyneuropathy in mechanically ventilated patients. Eur J Neurol. 1997; 4: 124-9.

33. Latronico N, Peli E, Botteri M. Critical illness myopathy and neuropathy. Curr Opin Crit Care. 2005; 11: 126-32.

34. Hough CL, Lieu BK, Caldwell ES. Manual muscle strength testing of critically ill patients: feasibility and interobserver agreement. Crit Care. 2011; 15: R43.

35. Connolly BA, Jones GD, Curtis AA, Murphy PB, Douiri A, Hopkinson NS, Polkey MI, Moxham J, Hart N. Clinical predictive value of manual muscle strength testing during critical illness: an observational cohort

study. Crit Care. 2013; 17: R229.

36. Connolly B, Maddocks M, MacBean V, Bernal W, Hart N, Hopkins P, Rafferty GF. Non-volitional assessment of tibialis anterior force and architecture during critical illness. Muscle Nerve. 2018; 57(6): 964-72.

37. Jung B, Moury PH, Mahul M, de Jong A, Galia F, Prades A, Albaladejo P, Chanques G, Molinari N, Jaber S. Diaphragmatic dysfunction in patients with ICU-acquired weakness and its impact on extubation failure. Intensive Care Med. 2016; 42: 853-61.

38. Dres M, Dube BP, Mayaux J, Delemazure J, Reuter D, Brochard L, Similowski T, Demoule A. Coexistence and impact of Limb muscle and diaphragm weakness at time of liberation from mechanical ventilation in medical intensive care unit patients. Am J Respir Crit Care Med. 2017; 195: 57-66.

39. Supinski GS, Morris PE, Dhar S, Callahan LA. Diaphragm dysfunction in critical illness. Chest. 2018; 153(4): 1040-51.

40. Zambon M, Greco M, Bocchino S, Cabrini L, Beccaria PF, Zangrillo A. Assessment of diaphragmatic dysfunction in the critically ill patient with ultrasound: a systematic review. Intensive Care Med. 2017; 43: 29-38.

41. Macht M, White SD, Moss M. Swallowing dysfunction after critical illness. Chest. 2014; 146: 1681-9.

42. Brodsky MB, Suiter DM, Gonzalez-Fernandez M, Michtalik HJ, Frymark TB, Venediktov R, Schooling T. Screening accuracy for aspiration using bedside water swallow tests: a systematic review and metaanalysis. Chest. 2016; 150: 148-63.

43. Latronico N, Filosto M, Fagoni N, Gheza L, Guarneri B, Todeschini A, Lombardi R, Padovani A, Lauria G. Small nerve fiber pathology in critical illness. PLoS One. 2013; 8: e75696.

44. Terkelsen AJ, Karlsson P, Lauria G, Freeman R, Finnerup NB, Jensen TS. The diagnostic challenge of small fibre neuropathy: clinical presentations, evaluations, and causes. Lancet Neurol. 2017; 16: 934-44.

45. Baumbach P, Gotz T, Gunther A, Weiss T, Meissner W. Somatosensory functions in survivors of critical illness. Crit Care Med. 2017; 45: e567-74.

46. Leijten FS, Harinck-de Weerd JE, Poortvliet DC, de Weerd AW. The role of polyneuropathy in motor convalescence after prolonged mechanical ventilation. JAMA. 1995; 274: 1221-5.

47. Guarneri B, Bertolini G, Latronico N. Long-term outcome in patients with critical illness myopathy or neuropathy: the Italian multicentre CRIMYNE study. J Neurol Neurosurg Psychiatry. 2008; 79: 838-41.

48. Koch S, Spuler S, Deja M, Bierbrauer J, Dimroth A, Behse F, Spies CD, Wernecke KD, Weber-Carstens S. Critical illness myopathy is frequent: accompanying neuropathy protracts ICU discharge. J Neurol Neurosurg Psychiatry. 2011; 82: 287-93.

49. Hermans G, Van Mechelen H, Bruyninckx F, Vanhullebusch T, Clerckx B, Meersseman P, Debaveye Y, Casaer MP, Wilmer A, Wouters PJ, Vanhorebeek I, Gosselink R, Van den Berghe G. Predictive value for weakness and 1-year mortality of screening electrophysiology tests in the ICU. Intensive Care Med. 2015; 41: 2138-48.

50. Goodman BP, Harper CM, Boon AJ. Prolonged compound muscle action potential duration in critical illness myopathy. Muscle Nerve. 2009; 40: 1040-2.

51. Paganoni S, Amato A. Electrodiagnostic evaluation of myopathies. Phys Med Rehabil Clin N Am. 2013; 24: 193-207.

52. Rich MM, Teener JW, Raps EC, Schotland DL, Bird SJ. Muscle is electrically inexcitable in acute quadriplegic myopathy. Neurology. 1996; 46: 731-6.

53. Rich MM, Bird SJ, Raps EC, McCluskey LF, Teener JW. Direct muscle stimulation in acute quadriplegic

myopathy. Muscle Nerve. 1997; 20: 665-73.

54. Weber-Carstens S, Koch S, Spuler S, Spies CD, Bubser F, Wernecke KD, Deja M. Nonexcitable muscle membrane predicts intensive care unit-acquired paresis in mechanically ventilated, sedated patients. Crit Care Med. 2009; 37: 2632-7.

55. Trojaborg W, Weimer LH, Hays AP. Electrophysiologic studies in critical illness associated weakness: myopathy or neuropathy--a reappraisal. Clin Neurophysiol. 2001; 112: 1586-93.

56. Kramer CL, Boon AJ, Harper CM, Goodman BP. Compound muscle action potential duration in critical illness neuromyopathy. Muscle Nerve. 2018; 57(3): 395-400.

57. Ackermann KA, Brander L, Tuchscherer D, Schroder R, Jakob SM, Takala J, Z'Graggen WJ. Esophageal versus surface recording of diaphragm compound muscle action potential. Muscle Nerve. 2015; 51: 598-600.

58. Dres M, Goligher EC, Heunks LMA, Brochard LJ. Critical illness-associated diaphragm weakness. Intensive Care Med. 2017; 43: 1441-52.

59. Skorna M, Kopacik R, Vlckova E, Adamova B, Kostalova M, Bednarik J. Small-nerve-fiber pathology in critical illness documented by serial skin biopsies. Muscle Nerve. 2015; 52: 28-33.

60. Axer H, Grimm A, Pausch C, Teschner U, Zinke J, Eisenach S, Beck S, Guntinas-Lichius O, Brunkhorst FM, Witte OW. The impairment of small nerve fibers in severe sepsis and septic shock. Crit Care. 2016; 20: 64.

61. Derde S, Hermans G, Derese I, Guiza F, Hedstrom Y, Wouters PJ, Bruyninckx F, D'Hoore A, Larsson L, Van den Berghe G, Vanhorebeek I. Muscle atrophy and preferential loss of myosin in prolonged critically ill patients. Crit Care Med. 2012; 40: 79-89.

62. Wollersheim T, Woehlecke J, Krebs M, Hamati J, Lodka D, Luther-Schroeder A, Langhans C, Haas K, Radtke T, Kleber C, Spies C, Labeit S, Schuelke M, Spuler S, Spranger J, Weber-Carstens S, Fielitz J. Dynamics of myosin degradation in intensive care unit-acquired weakness during severe critical illness. Intensive Care Med. 2014; 40: 528-38.

63. Puthucheary ZA, Rawal J, McPhail M, Connolly B, Ratnayake G, Chan P, Hopkinson NS, Padhke R, Dew T, Sidhu PS, Velloso C, Seymour J, Agley CC, Selby A, Limb M, Edwards LM, Smith K, Rowlerson A, Rennie MJ, Moxham J, Harridge SD, Hart N, Montgomery HE. Acute skeletal muscle wasting in critical illness. JAMA. 2013; 310: 1591-600.

64. Stibler H, Edström L, Ahlbeck K, Remahl S, Ansved T. Electrophoretic determination of the myosin/ actin ratio in the diagnosis of critical illness myopathy. Intensive Care Med. 2003; 29: 1515-27.

65. Bierbrauer J, Koch S, Olbricht C, Hamati J, Lodka D, Schneider J, Luther-Schroder A, Kleber C, Faust K, Wiesener S, Spies CD, Spranger J, Spuler S, Fielitz J, Weber-Carstens S. Early type II fiber atrophy in intensive care unit patients with nonexcitable muscle membrane. Crit Care Med. 2012; 40: 647-50.

66. Sharshar T, Citerio G, Andrews PJD, Chieregato A, Latronico N, Menon DK, Puybasset L, Sandroni C, Stevens RD. Neurological examination of critically ill patients: a pragmatic approach. Report of an ES-ICM expert panel. Intensive Care Med. 2014; 40: 484-95.

<table>
<tr><td>第五章</td><td>神经肌病：组织学和分子学发现
Julius J.Grunow, Tobias Wollersheim, Steffen Weber-Carstens</td></tr>
</table>

学习目标

— 概述危重症患者肌肉和神经的组织学和分子学发现。

— 解释有助于观察危重症患者肌肉和神经的组织学和分子变化的基本病理生理学概念。

第一节 引 言

危重症性肌病和危重症多发性神经病描述的是导致ICU获得性衰弱（ICUAW）的两种基本病理生理实体。

"肌肉快速流失"是William Osler在1892年对脓毒症患者进行观察的结果，同时也是后来被定义为危重症性肌病（CIM）的病理实体的首次描述[1]。一个世纪之后，Latronico及其同事第一次将观察到的肌萎缩作为危重症性肌病的定义特征[2]。与此同时，Bolton等在1984年证明了危重症多发性神经病（CIP）是由轴突变性引起的原发性神经病变[3]。

自那时起，研究人员付出了巨大的努力，以阐明危重症相关的神经肌肉器官系统衰竭的组织学特征和分子机制。对这些概念的基本理解不仅对研究病理生理机制和新治疗方法的研究人员很重要，而且对医师和护士在日常工作中与受到神经肌肉器官系统衰竭影响的患者交流也很重要。丰富的知识将有助于他们将危重症性肌病和危重症多发性神经病纳入他们的患者管理决策中。

本章将概述危重症性肌病和危重症多发性神经病的重要组织学和分子特征，以及导致这些变化的病理生理学概念。

第二节 危重症性肌病和危重症多发性神经病的分子病理学

危重症性肌病（CIM）经常单独发展，而危重症多发性神经病（CIP）大部分与CIM同时出现[4, 5]。在CIM和CIP的患者中都可以观察到一个明显的病理生理学特征，然而，当两者同时发展时，可以观察到一个重叠现象，称为危重症神经肌肉病变（CINM）。

一、危重症性肌病

危重症性肌病可以被归类为一种急性原发性肌病,表现为肌肉质量减少并肌肉功能损害,导致临床可见的肌无力和预后恶化[2, 3, 6]。尽管在伴有CIP的情况下,也可以观察到肌萎缩和肌肉功能损伤的神经源性成分,但这种效应是累加的,并且在CIM的发展中没有因果关系[3]。

(一)肌肉稳态

肌肉稳态是肌肉蛋白质合成与肌肉蛋白质降解之间的平衡。其负责维护肌肉质量。任何失衡,无论其性质是生理性还是病理性,都会导致肌肉质量增加或减少。失衡的性质决定了它是一个适应性过程还是一个不适应性过程。在危重症期间可以观察到,肌肉平衡失调会导致肌肉蛋白质降解的不利转变。

这种转变是由肌肉蛋白质合成不足所导致的,这在mRNA水平上表现为编码肌球蛋白重链的基因表达受抑制,同时在蛋白质水平上也表现出来,通过标记氨基酸掺入肌肉,所测定的分数合成速率下降[7-10]。与肌肉合成不足相对应的是肌肉降解系统功能失调,这导致蛋白质分解增加[7, 8, 11]。其中之一是泛素-蛋白酶体系统(ubiquitin proteasome system,UPS),它主要参与肌原纤维成分的降解,而这些成分是产生肌力所必需的[12]。UPS由E3泛素连接酶MuRF-1和Atrogin-1组成,它们以ATP依赖的方式标记泛素蛋白。这一标记过程使26S蛋白酶体能够识别蛋白质并将其降解为小肽,这些小肽随后由胞质外肽酶进一步降解[13]。26S蛋白酶体是一个蛋白水解依赖ATP复合体,由一个负责调控的19S亚基和一个负责催化的20S亚基组成。危重症期间,MuRF-1和Atrogin-1的mRNA表达及蛋白质含量均显著增加[8, 14, 15]。在与较高的蛋白酶体活性的协同作用下,这些数据显示UPS参与了危重症期间不平衡的肌肉稳态[10, 15, 18]。最近的试验表明,UPS激活疑似是由炎症引起的[19, 20]。

另一个肌肉蛋白质降解系统是自噬系统。它包括3种不同类型,即巨自噬、微自噬和分子伴侣介导的自噬。巨自噬是由双膜吞噬体形成而启动的,其主要目的是保持细胞清洁、降解功能失调的细胞器或错误折叠的蛋白质。随后,这种吞噬体在可降解底物周围生长,并融合形成自噬体,然后自噬体通过微管转运与溶酶体融合,负责实际的降解过程。在危重症期间,严格的自噬调节是必不可少的。过度激活会导致非生理性高蛋白质降解,而抑制则会导致潜在有毒底物累积,这两种情况都可能产生不利影响。巨自噬被认为是危重症期间导致神经肌肉器官功能障碍的原因之一,因为骨骼肌呈现出自噬不足的表型。这种表型是通过观察中央核和肌纤维的空泡化而确定的[21]。证实这一表型的特征一方面是LC3Ⅱ/LC3Ⅰ比值较低,表明自噬体的形成不足,另一方面是p62和泛素等底物累积,且在自噬的正常功能过程中被降解[21]。此外,在表现出明显肌肉无力的患者中观察到LC3Ⅱ/LC3Ⅰ比值降低,突显了自噬对观察到的临床表型的重要性[22]。

(二)肌肉形态学

这些在ICU入院后的第1周内发生的过程的后果是严重骨骼肌萎缩,这是通过减少肌纤维横截面积及减少的肌蛋白含量来确定的[7-9, 18, 23]。

肌纤维横截面积每天下降1.5% ～ 13.2%，这取决于不同的患者相关因素和纤维类型。平均而言，在ICU入院后的第7天，平均减少17.5%，Ⅰ型肌纤维减少28%，Ⅱa型肌纤维减少42%，Ⅱb型肌纤维减少32%[7, 8, 24]。由于肌节水平的超微结构变化只能通过电子显微镜观察到，这些数据可能被低估。在疾病早期，肌节的超微结构被保留下来，而肌丝已经不存在了[8, 15, 18]。除了总肌纤维大小减少，还可以观察到肌纤维密度降低（定义的肌肉区域内的肌纤维横截面积），表明肌肉内存在浸润或重塑过程。肌纤维密度降低可能与脂滴沉积、以筋膜内纤维化或水肿为代表的结缔组织增生有关[2, 8, 10, 25]（图5.1）。

从之前的数据中可以概括出，快速收缩Ⅱ型肌纤维萎缩是危重症肌病的普遍性特征[8, 9, 15, 24, 26, 27]。尽管Ⅱ型肌纤维受到萎缩过程的影响更严重，但肌纤维分布没有变化[15]。另一个特征性发现是粗丝选择性丢失，即肌球蛋白丝，这是通过电子显微镜观察及肌原纤维ATP酶活性缺失所确认的[18, 23, 26, 28]。这种选择性丢失导致A线出现分裂，而Z线则保留了[23]。肌肉坏死是危重症性肌病的另一个特征性表现，通常伴随着巨噬细胞吞噬作用[7, 25, 27, 29]。然而，尽管肌肉坏死是常见的发现，但报道表明它既不总是

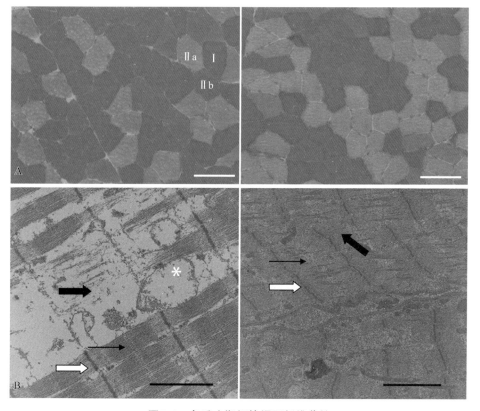

图5.1 危重症期间快慢肌纤维萎缩

A.使用ATP酶染色的危重症患者股外侧肌横截面，分别为ICU入院后5天（左）和15天（右）（标示了Ⅰ型、Ⅱa型和Ⅱb型肌纤维，比例尺100μm）。B.危重症患者股外侧肌横截面的代表性电子显微照片，分别为ICU入院后5天（左）和15天（右），显示肌原纤维超微结构在危重症早期就遭到破坏（比例尺2 μm）。肌球蛋白丢失和线粒体肿胀在危重症早期就出现（左侧）。ICU入院后15天，肌球蛋白被挤压和扭曲，Z线变形，H区形状模糊（右侧）。肌球蛋白丢失（黑色粗箭头），Z线（白色箭头），H区（黑色细箭头），线粒体（白色星号）（图片和说明引自参考文献［8］）

可观察到的，也不是特异性的。作为神经源性萎缩和神经再支配标志的纤维类型分组在CIM患者中通常并不明显[26]。由于大多数疾病的炎症性质会导致严重的疾病状态，以及炎症与肌肉降解之间的关联，直观上看，肌肉中炎性细胞浸润似乎是常见的。一些研究支持这一观点，而其他研究则未能证实[8, 29]。

肾上腺皮质激素或神经肌肉阻滞剂（NMBA）在神经肌肉器官功能障碍中的作用是一个持续争论性的话题。组织学分析显示，糖皮质激素诱导的肌病和CIM之间存在重叠，因为它们都以Ⅱ型纤维萎缩为特征，但糖皮质激素所起的作用程度尚不清楚[30]。此外，NMBA和皮质类固醇治疗的患者出现了粗丝丧失而Z线保留、肌原纤维ATP酶染色减少及严重萎缩但无纤维类型聚集的情况，这也提示糖皮质激素和NMBA参与了CIM的发展[31]。近期研究表明，其总体作用相对较小，因为大多数患者接受了低剂量糖皮质激素和NMBA，且观察到的效应是累加的[10]。

去神经性萎缩并不是CIM的特异性表现。然而，在一些患者身上观察到了去神经性萎缩的迹象，如纤维类型非特异性萎缩，以及肌纤维群化、靶纤维和中枢神经核的再支配迹象，这归因于CIM与CIP同时发展及其对肌肉组织产生的独立影响[2, 3, 26, 32, 33]。

上述所描述的发现和概念仅涉及ICU住院期间的急性发病阶段。由于ICU获得性衰弱对患者的影响可持续长达出院后5年，因此不应忽视ICU出院后康复期间的病理生理过程。

从ICU出院后7天，仍然有100%的患者显示出组织学肌萎缩。尽管在6个月内所有患者的肌肉质量都有所增加，但仍有70%的患者显示出明显的肌萎缩。与肌萎缩类似，100%的患者在出院后7天肌节结构被破坏。不过所有患者的破坏症状在6个月内得到了缓解。出院后7天，UPS活性也有所增加，但在出院后6个月内，这种增加降至生理水平。UPS活性与白细胞炎性浸润相匹配[34]。

要点总结

危重症性肌病的特异性组织学发现：
— 肌纤维萎缩。
— 以Ⅱ型肌纤维萎缩为主。
— 粗纤维（肌球蛋白）缺失。
— 肌原纤维ATP酶活性缺失。
— 坏死（不一定）。

危重症性肌病的其他组织学发现：
— 脂滴。
— 去神经性萎缩（如果CIP也存在）。
— 束内纤维化。
— 水肿。
— 炎性细胞浸润。

在危重症期间，肌肉质量与肌肉力量之间的相关性被削弱，甚至在康复期间，肌肉质量的恢复不一定与肌肉力量恢复一致。这表明，在危重症期间，神经肌肉器官功能障碍涉及一个功能性因素[34, 35]。

肌肉功能是一个复杂的协同过程，包括两个主要组成部分，即兴奋和收缩。在危重症期间观察到，任何一个部分及耦联中断都可能导致收缩性肌肉功能障碍。

（三）线粒体功能障碍

肌肉收缩是一个高度耗能的过程。人体每天消耗的ATP总重量相当于人体的体重。因此，代谢紊乱，如生物能量衰竭，很容易阻碍肌肉收缩。线粒体提供了约90%的机体每天所需ATP，这使得线粒体功能障碍非常有可能成为危重症期间和之后观察到的肌肉收缩功能障碍的原因之一。

危重症期间，骨骼肌中的线粒体含量减少，残留的线粒体在电子显微镜下显示其相对表面积减少且肿胀[36, 37]。

ATP含量和线粒体功能会影响脓毒症休克患者的预后。研究表明，骨骼肌线粒体功能损害是由危重症引起的，并通过呼吸链活动减少导致ATP含量降低进而使预后恶化[38, 39]。线粒体产生ATP的能力减弱不仅存在于脓毒症患者的肌肉中，也存在于出现明显肌无力患者（MR总分＜48分）的肌肉中。脓毒症幸存者表现出对受损线粒体功能的代偿性反应，表现为线粒体生物合成上调和骨骼肌中呼吸链复合体表达增加[39]。线粒体生物合成的诱导作用还将罹患CIM的患者和未罹患CIM的患者区分开[40]。

氧化应激是脓毒症中炎症反应的固有特性，但也被认为与器官功能障碍有关。超氧化物歧化酶（superoxide dismutase，SOD）等酶通过抗氧化应激保护机体免受损害。线粒体拥有自己的SOD亚型，脓毒症幸存者骨骼肌中这种线粒体SOD表达上调，代表了一种氧化应激反应，保护线粒体免受损害，并可能维持线粒体的正常功能和肌肉收缩[39]。

以上所述的线粒体含量减少在患者从ICU出院7天后的恢复过程中变得明显。ICU出院后6个月，线粒体含量减少得到解决，表明在恢复过程中线粒体含量增加了[34]。

（四）胰岛素抵抗

由于能量供应不足而导致的收缩功能障碍不可能只在线粒体层面产生。为了使线粒体正常工作，必须通过糖酵解途径为它们提供必要的底物，如葡萄糖。

胰岛素抵抗是危重症的常见症状。迄今为止，胰岛素抵抗的确切机制尚不明确。肌肉对葡萄糖的摄取既依赖胰岛素，也不依赖胰岛素，其中肌肉收缩是葡萄糖摄取的适当触发因子。因此，葡萄糖转运体（GLUT）-4信号通路转位进入肌膜是必需的。在免疫组化中，CIM患者表现为胰岛素依赖性GLUT-4转运到肌膜的能力受损，这与通过胰岛素敏感性指数测量的系统性胰岛素抵抗增加相一致。此外，胰岛素依赖性GLUT-4转运的关键调节因子AMP活化蛋白激酶（AMPK）功能失调，损害了胰岛素依赖性GLUT-4转运。因此，肌肉组织被剥夺葡萄糖，这可能是导致CIM的原因之一。与这一假设一致的是，Ⅱ型肌纤维将受到更严重的影响，因为它们更依赖糖酵解代谢[40]。

（五）非兴奋性肌膜

肌膜兴奋性降低是危重症性肌病患者的特征性表现[41, 42]。非兴奋性肌膜会影响兴奋-收缩耦联，这与肌肉无力有关。细胞培养和动物实验的初步研究结果通过膜静息电位去极化及钠通道失活向极化方向转移解释了膜的不兴奋性[43]。这些变化都会使神经肌肉突触传递到肌纤维的常规动作电位无法达到肌纤维动作电位的阈值，从而导致肌肉收缩。由于缺乏针对危重症性肌病患者的人体试验，钠通道功能障碍对肌膜非兴奋性的确切发病机制和影响尚不清楚。

（六）钙离子平衡

在一种被称为兴奋-收缩耦联的过程中，钙离子是兴奋和收缩之间的纽带。动作电位（AP）到达神经肌肉突触后，传递到肌膜。传递的AP激活二氢吡啶受体，该受体通过开放Ryanodine受体钙释放通道介导钙离子（Ca^{2+}）内流。浓度升高的Ca^{2+}通过与肌钙蛋白C结合触发肌肉收缩，如果Ca^{2+}不可用，则阻碍肌肉收缩。为了使肌肉收缩停止，Ca^{2+}必须迅速从肌浆中消除。这个过程由肌浆网钙ATP酶介导。对Ca^{2+}水平的严密调控是保持肌肉功能正常不可避免的。

动物模型的研究表明，在CIM和肌膜非兴奋性的发展过程中，Ca^{2+}发挥着重要作用。因为Ca^{2+}血浆浓度的波动是CIP/CIM发展的一个重要危险因素，这一事实突显了这一作用[2, 32]。

要点总结

危重症性肌病的关键病理生理概念：

— 激活UPS导致严重的肌肉萎缩，并通过降低肌肉质量引起CIM。

— 自噬不足导致毒性物质累积和器官功能障碍，从而抑制了正常的肌肉功能。

— 线粒体功能障碍导致ATP耗竭，由于能量供应不足影响肌肉功能。

— 胰岛素抵抗和GLUT-4转运不足使肌纤维中葡萄糖减少，并因为能量供应不足参与危重症性肌病的病理生理机制。

— 由去极化的静息电位或钠通道失活向超极化方向转位引起的非兴奋性肌膜，破坏了兴奋-收缩耦联和肌肉功能。

— 钙离子内稳态的平衡紊乱通过兴奋-收缩耦联不足引起危重症性肌病。

二、危重症多发性神经病

危重症多发性神经病（critical illness polyneuropathy，CIP）是一种表现为运动和（或）感觉神经均受累的以原发性轴索损害为主的多发性神经病变[2]。

从病理生理学角度看，由于临床表现、电生理变化和组织学改变之间的差异，危重症多发性神经病可以分为早期和晚期两个阶段。在早期阶段（约前2周），神经组织学没有病理表现，但电生理学检查中可见神经功能受损。在脓毒症晚期，当电生理损伤的神经功能与病理神经组织学结果相匹配时，这种差异消失了[2]。

（一）神经形态学

神经病理组织学表现在远端加重。由于危重症时肌无力的临床表现在近端明显，对周围神经进行组织学分析时，发现与临床表现存在差异[32, 33]。

危重症多发性神经病的特征性表现是轴索退化、周围运动神经和感觉神经髓鞘纤维缺失。[2, 3, 33]这种缺失也反映在表皮内神经纤维密度上，这在脓毒症患者中是减少的[44]。由于危重症多发性神经病的病理生理学尚不清楚，所有这些发现并非是特异性的。不仅在周围神经系统，而且在中枢神经系统也有不常见和不典型的表现。这些发现包括前角细胞色素溶解及背根神经节细胞[33]丧失。

免疫细胞浸润和脱髓鞘通常在危重症期间的组织学改变中并不常见。

要点总结

危重症多发性神经病的特异性组织学表现：
— 轴突退化。
— 髓鞘纤维缺失。
— 远端加重。
危重症多发性神经病的其他组织学发现：
— 前角细胞染色质溶解。
— 背根神经节细胞缺失。

（二）微循环不足

微循环改变在脓毒症中是常见的，并被认为在器官功能障碍中产生重要的影响。由于神经肌肉器官衰竭可以包含在危重症期间观察到的器官功能障碍范围内，微循环改变在其发病机制中的参与似乎是显而易见的。在周围神经的血管系统中观察到内皮细胞被激活。具体而言，危重症患者周围神经的免疫组化反应显示了E-选择素的免疫反应性。内皮细胞激活导致血-神经屏障损伤和微血管通透性增加，这可能会影响神经内膜微环境。脆弱的神经内膜微环境改变可能是早期纤维功能障碍和晚期纤维退化的原因[45]。

高血糖已被证实是危重症多发性神经病的危险因素[46, 47]。神经细胞对葡萄糖的摄取是通过胰岛素非依赖性GLUT-3介导的。由于GLUT-3的胰岛素非依赖性和对葡萄糖的高亲和力，导致神经细胞容易受到严重的高血糖影响。高血糖导致活性氧自由基（ROS）产生，这可能对神经细胞有害。

研究表明，高血糖诱导活性氧自由基（ROS）产生，以及与高血糖介导的细胞损伤相关的途径，如在内皮细胞中产生晚期糖基化终末产物[48]。晚期糖基化终末产物在血-神经屏障的调节中也扮演重要角色，因为它们诱导基底膜肥大，从而破坏了血-神经屏障[49]。如上所述，血-神经屏障破坏可能改变了神经环境，导致功能障碍和（或）退化。

（三）离子通道病

钠离子和钾离子是运动神经和感觉神经中负责传递动作电位的主要离子。钾离子和钠离子浓度的改变及参与通道的修改可能会导致动作电位传递受阻和神经功能障碍。

膜去极化异常在危重症患者中是常见的。CIP患者表现为电压门控钠离子通道失活，导致膜的兴奋性降低，从而触发肌肉衰弱[50]。

由于缺乏人体学方面的研究，关于CIP的病理生理学知识较少。因此，大多数概念都是假设性的，需要进一步研究证实或否定这些假设。

要点总结

危重症多发性神经病的关键病理生理学概念：

—— 内皮细胞活化导致微循环不足通过内膜微环境的改变引起周围神经功能障碍。

—— 高血糖诱导产生ROS，通过微血管改变导致血-神经屏障功能障碍，从而引起危重症多发性神经病。

—— 钠通道病导致膜兴奋性降低，引起危重症多发性神经病。

参 考 文 献

1. Osler SW. The principles and practice of medicine, designed for the use of practitioners and students of medicine. 1st ed. Edinburgh, London: Young J. Putland; 1892.

2. Latronico N, Fenzi F, Recupero D, Guarneri B, Tomelleri G, Tonin P, et al. Critical illness myopathy and neuropathy. Lancet. 1996; 347(9015): 1579-82.

3. Bolton CF, Gilbert JJ, Hahn AF, Sibbald WJ. Polyneuropathy in critically ill patients. J Neurol Neurosurg Psychiatry. 1984; 47(11): 1223-31.

4. Koch S, Spuler S, Deja M, Bierbrauer J, Dimroth A, Behse F, et al. Critical illness myopathy is frequent: accompanying neuropathy protracts ICU discharge. J Neurol Neurosurg Psychiatry. 2011; 82(3): 287-93.

5. Shepherd S, Batra A, Lerner DP. Review of critical illness myopathy and neuropathy. Neurohospitalist. 2017; 7(1): 41-8.

6. Hermans G, Van Mechelen H, Clerckx B, Vanhullebusch T, Mesotten D, Wilmer A, et al. Acute outcomes and 1-year mortality of intensive care unit-acquired weakness. A cohort study and propensity-matched analysis. Am J Respir Crit Care Med. 2014; 190(4): 410-20.

7. Puthucheary ZA, Rawal J, McPhail M, Connolly B, Ratnayake G, Chan P, et al. Acute skeletal muscle wasting in critical illness. JAMA. 2013; 310(15): 1591-600.

8. Wollersheim T, Woehlecke J, Krebs M, Hamati J, Lodka D, Luther-Schroeder A, et al. Dynamics of myosin degradation in intensive care unit-acquired weakness during severe critical illness. Intensive Care Med. 2014; 40(4): 528-38.

9. Bierbrauer J, Koch S, Olbricht C, Hamati J, Lodka D, Schneider J, et al. Early type II fiber atrophy in intensive care unit patients with nonexcitable muscle membrane. Crit Care Med. 2012; 40(2): 647-50.

10. Derde S, Hermans G, Derese I, Guiza F, Hedstrom Y, Wouters PJ, et al. Muscle atrophy and preferential loss of myosin in prolonged critically ill patients. Crit Care Med. 2012; 40(1): 79-89.

11. Klaude M, Mori M, Tjader I, Gustafsson T, Wernerman J, Rooyackers O. Protein metabolism and gene expression in skeletal muscle of critically ill patients with sepsis. Clin Sci (Lond). 2012; 122(3): 133-42.

12. Cohen S, Nathan JA, Goldberg AL. Muscle wasting in disease: molecular mechanisms and promising therapies. Nat Rev Drug Discov. 2015; 14(1): 58-74.

13. Mitch WE, Goldberg AL. Mechanisms of muscle wasting. The role of the ubiquitin-proteasome pathway. N Engl J Med. 1996; 335(25): 1897-905.

14. Constantin D, McCullough J, Mahajan RP, Greenhaff PL. Novel events in the molecular regulation of muscle mass in critically ill patients. J Physiol. 2011; 589(Pt 15): 3883-95.

15. Hooijman PE, Beishuizen A, Witt CC, de Waard MC, Girbes AR, Spoelstra-de Man AM, et al. Diaphragm muscle fiber weakness and ubiquitin-proteasome activation in critically ill patients. Am J Respir Crit Care Med. 2015; 191(10): 1126-38.

16. Tiao G, Hobler S, Wang JJ, Meyer TA, Luchette FA, Fischer JE, et al. Sepsis is associated with increased mRNAs of the ubiquitin-proteasome proteolytic pathway in human skeletal muscle. J Clin Invest. 1997; 99(2): 163-8.

17. Klaude M, Fredriksson K, Tjader I, Hammarqvist F, Ahlman B, Rooyackers O, et al. Proteasome proteolytic activity in skeletal muscle is increased in patients with sepsis. Clin Sci (Lond). 2007; 112(9): 499-506.

18. Helliwell TR, Wilkinson A, Griffiths RD, McClelland P, Palmer TE, Bone JM. Muscle fibre atrophy in critically ill patients is associated with the loss of myosin filaments and the presence of lysosomal enzymes and ubiquitin. Neuropathol Appl Neurobiol. 1998; 24(6): 507-17.

19. Langhans C, Weber-Carstens S, Schmidt F, Hamati J, Kny M, Zhu X, et al. Inflammation-induced acute phase response in skeletal muscle and critical illness myopathy. PLoS One. 2014; 9(3): e92048.

20. Cai D, Frantz JD, Tawa NE Jr, Melendez PA, Oh BC, Lidov HG, et al. IKKbeta/NF-kappaB activation causes severe muscle wasting in mice. Cell. 2004; 119(2): 285-98.

21. Vanhorebeek I, Gunst J, Derde S, Derese I, Boussemaere M, Guiza F, et al. Insufficient activation of autophagy allows cellular damage to accumulate in critically ill patients. J Clin Endocrinol Metab. 2011; 96(4): E633-45.

22. Hermans G, Casaer MP, Clerckx B, Guiza F, Vanhullebusch T, Derde S, et al. Effect of tolerating macronutrient deficit on the development of intensive-care unit acquired weakness: a subanalysis of the EPaNIC trial. Lancet Respir Med. 2013; 1(8): 621-9.

23. Stibler H, Edstrom L, Ahlbeck K, Remahl S, Ansved T. Electrophoretic determination of the myosin/ actin ratio in the diagnosis of critical illness myopathy. Intensive Care Med. 2003; 29(9): 1515-27.

24. Helliwell TR, Coakley JH, Wagenmakers AJ, Griffiths RD, Campbell IT, Green CJ, et al. Necrotizing myopathy in critically-ill patients. J Pathol. 1991; 164(4): 307-14.

25. Coakley JH, Nagendran K, Honavar M, Hinds CJ. Preliminary observations on the neuromuscular abnormalities in patients with organ failure and sepsis. Intensive Care Med. 1993; 19(6): 323-8.

26. Sander HW, Golden M, Danon MJ. Quadriplegic areflexic ICU illness: selective thick filament loss and normal nerve histology. Muscle Nerve. 2002; 26(4): 499-505.

27. Gutmann L, Blumenthal D, Gutmann L, Schochet SS. Acute type II myofiber atrophy in critical illness. Neurology. 1996; 46(3): 819-21.

28. Ahlbeck K, Fredriksson K, Rooyackers O, Maback G, Remahl S, Ansved T, et al. Signs of critical illness

polyneuropathy and myopathy can be seen early in the ICU course. Acta Anaesthesiol Scand. 2009; 53(6): 717-23.

29. De Letter MA, van Doorn PA, Savelkoul HF, Laman JD, Schmitz PI, Op de Coul AA, et al. Critical illness polyneuropathy and myopathy (CIPNM): evidence for local immune activation by cytokine-expression in the muscle tissue. J Neuroimmunol. 2000; 106(1-2): 206-13.

30. Khaleeli AA, Edwards RH, Gohil K, McPhail G, Rennie MJ, Round J, et al. Corticosteroid myopathy: a clinical and pathological study. Clin Endocrinol. 1983; 18(2): 155-66.

31. Danon MJ, Carpenter S. Myopathy with thick filament (myosin) loss following prolonged paralysis with vecuronium during steroid treatment. Muscle Nerve. 1991; 14(11): 1131-9.

32. De Jonghe B, Sharshar T, Lefaucheur JP, Authier FJ, Durand-Zaleski I, Boussarsar M, et al. Paresis acquired in the intensive care unit: a prospective multicenter study. JAMA. 2002; 288(22): 2859-67.

33. Zochodne DW, Bolton CF, Wells GA, Gilbert JJ, Hahn AF, Brown JD, et al. Critical illness polyneuropathy. A complication of sepsis and multiple organ failure. Brain. 1987; 110(Pt 4): 819-41.

34. Dos Santos C, Hussain SN, Mathur S, Picard M, Herridge M, Correa J, et al. Mechanisms of chronic muscle wasting and dysfunction after an intensive care unit stay. A pilot study. Am J Respir Crit Care Med. 2016; 194(7): 821-30.

35. Chen L, Nelson DR, Zhao Y, Cui Z, Johnston JA. Relationship between muscle mass and muscle strength, and the impact of comorbidities: a population-based, cross-sectional study of older adults in the United States. BMC Geriatr. 2013; 13: 74.

36. Fredriksson K, Hammarqvist F, Strigard K, Hultenby K, Ljungqvist O, Wernerman J, et al. Derangements in mitochondrial metabolism in intercostal and leg muscle of critically ill patients with sepsis-induced multiple organ failure. Am J Physiol Endocrinol Metab. 2006; 291(5): E1044-50.

37. Jiroutkova K, Krajcova A, Ziak J, Fric M, Waldauf P, Dzupa V, et al. Mitochondrial function in skeletal muscle of patients with protracted critical illness and ICU-acquired weakness. Crit Care. 2015; 19: 448.

38. Brealey D, Brand M, Hargreaves I, Heales S, Land J, Smolenski R, et al. Association between mitochondrial dysfunction and severity and outcome of septic shock. Lancet. 2002; 360(9328): 219-23.

39. Carre JE, Orban JC, Re L, Felsmann K, Iffert W, Bauer M, et al. Survival in critical illness is associated with early activation of mitochondrial biogenesis. Am J Respir Crit Care Med. 2010; 182(6): 745-51.

40. Weber-Carstens S, Schneider J, Wollersheim T, Assmann A, Bierbrauer J, Marg A, et al. Critical illness myopathy and GLUT4: significance of insulin and muscle contraction. Am J Respir Crit Care Med. 2013; 187(4): 387-96.

41. Weber-Carstens S, Koch S, Spuler S, Spies CD, Bubser F, Wernecke KD, et al. Nonexcitable muscle membrane predicts intensive care unit-acquired paresis in mechanically ventilated, sedated patients. Crit Care Med. 2009; 37(9): 2632-7.

42. Rich MM, Teener JW, Raps EC, Schotland DL, Bird SJ. Muscle is electrically inexcitable in acute quadriplegic myopathy. Neurology. 1996; 46(3): 731-6.

43. Friedrich O, Reid MB, Van den Berghe G, Vanhorebeek I, Hermans G, Rich MM, et al. The sick and the weak: neuropathies/myopathies in the critically ill. Physiol Rev. 2015; 95(3): 1025-109.

44. Axer H, Grimm A, Pausch C, Teschner U, Zinke J, Eisenach S, et al. The impairment of small nerve fibers in severe sepsis and septic shock. Crit Care. 2016; 20: 64.

45. Fenzi F, Latronico N, Refatti N, Rizzuto N. Enhanced expression of E-selectin on the vascular endothelium of peripheral nerve in critically ill patients with neuromuscular disorders. Acta Neuropathol. 2003; 106(1): 75-82.

46. Hermans G, Schrooten M, Van Damme P, Berends N, Bouckaert B, De Vooght W, et al. Benefits of intensive insulin therapy on neuromuscular complications in routine daily critical care practice: a retrospective study. Crit Care. 2009; 13(1): R5.

47. Hermans G, Wilmer A, Meersseman W, Milants I, Wouters PJ, Bobbaers H, et al. Impact of intensive insulin therapy on neuromuscular complications and ventilator dependency in the medical intensive care unit. Am J Respir Crit Care Med. 2007; 175(5): 480-9.

48. Nishikawa T, Edelstein D, Du XL, Yamagishi S, Matsumura T, Kaneda Y, et al. Normalizing mitochondrial superoxide production blocks three pathways of hyperglycaemic damage. Nature. 2000; 404(6779): 787-90.

49. Shimizu F, Sano Y, Haruki H, Kanda T. Advanced glycation end-products induce basement membrane hypertrophy in endoneurial microvessels and disrupt the blood-nerve barrier by stimulating the release of TGF-beta and vascular endothelial growth factor (VEGF) by pericytes. Diabetologia. 2011; 54(6): 1517-26.

50. Koch S, Bierbrauer J, Haas K, Wolter S, Grosskreutz J, Luft FC, et al. Critical illness polyneuropathy in ICU patients is related to reduced motor nerve excitability caused by reduced sodium permeability. Intensive Care Med Exp. 2016; 4(1): 10.

第六章　危重症后的功能轨迹

Abdulrahman A.Al-Fares，Margaret Herridge

学习目标

— 了解危重症幸存者医学复杂性的范围。

— 辨识过去40年间研究进展和范畴。

— 辨识功能障碍是否会同时存在，是否受疾病严重程度或ICU入院原因的影响，以及是否由ICU治疗或ICU入院前已存在疾病加重而引起。

— 理解为何ICU和ICU后康复干预效果不显著。

— 认识到有必要采取多维度测量的方法，以提供有风险分层、重点突出和量身定制的医疗服务。

要点总结

ICU幸存者在出院后常出现各种各样的功能障碍，这反映了患者从ICU出院后接受获得性医疗干预措施的复杂性。目前，只有少数几种旨在改善功能障碍的干预措施取得了成效，突显了将共同性的干预措施应用于不同患者群体的局限性。未来的研究可考虑同时采用多维度的方式进行综合管理，可能有助于为患者和家属提供信息，实现风险分层及个性化和有针对性的照护。

第一节　引　言

自20世纪50年代哥本哈根流行脊髓灰质炎之后，现代ICU开始运行以来，其护理和治疗效果一直在稳步发展[1]。危重症护理技术、治疗方法和医疗服务的进步使危重症幸存者人数不断增加，护理模式也随之发生转变：从重点关注复苏和机械通气到研究降低死亡率的干预措施，更近期则是研究降低发病率的措施。当前重症医学面临的重要挑战之一是患者群体的巨大异质性。危重症患者的病症范围非常广泛，从患有严重肺动脉高压、等待心肺移植并使用静脉−动脉体外膜氧合（VA-ECMO）的年轻患者，到患有流感相关急性呼吸窘迫综合征（ARDS）的中年女性，再到因泌尿系感染引发脓毒症而入住疗养院的老年男性。不同患者住院前的健康状态和危重症后的恢复情况都可能有很大的不同，这一复杂的出院后结局需要采用细微和多维度的标准衡量，以此充分了解并优化医疗保健过渡期的服务需求，从而提供改善患者出院后身体功能和生活质量的服务措施。

1984年，著名的英国神学家和医学伦理学家Gordon Dunstan曾经说过："重症监护的成功不应仅仅根据生存率来衡量，就好像每一次死亡都是一次医疗失败一样。我们应该根据维持或恢复的生活质量及所涉及的人际关系质量衡量。"[2]在随后的10年中，关于ICU幸存者功能性结局的数据开始出现，这些数据表明，危重症患者在急性期住院治疗后，身体和神经心理方面的重要功能障碍仍会继续存在。最近，这被称为ICU后综合征（post-intensive care syndrome，PICS）[3]，在这种情况下，ICU获得性或加重的功能障碍导致患者长期生存能力下降、反复入院或重返ICU、专科护理需求增多，并产生高昂的医疗费用[4]。虽然将所有的长期结局归纳为一个综合征有助于提高人们对危重症后长期结局的认识，也可能有助于简化这一概念以达到研究目的，但它可能没有完全涵盖多样化和异质性疾病的现实问题，一个简单的、通用的和有时间限制的干预措施也可能不会对疾病转归产生效益，这可能是许多ICU住院期间或之后针对性干预措施未能改善患者生活质量的一个重要原因[4-7]。

在本章中，我们将回顾ICU后功能障碍的范畴和影响，包括其流行病学、功能轨迹及相关的危险因素。我们将简单回顾护理人员对患者采取的干预措施，以及为什么这些干预措施的效果有限。最后，我们将讨论如何实施多维度结局措施，为危重症幸存者及其家属提供有针对性的、风险分层的、量身定制的后续随访护理服务，从而改善患者出院后的整体情况。

第二节　问题范围：功能性结果的流行病学

ICU幸存者在其急性疾病后呈现一个复杂的康复轨迹。在连续机械通气超过48小时的患者中，25%～40%的患者发展为ICU获得性衰弱，据报道，脓毒症和ICU住院时间延长的患者患病率更高[8-11]。此外，超过50%的ARDS幸存者中，身体衰弱和无法运动是一个常见的现象[12, 13]。在需要长期机械通气的患者中，25%会出现多发性神经病、肌病和失用性萎缩引起的肌肉萎缩和无力，呼吸机诱发的膈肌功能障碍也很常见，50%的脓毒症患者或长期机械通气后都会出现这种情况[14, 15]。

危重症后认知障碍的报道发生率为4%～64%[16]。谵妄的存在及其持续时间（只有1/3的病例中得到确认）与神经认知功能障碍和危重症后第1年死亡率相关[17, 18]。多达1/3的ICU幸存者报道出现抑郁症状，接近1/10的患者表现出创伤后应激障碍（PTSD）症状[19]。在70%的患者中，妄想记忆和创伤后应激障碍与健康相关生活质量（HRQoL）改变有关[20]。

超过50%的长时间机械通气幸存者在危重症后1年内需要家庭护理人员的帮助[21]，而50%的ARDS幸存者在ICU出院后的12个月内无法恢复到工作状态[22, 23]。

这些数字凸显了在危重症后获得的复杂医疗的负担，并强调了了解这种功能障碍程度并减轻这种功能障碍的重要性。

第三节 传统的危重症监护长期预后指标

当前对危重症后持续护理和长期效果的关注源自对ARDS患者的纵向评估。从Ashbaugh和Petty于1967年首次描述ARDS后不久发表的小型病例系列研究[24]，到对ARDS患者进行更详细和彻底的纵向研究，长期轨迹从关注肺功能逐渐转变为对一般的生活质量评估，进而扩展到包括对功能和神经心理学结果的全面探索。此后，关注的焦点扩展到包括对所有危重ICU幸存者及其照护者的评估，并揭示了导致这种功能障碍、医疗复杂性和医疗成本增加的众多因素（表6.1）。

表6.1 ICU幸存者的功能结局

研究者，年份	研究类型	研究对象	样本量（n）	性别（男/女）	年龄（岁）	结局测量工具	结局评估的时间点
Hopkins，1999[50]	前瞻性纵向队列研究	ARDS患者	55	25/30	45.5（平均数）	神经心理测试，包括智力、注意力、专注力、记忆力、反应速度和语言表达能力	出院时和ARDS发病1年后
Herridge，2003[12]	前瞻性纵向队列研究	ARDS患者	109	56/53	45（中位数）	临床检查、PFT、6MWT、SF-36	出院后3个月、6个月、12个月
Hopkins，2005[51]	前瞻性纵向队列研究	ARDS患者	74	33/41	46（平均数）	全面神经心理测试，包括智力、注意力、专注力、记忆力、反应速度和语言表达能力、SF-36	出院后1年和2年随访
Cheung，2006[40]	前瞻性纵向队列研究	ARDS患者	109	56/53	45（中位数）	临床检查、PFT、6MWT、SF-36、医疗保健使用情况及成本数据	出院后3个月、6个月、12个月、18个月和24个月
Iwashyna，2010[52]	大型持续性研究中的前瞻性队列研究	脓毒症患者	516	281/235	76.9（平均数）	ADL、IADL、心理状态检查	最多调查4次，随访的平均年限为8.3年
Cuthbertson，2010[35]	前瞻性纵向队列研究	除移植外的混合性ICU患者	300	177/123	60.5（中位数）	SF-36、EQ-5D	3个月、6个月、12个月和入住ICU后2.5年、5年
Herridge，2011[22]	前瞻性纵向队列研究	ARDS患者	109	56/53	45（中位数）	临床检查、PFT、6MWT、静息和运动状态下的血氧饱和度、CXR、SF-36	3个月、6个月、12个月和ICU出院后3年、4年、5年

续表

研究者，年份	研究类型	研究对象	样本量（n）	性别（男/女）	年龄（岁）	结局测量工具	结局评估的时间点
Mikkelsen，2012[56]	多中心随机对照队列研究	ARDS患者	102	44/57	49（中位数）	一组神经心理学测试，用于评估定向力、注意力、工作记忆、短期记忆、推理和执行功能	出院后2个月和12个月随访
Needham，2013[43]	随机对照试验患者的前瞻性队列研究	ARDS患者	525	NA	52（平均数）	SF-36、EQ-5D-3L、FACIT、MMSE、焦虑评分、抑郁评分和PTSD评分	急性肺损伤后6个月和12个月
Davydow，2013[124]	前瞻性纵向队列研究	脓毒症患者	471	223/248	75.3（平均数）	CES-D、ADL、IADL、认知功能	最多调查4次，随访的平均年限为7.1年
Needham，2013[44]	随机对照试验患者的前瞻性队列研究	ARDS患者	174	87/87	47（平均数）	一组神经心理学测试，用于评估执行功能、语言、记忆、语言推理、概念形成、注意力和工作记忆；手臂人体测量学，肌力，肺功能检查（PFT），6MWT	6个月和12个月
Pandhari pande，2013[18]	前瞻性队列研究	呼吸衰竭或休克（心源性或感染性）患者	821	420/401	61（中位数）	RBANS、Trails-B、CAM-ICU	入院时、出院后3个月和12个月
Fan，2014[8]	多中心前瞻性队列研究	ARDS患者	224	123/111	49（中位数）	肢体力量、握力、MIP、人类学指标、6MWT、SF-36	3个月、6个月、12个月、24个月
Heyland，2015[87]	多中心前瞻性队列研究	内科、外科、混性ICU患者	610	338/272	84（平均数）	SF-36、衰弱指数	入院后6个月、9个月、12个月
Ferrante，2015[88]	大规模持续性研究中的前瞻性队列研究	内科、外科、混合性ICU患者及CCU患者	291	122/169	83.7（平均数）	基于家庭的全面评估，包括MMSE、CES-D和身体衰弱程度	基线和18个月的间隔评估

续表

研究者，年份	研究类型	研究对象	样本量（n）	性别（男/女）	年龄（岁）	结局测量工具	结局评估的时间点
Needham, 2014[41]	前瞻性队列研究	ARDS患者	203	100/103	48（平均数）	肌肉测试, 6MWT、SF-36-PF、上臂肌区、握力、MIP	6个月和12个月
Huang, 2016[62]	多中心前瞻性队列研究	ARDS患者	613	297/316	49（平均数）	HADS、IES-R	ICU入院后6个月和12个月
Herridge, 2016[75]	多中心前瞻性队列研究	内科、外科、混合性ICU患者	391	226/165	59（中位数）	FIM, 6MWT, 上下肢MRC, SF-36, IES, BDI-Ⅱ	ICU出院后7天及3个月、6个月、12个月

注：ARDS.急性呼吸窘迫综合征；PFT.肺功能检查；6MWT.6分钟步行测试；SF-36.健康调查量表36；ADL.日常生活活动；IADL.工具性日常生活活动；ICU.重症监护病房；EQ-5D.欧洲五维生存质量量表；CXR.胸部X线片；EQ-5D-3L.EQ-5D-3个级别；FACIT.慢性病治疗功能评估疲乏量表；MMSE.简易精神状态检查表；PTSD.创伤后应激障碍；CES-D.流调用抑郁自评量表；RBANS.神经心理状态评估可重复成套测验；Trails-B.TMT连线测试B部分；CAM-ICU.ICU谵妄评估法；MIP.最大吸气压；SF-36-PF.36项健康调查问卷生理功能评分；HADS.医院焦虑抑郁量表；IES-R.事件影响量表修订版；FIM.功能独立性量表；MRC.医学研究委员会肌力评定量表；BDI-Ⅱ.贝克抑郁量表Ⅱ。

一、肺功能的预后

Downs及其同事首次报道了1名脓毒症相关ARDS的年轻女性病例，对其进行了长达5个月的肺功能测试[25]。ARDS患者被认为是独特的原发性肺部病变患者。最初的研究侧重于将肺功能测试作为康复的替代指标，结果显示阻塞性和限制性通气障碍各不相同，但在拔管后6个月内均有所改善[26, 27]。一些研究者报道，肺功能障碍与最初的肺损伤无关，而是ICU中的干预措施造成的[26]，而其他研究者则报道了相反的情况[27]。这些研究受到患者样本量小、随访不完整和基线肺部疾病异质性的限制，从而导致研究所报道的ARDS幸存者的身体失能程度是否比肺功能障碍程度严重。

二、一般健康相关生活质量轨迹

结局研究的重点从肺功能测量转向评估患者在身体、情感和社会功能方面的重大变化，并将其作为幸存者的生活质量（QoL）来衡量[28-30]。利用普适性健康调查量表36（SF-36）[31]确定ARDS对8个领域的影响，这些领域包括身体和社会功能、由情绪或身体问题引起的角色限制、心理健康、活力、身体疼痛和一般健康感知能力等。该量表有效，且可迅速填写完成，并可与其他患者群体进行比较。

Weinert及其同事证明，ARDS幸存者在ICU出院1年后的生活质量（QoL）明显比一般人群更差[28]。Schelling及其同事报道了他们有较好的身体和社会功能，但在心理社会功能方面存在障碍[29]。Davidson及其同事描述了创伤或脓毒症相关ARDS幸存者中，与未患ARDS的配对者相比，普通型和肺部疾病特异性健康相关生活质量（HRQoL）明显下降，身体和社会功能领域的变化最为显著[30]。这些研究受到横断面或回顾性设计、患者人数相对较少、可能存在回忆偏差及无法评估基线HRQoL等因素的限制。此外，当时人们认为，生理功能领域的下降及随后的运动功能受限与残留的肺功能异常有关。

还有其他几种工具用于评估生活质量：疾病影响程度量表（sickness impact profile，SIP），是一个多维健康指数，包括12个方面136个问题，可分为生理维度、心理社交维度和其他类别，覆盖活动能力、独立能力、情绪行为、警觉行为、饮食、睡眠、休息、家务、文娱活动等。Tian及其同事的研究表明，在从ICU出院后的6个月内，身体方面的功能障碍是最主要的，但在年轻患者（30～50岁）中，社会心理方面的功能障碍更为突出[32]。在这些报道之后，越来越多的研究人员开始研究ICU出院后5年内危重症幸存者的生活质量[33-36]。最常用的工具是SF-36和EQ-5D。总体而言，危重症患者的生活质量低于年龄和性别匹配的人群，严重ARDS、长时间机械通气、严重创伤和严重脓毒症患者的生活质量最差[36]。虽然生活质量通常会随着时间推移而改善，但一些研究显示，在1年后初步改善至病前水平后，生活质量在2.5～5年出现下降[35]。

三、将功能轨迹与健康相关生活质量相结合

McHugh及其同事首次将ARDS幸存者的肺功能测试与SIP结合起来，并进行拔管后1年的随访[37]。拔管后3～6个月患者肺功能和自我感知健康评分都有明显的改善，此后趋于平稳。最重要的是，总健康评分明显高于与肺相关的SIP，这表明至少在拔管后6个月，患者通常不会将其健康问题归因于呼吸困难。尽管如此，这种报道的功能障碍的病因尚不确定。

在一项更大的ARDS患者队列研究中，Angus及其同事将肺功能测试与健康质量量表（quality of well-being，QWB）相结合，从两个维度，即功能（身体活动、社交活动和活动能力）和症状，来评估HRQoL[38]。在ARDS后的第1年，患者生活质量明显受损，导致生活质量极低。此外，多达70%的患者在12个月时报告了肌肉骨骼症状，笔者认为这与ARDS无关。

Herridge及其同事进行了具有里程碑意义的纵向研究，通过详细的面对面访谈和全面体格检查、胸部X线检查、肺功能测试、6分钟步行测试及使用SF-36进行生活质量评估，评估了ARDS患者在3个月、6个月和12个月时的情况[12]。从ICU出院1年后，ARDS幸存者表现出持续的功能限制，这在很大程度上是由于肌肉萎缩、虚弱和疲劳，这表明肺外疾病伴神经肌肉功能受损是运动受限的重要决定因素。全面的放射学检查也证实了这一点，其显示没有明显的肺结构改变可以解释功能限制[39]。此队列研究在ICU出院后的2年[40]和5年[22]仍然表现出持续的运动限制和低于正常的HRQoL，年轻患者的恢复情况较好，大多数患者保持了独立生活能力。

Herridge及其同事进行的详细面对面评估，揭示了多种导致发病率升高和医疗复杂性的身体损伤，包括神经根病变、异位性骨化和关节挛缩、气管狭窄和声带功能障碍，以及与气管切开、中心静脉置管和胸导管插管部位的瘢痕、妊娠纹及长时间无创面罩通

气引起的面部瘢痕相关的美容问题[12, 22]。ARDS幸存者长时间运动受限和功能障碍的观察结果已被许多其他研究者所证实[8, 41, 42]。Fan和Pfoh及其同事通过使用最大吸气压（MIP）、人体测量学和根据英国医学研究委员会肌力评定量表（MRC）及标准化徒手肌力评定（MMT）来评估四肢、手部握力和呼吸肌的力量，对特定肌肉力量和结果进行了研究，该研究显示，出院时超过1/3的患者客观存在肌无力症状，1年后有所改善，但在2年[8]和5年[42]后身体功能和生活质量仍然存在持久异常。

Needham及其同事在一项纵向的辅助研究中，研究了蛋白质和热量摄入在调节ARDS患者肌无力方面的关系。该研究是关于早期肠内营养喂养与延迟肠内营养（EDEN）试验的研究，即在随机分组后6天内进行早期肠内营养与完全肠内营养。在6个月和12个月时，患者报告的[43]和基于性能的身体结果[44]显示低于预测值，随着时间推移，研究的两组都有一些改善，而蛋白质或热量摄入没有影响。

尽管危重症后肌肉萎缩发生得早且快速[45]，但肌无力的潜在机制被认为是多因素的，且尚未完全了解。糖皮质激素诱导的及与危重症相关的肌无力和多发性神经病变，以及长期使用镇静剂和麻醉药物，都被认为是风险因素[12]。休克和ARDS患者的获得性衰弱和肌肉功能障碍与卧床休息的时间、制动、ICU住院时间、高龄及入住ICU前的合并症有关，而与疾病严重程度或ICU生理紊乱无关[8, 13, 41, 42, 46]。持续肌肉萎缩和衰弱引起了人们对ICU获得性衰弱（ICUAW）的关注，这是肌球蛋白缺乏性肌病和轴突病单独或同时发生的结果[47]。肌肉和神经损伤的几种分子机制已被研究，包括肌肉中泛素-蛋白酶体通路上调及在危重症后几小时内开始的显著蛋白质降解[48]。但危重症后肌肉修复可能存在差异，肌肉收缩力和肌肉质量的恢复在长期随访中可能不一致[49]。

四、神经心理学和心理健康结果

早期对危重症后长期结果的研究清楚地表明，认知功能障碍和情绪障碍是康复的重要决定因素。

（一）神经心理测量结果

Hopkins及其同事率先利用一系列认知和心理测试，如韦氏成人智力量表修订版（WAIS-R）、韦氏记忆量表修订版（WMS-R）、TMT连线测试A和B部分、贝克抑郁量表（BDI）、贝克焦虑量表（BAI）及Faschingbauer简化版明尼苏达多相性人格量表（MMPI），研究ARDS幸存者的神经心理后遗症[50]。出院时所有的患者都显示出认知和情感障碍。在1年的随访中，78%的患者出现记忆力、注意力、专注力受损和（或）认知处理速度下降中的全部或一项，30%的患者出现整体认知衰退。即使在2年的随访后，同一研究人员也有相似的发现，47%的患者仍然持续存在神经认知障碍[51]。

Iwashyna及其同事是首批探索重症脓毒症幸存者认知障碍的科学家，与ARDS幸存者相比，脓毒症幸存者年龄较大。通过日常生活活动（ADL）和工具性ADL（IADL）评估，他们表现出中度至重度认知障碍和功能下降[52]。"揭示ICU幸存者中神经心理功能障碍发生率（BRAIN-ICU）"的研究调查了因呼吸衰竭或休克而接受机械通气的ICU幸存者中神经心理功能障碍的发生率。该研究使用了可重复的神经心理状态评估量表

（RBANS）和雷尔迷宫测试B部分来评估患者的情况。研究表明，在3个月时，40%患者的整体认知得分与中度创伤性脑损伤患者相似，26%的患者得分与轻度阿尔茨海默病患者相似，并且在12个月时，这种状况在老年和年轻患者中仍然持续存在[18]。大多数研究的主要局限是缺乏关于认知功能的基线信息，因为通常认为认知基线异常的患者患危重症的风险会增加[53]。

认知功能障碍的机制尚不完全清楚，但有几个因素是假设的。严重脓毒症与中度至重度认知障碍概率增加3倍独立相关[52]。在因脓毒症和ARDS接受机械通气的混合ICU患者中，谵妄持续时间延长是认知障碍的独立预测因素[18, 54]。镇静剂和镇痛药的使用与认知障碍没有一致的关联[18]。此外，一系列的颅脑MRI研究表明，大脑整体萎缩，主要涉及额上回、丘脑、小脑和海马区，这些区域都是认知处理的关键区域[55]。高龄、教育程度较低、合并症、缺氧、机械通气时间长、保守的液体管理策略和血糖异常是可能导致认知功能障碍的其他因素[16, 50, 56]。作为谵妄的风险因素，睡眠中断仍然是一个尚未被充分研究的可能导致认知障碍的潜在因素[57]。

（二）心理健康结果

Schelling及其同事使用创伤后应激综合征10个问题量表（PTSS-10）率先描述了ARDS幸存者创伤后应激障碍（PTSD）的发生，以及SF-36心理健康领域的评分下降情况[29]。Hopkins描述了中度至重度的抑郁症状和焦虑症状，在ICU出院后的第1年内有所改善，但在2年后有所下降[51]。普通内科ICU患者在6个月[58]和9个月[59, 60]时也被观察到抑郁症状。复杂的生理失能可能导致社交孤立和性功能障碍，临床上超过50%的患者情绪障碍可能持续至多达5年，这已在不同队列中得到证实[22, 61]。

认知障碍的风险因素尚不完全清楚，但可能包括低血糖、ICU苯二氮䓬类药物的使用、病理性肥胖、年轻、女性、失业、酗酒及大量应用阿片类药物[62, 63]。

五、重返工作岗位、医疗成本和医疗保健应用模式

危重症后获得性复合失能影响患者恢复先前的社会和家庭角色，并对患者、家庭和社会造成影响[64]。重返工作岗位是一个重要的以患者为中心的结局，也是危重症后恢复的有意义的衡量标准[65, 66]。Herridge及其同事发现，ARDS幸存者1年内重返工作岗位的比率为49%[12]，2年内达65%[40]，5年内达77%[22]，大部分幸存者都回到了他们最初的工作岗位。上述研究结果也被其他研究所证实[23, 67]。

有几项研究调查了与无法重返工作岗位有关的风险因素。在之前从事工作的ARDS幸存者的随机对照试验中，年龄较大、存在基础合并症、机械通气持续时间和住院时间较长，以及出院后入住其他医疗机构，都与无法重返工作岗位相关[23, 67]。在通气时间超过24小时且曾就业的普通ICU队列中，严重创伤、低GCS评分和住院时间延长决定了在ICU入院后6个月内无法重返工作岗位，并与功能恢复情况恶化相关[68]。

有关危重症后医疗费用的详细研究仍较少。在一项随访了2年的ARDS队列研究中，Cheung及其同事证实，最大比例的医疗成本源于首次住院费用，其中75%是来自ICU的费用[40]。Kamdar及其同事发现，71%的ARDS幸存者在1年后报道的收入损失平均为ARDS前年收入的43%[23]。这种影响持续长达5年，伴随着个人医疗保险的损

失和对政府资助保险的需求[67]。一项关于脓毒症幸存者的倾向匹配研究得出了类似的结论[69]。经济压力与女性、有年幼子女及经济基线劣势有关[70]。Unroe及其同事估计，在接受21天或更长时间机械通气的患者中，1名幸存者1年内的医疗成本高达350万美元[71]。

第四节　复杂功能障碍是否同时存在

迄今为止的研究结果清楚地表明，研究人员经常单独检查众多功能障碍的某一个方面。在结局研究中较早使用的工具之一是SF-36，它被认为是一种多维结局测量工具，包括了身体和心理部分[12]。当SF-36的精神健康（mental health，MH）领域和心理健康总评（mental component summary，MCS）与其他经过验证的心理学工具进行比较时，在ARDS幸存者中表现良好[72]。然而，SF-36 MCS不能区分抑郁和焦虑的构成成分，在没有应用特定的心理健康工具的情况下，可能会错过引起功能障碍的重要因素。

Marra及其同事使用来自BRAIN-ICU相关研究[18]和ICU幸存退伍军人（MIND-ICU）相关研究[73]的谵妄和痴呆数据进一步探讨了这个问题。在没有基线认知障碍或功能障碍的患者中，危重症幸存者中新获得的认知障碍、日常生活活动（ADL）障碍和抑郁症同时存在，并在1年时占患者总数的20%[74]。研究显示教育具有保护作用，衰弱则是危重症后长期功能障碍的预测因素。这导致了一个假设，即"ICU后综合征"存在几种亚型。事实上，这可能表明危重症后的长期结局超越了综合征的架构，代表了ICU出院后持续存在的不同的医疗复杂性。

第五节　疾病严重程度或入院诊断是否决定功能障碍的程度

入住ICU是获得性多重疾病和医疗复杂性的重要标志。

RECOVER计划（第一阶段）确定，急性生理学和慢性健康状况评价（acute physiology and chronic health evaluation，APACHE）Ⅱ和多器官功能障碍综合征（multiple organ dysfunction syndrome，MODS）记录的疾病严重程度与机械通气7天后幸存者的结局无关[75]。最近，Griffith及其同事在一组普通ICU幸存者中也证实了这一点[46]。此外，被确诊为持续慢性疾病的患者被认为是与ICU综合征不同的实体，入院诊断和生理失调可预测入院时的死亡率，但在ICU住院10天或更长时间的患者中，入院诊断和生理失调逐渐失去了预测价值[76]。ICU幸存者的功能障碍可能由其他因素决定，而不是入院诊断或疾病严重程度。

第六节　功能障碍是入住ICU后发生的还是对原有
健康问题的放大

年龄和疾病前健康状况是长期功能障碍的重要影响因素。高龄、虚弱和合并症较多是危重症后结果的重要调节因素[13, 77, 78]。这一点最近在RECOVER计划中得到了证实，其中年龄、ICU住院时间和较高的Charlson共病指数与1年死亡率密切相关[75]。

过去的100年中，平均预期寿命显著增加，估计还将进一步增加，但最长寿命似乎没有改变[79]。在接受1周或更长时间机械通气的ICU幸存者中，基于年龄（和ICU住院时间）的功能障碍分层，老年患者的1年康复情况最差，这与入院诊断和疾病严重程度无关[75]。此外，在65岁及以上的患者中，住院接受机械通气治疗显著增加了1年内的死亡率，并且在幸存者中，功能障碍和日常生活能力受损更为严重[80]。在创伤患者中，年龄被发现是死亡的重要风险因素[81]。另外，当对65岁及以上的严重脓毒症患者进行研究，以了解严重感染对"老年疾病"（如跌倒、失禁、视力丧失、听力丧失和慢性疼痛）的影响时，发现这些疾病的发展与严重感染无关，而更多地反映了感染前的健康轨迹[82]。严重感染会损害细胞和线粒体功能，消耗干细胞，并导致生理储备丧失、器官功能下降和功能减退[79]。

在80多岁的老年群体中，即使是入住ICU前轻微的认知功能受损也与危重症后6个月内的ICU后功能障碍增加相关；而中度认知障碍则使新入住疗养院的可能性增加了1倍[83]。年龄较大的患者（＞75岁）入住ICU后，Barthel指数和IADL评估显示他们迅速丧失自主能力，反映出"生理储备"的缺乏[84]。在长期机械通气（＞21天）生存1年内，幸存者经历了多次照护变换，67%的患者需要再次入住ICU[71]。Unroe及其同事认为，高龄和合并症与不良预后有关。此外，近期的研究发现，由功能性共病指数（functional comorbidity index）评估的共病问题与危重症后1年内的健康相关生活质量和体征有着强相关性[46]，伴2种或更多合并症是普通内科和外科ICU患者死亡的重要风险因素[75]。但这些研究存在生存偏倚的局限，因为在评估之间无法获得已故参与者的随访功能数据。

衰弱是一种多维综合征，其特点是生理和认知储备的丧失，从而使人体更容易受到不良后果的影响[85]。衰弱在ICU中很常见，约1/3的患者符合衰弱标准[86]。Heyland等确定，在1年的随访中，在ICU至少24小时的80岁老年人中，较低的衰弱指数、低龄和较少的合并症与身体恢复能力有关[87]。Ferrante等确定，80余岁的患者群体中，ICU前的功能轨迹是失能恶化和1年死亡率的独立风险因素[88]。然而，ICU中的衰弱并不仅仅与年龄较大有关[89]。Brummel等发现，在65岁及以下的患者中，临床衰弱评分与IADL的失能程度和3个月、12个月时的更高死亡率独立相关[86]。此外，Bagshaw等还确认了院前衰弱在一个平均年龄为58岁的队列中普遍存在，并与1年内更高的死亡率相关[90]。

第七节　有助于ICU获得性功能障碍康复的干预措施

ICU出院后启动的运动康复计划康复效果不一[91]。针对先前功能独立患者的早期ICU运动干预取得了令人鼓舞的结果[92]，而其他侧重于护士主导的随访[5]、疾病管理[93]、物理治疗师主导的康复[7]及基于物理和营养的康复[94,95]或加强居家康复[96]的计划未能显示明显的效果。患者的异质性、一般干预措施及单一针对肌肉力量的训练是造成这种差异的因素[75,97]。

虽然缺乏严格的神经精神康复研究[98]，但ICU日记使创伤后应激障碍（PTSD）

减少[99]，基于认知和身体功能为基础的试点研究证实了其可行性，患者结局得以改善[100, 101]。Schweickert等报道谵妄显著减少归因于身体康复，而不是镇静剂使用减少[92]。此外，实施ABCDEF集束化策略降低了谵妄的风险[102]。有关康复干预的详细内容，请参考第十九章至二十四章。

第八节　患者照护者的整合

将ICU幸存者和照护者的关系纳入护理服务的新标准，并成为在危重症后长期随访和干预研究中选择的度量标准，这是对危重症后的新要求。照护者、家人或亲近的朋友指出，患者在照顾过程中的生活质量下降，并受到创伤后应激障碍（PTSD）、情绪困扰、抑郁和焦虑的影响[103]。同时，经过5年的随访，27%的ARDS幸存者的照护者报告了焦虑、抑郁或PTSD[22]。照护者在照护过程中遇到困难，可能会导致康复不佳和不良治疗效果[104]。照护者的慢性压力会诱发疾病，并且已被认为是独立的死亡风险因素[105]。最近，Cameron等发现，患者照护者年龄较小、缺乏社会支持和缺乏自主生活控制与患者较差的结局显著相关[106]。更多详情请参考第十七章和第十八章。

第九节　多维度结果测量工具的需求

在过去30年的时间中，已经开发和使用了许多工具来评估ICU幸存者。最近，Turnbull及其同事对危重症幸存者的认知、身体和心理健康结果进行了范围综述，发现在过去40年发表的425项研究中，应用了250种不同的工具（如问卷、电话或个人访谈、体格检查、代理访谈、病历审查和神经认知测试）评估患者结局[107]。由于在每个领域的测量结果具有巨大异质性，且缺乏标准的随访次数和持续时间，以及缺乏结合基于表现的和患者报告的或重要结局指标的测量，因此很难对这些文献进行有意义的综述。ICU幸存者出院后并非仅发生功能障碍，还可能会体验到积极的情绪并对现有生活状态满意，因此强调了以患者为中心的结局测量的重要性。

在这种混乱和不完整的情况下（图6.1），对危重症幸存者进行长期随访和干预研究时，应谨慎使用多维度结果测量法。表6.2列出了一些可能全面、可靠地评估功能结果的工具。在选择最合适的结果测量方法时，临床医师和研究人员可能希望考虑哪些结果测量具有稳定的临床特性[108]。这包括结果衡量标准的有效性、预测性、敏感性和适用性，并具有有限的下限或上限效应。这对像ICU这样具有挑战性的环境而言尤为重要，在ICU中，患者的精神警觉性波动及遵循命令的能力、行动能力的丧失和病情快速变化与有限的空间都可能会影响结果测量的选择及可靠性和有效性。

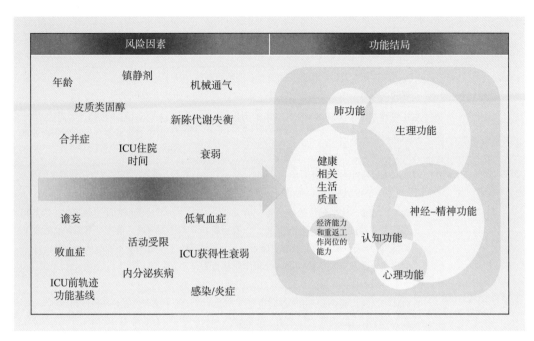

图6.1　危重症幸存者的功能结果反映危险因素和轨迹的医学复杂性

表6.2　生理、神经心理和健康相关生活质量领域的候选多维结局测量法

结局测量方法	描述和主要特征	优点（＋）和缺点（－）
FIM[125]	以患者为中心的功能残疾衡量标准，反映患者日常所需的护理负担，包括住院康复期间的进展	（＋）预测不同人群患者的残疾结局和康复需求
	两个独立的项目领域包括13项运动领域和5项认知领域	（＋）可靠有效
	多维测量评估自理能力、括约肌控制、转移能力、运动能力、沟通能力和社会认知。总分为18～126分，分别代表从完全依赖到完全独立	（－）限制在ICU环境中的应用（如楼梯），因此无法评分
		（－）评估康复出院后变化的上限效应
Barthel指数[126]	用于测量日常生活能力表现的量表。测量在日常生活中执行10项基本日常生活活动的能力	（＋）高度可靠
		（＋）使用范围广，使用时间短，无须经过检验
	分为与自我护理（进食、梳洗、沐浴、穿衣、大小便护理和如厕）和行动能力（行走、转移和爬楼梯）相关的组别	（－）心理属性评价不佳
		（－）如果测试环境发生变化（即室内与室外），则得分会有差异
	其对患者的依赖程度进行了定量估计，评分范围从0分（完全依赖）到100分（完全独立）	
Katz ADL量表[127]	开发用于评估老年患者的功能状态	（＋）简单快捷
	评估6项功能的表现：洗澡、穿衣、如厕、转移、失禁和进食	（＋）对健康状况变化敏感
	从依赖到独立分级，得分为2～6分	（－）与检查自由外出和限制外出（居家）的量表相关性较小
	研究预后和治疗效果，并提供衰老过程的知识。设计为由观察者完成	（－）衡量小幅度康复变化的能力有限

结局测量方法	描述和主要特征	优点（＋）和缺点（－）
IADL[128]	开发用于评估更复杂的任务，如财务和药物管理、驾驶、购物、做家务和膳食准备	（＋）易于管理 （＋）有效可靠
	ADL 依赖反映了由成功完成任务所需的认知需求而导致的高阶功能障碍 分数从 0 分（依赖）到 8 分（高功能，独立）	（－）未定义 IADL 依赖性方面的差异 （－）由于其自我报告，可能导致对能力评估有偏倚
PFIT[129]	为可能无法离开床边的 ICU 患者开发	（＋）可靠，并能对变化做出反应 （＋）耐力的客观测量
	包含 4 个领域，从坐到站的辅助量，肩关节屈曲和膝关节伸展的力量，原地行进，以及手臂抬高到 90° 肩关节屈曲的上肢耐力任务 评估生命体征对锻炼反应的能力。每个领域都有一个特定的评级尺度	（－）不评估行走能力的限制，因此可能对 ICU 人群产生下限和上限效应 （－）不适用于不能听从命令的患者
FSS-ICU[130]	与 FIM 相似的普通量表，用于住院康复 符合 3 种行走前的类别，如滚动、仰卧转坐和[3]无支撑坐，以及 2 行走类别，如坐转站和行走	（＋）适合在 ICU 环境应用 （＋）有效可靠
	总分为 0～35 分。如果患者由于身体限制或医疗状况而无法执行任务，则得分为 0	（－）长期随访的上限效应 （－）可能需要很长时间才能完成，具体取决于患者的功能状态
HADS[131]	为评估非精神病患者焦虑和抑郁情绪障碍而研制的自测仪器 包括 14 个项目，分为 2 个分量表，用于抑郁和焦虑评估	（＋）与精神评估相关 （＋）简单易用
	避免包括可能出现身体疾病的项目，如食欲缺乏和失眠 患者评估他们"过去 1 周"的情绪状态	（－）不包括抑郁症的所有诊断标准，因此如有需要，必须询问食欲、睡眠和自残/自杀想法
IES[132]	IES 15 项，一种针对特定疾病的量表，用于评估主观创伤后心理压力水平。IES-R 增加了额外 7 项，用于评估过度兴奋症状	（＋）简单适用 （＋）高敏感度
	提供了事件入侵性和事件相关回避性的具体测量措施，这是 PTSD 的两个关键要素 评分范围 0～5 分，反映被评估者过去 7 天的思想频率或强度有关	（－）特异度低 （－）不符合基于 DSM 的 PTSD 定义
TMT 连线测试 A 部分和 B 部分[133]	用来评估注意力、认知处理速度、认知灵活性和视觉记忆	（＋）敏感且快速 （＋）有效可靠，反应灵敏
	由两部分组成的评估工具。连线测试 A 是一项以秒为单位的简单视觉运动注意力测试。连线测试 B 是一种类似的视觉运动注意力测试，要求受试者在两组刺激之间转移注意力，以秒为单位进行测量 连线测试 B 中的受损得分表明认知受损	（－）受年龄、学历影响 （－）试验 A 中的上限效应

续表

结局测量方法	描述和主要特征	优点（＋）和缺点（－）
TICS[134]	可以通过电话或面对面进行的综合心理状态测试 与MMSE高度相关	（＋）高敏感度和特异度 （＋）可用于有严重视觉和（或）运动障碍的个人
	测量的认知领域包括定向力、注意力、短期记忆、语言能力、运用能力和数学技能 TICS-M的一个修改版[135]，还包括延迟回忆和言语理解	（－）听力障碍限制 （－）重复单词可能影响注意力和记忆力
EQ5D-5L[136]	描述和评估健康的通用工具 基于描述健康的5个维度：行动能力、自我护理、日常活动、疼痛/不适和焦虑/抑郁	（＋）有效可靠 （＋）对变化敏感且反应迅速
	每个维度按5个严重级别进行评级 它还包括EQ VAS，受访者在20cm的垂直量表上对健康状况进行自我评分，从想象中的较差到最佳	（－）可能会让受访者难以区分"严重"和"极端"
WHO DAS 2.0[137]	基于ICF的概念 包括6个领域：认知（理解和沟通）、移动性（移动和四处走动）、自我照顾（个人卫生、穿衣、进食和独自生活）、社交（与他人互动）、生活活动（家务、休闲、工作和学校）和参与（参加社区活动）	（＋）可靠有效 （＋）测量残疾的高敏感度和特异度
	有12项和36项2个版本，可以通过面试、自我报告和代理人来实施 按被访者主观角度评定残疾率 反映过去30天的情况	（－）关于就业状况的问题未纳入量表得分中 （－）有些问题很复杂，很难在自我报告技术有问题的情况下使用

注：FIM.功能独立量表；ADL.日常生活活动；IADL.工具性日常生活活动；PFIT.ICU患者身体功能测试评分量表；FSS-ICU.ICU功能状态评分；HADS.医院焦虑抑郁量表；IES.事件影响量表；IES-R.IES修订版；TICS.认知筛查电话访谈；MMSE.简易精神状态检查；TICS-M.电话访谈认知状态评估的修改版；EQ5D-5L.欧洲5水平5维度健康量表；EQ VAS.EQ视觉模拟量表；WHO DAS.世界卫生组织残疾评定量表2.0；ICF.国际功能、残疾和健康分类。

　　世界卫生组织（WHO）国际功能、残疾和健康分类（ICF）框架为指导对患者评估和评价提供了一个多维度的概念模型[109]。在ICF的背景下评估长期结果是一个机会，可以调和不一致的发现，并考虑可能为危重症幸存者提供持续改善生活的新的和未被探索的干预措施[110]。急性疾病的后遗症分为3种类别，如对身体结构的损伤、活动限制和参与社会角色的限制，一些学者还将生活质量（QoL）作为第4种类别。这些类别可以归纳为一个称为"失能过程"的发展进程，为思考组织损伤如何导致生活质量受损提供了一种方法[111]。ICF框架清晰地将ICU幸存者的长期预后划分为不同的阶段，如急性损伤导致的基线改变、组织损伤，接着是功能限制和参与社会角色障碍，以及随后对生活质量的影响。此框架可能为评估ICU幸存者面临的挑战提供了有用的支撑，并为多维度失能提供了最佳的结果测量方法。

　　出于研究目的，将ICU幸存者获得性医疗复杂性的所有领域全部涵盖或许是不现实的。此外，为了使结果测量方法更理想，它必须具备限制冗余、有成本效益和对患者负担较小的特点，同时提高出院后进行结果评估和研究的可行性。这就产生了核心结局指标集（core outcome set，COS）和将核心成果测量集（core outcome measurement set，COMS）应用于未来成果研究的概念[112]。减少选择性结果报告偏倚的可能性，增强数据荟萃分析，以及将先前在研究设计过程中代表性不足但利益相关者所重视的结果纳入其中[113]。Needham及其同事对此进行了评估，他们确定了8个核心领域的结果，包括生存、身体功能、心理健康、肺功能、疼痛、肌肉和（或）神经功能、认知及对生活或个人的满意度（如HRQoL）。在这8个领域中，有4个领域已达成了一致意见，这些领域可以通过电话访谈快速而简单地完成，从而消除了面对面测试的必要性，以最大限度减少参与者的负担[114]。

　　尽管如此，最全面的重症监护研究仍然应该是探索疾病和治疗是如何相互作用对病理生理学产生影响的，同时还会探讨患者及其家庭如何体验和理解疾病及其后果[115]。如果我们继续单一研究某一疾病或综合征，我们将无法了解危重症后发病率的广度和多变性。此外，虽然COMS规定了最低限度的评估需求，但并不限制使用其他衡量工具，然而由于资源有限和参与者承担的风险，探索新领域或工具的概率可能会减小[113]。功能障碍的范围需要成为研究的重点，以确定不同疾病状态之间的核心问题和相似之处，了解风险分层和风险调整[116]。

第十节　风险分层、个性化和针对性的后续随访和护理

　　风险分层、个性化和针对性结果测量方法，应该能够适应不同的基线轨迹，并根据患者不断变化的需求进行调整，这是可取且必要的。Herridge及其同事最近建议使用年龄和ICU住院时间将经历7天机械通气的幸存者分为4个功能障碍组，这四组的特点是基于ICU出院后第7天的功能独立量表（functional independence measure，FIM）[75]，随着时间延长，ICU后功能障碍风险和1年死亡率增加。精准医学是基于具有不同临床特征和不同结果的疾病亚型对患者进行分层，也可能为长期结果提供一些启示。Calfee及其同事开创性地将潜在类别分析应用于主要临床试验，确定了ARDS患者的两个区域亚型，清楚地证明了高炎症亚型对ICU机械通气和治疗管理的不同反应[117-119]。这些发现支持在ICU临床试验中进一步追求预测性的丰富策略，并可能作为对患者长期结局进行分层的辅助手段。最后，Iwashyna[120]提出了基于恢复和功能障碍轨迹的分层，将患者分为"重创""慢性"和"复发"3组，可能适用于ICU幸存者，并相应地进行针对性临床试验，分别进行最大恢复时功能绝对水平变化的试验、试图改变衰退轨迹的试验，或寻求最大化无损伤月数的试验。

　　未来的长期结果研究应该在过去的不足基础上进行改进，并发展成更加专注和个性化的护理。将以人为本的护理作为目标，在康复期间对个人最重要的是独立生活能力、社会角色完整、认知完整和无痛苦，以及恢复工作的能力[121]。提供早期干预和支持，明确护理和康复过程中的转变预期，可以减少护理人员和幸存者对未知事物的恐惧。持续以家庭为中心的随访计划也可以帮助幸存者重获独立，并有助于提高护理人

员对患者健康的认知责任[122]。此外，将老年医学原则纳入ICU中以对抗脆弱性因素，如衰弱、失能和多发病，是至关重要的[123]。危重症幸存者需要的护理包括重症监护结束后尽早转移到专科病房的住院方案、优先考虑医疗和（或）手术需求的综合评估，并结合有针对性的、循序渐进的身体和神经心理康复训练，随后是长期的后续护理措施[4]。此外，强制性教育和将护理工作正式移交给初级保健医师并圆满结束护理程序也是非常有价值的措施。

结论

近几十年来，由于医学和医疗保健的进步，ICU幸存者人数稳步增加。尽管有些患者康复迅速，没有功能障碍，但有些幸存者经历了新的、持久的身体、神经、心理和精神上的功能障碍，影响生活质量。在过去的40年中，已经研究了各种各样的结果衡量指标，但由于患者之间的显著异质性及对ICU幸存者所表现出的多样医疗复杂性、疾病前状态和衰弱状况，得出的有意义的综合结论相对有限。这表明迫切需要以患者为中心的多维度结果衡量指标成为未来结果研究的焦点，以促进风险分层、个性化和针对性的随访计划的实施。

参 考 文 献

1. Iwashyna TJ, Speelmon EC. Advancing a third revolution in critical care. Am J Respir Crit Care Med. 2016; 194(7): 782-3.

2. Dunstan GR. Hard questions in intensive care. A moralist answers questions put to him at a meeting of the Intensive Care Society, Autumn, 1984. Anaesthesia. 1985; 40(5): 479-82.

3. Needham DM, Davidson J, Cohen H, Hopkins RO, Weinert C, Wunsch H, et al. Improving long-term outcomes after discharge from intensive care unit: report from a stakeholders' conference. Crit Care Med. 2012; 40(2): 502-9.

4. Herridge MS. Fifty years of research in ARDS. Long-term follow-up after acute respiratory distress syndrome. Insights for managing medical complexity after critical illness. Am J Respir Crit Care Med. 2017; 196(11): 1380-4.

5. Cuthbertson BH, Rattray J, Campbell MK, Gager M, Roughton S, Smith A, et al. The PRaCTICaL study of nurse led, intensive care follow-up programmes for improving long term outcomes from critical illness: a pragmatic randomised controlled trial. BMJ. 2009; 339: b3723.

6. Denehy L, Skinner EH, Edbrooke L, Haines K, Warrillow S, Hawthorne G, et al. Exercise rehabilitation for patients with critical illness: a randomized controlled trial with 12 months of follow-up. Crit Care. 2013; 17(4): R156.

7. Elliott D, McKinley S, Alison J, Aitken LM, King M, Leslie GD, et al. Health-related quality of life and physical recovery after a critical illness: a multi-centre randomised controlled trial of a home-based physical rehabilitation program. Crit Care. 2011; 15(3): R142.

8. Fan E, Dowdy DW, Colantuoni E, Mendez-Tellez PA, Sevransky JE, Shanholtz C, et al. Physical complications in acute lung injury survivors: a two-year longitudinal prospective study. Crit Care Med. 2014; 42(4): 849-59.

9. Appleton RT, Kinsella J, Quasim T. The incidence of intensive care unit-acquired weakness syndromes: a systematic review. J Intensive Care Soc. 2015; 16(2): 126-36.

10. Tennila A, Salmi T, Pettila V, Roine RO, Varpula T, Takkunen O. Early signs of critical illness polyneuropathy in ICU patients with systemic inflammatory response syndrome or sepsis. Intensive Care Med. 2000; 26(9): 1360-3.

11. De Jonghe B, Cook D, Sharshar T, Lefaucheur JP, Carlet J, Outin H. Acquired neuromuscular disorders in critically ill patients: a systematic review. Groupe de Reflexion et d'Etude sur les Neuromyopathies En Reanimation. Intensive Care Med. 1998; 24(12): 1242-50.

12. Herridge MS, Cheung AM, Tansey CM, Matte-Martyn A, Diaz-Granados N, Al-Saidi F, et al. One-year outcomes in survivors of the acute respiratory distress syndrome. N Engl J Med. 2003; 348(8): 683-93.

13. Azoulay E, Vincent JL, Angus DC, Arabi YM, Brochard L, Brett SJ, et al. Recovery after critical illness: putting the puzzle together-a consensus of 29. Crit Care. 2017; 21(1): 296.

14. Demoule A, Jung B, Prodanovic H, Molinari N, Chanques G, Coirault C, et al. Diaphragm dysfunction on admission to the intensive care unit. Prevalence, risk factors, and prognostic impact-a prospective study. Am J Respir Crit Care Med. 2013; 188(2): 213-9.

15. Jung B, Moury PH, Mahul M, de Jong A, Galia F, Prades A, et al. Diaphragmatic dysfunction in patients with ICU-acquired weakness and its impact on extubation failure. Intensive Care Med. 2016; 42(5): 853-61.

16. Sakusic A, Rabinstein AA. Cognitive outcomes after critical illness. Curr Opin Crit Care. 2018; 24(5): 410-4.

17. Spronk PE, Riekerk B, Hofhuis J, Rommes JH. Occurrence of delirium is severely underestimated in the ICU during daily care. Intensive Care Med. 2009; 35(7): 1276-80.

18. Pandharipande PP, Girard TD, Jackson JC, Morandi A, Thompson JL, Pun BT, et al. Long-term cognitive impairment after critical illness. N Engl J Med. 2013; 369(14): 1306-16.

19. Jackson JC, Pandharipande PP, Girard TD, Brummel NE, Thompson JL, Hughes CG, et al. Depression, post-traumatic stress disorder, and functional disability in survivors of critical illness in the BRAIN-ICU study: a longitudinal cohort study. Lancet Respir Med. 2014; 2(5): 369-79.

20. Burry L, Cook D, Herridge M, Devlin JW, Fergusson D, Meade M, et al. Recall of ICU stay in patients managed with a sedation protocol or a sedation protocol with daily interruption. Crit Care Med. 2015; 43(10): 2180-90.

21. Chelluri L, Im KA, Belle SH, Schulz R, Rotondi AJ, Donahoe MP, et al. Long-term mortality and quality of life after prolonged mechanical ventilation. Crit Care Med. 2004; 32(1): 61-9.

22. Herridge MS, Tansey CM, Matte A, Tomlinson G, Diaz-Granados N, Cooper A, et al. Functional disability 5 years after acute respiratory distress syndrome. N Engl J Med. 2011; 364(14): 1293-304.

23. Kamdar BB, Huang M, Dinglas VD, Colantuoni E, von Wachter TM, Hopkins RO, et al. Joblessness and lost earnings after acute respiratory distress syndrome in a 1-year national multicenter study. Am J Respir Crit Care Med. 2017; 196(8): 1012-20.

24. Ashbaugh DG, Bigelow DB, Petty TL, Levine BE. Acute respiratory distress in adults. Lancet. 1967; 2(7511): 319-23.

25. Downs JB, Olsen GN. Pulmonary function following adult respiratory distress syndrome. Chest. 1974; 65(1): 92-3.

26. Peters JI, Bell RC, Prihoda TJ, Harris G, Andrews C, Johanson WG. Clinical determinants of abnormalities in pulmonary functions in survivors of the adult respiratory distress syndrome. Am Rev Respir Dis.

1989; 139(5): 1163-8.

27. Klein JJ, van Haeringen JR, Sluiter HJ, Holloway R, Peset R. Pulmonary function after recovery from the adult respiratory distress syndrome. Chest. 1976; 69(3): 350-5.

28. Weinert CR, Gross CR, Kangas JR, Bury CL, Marinelli WA. Health-related quality of life after acute lung injury. Am J Respir Crit Care Med. 1997; 156(4 Pt 1): 1120-8.

29. Schelling G, Stoll C, Haller M, Briegel J, Manert W, Hummel T, et al. Health-related quality of life and posttraumatic stress disorder in survivors of the acute respiratory distress syndrome. Crit Care Med. 1998; 26(4): 651-9.

30. Davidson TA, Caldwell ES, Curtis JR, Hudson LD, Steinberg KP. Reduced quality of life in survivors of acute respiratory distress syndrome compared with critically ill control patients. JAMA. 1999; 281(4): 354-60.

31. Chrispin PS, Scotton H, Rogers J, Lloyd D, Ridley SA. Short Form 36 in the intensive care unit: assessment of acceptability, reliability and validity of the questionnaire. Anaesthesia. 1997; 52(1): 15-23.

32. Tian ZM, Miranda DR. Quality of life after intensive care with the sickness impact profile. Intensive Care Med. 1995; 21(5): 422-8.

33. Kvale R, Flaatten H. Changes in health-related quality of life from 6 months to 2 years after discharge from intensive care. Health Qual Life Outcomes. 2003; 1(2): 2.

34. Dowdy DW, Eid MP, Dennison CR, Mendez-Tellez PA, Herridge MS, Guallar E, et al. Quality of life after acute respiratory distress syndrome: a meta-analysis. Intensive Care Med. 2006; 32(8): 1115-24.

35. Cuthbertson BH, Roughton S, Jenkinson D, Maclennan G, Vale L. Quality of life in the five years after intensive care: a cohort study. Crit Care. 2010; 14(1): R6.

36. Oeyen SG, Vandijck DM, Benoit DD, Annemans L, Decruyenaere JM. Quality of life after intensive care: a systematic review of the literature. Crit Care Med. 2010; 38(12): 2386-400.

37. McHugh LG, Milberg JA, Whitcomb ME, Schoene RB, Maunder RJ, Hudson LD. Recovery of function in survivors of the acute respiratory distress syndrome. Am J Respir Crit Care Med. 1994; 150(1): 90-4.

38. Angus DC, Musthafa AA, Clermont G, Griffin MF, Linde-Zwirble WT, Dremsizov TT, et al. Quality-adjusted survival in the first year after the acute respiratory distress syndrome. Am J Respir Crit Care Med. 2001; 163(6): 1389-94.

39. Wilcox ME, Patsios D, Murphy G, Kudlow P, Paul N, Tansey CM, et al. Radiologic outcomes at 5 years after severe ARDS. Chest. 2013; 143(4): 920-6.

40. Cheung AM, Tansey CM, Tomlinson G, Diaz-Granados N, Matte A, Barr A, et al. Two-year outcomes, health care use, and costs of survivors of acute respiratory distress syndrome. Am J Respir Crit Care Med. 2006; 174(5): 538-44.

41. Needham DM, Wozniak AW, Hough CL, Morris PE, Dinglas VD, Jackson JC, et al. Risk factors for physical impairment after acute lung injury in a national, multicenter study. Am J Respir Crit Care Med. 2014; 189(10): 1214-24.

42. Pfoh ER, Wozniak AW, Colantuoni E, Dinglas VD, Mendez-Tellez PA, Shanholtz C, et al. Physical declines occurring after hospital discharge in ARDS survivors: a 5-year longitudinal study. Intensive Care Med. 2016; 42(10): 1557-66.

43. Needham DM, Dinglas VD, Bienvenu OJ, Colantuoni E, Wozniak AW, Rice TW, et al. One year outcomes in patients with acute lung injury randomised to initial trophic or full enteral feeding: prospective follow-up of EDEN randomised trial. BMJ. 2013; 346: f1532.

44. Needham DM, Dinglas VD, Morris PE, Jackson JC, Hough CL, Mendez-Tellez PA, et al. Physical and

cognitive performance of patients with acute lung injury 1 year after initial trophic versus full enteral feeding. EDEN trial follow-up. Am J Respir Crit Care Med. 2013; 188(5): 567-76.

45. Puthucheary ZA, Rawal J, McPhail M, Connolly B, Ratnayake G, Chan P, et al. Acute skeletal muscle wasting in critical illness. JAMA. 2013; 310(15): 1591-600.

46. Griffith DM, Salisbury LG, Lee RJ, Lone N, Merriweather JL, Walsh TS, et al. Determinants of health-related quality of life after ICU: importance of patient demographics, previous comorbidity, and severity of illness. Crit Care Med. 2018; 46(4): 594-601.

47. Kress JP, Hall JB. ICU-acquired weakness and recovery from critical illness. N Engl J Med. 2014; 370(17): 1626-35.

48. Batt J, dos Santos CC, Cameron JI, Herridge MS. Intensive care unit-acquired weakness: clinical phenotypes and molecular mechanisms. Am J Respir Crit Care Med. 2013; 187(3): 238-46.

49. Dos Santos C, Hussain SN, Mathur S, Picard M, Herridge M, Correa J, et al. Mechanisms of chronic muscle wasting and dysfunction after an intensive care unit stay. A pilot study. Am J Respir Crit Care Med. 2016; 194(7): 821-30.

50. Hopkins RO, Weaver LK, Pope D, Orme JF, Bigler ED, Larson LV. Neuropsychological sequelae and impaired health status in survivors of severe acute respiratory distress syndrome. Am J Respir Crit Care Med. 1999; 160(1): 50-6.

51. Hopkins RO, Weaver LK, Collingridge D, Parkinson RB, Chan KJ, Orme JF Jr. Two-year cognitive, emotional, and quality-of-life outcomes in acute respiratory distress syndrome. Am J Respir Crit Care Med. 2005; 171(4): 340-7.

52. Iwashyna TJ, Ely EW, Smith DM, Langa KM. Long-term cognitive impairment and functional disability among survivors of severe sepsis. JAMA. 2010; 304(16): 1787-94.

53. Teeters DA, Moua T, Li G, Kashyap R, Biehl M, Kaur R, et al. Mild cognitive impairment and risk of critical illness. Crit Care Med. 2016; 44(11): 2045-51.

54. Girard TD, Jackson JC, Pandharipande PP, Pun BT, Thompson JL, Shintani AK, et al. Delirium as a predictor of long-term cognitive impairment in survivors of critical illness. Crit Care Med. 2010; 38(7): 1513-20.

55. Gunther ML, Morandi A, Krauskopf E, Pandharipande P, Girard TD, Jackson JC, et al. The association between brain volumes, delirium duration, and cognitive outcomes in intensive care unit survivors: the VISIONS cohort magnetic resonance imaging study*. Crit Care Med. 2012; 40(7): 2022-32.

56. Mikkelsen ME, Christie JD, Lanken PN, Biester RC, Thompson BT, Bellamy SL, et al. The adult respiratory distress syndrome cognitive outcomes study: long-term neuropsychological function in survivors of acute lung injury. Am J Respir Crit Care Med. 2012; 185(12): 1307-15.

57. Wilcox ME, Lim AS, McAndrews MP, Wennberg RA, Pinto RL, Black SE, et al. A study protocol for an observational cohort investigating COGnitive outcomes and WELLness in survivors of critical illness: the COGWELL study. BMJ Open. 2017; 7(7): e015600.

58. Jackson JC, Hart RP, Gordon SM, Shintani A, Truman B, May L, et al. Six-month neuropsychological outcome of medical intensive care unit patients. Crit Care Med. 2003; 31(4): 1226-34.

59. Sukantarat K, Greer S, Brett S, Williamson R. Physical and psychological sequelae of critical illness. Br J Health Psychol. 2007; 12.(Pt 1: 65-74.

60. Sukantarat KT, Williamson RC, Brett SJ. Psychological assessment of ICU survivors: a comparison between the Hospital Anxiety and Depression scale and the Depression, Anxiety and Stress scale. Anaesthesia. 2007; 62(3): 239-43.

61. Bienvenu OJ, Friedman LA, Colantuoni E, Dinglas VD, Sepulveda KA, Mendez-Tellez P, et al. Psychiatric symptoms after acute respiratory distress syndrome: a 5-year longitudinal study. Intensive Care Med. 2018; 44(1): 38-47.

62. Huang M, Parker AM, Bienvenu OJ, Dinglas VD, Colantuoni E, Hopkins RO, et al. Psychiatric symptoms in acute respiratory distress syndrome survivors: a 1-year national multicenter study. Crit Care Med. 2016; 44(5): 954-65.

63. Dowdy DW, Dinglas V, Mendez-Tellez PA, Bienvenu OJ, Sevransky J, Dennison CR, et al. Intensive care unit hypoglycemia predicts depression during early recovery from acute lung injury. Crit Care Med. 2008; 36(10): 2726-33.

64. Hodgson CL, Udy AA, Bailey M, Barrett J, Bellomo R, Bucknall T, et al. The impact of disability in survivors of critical illness. Intensive Care Med. 2017; 43(7): 992-1001.

65. Gabbe BJ, Simpson PM, Harrison JE, Lyons RA, Ameratunga S, Ponsford J, et al. Return to work and functional outcomes after major trauma: who recovers, when, and how well? Ann Surg. 2016; 263(4): 623-32.

66. Garland A. Labor market outcomes: expanding the list of patient-centered outcomes in critical care. Am J Respir Crit Care Med. 2017; 196(8): 946-7.

67. Kamdar BB, Sepulveda KA, Chong A, Lord RK, Dinglas VD, Mendez-Tellez PA, et al. Return to work and lost earnings after acute respiratory distress syndrome: a 5-year prospective, longitudinal study of long-term survivors. Thorax. 2018; 73(2): 125-33.

68. Hodgson CL, Haines KJ, Bailey M, Barrett J, Bellomo R, Bucknall T, et al. Predictors of return to work in survivors of critical illness. J Crit Care. 2018; 48: 21-5.

69. Thompson K, Taylor C, Jan S, Li Q, Hammond N, Myburgh J, et al. Health-related outcomes of critically ill patients with and without sepsis. Intensive Care Med. 2018; 44(8): 1249-57.

70. Khandelwal N, Hough CL, Downey L, Engelberg RA, Carson SS, White DB, et al. Prevalence, risk factors, and outcomes of financial stress in survivors of critical illness. Crit Care Med. 2018; 46(6): e530-e9.

71. Unroe M, Kahn JM, Carson SS, Govert JA, Martinu T, Sathy SJ, et al. One-year trajectories of care and resource utilization for recipients of prolonged mechanical ventilation: a cohort study. Ann Intern Med. 2010; 153(3): 167-75.

72. Pfoh ER, Chan KS, Dinglas VD, Cuthbertson BH, Elliott D, Porter R, et al. The SF-36 offers a strong measure of mental health symptoms in survivors of acute respiratory failure. A tri-national analysis. Ann Am Thorac Soc. 2016; 13(8): 1343-50.

73. Ely EW. MIND-ICU study: delirium and dementia in veterans surviving ICU care: Clinicaltrials.gov; 2018. Available from: https://clinicaltrials.gov/ct2/show/record/NCT00400062.

74. Marra A, Pandharipande PP, Girard TD, Patel MB, Hughes CG, Jackson JC, et al. Co-occurrence of post-intensive care syndrome problems among 406 survivors of critical illness. Crit Care Med. 2018; 46(9): 1393-401.

75. Herridge MS, Chu LM, Matte A, Tomlinson G, Chan L, Thomas C, et al. The RECOVER program: disability risk groups and 1-year outcome after 7 or more days of mechanical ventilation. Am J Respir Crit Care Med. 2016; 194(7): 831-44.

76. Iwashyna TJ, Hodgson CL, Pilcher D, Bailey M, van Lint A, Chavan S, et al. Timing of onset and burden of persistent critical illness in Australia and New Zealand: a retrospective, population-based, observational study. Lancet Respir Med. 2016; 4(7): 566-73.

77. Haas B, Wunsch H. How does prior health status (age, comorbidities and frailty) determine critical illness

and outcome? Curr Opin Crit Care. 2016; 22(5): 500-5.

78. Garland A, Olafson K, Ramsey CD, Yogendran M, Fransoo R. Distinct determinants of long-term and short-term survival in critical illness. Intensive Care Med. 2014; 40(8): 1097-105.

79. Aunan JR, Watson MM, Hagland HR, Soreide K. Molecular and biological hallmarks of ageing. Br J Surg. 2016; 103(2): e29-46.

80. Barnato AE, Albert SM, Angus DC, Lave JR, Degenholtz HB. Disability among elderly survivors of mechanical ventilation. Am J Respir Crit Care Med. 2011; 183(8): 1037-42.

81. Goodmanson NW, Rosengart MR, Barnato AE, Sperry JL, Peitzman AB, Marshall GT. Defining geriatric trauma: when does age make a difference? Surgery. 2012; 152(4): 668-74; discussion 74-5.

82. Iwashyna TJ, Netzer G, Langa KM, Cigolle C. Spurious inferences about long-term outcomes: the case of severe sepsis and geriatric conditions. Am J Respir Crit Care Med. 2012; 185(8): 835-41.

83. Ferrante LE, Murphy TE, Gahbauer EA, Leo-Summers LS, Pisani MA, Gill TM. Pre-intensive care unit cognitive status, subsequent disability, and new nursing home admission among critically ill older adults. Ann Am Thorac Soc. 2018; 15(5): 622-9.

84. Somme D, Andrieux N, Guerot E, Lahjibi-Paulet H, Lazarovici C, Gisselbrecht M, et al. Loss of autonomy among elderly patients after a stay in a medical intensive care unit (ICU): a randomized study of the benefit of transfer to a geriatric ward. Arch Gerontol Geriatr. 2010; 50(3): e36-40.

85. Fried LP, Ferrucci L, Darer J, Williamson JD, Anderson G. Untangling the concepts of disability, frailty, and comorbidity: implications for improved targeting and care. J Gerontol A Biol Sci Med Sci. 2004; 59(3): 255-63.

86. Brummel NE, Bell SP, Girard TD, Pandharipande PP, Jackson JC, Morandi A, et al. Frailty and subsequent disability and mortality among patients with critical illness. Am J Respir Crit Care Med. 2017; 196(1): 64-72.

87. Heyland DK, Garland A, Bagshaw SM, Cook D, Rockwood K, Stelfox HT, et al. Recovery after critical illness in patients aged 80 years or older: a multi-center prospective observational cohort study. Intensive Care Med. 2015; 41(11): 1911-20.

88. Ferrante LE, Pisani MA, Murphy TE, Gahbauer EA, Leo-Summers LS, Gill TM. Functional trajectories among older persons before and after critical illness. JAMA Intern Med. 2015; 175(4): 523-9.

89. Bagshaw SM, Stelfox HT, McDermid RC, Rolfson DB, Tsuyuki RT, Baig N, et al. Association between frailty and short- and long-term outcomes among critically ill patients: a multicentre prospective cohort study. CMAJ. 2014; 186(2): E95-102.

90. Bagshaw M, Majumdar SR, Rolfson DB, Ibrahim Q, McDermid RC, Stelfox HT. A prospective multicenter cohort study of frailty in younger critically ill patients. Crit Care. 2016; 20(1): 175.

91. Connolly B, Salisbury L, O'Neill B, Geneen L, Douiri A, Grocott MP, et al. Exercise rehabilitation following intensive care unit discharge for recovery from critical illness. Cochrane Database Syst Rev. 2015; (6): CD008632.

92. Schweickert WD, Pohlman MC, Pohlman AS, Nigos C, Pawlik AJ, Esbrook CL, et al. Early physical and occupational therapy in mechanically ventilated, critically ill patients: a randomised controlled trial. Lancet. 2009; 373(9678): 1874-82.

93. Douglas SL, Daly BJ, Kelley CG, O'Toole E, Montenegro H. Chronically critically ill patients: health-related quality of life and resource use after a disease management intervention. Am J Crit Care. 2007; 16(5): 447-57.

94. Moss M, Nordon-Craft A, Malone D, Van Pelt D, Frankel SK, Warner ML, et al. A randomized trial of an

intensive physical therapy program for patients with acute respiratory failure. Am J Respir Crit Care Med. 2016; 193(10): 1101-10.

95. Walsh TS, Salisbury LG, Merriweather JL, Boyd JA, Griffith DM, Huby G, et al. Increased hospital-based physical rehabilitation and information provision after intensive care unit discharge: the RECOVER randomized clinical trial. JAMA Intern Med. 2015; 175(6): 901-10.

96. Jones C, Skirrow P, Griffiths RD, Humphris GH, Ingleby S, Eddleston J, et al. Rehabilitation after critical illness: a randomized, controlled trial. Crit Care Med. 2003; 31(10): 2456-61.

97. Hodgson CL, Iwashyna TJ, Schweickert WD. All that work and no gain: what should we do to restore physical function in our survivors? Am J Respir Crit Care Med. 2016; 193(10): 1071-2.

98. Hopkins RO, Suchyta MR, Farrer TJ, Needham D. Improving post-intensive care unit neuropsychiatric outcomes: understanding cognitive effects of physical activity. Am J Respir Crit Care Med. 2012; 186(12): 1220-8.

99. Mehlhorn J, Freytag A, Schmidt K, Brunkhorst FM, Graf J, Troitzsch U, et al. Rehabilitation interventions for postintensive care syndrome: a systematic review. Crit Care Med. 2014; 42(5): 1263-71.

100. Jackson JC, Ely EW, Morey MC, Anderson VM, Denne LB, Clune J, et al. Cognitive and physical rehabilitation of intensive care unit survivors: results of the RETURN randomized controlled pilot investigation. Crit Care Med. 2012; 40(4): 1088-97.

101. Brummel NE, Girard TD, Ely EW, Pandharipande PP, Morandi A, Hughes CG, et al. Feasibility and safety of early combined cognitive and physical therapy for critically ill medical and surgical patients: the Activity and Cognitive Therapy in ICU (ACT-ICU) trial. Intensive Care Med. 2014; 40(3): 370-9.

102. Ely EW. The ABCDEF bundle: science and philosophy of how ICU liberation serves patients and families. Crit Care Med. 2017; 45(2): 321-30.

103. Johnson P, Chaboyer W, Foster M, van der Vooren R. Caregivers of ICU patients discharged home: what burden do they face? Intensive Crit Care Nurs. 2001; 17(4): 219-27.

104. Evans RL, Bishop DS, Haselkorn JK. Factors predicting satisfactory home care after stroke. Arch Phys Med Rehabil. 1991; 72(2): 144-7.

105. Schulz R, Beach SR. Caregiving as a risk factor for mortality: the caregiver health effects study. JAMA. 1999; 282(23): 2215-9.

106. Cameron JI, Chu LM, Matte A, Tomlinson G, Chan L, Thomas C, et al. One-year outcomes in caregivers of critically ill patients. N Engl J Med. 2016; 374(19): 1831-41.

107. Turnbull AE, Rabiee A, Davis WE, Nasser MF, Venna VR, Lolitha R, et al. Outcome measurement in ICU survivorship research from 1970 to 2013: a scoping review of 425 publications. Crit Care Med. 2016; 44(7): 1267-77.

108. Hough CL. Improving physical function during and after critical care. Curr Opin Crit Care. 2013; 19(5): 488-95.

109. World Health Organization. International classification of functioning, disability and health. Geneva, Switzerland: World Health Organization; 2001.

110. Iwashyna TJ, Netzer G. The burdens of survivorship: an approach to thinking about long-term outcomes after critical illness. Semin Respir Crit Care Med. 2012; 33(4): 327-38.

111. Verbrugge LM, Jette AM. The disablement process. Soc Sci Med. 1994; 38(1): 1-14.

112. Williamson P, Altman D, Blazeby J, Clarke M, Gargon E. Driving up the quality and relevance of research through the use of agreed core outcomes. J Health Serv Res Policy. 2012; 17(1): 1-2.

113. Connolly B, Hough CL. Coloring by number? Core outcome measures and the canvas of intensive care

unit survivorship. Am J Respir Crit Care Med. 2017; 196(9): 1087-9.

114. Needham DM, Sepulveda KA, Dinglas VD, Chessare CM, Friedman LA, Bingham CO 3rd, et al. Core outcome measures for clinical research in acute respiratory failure survivors. An international modified delphi consensus study. Am J Respir Crit Care Med. 2017; 196(9): 1122-30.

115. Gajic O, Ahmad SR, Wilson ME, Kaufman DA. Outcomes of critical illness: what is meaningful? Curr Opin Crit Care. 2018; 24(5): 394-400.

116. Whyte J, Barrett AM. Advancing the evidence base of rehabilitation treatments: a developmental approach. Arch Phys Med Rehabil. 2012; 93(8. Suppl): S101-10.

117. Calfee CS, Delucchi K, Parsons PE, Thompson BT, Ware LB, Matthay MA, et al. Subphenotypes in acute respiratory distress syndrome: latent class analysis of data from two randomised controlled trials. Lancet Respir Med. 2014; 2(8): 611-20.

118. Calfee CS, Delucchi KL, Sinha P, Matthay MA, Hackett J, Shankar-Hari M, et al. Acute respiratory distress syndrome subphenotypes and differential response to simvastatin: secondary analysis of a randomised controlled trial. Lancet Respir Med. 2018; 6(9): 691-8.

119. Famous KR, Delucchi K, Ware LB, Kangelaris KN, Liu KD, Thompson BT, et al. Acute respiratory distress syndrome subphenotypes respond differently to randomized fluid management strategy. Am J Respir Crit Care Med. 2017; 195(3): 331-8.

120. Iwashyna TJ. Trajectories of recovery and dysfunction after acute illness, with implications for clinical trial design. Am J Respir Crit Care Med. 2012; 186(4): 302-4.

121. Ziegelstein RC. Personomics. JAMA Intern Med. 2015; 175(6): 888-9.

122. Czerwonka AI, Herridge MS, Chan L, Chu LM, Matte A, Cameron JI. Changing support needs of survivors of complex critical illness and their family caregivers across the care continuum: a qualitative pilot study of Towards RECOVER. J Crit Care. 2015; 30(2): 242-9.

123. Brummel NE, Ferrante LE. Integrating geriatric principles into critical care medicine: the time is now. Ann Am Thorac Soc. 2018; 15(5): 518-22.

124. Davydow DS, Hough CL, Langa KM, Iwashyna TJ. Symptoms of depression in survivors of severe sepsis: a prospective cohort study of older Americans. Am J Geriatr Psychiatry. 2013; 21(9): 887-97.

第七章

膈肌受累

Boris Jung，Stefan Matecki，Samir Jaber

学习目标

— 了解ICU患者膈肌功能障碍的主要原因及病理生理要点。

— 掌握膈肌功能障碍的诊断。

— 能列出预防或缓解膈肌功能障碍发生、发展的有效措施。

重点内容

— 膈肌功能障碍在危重症患者中发病率高且病情进展迅速。

— 导致膈肌功能障碍的因素有很多，在不耗失肌肉的情况下膈肌收缩力迅速下降，蛋白质加速水解和合成受损的稳态失衡又进一步导致了膈肌萎缩和功能下降。

— 避免危重症患者出现膈肌功能障碍的常见措施如下：维持自主通气、避免使用神经肌肉毒性药物、维持电解质平衡和控制血糖。

— 膈肌临时起搏是一个有意义的研究方向。

第一节　引　　言

危重症患病率上升和病死率下降使ICU转出患者的数量逐渐增多，患者入住ICU的经历会使他们的生活发生较大的变化。ICU后综合征（post-ICU syndrome，PICS）是指因危重症而入住ICU治疗后出现的与生理[1]、认知[2]、心理[3]相关的单一和（或）多个功能持续恶化的症状。目前研究了肺功能的变化，其他器官功能变化的研究主要是在急性呼吸窘迫综合征（acute respiratory distress syndrome，ARDS）[4, 5]后进行的。目前，危重症对呼吸肌和膈肌影响的研究较少。

本文描述了ICU综合征中的一部分，即危重症急性期和持续期对呼吸肌功能的影响。

第二节　ICU呼吸肌疲劳原因分析

ICU患者呼吸肌疲劳是多因素导致的。1892年，Osler描述了长期脓毒症会导致肌肉迅速萎缩。几年后，Hussain等研究发现，犬患大肠埃希菌脓毒性休克时呼吸肌失效是呼吸肌疲劳的结果，肌电图显示脓毒症对呼吸肌收缩力有严重影响[6]。脓毒症与呼吸肌功能障碍之间的联系已在多项动物和人类研究中得到证实[7-9]。机械通气（MV）本身已被报道与膈肌萎缩有关，首次报道发表于1988年，涉及39名新生儿或婴儿[10]。这种情况后来被Vassilakopoulos和Petrof[11]命名为"呼吸机相关性膈肌功能障碍"（ventilator induced diaphragmatic dysfunction，VIDD）。同样，许多动物研究探索了控制机械通气和VIDD之间的细胞机制，人体研究也主要通过器官捐献者的人体膈肌活检证实了动物研究的结果[7, 9, 12-15]。

离心收缩（肌肉被拉长时的收缩），当患者与呼吸机不同步时，也可能造成横膈膜损伤，但这种现象的临床证据不充分。自主呼吸也可能与膈肌功能障碍相关。急性呼吸衰竭时过度负荷或长时间高强度的阻力负荷确实可能与自身因素造成的呼吸肌损伤有关[6, 16]。

除了这两种主要的原因（脓毒症和机械通气），其他几种急性辅助因素也会引起膈肌功能障碍，如腹部或胸廓手术、应用神经肌肉毒性药物（如肌松药、大剂量类固醇、氨基糖苷类药物、利奈唑胺）、低磷血症、低钾血症、长期高血糖、营养不良和肾衰竭均与膈肌功能障碍有关[9, 17-19]。

第三节　ICU呼吸肌功能障碍的病理生理学分析

在危重症急性期，呼吸肌会出现系统性和局部肌肉炎症，尤其是在脓毒症期间，交感神经系统激活[20]、肌肉不活动[21]、代谢过剩（相对于其代谢需求而言，膈肌暴露于过度供应的能量基质中，事实上膈肌不活动时需要的能量非常低）[15]及胰岛素抵抗[22]等现象均被观察到。

因此，一些细胞通路被激活或抑制，引起收缩/舒张动态平衡受损和Ⅰ型兰尼碱受体转导后氧化和亚硝基化。这种修饰的兰尼碱受体导致钙从肌浆网释放到胞质[20]，激活钙依赖蛋白酶。据报道，线粒体功能障碍继发于新陈代谢供过于求，导致活性氧释放、线粒体动力学损伤和进一步的蛋白水解激活，这也是VIDD[15]的早期现象。在VIDD早期阶段，不仅出现了蛋白质过度水解（通过钙依赖蛋白酶、半胱氨酸-天冬氨酸蛋白酶和泛素-蛋白酶体系统），还出现了蛋白质合成障碍（由于胰岛素生长因子、AKT和FOXO通路抑制）[17, 18]。自噬是重要的降解自身细胞的过程，在缺乏营养和细胞稳态失衡时被激活，被视为一种帮助清除受损细胞器[23]的生理反应。

最终，所有这些改变都会导致肌肉萎缩、纤维化和力量丧失。

第四节　ICU呼吸肌功能障碍的诊断

虽然本章的目的是描述ICU后综合征中膈肌受累情况，但用于诊断呼吸肌功能障碍的工具可能对ICU出院后评估膈肌功能有帮助。

吸气肌功能障碍可通过肺功能检查进行诊断，有时在床旁进行，更多的是在肺功能检查实验室进行（如吸气试验）[24]。表面肌电图虽然未用于常规实践，但已被建议用于评估膈肌功能。最近，膈肌超声成像技术得到了发展，可以对膈肌受累情况进行多种测量。使用10MHz探头在膈肌靠近胸腔的区域测量膈肌的厚度，这是膈肌萎缩程度的替代测量法[25]。膈肌厚度随着机械通气时间延长而减少，但有报道指出，在一些患者中，由于肌肉肿胀和损伤，膈肌厚度可能会增加[27]。使用3.5～5MHz相控阵探头可以测量膈肌是否偏移。将探测仪放置在锁骨中线肋缘左侧或右侧或腋前线左右侧，指向内侧和背侧，以使超声束垂直到达相应半膈肌[25]的后1/3。膈肌移动度被认为是肺活量大小的替代测量法，但这取决于患者的积极性。使用相同的影像分析窗口，增厚分数可以作为安静或深呼吸时产生阻力大小的替代测量法。同样，此测量取决于患者的积极性。还没有研究描述危重症后使用超声技术评估膈肌恢复情况。通常定义膈肌萎缩的阈值如下：

— 呼气末厚度低于2mm或与基线厚度相比下降20%以上[26,27]。
— 在平静和自发性呼吸时膈肌移位低于10～15mm[28]。
— 平静和自发呼吸时膈肌增厚分数低于20%～30%[29-31]。

气管插管患者呼吸肌功能障碍诊断的金标准是使用经皮双侧膈神经磁刺激和双气囊（食管和胃）电极测量跨膈压[7,13,32]。这项技术允许在没有患者参与的情况下进行测量，有专家建议将阈值设为11cmH$_2$O来诊断膈肌功能障碍[7,13,33]。对于没有气管插管的患者，这项技术要复杂得多，因为在刺激过程中必须避免任何漏气（这时应该同时使用鼻夹和封口贴片）。

第五节 ICU呼吸肌功能障碍的处理

除了病因治疗（如脓毒症）外，重症监护医师还需要尽量减少危重症对膈肌功能的影响。

通过在机械通气期间促进自主呼吸，既可以降低能量过度供应造成的风险，也可以降低失用性萎缩[34]的风险。肌肉收缩活动也可能增加膈肌抗氧化能力的释放，理论上降低了兰尼碱受体氧化的风险和蛋白水解级联反应[35]的激活。此外，应考虑自主呼吸时离心收缩和过度负荷，到目前为止，还不能完全确定在极端情况下（如急性呼吸窘迫综合征）维持自主呼吸对膈肌是有益的还是有害的。

截至目前，很少对呼吸机脱机期间的患者吸气肌训练进行评估，且在常规治疗中缺乏促进此类措施的证据。

尽管在动物模型中测试了几种抑制蛋白质水解级联和（或）促进蛋白质合成的药物，但在人体中只对少数药物进行了评估。迄今为止，还没有一种药物被批准用于预防或治疗危重症患者的膈肌功能障碍。已经证明茶碱和左西孟旦[36]对膈肌收缩活动有好处，但这些研究仍然是初步的。

最近临时膈肌起搏被认为是一种限制膈肌力量损失度的方法。膈肌起搏可通过外科手术在膈肌上直接植入电极[37]，连接膈神经[38,39]或最近的经静脉（上腔静脉）刺激器[40,41]来实现。在动物实验中，膈肌起搏与VIDD模型蛋白质水解/合成平衡的恢复[38]及纤维萎缩减少[40]有关。在人体中，起搏电极可以在腹腔镜检查或胸部手术中通过手术放置在膈肌内[42,43]。心脏手术时可以连接膈神经，膈肌起搏与线粒体生理功能改善和膈肌氧化应激减少有关[39,45]。膈肌刺激可以通过静脉使用中央静脉导管[40]

刺激来实现。在23例患者中评估了膈肌刺激的效果，这种方法能够在没有任何严重不良事件的情况下将压力时间乘积降低10% ～ 48%[41]。

第六节　ICU和ICU后综合征中的呼吸肌功能障碍

危重症后6个月及12个月时肢体肌肉无力和功能障碍已被认为与危重症[1, 46]、肺功能改变、持续低氧血症及活动不足有关[5]。但强有力的证据表明，在ICU患者出院数月后呼吸肌表现出持续性无力和超微结构改变，很可能呼吸肌无力是ICU后综合征发生的重要因素。未来几年应重点开展膈肌受累的研究。

参 考 文 献

1. Herridge MS, Chu LM, Matte A, Tomlinson G, Chan L, Thomas C, et al. The RECOVER program: disability risk groups and 1-year outcome after 7 or more days of mechanical ventilation. Am J Respir Crit Care Med. 2016; 194(7): 831-44.

2. Hopkins RO, Jackson JC. Short- and long-term cognitive outcomes in intensive care unit survivors. Clin Chest Med. 2009; 30(1): 143-53, ix

3. Hopkins RO, Weaver LK, Collingridge D, Parkinson RB, Chan KJ, Orme JF. Two-year cognitive, emotional, and quality-of-life outcomes in acute respiratory distress syndrome. Am J Respir Crit Care Med. 2005; 171(4): 340-7.

4. Herridge MS, Tansey CM, Matté A, Tomlinson G, Diaz-Granados N, Cooper A, et al. Functional disability 5 years after acute respiratory distress syndrome. N Engl J Med. 2011; 364(14): 1293-304.

5. Herridge MS, Cheung AM, Tansey CM, Matte-Martyn A, Diaz-Granados N, Al-Saidi F, et al. One-year outcomes in survivors of the acute respiratory distress syndrome. N Engl J Med. 2003; 348(8): 683-93.

6. Hussain SN, Simkus G, Roussos C. Respiratory muscle fatigue: a cause of ventilatory failure in septic shock. J Appl Physiol Bethesda Md 1985. 1985; 58(6): 2033-40.

7. Demoule A, Jung B, Prodanovic H, Molinari N, Chanques G, Coirault C, et al. Diaphragm dysfunction on admission to the intensive care unit. Prevalence, risk factors, and prognostic impact-a prospective study. Am J Respir Crit Care Med. 2013; 188(2): 213-9.

8. Demoule A, Molinari N, Jung B, Prodanovic H, Chanques G, Matecki S, et al. Patterns of diaphragm function in critically ill patients receiving prolonged mechanical ventilation: a prospective longitudinal study. Ann Intensive Care. 2016; 6(1): 75.

9. Supinski GS, Callahan LA. Diaphragm weakness in mechanically ventilated critically ill patients. Crit Care Lond Engl. 2013; 17(3): R120.

10. Knisely AS, Leal SM, Singer DB. Abnormalities of diaphragmatic muscle in neonates with ventilated lungs. J Pediatr. 1988; 113(6): 1074-7.

11. Vassilakopoulos T, Petrof BJ. Ventilator-induced diaphragmatic dysfunction. Am J Respir Crit Care Med. 2004; 169(3): 336-41.

12. Levine S, Nguyen T, Taylor N, Friscia ME, Budak MT, Rothenberg P, et al. Rapid disuse atrophy of diaphragm fibers in mechanically ventilated humans. N Engl J Med. 2008; 358(13): 1327-35.

13. Jaber S, Petrof BJ, Jung B, Chanques G, Berthet J-P, Rabuel C, et al. Rapidly progressive diaphragmatic weakness and injury during mechanical ventilation in humans. Am J Respir Crit Care Med. 2011; 183(3): 364-71.

14. Hussain SNA, Mofarrahi M, Sigala I, Kim HC, Vassilakopoulos T, Maltais F, et al. Mechanical ventilation-induced diaphragm disuse in humans triggers autophagy. Am J Respir Crit Care Med. 2010; 182(11): 1377-86.

15. Picard M, Jung B, Liang F, Azuelos I, Hussain S, Goldberg P, et al. Mitochondrial dysfunction and lipid accumulation in the human diaphragm during mechanical ventilation. Am J Respir Crit Care Med. 2012; 186(11): 1140-9.

16. Orozco-Levi M, Lloreta J, Minguella J, Serrano S, Broquetas JM, Gea J. Injury of the human diaphragm associated with exertion and chronic obstructive pulmonary disease. Am J Respir Crit Care Med. 2001; 164(9): 1734-9.

17. Jaber S, Jung B, Matecki S, Petrof BJ. Clinical review: ventilator-induced diaphragmatic dysfunction-human studies confirm animal model findings! Crit Care Lond Engl. 2011; 15(2): 206.

18. Petrof BJ, Jaber S, Matecki S. Ventilator-induced diaphragmatic dysfunction. Curr Opin Crit Care. 2010; 16(1): 19-25.

19. Dres M, Goligher EC, Heunks LMA, Brochard LJ. Critical illness-associated diaphragm weakness. Intensive Care Med. 2017; 43(10): 1441-52.

20. Matecki S, Dridi H, Jung B, Saint N, Reiken SR, Scheuermann V, et al. Leaky ryanodine receptors contribute to diaphragmatic weakness during mechanical ventilation. Proc Natl Acad Sci U S A. 2016; 113(32): 9069-74.

21. Powers SK, Kavazis AN, Levine S. Prolonged mechanical ventilation alters diaphragmatic structure and function. Crit Care Med. 2009; 37: S347-53.

22. Weber-Carstens S, Schneider J, Wollersheim T, Assmann A, Bierbrauer J, Marg A, et al. Critical illness myopathy and GLUT4: significance of insulin and muscle contraction. Am J Respir Crit Care Med. 2013; 187(4): 387-96.

23. Azuelos I, Jung B, Picard M, Liang F, Li T, Lemaire C, et al. Relationship between autophagy and ventilator-induced diaphragmatic dysfunction. Anesthesiology. 2015; 122(6): 1349-61.

24. American Thoracic Society/European Respiratory Society. ATS/ERS statement on respiratory muscle testing. Am J Respir Crit Care Med. 2002; 166(4): 518-624.

25. Matamis D, Soilemezi E, Tsagourias M, Akoumianaki E, Dimassi S, Boroli F, et al. Sonographic evaluation of the diaphragm in critically ill patients. Technique and clinical applications. Intensive Care Med. 2013; 39(5): 801-10.

26. Grosu HB, Lee YI, Lee J, Eden E, Eikermann M, Rose KM. Diaphragm muscle thinning in patients who are mechanically ventilated. Chest. 2012; 142(6): 1455-60.

27. Goligher EC, Fan E, Herridge MS, Murray A, Vorona S, Brace D, et al. Evolution of diaphragm thickness during mechanical ventilation: impact of inspiratory effort. Am J Respir Crit Care Med. 2015; 192: 1080-8.

28. Kim WY, Suh HJ, Hong SB, Koh Y, Lim CM. Diaphragm dysfunction assessed by ultrasonography: influence on weaning from mechanical ventilation*. Crit Care Med. 2011; 39(12): 2627-30.

29. Jung B, Moury PH, Mahul M, de Jong A, Galia F, Prades A, et al. Diaphragmatic dysfunction in patients with ICU-acquired weakness and its impact on extubation failure. Intensive Care Med. 2016; 42(5): 853-61.

30. DiNino E, Gartman EJ, Sethi JM, McCool FD. Diaphragm ultrasound as a predictor of successful extubation from mechanical ventilation. Thorax. 2014; 69(5): 431-5.

31. Blumhof S, Wheeler D, Thomas K, McCool FD, Mora J. Change in diaphragmatic thickness during the respiratory cycle predicts extubation success at various levels of pressure support ventilation. Lung. 2016; 194(4): 519-25.

32. Dres M, Dubé B-P, Mayaux J, Delemazure J, Reuter D, Brochard L, et al. Coexistence and impact of limb muscle and diaphragm weakness at time of liberation from mechanical ventilation in medical intensive care unit patients. Am J Respir Crit Care Med. 2017; 195(1): 57-66.

33. Dubé B-P, Dres M, Mayaux J, Demiri S, Similowski T, Demoule A. Ultrasound evaluation of diaphragm function in mechanically ventilated patients: comparison to phrenic stimulation and prognostic implications. Thorax. 2017; 72(9): 811-8.

34. Jung B, Constantin J-M, Rossel N, Le Goff C, Sebbane M, Coisel Y, et al. Adaptive support ventilation prevents ventilator-induced diaphragmatic dysfunction in piglet: an in vivo and in vitro study. Anesthesiology. 2010; 112(6): 1435-43.

35. McClung JM, Kavazis AN, Whidden MA, DeRuisseau KC, Falk DJ, Criswell DS, et al. Antioxidant administration attenuates mechanical ventilation-induced rat diaphragm muscle atrophy independent of protein kinase B (PKB Akt) signalling. J Physiol. 2007; 585(1): 203-15.

36. Doorduin J, Sinderby CA, Beck J, Stegeman DF, van Hees HWH, van der Hoeven JG, et al. The calcium sensitizer levosimendan improves human diaphragm function. Am J Respir Crit Care Med. 2012; 185(1): 90-5.

37. Le Pimpec-Barthes F, Legras A, Arame A, Pricopi C, Boucherie J-C, Badia A, et al. Diaphragm pacing: the state of the art. J Thorac Dis. 2016; 8(S4): S376-86.

38. Yang M, Wang H, Han G, Chen L, Huang L, Jiang J, et al. Phrenic nerve stimulation protects against mechanical ventilation-induced diaphragm dysfunction in rats. Muscle Nerve. 2013; 48(6): 958-62.

39. Martin AD, Joseph A-M, Beaver TM, Smith BK, Martin TD, Berg K, et al. Effect of intermittent phrenic nerve stimulation during cardiothoracic surgery on mitochondrial respiration in the human diaphragm*. Crit Care Med. 2014; 42(2): e152-6.

40. Reynolds SC, Meyyappan R, Thakkar V, Tran BD, Nolette M-A, Sadarangani G, et al. Mitigation of ventilator-induced diaphragm atrophy by transvenous phrenic nerve stimulation. Am J Respir Crit Care Med [Internet]. 2016. Cited 22 Mar 2018; Available from: http: //www.atsjournals. org/doi/10.1164/rccm.201502-0363OC.

41. Reynolds S, Ebner A, Meffen T, Thakkar V, Gani M, Taylor K, et al. Diaphragm activation in ventilated patients using a novel transvenous phrenic nerve pacing catheter. Crit Care Med. 2017; 45(7): e691-4.

42. Onders RP, Markowitz A, Ho VP, Hardacre J, Novitsky Y, Towe C, et al. Completed FDA feasibility trial of surgically placed temporary diaphragm pacing electrodes: a promising option to prevent and treat respiratory failure. Am J Surg. 2018; 215(3): 518-21.

43. Onders RP, Elmo M, Kaplan C, Katirji B, Schilz R. Extended use of diaphragm pacing in patients with unilateral or bilateral diaphragm dysfunction: a new therapeutic option. Surgery. 2014; 156(4): 776-86.

44. Testelmans D, Nafteux P, Van Cromphaut S, Vrijsen B, Vos R, De Leyn P, et al. Feasibility of diaphragm pacing in patients after bilateral lung transplantation. Clin Transpl. 2017; 31(12): e13134.

45. Mankowski RT, Ahmed S, Beaver T, Dirain M, Han C, Hess P, et al. Intraoperative hemidiaphragm electrical stimulation reduces oxidative stress and upregulates autophagy in surgery patients undergoing me-

chanical ventilation: exploratory study. J Transl Med [Internet]. 2016; 14(1). Cited 22 Mar 2018. Available from: http: //translational-medicine.biomedcentral. com/articles/10.1186/s12967-016-1060-0.

46. Dos Santos C, Hussain SNA, Mathur S, Picard M, Herridge M, Correa J, et al. Mechanisms of chronic muscle wasting and dysfunction after an intensive care unit stay. A pilot study. Am J Respir Crit Care Med. 2016; 194(7): 821-30.

影像学

第八章

Peter J.M.Weijs，Wilhelmus G.P.M.Looijaard，Ingeborg M.Dekker，Robert Memelink，Sandra N.Stapel，Jeroen Molinger，Heleen M.Oudemans-van Straaten

学习目标

在本章中，您可以学到一些方法来帮助您作为一名专业人士更深入地了解ICU后患者的身体成分、营养状况和营养风险。不同的成像方法可以用来评估和监测肌肉质量的损失、保持和增加。因此，影像学检查是可用于诊断和指导ICU（后）患者治疗的工具。选择某种特定方法通常是基于方法的可用性、成本、专业知识和时间消耗，而不仅仅是它的准确性。其结果不能互相替代，需要不同专家合作和专业知识才能正确解读。此外，在疾病急性期，体液状态的变化会影响身体成分的测量。尽管如此，由于人们对ICU后综合征的许多方面的兴趣日益增加，影像学技术的使用将变得越来越重要，并且，在ICU后综合征中营养不良和肌肉质量减少起着重要作用。

第一节　引　言

影像学技术可为临床分析和医疗干预创立身体内部可视化条件。因此，影像学技术是诊断过程中的重要工具，如可以用于确定哪些组织受损或进行肿瘤定位。影像学技术也可以提供有关器官或组织的质量和功能信息。其还可以对患者进行定量分析，以评估身体成分，如肌肉组织和脂肪组织的数量。影像学技术在临床实践中的应用越来越多，新技术的发展改善了其功能并促进应用。根据不同的方法，评估可以具体到肌内脂肪组织和四肢骨骼肌量，或评估总体健康状况（生物电阻抗分析法衍生的相位角）。这种身体成分评估的目标可以是诊断性的，也可用于风险评估及监测，可作为更广泛营养评估的一部分。例如，总骨骼肌肉质量的减少可能表明营养储备减少以及不良结果的风险增加，因此可以用来指导患者的营养治疗和康复。

在本章中，我们将主要关注通过不同成像方法来定量评估身体成分，这些方法的优点和局限性，以及在ICU（后）患者评估和监测中的具体临床应用。

第二节　身体成分成像的方法学

在考虑身体成分评估的基本方面时，我们通常将其分为直接法、间接法和双重间接法。直接法是对身体组织进行化学分析和体内中子活化分析（in vivo neutron activation analysis，IVNAA）。它们分别直接评估化学成分中的脂肪或氮原子的数量。但是，应清楚地指出，它们无法在临床实践中使用。间接法通常是计算机体层成像（CT）和双能X射线吸收法（DXA）这样的成像方法。在这两种方法中，放射线束作用于组织，而组织的反应（吸收、反射）则被可视化。这些方法都经过了直接法的验证，虽然准确性不如直接法，但在临床实践中更具适用性。第三个是双重间接法，如超声（US）和生物电阻抗分析法（bioelectrical impedance analysis，BIA）。使用这些方法需要满足更多假设以准确测量身体成分。因此，产生图像的信号与间接法相比，在身体成分的定量评估方面是不太准确的。另外，这些通常是价低、简单和快速的测量方法，因此在临床实践中经常是首选。

在危重症患者中，CT经常被用作诊断工具。许多患者在入院时都已经进行了CT检查。在其他患者群体中，如肿瘤患者，已经应用现有的CT图像来分析身体成分。然而，CT身体成分分析的标准应用是不可预期的。因此，临床实践中可以进行多种选择。本章将重点介绍已经使用的不同方法的优点和缺点。不过，预计在不久的将来还会有更多的方法出现。

本章将为ICU后综合征患者提供关于不同成像方法在当前临床实践中应用的一些见解。

第三节　计算机体层成像

计算机体层成像（CT）可为临床医师提供有关身体成分的有价值且可靠的信息。然而，由于CT检查价格高昂并且会让患者暴露在有害辐射下，仅为了进行身体成分分析或随访而进行CT检查是不可取的。

CT机使用X射线发生器和一个与其相反位置的X射线探测器，该探测器围绕着缓慢通过CT机的患者旋转，以生成扫描区域的横截面图像（切片）。因此，"断层"（tomography）一词来自希腊单词"tomos"，意为"切片"或"截面"，以及"graphia"，意为"描述"。当X射线穿过身体时，在到达探测器之前在人体组织内衰减（吸收或散射）。密度较大的组织（如骨骼）比密度较低的组织更容易衰减X射线，这种衰减差异被用于生成二维放射图像（类似于常规X线图像）。然后对从不同角度生成的许多二维X线图像进行数字处理，以生成不同平面（横断面、矢状面和冠状面）中整个扫描区域的横截面图像。CT图像上的每个像素都有一个与其对应的CT值（单位为HU），该值基于对应的体素内组织的衰减，此体素由像素×CT切片厚度组成。在Hounsfield单位尺度上，水的衰减为0HU，空气为-1000HU，而骨骼通常在＋1000HU及以上。横截面CT图像中的所有像素都是灰色的，根据它们的CT值，图像会更亮（密度较大的组织）或更暗（密度较小的组织）。

一、人体成分

自从1972年首次进行CT检查以来，研究人员已经开始应用CT检查评估人体成分，以了解其与临床结果的关系。大部分研究都是在肿瘤患者身上进行的，他们经常接受

CT检查作为常规随访的一部分。然而，近年来，这种方法已经扩展到其他人群，其中就包括危重症患者。

虽然大多数放射科使用可用于人体成分分析的软件应用程序，但使用最多的研究应用程序是SliceOmatic（TomoVision，Magog，QC，加拿大）和开源的ImageJ（美国国立卫生研究院，美国马里兰州贝塞斯达）。不同应用程序之间的一致性非常好[1]。最基本的CT检查分析方法是简单地在目标组织（如肌肉或脂肪组织）周围绘制线条，然后让软件计算轮廓区域内的表面积。然而，通常轮廓区域内存在多种类型的组织（如肌肉组织之间的脂肪，内脏脂肪组织之间的器官），这些组织可能被错误地识别为目标组织。因此，建议使用能够根据CT值（HU）设置边界的软件（阈值法），该方法定义了要包括在分析中的组织密度，并排除了密度更高和更低的组织。常用的CT值范围如下：骨骼肌为-29～+150HU，肌间和皮下脂肪组织为-190～-30HU，内脏脂肪组织为-150～-50HU[2]（图8.1）。

通过分析多个连续或单张CT图像可以确定人体成分。最简单和最快的方法显然是单张分析。在将单张图像上的肌肉量与身体中的全身肌肉质量进行比较的验证研究中，第3腰椎椎体（L_3）水平的肌肉量被证明与全身肌肉质量非常相关[2-4]。

软件输出包括分析组织的表面积（以"cm^2"为单位）和组织的平均密度（以"HU"为单位）。肌肉面积可以根据身高进行标准化，得出以"cm^2/m^2"为单位的骨骼肌指数（skeletal muscle index，SMI）。骨骼肌平均密度可以用作肌肉"质量"的标志，与"数量"相对应，因为较低的肌肉密度反映出肌肉中更多的脂肪浸润或肌肉脂肪浸润，可能还反映出肌肉坏死[5, 6]。

近年来，CT图像的分析实现了自动化，专门的软件模块可用于在短时间内处理大量图像[7]。然而，仍然需要足够的培训和解剖学知识才能在必要时能够纠正自动分析结果（图8.2，图8.3）。

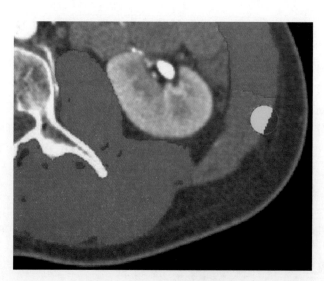

图8.1 肌肉组织的阈值示例

黄圈内的明亮黄色区域被识别为肌肉组织（CT值为-29～+150HU），而圆圈内较暗（密度较低）的灰色区域被舍弃。红色区域已被识别为肌肉组织。使用SliceOmatic®进行分析

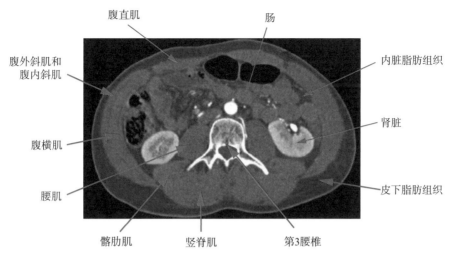

图8.2 第3腰椎水平存在的不同肌肉、内脏组织和器官

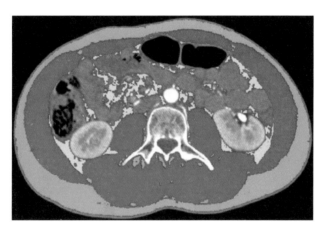

图8.3 第3腰椎水平CT切片分析示例

红色为肌肉，绿色为肌间脂肪组织，黄色为内脏脂肪组织，蓝色为皮下脂肪组织。使用SliceOmatic®进行分析

二、危重症患者的CT检查分析

在ICU中，在ICU入院时因临床原因而进行的CT检查所评估的人体成分已被用作预后标志。入院时的较低肌肉面积与较高的院内死亡率、较少的无ICU住院时间和无呼吸机使用时间及更高的被转院到疗养院的概率有关[8, 9]。

此外，低肌肉质量（通过低骨骼肌密度反映）与较高的6个月死亡率和较长的住院时间相关，而与肌肉数量无关[10]。入院时的肌肉质量和数量可预测疾病严重程度和体重指数校正后的死亡率[9, 10]。

三、局限性

CT检查分析可以为临床医师提供有关人体成分的有价值且可靠的信息，特别是有关肌肉数量和质量的信息，这是影响ICU患者预后的重要因素。但仍需要考虑几个限制问题和注意事项。虽然利用CT检查分析人体成分的方法已经很成熟，但需要充分训练才能准确识别正确的组织。此外，应注意这些扫描最初并不是为了分析人体成分而进行的，使用造影剂、CT机管电压的设置和校准都可能影响结果[11]。患者因素也可能会影响可靠性，因为患者在CT机内的位置可能会影响肌肉的显示方式。此外，水肿的存在可能会混淆质量和数量的评估，有时可能会使分析变得非常困难甚至不可能完成。

将CT检查作为常规的随访检查是不可行的。暴露于有害的电离辐射（每次腹部CT检查的辐射约为正常背景辐射的3倍）、后勤难题及危重症患者转运可能带来的风险，还有费用等因素都限制了将CT分析用于常规护理期间。此外，人体成分是从区域图像（如腹部和胸部）中获取的，相对较高或较低的四肢肌肉质量却得不到评估。

第四节　超　声

危重症幸存者在12～18个月后仍有高比例的功能受损[12]，这是在ICU期间骨骼肌肌肉量早期、迅速丢失所致[13-15]。肌肉功能不仅与肌肉量（数量）相关，还与其质量（收缩比例与非收缩比例）相关；反过来，肌肉质量也可能受到不利影响。测量肌肉质量已经是ICU内进行营养评估的被广泛接受的方法，也是评估肌肉大小的方法。由于低肌肉质量（muscle quality，MQ）、低肌肉含量（muscle mass）/大小与有氧能力差之间的关联不断显现，临床人群中瘦肉组织或肌肉质量的鉴定变得越来越重要。肌骨超声（MKUS）不仅可以通过测量厚度或横截面积（CSA）来评估肌肉质量，还可以用于观察肌肉的形态、组织学和肌肉结构的变化。在这里，我们将讨论所有与MKUS有关的结果参数，涉及肌肉质量和肌肉大小，包括厚度、CSA和体积。

一、超声简介

超声（ultrasound，US）是一种非侵入性检查方法，可以在床边实时进行体内检查。超声扫描显示肌肉图像的"回响度"（亮度），这是基于超声波从肌肉内不同组织中反射回来的速度。结缔组织非常致密，超声波很快就会被反射回传感器。图像中的这种组织看起来更亮（高回声）[17]。另外，水允许超声波无阻力地穿过，因此它们不会被反射回传感器。含有水的扫描区域的图像看起来较暗（低回声）：肌肉中水含量越高，图像就会越暗[16]。

二、肌肉含量的超声成像评估

先前的研究发现，胫骨内侧肌和外侧肌的肌肉厚度与老年人的功能表现有关，而股四头肌的肌肉厚度与等长和等速屈膝肌力有关[17]。在ICU环境中，使用MKUS来评估肌肉厚度或CSA已经逐渐成为一种潜在的、强大的临床评估方法[18-20]。使用MKUS测量肌肉大小的优势在于可以观察到特定肌肉群内部的变化，而不仅仅是看到全身瘦体重的整体变化。不同的肌肉群在组织学和形态学方面存在差异，这直接影响了肌肉的萎缩模式。在危重症的急性阶段，大多数ICU患者出现腹直肌CSA减小[19, 20]。使用CSA或厚度，而不是仅仅关注全身瘦体重，能够揭示肌肉萎缩的模式，从而指导早期营养和（或）早期活动干预。

三、肌糖原的评估

肌糖原耗竭会导致严重的肌肉损伤，使肌肉无法恢复和进入合成代谢状态。肌内低糖原与肌肉释放钙的能力受损有关，而钙是肌肉激活的重要信号。在长时间的危重症中，肌糖原耗竭可能通过引起肌内钙释放减少导致肌肉疲劳和收缩能力下降，进而导致无法产生肌内力量[21-24]。因此，肌糖原是早期运动的条件性能量底物。在ICU环境中，早期运动的代谢需求尚不清楚。进行相同功能活动的危重症患者之间的能量需求存在显著异质性[24]。与健康人相比，危重症患者的能量需求更高，可以预料其肌糖原消耗更快[24-28]。因此，肌糖原评估可能为ICU后患者的康复提供重要信息[28]。

每克糖原与3g水紧密结合[29, 30]。当肌肉含有更多的糖原时，也含有更多的水，产生较暗的图像。在危重症情况下，随着糖原被代谢，结合的水离开肌肉，暴露了比水密度更大的肌肉纤维。这使超声波更容易被反射回来，产生较亮的图像。如图8.4所示，在可预测的情况下，图像中深紫色的区域可被认为含有更多的结合水，因此含有更多的肌糖原。粉色着色的区域对应较低的结合水含量，反过来表示较低的肌糖原含量。注意：肌肉中的其他能量产生成分，如蛋白质、肌酸和肉碱，也与水紧密结合，也可能会导致图像较暗。利用超声评估肌糖原水平在两项临床研究中得到验证[31, 32]，这些研究是在受过训练的自行车手中进行的，其中一项是在中高强度的90分钟稳态骑行中进行的，另一项是在75km的时间赛中进行的。将MuscleSound®软件测得糖原"得分"与肌肉活检的金标准进行了比较。

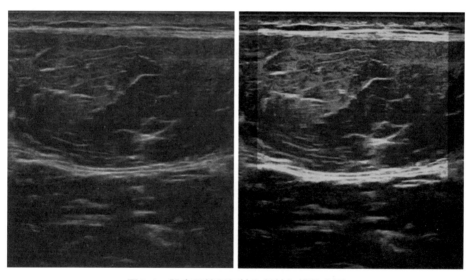

图8.4 股直肌糖原短轴和长轴扫描热力图

图8.5显示了来自股直肌的2名受试者的肌肉糖原（燃料）热图。黄色部分为筋膜和腱膜；深绿色/黄色显示了由脂肪浸润、纤维化和肌肉坏死而导致的较高的回声强度[15, 18, 20, 26, 33]，其中，图A和图B来自一位28岁的马拉松运动员：马拉松前（A）和马拉松后（B）；图C和图D是一名25岁的男性，患有感染性休克；图C是在住院第2天拍摄的，图D是在住院第5天拍摄的。

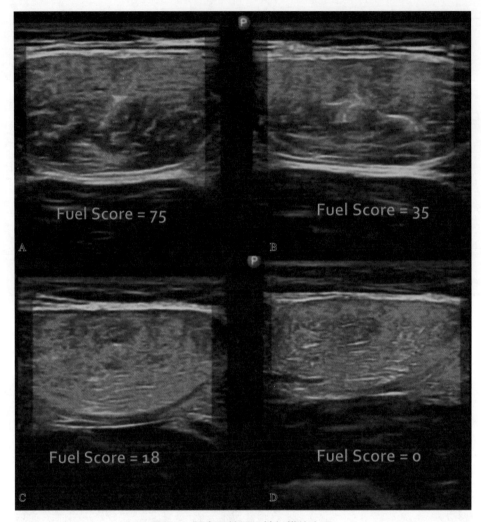

图8.5 股直肌糖原短轴扫描热力图

四、骨骼肌结构

骨骼肌结构（图8.6）是一个重要的肌肉特征，对确定肌肉在运动中的力量贡献起着重要作用。它由羽状角和肌束长度定义。羽状角是肌纤维与肌腱之间形成的夹角，肌束长度是从浅层腱膜到深层腱膜肌束路径的长度[34]。每条肌纤维束周围的疏松结缔组织膜被称为肌束膜，其是有效传递肌束内相邻肌纤维收缩力机制的一部分[35, 36]。羽状角对从肌肉到肌腱的力传递至关重要。0°的羽状角将100%的收缩力传递到肌腱，而30°羽状角的肌肉只传递86%的收缩力到肌腱。大多数人下肢肌肉的羽状角为0°～30°[37, 38]。众所周知，在ICU住院期间，由于肌纤维化、肌坏死和筋膜层内液体积聚，羽状角可能发生变化[14, 18, 20, 26]，感染可能会在很大程度上促成这种变化[18, 20, 26, 33]。细胞筋膜炎引起的水肿主导了危重症的早期阶段，并向肌束深处扩展。肌束内的液体积聚改变了肌肉的形态和结构，从而导致肌束的羽状角发生明显变化。这些羽状角的变化在肌肉损伤的偏心运动后也可以看到[39]，这导致肌肉功能急剧下降。

ICU患者身体功能测试评分（PFIT-s）与股四头肌羽状角之间有很强的相关性（$r=$0.81，$P=0.008$）[18]。

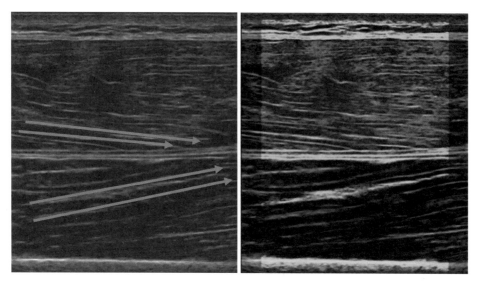

图8.6 股直肌羽状角长轴扫描，无MuscleSound®热力图和带有MuscleSound®热力图

五、动态评估

除了无创和可在床边操作外，MKUS（肌肉知识超声）的另一个优势是能够动态扫描肌肉的功能。除了通常使用的B模式（亮度模式，显示所有超声波反射的实时图像），还有M模式（动态模式）。M模式超声图像显示了单个超声波在一段时间内的反射变化。因此，它可以用于观察运动中的组织，而M模式MKUS成像则显示了肌肉内结缔组织的运动情况。由于肌肉收缩伴随着肌肉组织运动，M模式MKUS可用于评估深层肌肉活动的起始时刻[40]。肌内激活模式与肌力生成和抗疲劳的运动单元招募策略有关[41]。评估肌群的招募模式有助于调整早期活动康复方案和评估ICU获得性衰弱（ICUAW）。

第五节 双能X射线吸收法

双能X射线吸收法（dual-energy X-ray absorptiometry，DXA）常用于骨密度评估和骨质疏松的诊断[42]。它也用于评估骨折或老龄化引起的椎体和髋骨的结构变化。DXA被越来越多地用于评估全身成分。它不仅可以区分骨骼、瘦组织和脂肪，还可以评估亚区域的瘦组织。与其他患者群体一样，目前也以这种方式来评估术后危重症监护患者的四肢骨骼肌质量[43]。

DXA的工作原理是使用低剂量的X射线在两个不同能级下进行扫描。组织越密集，吸收射线的能量越多。吸收更多的能量时，传感器检测到的能量就会越少。通过使用图像中每个像素对不同能级X射线的吸收信息，可以得到详细的成像。由于骨骼是一种致密的组织，因此会显示得非常清晰，如图8.7所示。基于详细的信息，可以在每个像素上减去骨组织，然后基于其辐射吸收情况，将剩余的组织分为脂肪组织和瘦组织。与骨组织相比，后一种评估的准确性稍低。

　　与任何成像技术一样，患者的定位需要特别注意，尤其是当瘦组织随时间发生相对较小的变化是进行DXA评估的原因时，必须准确遵循标准操作程序。虽然通常软件会提供选项进行准确的人体成分评估，但患者体型超出检查床（台），如太高或太胖，则会影响评估。该软件还提供了分割方法，因此可以将手臂和腿与躯干分开评估。通过使用骨骼标志，可以在不同时间点可靠地执行此分割过程，以对患者进行纵向评估。

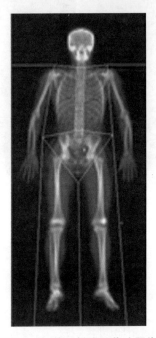

图8.7　双能X射线吸收法图像

　　DXA也可用于脂肪质量评估，累积的信息提供了患者的体脂百分比。此外，它还提供了四肢和腹部中的脂肪量。更具体地说，通过使用标志物和密度指标，可以进行腹部脂肪评估。然而，这种评估的准确性较总脂肪质量的评估要低。

　　考虑到对ICU后患者肌肉质量减少、保持和增加的关注，使用DXA评估四肢骨骼肌肌肉质量引起了人们的兴趣。这实质上是指双臂和双腿中无骨骼无脂肪的瘦体组织。虽然还包括一些数量较少的其他组织（如皮肤、肌腱、血管、神经），但它是衡量四肢肌肉量（四肢肌肉质量）的一个良好指标。由于大部分肌肉分布在四肢，因此四肢肌肉量也是全身肌肉质量的良好指标[44]。通过CT或MRI对大腿肌肉组织进行评估可能会更准确，但这些方法在（用于身体成分分析的）可用性上要小得多，而且也受到区域的限制。

第六节　生物电阻抗分析法

　　生物电阻抗分析法（bioelectrical impedance analysis，BIA）是一种快速、简单、无创的人体成分评估方法。

一、方法

在BIA测量过程中，一个难以察觉的交流电流通过皮肤电极流经身体，测量电流流动的阻力（阻抗）。阻抗（Z）由两个组成部分组成，即电阻（R）和电抗（X_c）。电抗是由细胞膜和组织界面的电容而引起的传导延迟。电容会导致相位移或相位角，该相位移或相位角是由R和X_c衍生出来的（图8.8）。电流通过人体的阻抗取决于人体成分。富含水和电解质的成分，如血液和肌肉质量，容易导电，而脂肪组织和骨骼则不会。

二、方程和假设

通过将BIA数据与人体测量数据的方程结合起来，可以估算人体成分。在健康人群中，这些方程可以用于估算瘦体质量（去脂体重、体细胞质量、肌肉质量）、脂肪质量和液体储存区域（细胞内、外水分，全身水分）。然而，这些方程的准确性依赖于多种假设和前提条件，如正常的水合状态、正常的体形及准确的身高和体重。在危重症情况下，这些假设和前提条件无法满足，因此在重症监护环境中，基于BIA的方程式是不可靠的。

三、主要生物电阻抗分析法数据的应用

近期的关注已经转向使用"原始"的BIA数据，即R、X_c和相位角，这些数据与体重无关，并提供有关水合状态、体细胞质量和细胞膜完整性的信息。相位角被认为是细胞健康的标志，并被多次反复证明是包括危重症患者在内的各种患者群体发病率和死亡率的预测因子[45, 46]。

四、生物电阻抗分析法用于ICU后随访

由于在水合状态恢复正常并且可以满足所需的假设条件时，BIA是估计人体成分的合适方法，它可提供一种简单且价廉的生物标志物，用于评估康复期间在ICU后护理诊所中身体健康的恢复情况。

图8.8～图8.10显示了BIA、相位移和相位角的原理。

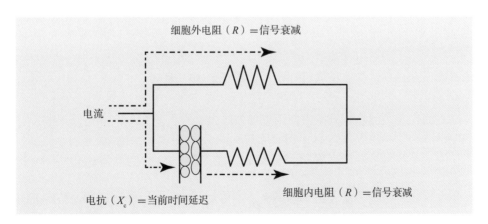

图8.8 生物电阻抗分析法（BIA）测量了电流通过细胞外和细胞内间隙时的电阻（阻抗）

阻抗由两个部分组成：电阻（R），反映离子溶液的电导率；电抗（X_c），电流流动的延迟，反映细胞膜和组织界面的电容（引自Di Somma et al[47]）

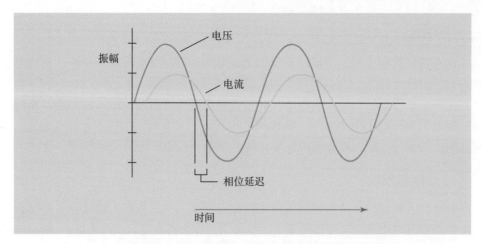

图8.9　电压、电流和相位延迟之间的时间关系，通过相移（Phase Shift）测量
（引自 https://www.biodyncorp.com/product/450/phase_angle_450.html）

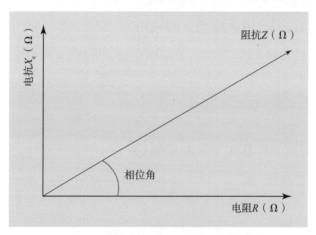

图8.10　阻抗、电抗和相位角之间的关系
相位角被量化为反正切$(X_c/R) \times 180°/\pi$

第七节　实际应用

考虑在每个相关的临床方案中使用成像技术。

第八节　临床方案

除了关注急性疾病，还有一个需要优先考虑的问题是及早识别ICU出院后可能出现瘦体重丧失和肌肉萎缩等有害后果的患者。因此，评估体能储备和营养状况对每名入住ICU的患者都很重要。在许多医院，营养筛查已经成为标准的程序，但体能储备和脆弱性筛查还不是。由于肌肉质量和数量可能会显著影响个体死亡的风险，评估肌肉质量显得尤为重要。不同的影像学检查方法可用于此评估,包括CT、DXA、超声和BIA,这些检查方法可以在协议规范化的方式下用于评估。尽管每种检查方法都有其局限性,但引起人们对体能储备和营养储备对ICU结局影响的重要性的关注是至关重要的。监测将有助于理解体能储备不足对ICU入院、ICU住院期间的进一步损伤及康复期间恢复的影响。监测对制订和改进治疗方案也至关重要。医师、物理治疗师和营养师都应该共同承担责任。

结论

ICU医师、康复医师、护士、物理治疗师和营养师需要在患者ICU入院期间及之后评估、了解和监测其身体状况及营养储备。虽然有多种工具可以用来评估营养状况,但是伴随着重症监护治疗而来的显著肌肉流失需要更具体的成像检查。CT、超声和DXA是评估和了解肌肉质量(变化)的重要工具。CT和超声还可以提供肌肉质量的信息。BIA提供了一个用于评估总体健康状况的标志。成像方法帮助我们评估肌肉的流失、保留和增加。不同成像方法之间存在着准确性、可用性、成本、专业知识、局限性和时间消耗方面的典型差异。选择具体方法需要根据目标和医院或护理机构的限制进行。不同方法得出的结果在纵向评估中不能互换使用;因此,需要所有从事重症监护后期治疗的专家合作,以提供准确的解读。

要点总结

— 危重症患者会出现肌肉萎缩。

— 肌肉萎缩会带来严重的短期和长期后果。

— 肌肉质量可以通过CT、超声、DXA和BIA评估。

— 入住ICU时,由CT得出的低肌肉质量,以及由BIA得出的低相位角,都预示着更高的死亡率,而与体重指数和疾病严重程度无关。

— 诊断性CT通常在ICU入院时可用。

— 超声和BIA可以在床旁进行。

— 超声提供了几种有前景的工具,用于评估肌肉质量并指导康复训练。

— 所有成像工具都有其局限性,且与危重症相关的体液变化也使得对它们的解读变得复杂。

— 人体成分评估可以在ICU治疗期间及ICU出院后康复治疗时指导营养和康复训练。

利益冲突声明

PJMW曾收到Baxter、Fresenius、Nestle和Nutricia的资金支持。

HMO曾从Fresenius、Nutricia和Nestlé获得研究支持,并获得了Fresenius、Nestlé、Nutricia、Baxter/Gambro和Abbott的演讲和咨询酬金。

SS曾从Nestlé和Astellas获得研究支持。

JM曾从MuscleSound、Nestlé、Nutricia和Abbott获得演讲和咨询酬金。

参 考 文 献

1. van Vugt JL, Levolger S, Gharbharan A, Koek M, Niessen WJ, Burger JW, et al. A comparative study of software programmes for cross-sectional skeletal muscle and adipose tissue measurements on abdominal computed tomography scans of rectal cancer patients. J Cachexia Sarcopenia Muscle. 2017; 8: 285-97.

2. Mitsiopoulos N, Baumgartner RN, Heymsfield SB, Lyons W, Gallagher D, Ross R. Cadaver validation of skeletal muscle measurement by magnetic resonance imaging and computerized tomography. J Appl Physiol (1985). 1998; 85: 115-22.

3. Shen W, Punyanitya M, Wang Z, Gallagher D, St-Onge MP, Albu J, et al. Total body skeletal muscle and adipose tissue volumes: estimation from a single abdominal cross-sectional image. J Appl Physiol (1985). 2004; 97: 2333-8.

4. Heymsfield SB, Wang Z, Baumgartner RN, Ross R. Human body composition: advances in models and methods. Annu Rev Nutr. 1997; 17: 527-58.

5. Aubrey J, Esfandiari N, Baracos VE, Buteau FA, Frenette J, Putman CT, et al. Measurement of skeletal muscle radiation attenuation and basis of its biological variation. Acta Physiol (Oxf). 2014; 210: 489-97.

6. Puthucheary ZA, Phadke R, Rawal J, McPhail MJ, Sidhu PS, Rowlerson A, et al. Qualitative ultrasound in acute critical illness muscle wasting. Crit Care Med. 2015; 43: 1603-11.

7. Popuri K, Cobzas D, Esfandiari N, Baracos V, Jagersand M. Body composition assessment in axial CT images using FEM-based automatic segmentation of skeletal muscle. IEEE Trans Med Imaging. 2016; 35: 512-20.

8. Moisey LL, Mourtzakis M, Cotton BA, Premji T, Heyland DK, Wade CE, et al. Skeletal muscle predicts ventilator-free days, ICU-free days, and mortality in elderly ICU patients. Crit Care. 2013; 17: R206.

9. Weijs PJ, Looijaard WG, Dekker IM, Stapel SN, Girbes AR, Oudemans-van Straaten HM, et al. Low skeletal muscle area is a risk factor for mortality in mechanically ventilated critically ill patients. Crit Care. 2014; 18: R12.

10. Looijaard WG, Dekker IM, Stapel SN, Girbes AR, Twisk JW, Oudemans-van Straaten HM, et al. Skeletal muscle quality as assessed by CT-derived skeletal muscle density is associated with 6-month mortality in mechanically ventilated critically ill patients. Crit Care. 2016; 20: 386.

11. van der Werf A, Dekker IM, Meijerink MR, Wierdsma NJ. de van der Schueren MAE, Langius JAE. Skeletal muscle analyses: agreement between non-contrast and contrast CT scan measurements of skeletal muscle area and mean muscle attenuation. Clin Physiol Funct Imaging. 2018; 38(3): 366-72.

12. McNelly AS, Rawal J, Shrikrishna D, Hopkinson NS, Moxham J, Harridge SD, Hart N, Montgomery HE, Puthucheary ZA. An exploratory study of long-term outcome measures in critical illness survivors: construct validity of physical activity, frailty, and health-related quality of life measures. Crit Care Med. 2016; 44(6): e362-9.

13. Herridge MS, Cheung AM, Tansey CM, Matte-Martyn A, Diaz-Granados N, Al-Saidi F, Cooper AB, Guest CB, Mazer CD, Mehta S, et al. One-year outcomes in survivors of the acute respiratory distress syndrome. N Engl J Med. 2003; 348(8): 683-93.

14. Puthucheary ZA, Phadke R, Rawal J, McPhail MJ, Sidhu PS, Rowlerson A, Moxham J, Harridge S, Hart N, Montgomery HE. Qualitative ultrasound in acute critical illness muscle wasting. Crit Care Med. 2015; 43(8): 1603-11.

15. Puthucheary Z, Montgomery H, Moxham J, Harridge S, Hart N. Structure to function: muscle failure in

critically ill patients. J Physiol. 2010; 588(23): 4641-8.

16. Hill JC, Millan IS. Validation of musculoskeletal ultrasound to assess and quantify muscle glycogen content. A novel approach. Phys Sportsmed. 2014; 42(3): 45-52.

17. Selva Raj I, Bird SR, Shield AJ. Ultrasound measurements of skeletal muscle architecture are associated with strength and functional capacity in older adults. Ultrasound Med Biol. 2017; 43(3): 586-94.

18. Parry SM, El-Ansary D, Cartwright MS, Sarwal A, Berney S, Koopman R, Annoni R, Puthucheary Z, Gordon IR, Morris PE, et al. Ultrasonography in the intensive care setting can be used to detect changes in the quality and quantity of muscle and is related to muscle strength and function. J Crit Care. 2015; 30(5): 1151 e1159-14.

19. Mourtzakis M, Parry S, Connolly B, Puthucheary Z. Skeletal muscle ultrasound in critical care: a tool in need of translation. Ann Am Thorac Soc. 2017; 14(10): 1495-503.

20. Puthucheary ZA, Rawal J, McPhail M, Connolly B, Ratnayake G, Chan P, Hopkinson NS, Phadke R, Dew T, Sidhu PS, et al. Acute skeletal muscle wasting in critical illness. JAMA. 2013; 310(15): 1591-600.

21. Ørtenblad N, Westerblad H, Nielsen J. Muscle glycogen stores and fatigue. J Physiol. 2013; 591(18): 4405-13.

22. Knuiman P, Hopman MT, Mensink M. Glycogen availability and skeletal muscle adaptations with endurance and resistance exercise. Nutr Metab (Lond). 2015; 12: 59.

23. Ortenblad N, Nielsen J, Saltin B, Holmberg HC. Role of glycogen availability in sarcoplasmic reticulum Ca2+ kinetics in human skeletal muscle. J Physiol. 2011; 589(Pt 3): 711-25.

24. Black CSM, Grocott M. The oxygen cost of rehabilitation in mechanically ventilated patients. Am J Respir Crit Care Med. 2017; 195: A2742.

25. Bear DE, Parry SM, Puthucheary ZA. Can the critically ill patient generate sufficient energy to facilitate exercise in the ICU? Curr Opin Clin Nutr Metab Care. 2018; 21(2): 110-5.

26. Molinger J, van der Hoven B, Gommers D. Non-invasive assessment of muscle histology during sepsis; a feasibility study in recognition of muscle wasting patterns. Poster presentation 17Th congress of European shock society. Paris; 13 Sept 2017.

27. Wischmeyer PE, Puthucheary Z, San Millan I, Butz D, Grocott MPW. Muscle mass and physical recovery in ICU: innovations for targeting of nutrition and exercise. Curr Opin Crit Care. 2017; 23(4): 269-78.

28. Wischmeyer PE, San-Millan I. Winning the war against ICU-acquired weakness: new innovations in nutrition and exercise physiology. Crit Care. 2015; 19(Suppl 3): S6.

29. Olsson KE, Saltin B. Variation in total body water with muscle glycogen changes in man. Acta Physiol Scand. 1970; 80(1): 11-8.

30. Fernández-Elías V. Relationship between muscle water and glycogen recovery after prolonged exercise in the heat in humans. Eur J Appl Physiol. 2015; 115: 1919-26.

31. Nieman DC, Shanely RA, Zwetsloot KA, Meaney MP, Farris GE. Ultrasonic assessment of exercise-induced change in skeletal muscle glycogen content. BMC Sports Sci Med Rehabil. 2015; 7: 9.

32. Hill JC, Millan IS. Validation of musculoskeletal ultrasound to assess and quantify muscle glycogen content. A novel approach. Phys Sportsmed. 2014; 42(3): 45-52.

33. Puthucheary Z. An update on muscle wasting in ICU. Signa Vitae. 2017; 13(Suppl 3): 30-1.

34. Kuyumcu ME, Halil M, Kara Ö, Çuni B, Çağlayan G, Güven S, Yeşil Y, Arık G, Yavuz BB, Cankurtaran M, et al. Ultrasonographic evaluation of the calf muscle mass and architecture in elderly patients with and without sarcopenia. Arch Gerontol Geriatr. 2016; 65: 218-24.

35. Purslow PP. Muscle fascia and force transmission. J Bodyw Mov Ther. 2010; 14(4): 411-7.

36. Narici MV, Maganaris CN, Reeves ND, Capodaglio P. Effect of aging on human muscle architecture. J Appl Physiol (1985). 2003; 95(6): 2229-34.

37. Lieber RL, Friden J. Functional and clinical significance of skeletal muscle architecture. Muscle Nerve. 2000; 23(11): 1647-66.

38. Lieber RL, Friden J. Clinical significance of skeletal muscle architecture. Clin Orthop Relat Res. 2001; 383(383): 140-51.

39. Yu JY, Jeong JG, Lee BH. Evaluation of muscle damage using ultrasound imaging. J Phys Ther Sci. 2015; 27(2): 531-4.

40. Dieterich AV, Pickard CM, Deshon LE, Strauss GR, Gibson W, Davey P, McKay J. M-mode ultrasound used to detect the onset of deep muscle activity. J Electromyogr Kinesiol. 2015; 25(2): 224-31.

41. Lindberg F, Ohberg F, Brodin LA, Gronlund C. Assessment of intramuscular activation patterns using ultrasound M-mode strain. J Electromyogr Kinesiol. 2013; 23(4): 879-85.

42. Pietrobelli A, Formica C, Wang Z, Heymsfield SB. Dual-energy X-ray absorptiometry body composition model: review of physical concepts. Am J Physiol Endocrinol Metab. 1996; 271(6): E941-51.

43. Verreijen AM, Verlaan S, Engberink MF, Swinkels S, de Vogel-van den Bosch J, Weijs PJ. A high whey protein-, leucine-, and vitamin D-enriched supplement preserves muscle mass during intentional weight loss in obese older adults: a double-blind randomized controlled trial. Am J Clin Nutr. 2015; 101(2): 279-86.

44. Wang ZM, Visser M, Ma R, Baumgartner RN, Kotler D, Gallagher D, Heymsfield SB. Skeletal muscle mass: evaluation of neutron activation and dual-energy X-ray absorptiometry methods. J Appl Physiol (1985). 1996; 80(3): 824-31.

45. Thibault R, Makhlouf AM, Mulliez A, Cristina Gonzalez M, Kekstas G, Kozjek NR, Preiser JC, Rozalen IC, Dadet S, Krznaric Z, Kupczyk K, Tamion F, Cano N, Pichard C, Investigators PAP. Fat-free mass at admission predicts 28-day mortality in intensive care unit patients: the international prospective observational study phase angle project. Intensive Care Med. 2016; 42(9): 1445-53.

46. Stapel S, Looijaard W, Dekker I, Girbes ARJ, Weijs P, Oudemans-van Straaten HM. Bioelectrical impedance analysis derived phase angle at admission as a predictor of 90-day mortality in intensive care patients. Eur J Clin Nutr. 2018; 72(7): 1019-25.

47. Di Somma S, Lukaski HC, Codognotto M, Peacock WF, Fiorini F, Aspromonte N, Ronco C, Santarelli S, Lalle I, Autunno A, Piccoli A. Consensus paper on the use of BIVA in medicine for the management of body hydration. Emerg Care J. 2011; 7(4): 6-14.

第九章

危重症患者的内分泌障碍

Nathalie Van Aerde，Lisa Van Dyck，Ilse Vanhorebeek，
Greet Van den Berghe

学习目标

完成本章后，您应能够：

—— 描述标志危重症的双向神经内分泌变化。

—— 理解一些在危重症患者中观察到的神经内分泌变化的目的性解释，以及当前治疗策略的证据。

—— 掌握（长期）神经内分泌紊乱在ICU后综合征中可能发挥的作用。

要点总结

—— 神经内分泌反应在危重症中呈双向性。（超）急性期出现的皮质醇增多症、与胰岛素样生长因子1不同步的生长激素过度分泌，以及甲状腺和性腺轴抑制，通常被认为是适应性反应，以提供内源性物质并推迟代价高昂的合成代谢。慢性阶段的特征是下丘脑整体输出信号减少，这导致对垂体的无效刺激和持续的高分解代谢状态，这被认为是有害的。

—— 目前尚无关于ICU后神经内分泌恢复（或不恢复）的观察数据。然而，从其他领域的推断表明，持续神经内分泌紊乱可能与长期肌肉无力和认知功能障碍的持续存在有关。

—— 鉴于最近的病理生理学见解、缺乏生存获益及缺乏关于长时间危重症患者长期效应的数据，对ICU中（被假定的）肾上腺功能不全的皮质类固醇治疗应受限于特定适应证。在长时间危重症中，目前暂时不建议使用重组人生长激素、甲状腺激素或类固醇激素激活蛋白代谢途径。给予下丘脑释放因子似乎很有前景，但其对临床结果的影响仍需要在足够规模的结果研究中进行调查。

—— 因为有各种潜在的药物诱导的干扰效应存在，所以危重症患者的内分泌方面需要在ICU中多药治疗的背景下进行解读。

第一节 引 言

危重症是患者所能忍受的最严重的身体应激形式。无论患者因何种潜在情况需要入

住ICU，为了应对受威胁的重要器官代谢，都会出现明显的神经内分泌变化[1, 2]。神经内分泌系统通过一个具有反馈环路的极为稳定的神经内分泌轴系统维持稳态，每个轴系统都包括一个位于下丘脑和垂体前叶的中枢神经系统组成部分，以及外周内分泌靶器官激素（图9.1）。

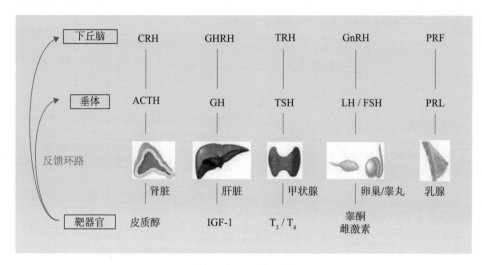

图9.1　神经内分泌轴的简化概述

ACTH.促肾上腺皮质激素；CRH.促肾上腺皮质激素释放激素；FSH.卵泡刺激素；GH.生长激素；GHRH.生长激素释放激素；GnRH.促性腺激素释放激素；IGF-1.胰岛素样生长因子1；LH.黄体生成素；PRF.催乳素释放因子；TRH.促甲状腺素释放激素；TSH.甲状腺刺激素（促甲状腺激素）；T_3.三碘甲状腺原氨酸；T_4.四碘甲状腺原氨酸（甲状腺素）

危重症的神经内分泌反应呈现明显的两相模式，具有急性和持续两个阶段。在急性阶段，垂体活跃分泌，但除皮质醇外，所有外周效应激素的浓度都较低，部分原因是靶器官抵抗[2]。当危重症持续时，由于下丘脑功能减退，所有内分泌轴的中心输出减少，这就主要解释了此阶段外周激素的抑制作用[2]。各种药物诱导的效应进一步影响这些改变，并使其在患者层面的表现变得更为复杂，特别是在ICU中常见的多药治疗情况下（表9.1）。神经内分泌应激反应的急性阶段通常被认为是适应性的，因为它提供了维持重要器官代谢所需的底物，而持续激活的应激反应及其相关的效应激素浓度变化被怀疑与长时间危重症患者的肌无力、易感染性增加、认知功能障碍及高死亡风险的发展有关[3-6]。尽管已经证明可以通过给予中枢分泌剂来重新激活垂体在长期危重症中的功能，但这种干预的临床有效性仅部分得到了研究[7-9]。鉴于其他医学领域的证据表明，慢性高皮质醇血症及缺乏生长激素、甲状腺激素和睾酮与肌无力、肌肉萎缩和认知功能障碍有关[10-13]，但还是有必要进行进一步研究。值得注意的是，这些正是ICU幸存者常见的主要病态，称为ICU后综合征或危重症后遗症[4-6, 14, 15]。因此，这可能表明危重症的神经内分泌紊乱，或在危重症解除后未能恢复的紊乱，可能会导致ICU后综合征发展。

在接下来的章节中，我们将概述危重症期间发生的神经内分泌变化，其潜在的原因和后果，可行的干预措施，以及它们对日常护理的影响，特别关注其在ICU后综合征中的潜在作用。

表9.1　影响神经内分泌轴的药物

药物	作用部位，作用效果	影响	参考文献
ICU			
血管活性药物			[109-111]
多巴胺	中枢，抑制	↓催乳素（PRL） ↓TSH→↓T_4 ↓GH ↓LH→↓睾酮	
镇静剂			[111-114]
依托咪酯	周围，抑制	↓皮质醇（通过11β-羟化酶）	
阿片类药物	中枢，结合	↓皮质醇，↑催乳素，↑GH	
苯二氮䓬类药物	中枢，抑制	↓皮质醇	
巴比妥类药物	周围，抑制	↑↓T_4（代谢）	
抗真菌药：唑类			
酮康唑	周围，抑制	↓皮质醇（通过17α-羟化酶）， ↓睾酮（通过17,20-裂解酶，通过17α-羟化酶）	[114]
咪康唑	周围，抑制	↓皮质醇（通过21-羟化酶）	
胃肠道作用疗法			[111, 115]
胃复安	周围，抑制	↓醛固酮	
生长抑素	中枢，抑制	↓TSH↓GH↓PRL↓LH	
碘（含碘消毒剂、造影剂、胺碘酮）（急性）	周围，调节	↓T_4（↓释放：Wolff-Chaikoff效应） ↑T_4（预先存在的甲状腺肿、甲状腺炎） ↓T_3（↓脱碘：胺碘酮）	[95, 111]
心血管药物			
β受体阻滞剂	周围，抑制	↓T_3（↓脱碘）	[111]
呋喃苯氨酸	周围，抑制	↓T_4（↓蛋白结合→↑代谢）	
外源性类固醇激素			
糖皮质激素	中枢，抑制	↓CRH→↓ACTH→↓皮质醇 ↓TSH→↓T_4 ↓GnRH＋↓LH（特异性）	[111, 116, 117]
	周围，抑制	↓T_3（↓脱碘）	
ICU前			
外源性类固醇 　口服避孕药 　合成代谢类固醇 　甲羟孕酮 　醋酸甲地孕酮 　糖皮质激素	周围和中枢，抑制	↓CRH→↓ACTH→↓皮质醇 ↓甲状腺结合球蛋白→↓T_4（↑代谢） ↓甲状腺结合球蛋白（雌激素）	[111, 118, 119]
阿片类药物（长期）	中枢，抑制	↓GnRH→↓LH，FSH ↓ACTH→↓皮质醇，脱氢表雄酮硫酸酯	[120]

续表

药物	作用部位，作用效果	影响	参考文献
精神类药物			[111]
锂	周围，抑制	$\downarrow T_4$（$\downarrow T_4$释放）	
抗癫痫药物	周围，抑制	$\downarrow T_4$（$\uparrow$肝脏代谢）	
贝沙罗汀，视黄醇X受体（RXR）配体	中枢，抑制	$\downarrow TSH \rightarrow \downarrow T_4$	[103, 121]

注：$\downarrow$.通过抑制降低浓度（由于分泌减少或括号中描述的其他机制）

第二节　肾上腺皮质激素轴

下丘脑-垂体-肾上腺（HPA）轴对免疫功能、生殖、生长和代谢的调节及它们在应激过程中的适应性起作用[1, 16]。在生理情况下，由于垂体分泌的促肾上腺皮质激素（ACTH）在夜间和清晨脉冲增加的情况下，肾上腺皮质醇分泌以间歇性暴发的方式发生，从而导致皮质醇血浆浓度呈昼夜节律变化[16, 17]。ACTH的分泌本身是由垂体门脉循环中的下丘脑室旁核神经元释放的促肾上腺皮质激素释放激素（CRH）和精氨酸升压素（AVP）引发的，这些神经元对儿茶酚胺投射或边缘激活的刺激做出反应，从而将生理和心理应激因素整合到最终的肾上腺皮质应激反应中[18]。在外周循环中，大部分皮质醇与皮质类固醇结合球蛋白（CBG）和白蛋白结合[19]。只有游离皮质醇具有生物活性，并通过糖皮质激素受体发挥其多效性稳态作用，导致储存的蛋白质和脂肪酸动员用于糖异生，增加血管张力和液体潴留，并在抗炎细胞因子环境中发挥作用[20]。皮质醇直接抑制ACTH及其下丘脑释放激素的释放，这一效应进一步由自调节的中枢反馈环路进行微调（表9.1）[16, 21]。

在危重症的最初几小时内，血浆皮质醇浓度迅速上升[22, 23]。相比之下，血浆ACTH浓度较低，这是夜间ACTH分泌暴发量减少所致[24, 25]。尽管暴发分泌量减少，但分泌性ACTH-皮质醇反馈关系在危重症中仍然存在[24]。这种明显的矛盾表明存在一种非ACTH驱动的机制，以维持高浓度的皮质醇，随后通过反馈抑制ACTH释放[22]。皮质醇在肝脏和肾脏的分解减少，是由A-环还原酶和11β-羟基类固醇脱氢酶2型分别导致，由于CBG和白蛋白减少而导致游离皮质醇浓度增加，以及细胞因子和交感神经系统对肾上腺皮质的直接刺激，都有助于在下丘脑-腺垂体输出减少的情况下维持高水平的游离皮质醇[22, 26]。在组织水平上，危重症似乎改变了中性粒细胞和肝脏中的糖皮质激素受体水平、皮质类固醇亲和力及受体亚型[27-29]。然而，由于中性粒细胞弹性蛋白酶和11β-羟基类固醇脱氢酶2型的活性可能改变游离皮质醇的局部浓度，因此需要在更大的样本中进行研究，以阐明其对局部皮质醇作用的最终效果[27-30]。

皮质醇在危重症的慢性阶段持续升高，因此导致持续抑制ACTH，而同时危重症仍在持续中[24, 25, 31]。当营养输入不足超过1周时，肾上腺皮质的完整性似乎受到负面影响，因为对长期ICU患者的肾上腺腺体进行的尸检分析显示，皮质质量、脂肪含量和类固醇生成蛋白的表达受到损失，而这些现象在短期ICU患者身上没有观察到[22, 32]。值得注意的是，在一个纵向研究中，测量了从危重症中最终康复的长期ICU患者的皮质醇和ACTH，随着细胞因子水平下降，ACTH水平在ICU住院末期趋于上升[25]。这使得笔者建议，在危重症的慢性甚至恢复阶段，ACTH在决定皮质醇浓度中的作用再次增强，但并没有考虑皮质醇的代谢率[25]。

在持续危重症患者中观察到的，当循环皮质醇浓度升高且皮质醇降解减少时，（外源性）ACTH引起的分泌皮质醇反应减弱是否标志着需要治疗的肾上腺功能不全，已经变得极具争议[31]。虽然危重症患者出现高皮质醇血症在血流动力学角度上似乎是合理的，并且已经证明ICU治疗干预皮质醇合成会增加死亡率，但需要考虑慢性高皮质醇症（如库欣综合征）中不适当高皮质醇对免疫功能、伤口愈合和氮平衡的负面影响[12, 33, 34]。由于与疾病严重程度的关联及ICU中的治疗对皮质类固醇稳态产生影响，因此很难确定危重症中皮质醇的参考值，如表9.1所示[25]。此外，鉴于皮质醇代谢减少，外源性皮质类固醇的使用可能导致比原先预期的皮质醇水平更高，因此可能会使本已易患ICU获得性衰弱（ICUAW）和继发感染的患者面临更高的并发症风险[26]。

危重症相关皮质类固醇不足（CIRCI）的概念是由美国危重病医学学会提出的，用于描述施加的应激反应血浆皮质醇浓度的相对不足，在感染性休克背景下已经得到广泛的研究[35]。在感染性休克患者中，大剂量的甲泼尼松对预后造成了不利影响，而对于"相对肾上腺皮质功能不全"的感染性休克患者，较低剂量的氢化可的松（每天200mg）则导致休克逆转更快[36-39]。然而，在随机对照试验和元分析中，外源性ACTH的总体皮质醇反应与脓毒症的生存率之间没有明显的关联，较低剂量的皮质类固醇治疗也没有生存获益的证据[37, 39, 40]。

通过包括成人呼吸窘迫综合征（ARDS）患者的小型试验，可以进一步了解在长期危重症患者人群中应用皮质类固醇治疗的结果影响，其中甲泼尼龙导致了呼吸机相关和ICU相关的住院天数减少、血流动力学参数改善，以及在治疗第1周内开始时可能有轻微的生存获益[41, 42]。不幸的是，接受皮质类固醇治疗的患者中神经肌肉疾病的发病率也较高[41]。由于最近的随访研究报道了ARDS幸存者的不利长期发病结果，尤其是需要厘清关于主观和客观身体功能方面的ICUAW、长期肌无力和皮质类固醇的使用之间的关系[5, 33]。皮质类固醇在危重疾病中唯一被普遍接受的用法是，在已知原发性肾上腺皮质功能减退或三发性肾上腺皮质功能减退症的患者中，使用应激剂量的氢化可的松，以防止因长期皮质类固醇治疗（剂量相当于5mg以上的泼尼松）而出现艾迪生病危象[43, 45]。然而，由于提出的剂量方案是基于危重症患者皮质醇产生大幅增加的情况下制定的，并且未考虑皮质醇分解减少的情况，因此如果皮质类固醇对功能结果产生负面影响，就可能需要更新剂量方案[26]。有关肾上腺功能减退的实验室诊断标准存在争议，导致在临床实践中使用皮质类固醇的变异性很大。最近的指南（表9.2）建议通过严格的临床标准限制在ICU中使用皮质类固醇，但只能给予低级别的推荐[35, 46]。鉴于缺乏明确的生存获益，如果与ICUAW的因果关系得到证实，皮质类固醇的适应证可能会进一步缩小。这也得到了每天皮质醇生成量较低的支持（在炎症程度不同的情况下，产量为30～60mg/d），与低剂量氢化可的松（200mg/d）相比[22]。

与皮质醇不同，包括醛固酮、脱氢表雄酮（DHEA）及其硫酸化形式的脱氢表雄酮（DHEAS）在内的其他肾上腺类固醇在整个危重症病程中水平较低[47-49]。在高皮质水平的作用下，对肾上腺素和儿茶酚胺的增加响应维持了血管张力和液体平衡，但醛固酮水平较低[31,37,49]。除了作为性激素前体的作用外，DHEA还具有重要的免疫调节作用，有研究表明，在长期危重症中，皮质醇和DHEA（S）水平之间的长期失衡可能导致感染易感性增加[3, 47, 48]。

关于危重症后皮质醇水平的演变及其对长期预后和ICU后综合征的影响了解甚少。如果在危重症解除后皮质醇高度异常激活，那么预计会出现类似于库欣综合征中常见的多种疾病，从肌无力和皮肤萎缩到心血管疾病，以及记忆力减退和情绪障碍[12]。然而，在ARDS幸存者中进行的一项小型研究发现，午后基础皮质醇水平处于正常范围，尽管在多次ICU住院创伤记忆的患者中较低，而在最多有一次这样记忆的患者中较高，这进一步强调了基础皮质醇浓度与创伤性记忆数量之间的正相关性[50, 51]。尽管在这项研究中，随访时的基础皮质醇水平与创伤后应激障碍（PTSD）的发生率无关，并且未在分析中包括ICU中的皮质类固醇使用，但值得注意的是，在重大心脏手术幸存者中，PTSD的风险与ICU中皮质类固醇的使用呈正相关[52, 53]。这些研究在方法学上存在不足，报道的关系至多也只是轻微的相关性。需要进一步深入研究评估在应激事件期间和之后是否改变的糖皮质激素信号会干扰令人厌恶的记忆巩固和回忆，以及ICU中的皮质类固醇治疗如何改变这种关系[54]。与神经精神症状的影响一样，在ICU住院期间和之后改变的糖皮质激素信号对肌肉功能的影响尚不清楚，也难以进行研究，因为无法在入院时评估患者的神经肌肉功能，与ICU中肌肉力量评估相关的实际困难，以及有关ICUAW的病理生理学和其在危重症后是否能够恢复的潜力不完全了解[55, 56]。前瞻性研究和对临床结果参数的长期跟踪应该探索这些知识盲点。

表9.2 ICU中使用皮质类固醇的当前共识指南

病症		治疗方案	利益/风险	指导意见
脓毒症	血管升压素不敏感休克[a]	氢化可的松200mg/d，持续滴注（10mg/h），直到血管升压药物依赖性逆转，逐渐减少	休克逆转 剂量可能过高	指导方针：[122] 推荐：[36, 37, 123] 无生存益处：[40, 124] 给药意见：[26]
呼吸功能不全	早期严重ARDS[b] 难治ARDS[c]	地塞米松用量第1天1mg/（kg·d），连续2～14天，15～21天，0.5mg/（kg·d），22～25天，0.25mg/（kg·d），26～28天，0.125mg/（kg·d） （严重ARDS的双倍剂量）	增加呼吸机和无住院天数的时间 可以提高生存率 感染率无增加 ICUAW的发病率无增加	指导方针：/ 推荐：[41, 42, 125, 126] 无生存益处：[41, 42, 126]
	严重细菌性肺炎	临床实践指南中不推荐使用[127, 128]	减少对机械通气的需求，减少与呼吸机相关天数和住院天数，减少临床稳定的时间，高血糖率升高	指导方针：[127, 128] 推荐：[129, 130]

续表

病症	治疗方案		利益/风险	指导意见
	艾滋病患者，中重度耶氏肺孢子菌肺炎	第1～5天：每天口服泼尼松龙40mg，2次/天 第6～10天：每天口服泼尼松龙40mg： 第11～21天：每天口服泼尼松龙20mg	降低死亡率和呼吸衰竭	指导方针：/ 推荐：[131]
原发性或三级肾上腺功能衰竭[d]	中度到重度的医疗或外科手术风险	中到重度的外科手术风险：手术当天50～100mg氢化可的松 危重症：请参阅脓毒症性休克的治疗	预防肾上腺危象的剂量可能过高	指导方针：[35] 推荐：[44] 无生存获益：[26]

注：a.进行了超过1小时的液体复苏和升压药治疗，收缩压仍＜90mmHg。

b.PaO_2/FiO_2＜200，呼气末正压10cmH_2O[125]。

c.ARDS第7天肺损伤评分减少不到1分。

d.在ICU之前诊断，或在ICU患者中长期使用相当于每天剂量超过5mg泼尼松的皮质类固醇。

第三节　生长激素轴

生长激素轴或促生长激素轴在调节多种代谢过程中发挥着关键作用。脂肪分解、氨基酸进入肌肉组织和肝脏葡萄糖异生是生长激素（GH）的直接效应。此外GH还通过诱导胰岛素样生长因子1（IGF-1）分泌，对身体生长和合成代谢产生了间接影响[57]。生长激素释放激素（GHRH）和生长抑素与胃泌素和其他生长激素释放肽（GHRP）一起协同作用，调节垂体前叶GH分泌[57, 58]。多个负反馈环嵌套在这个轴中，其中IGF-1对垂体具有直接抑制作用是最为显著的[58, 59]。这种复杂的调节机制导致了GH释放的脉冲模式，具有高峰值和几乎不可检测的脉冲间浓度。IGF-1浓度较为恒定，但其生物可利用性受不同类型的IGF结合蛋白（IGFBP）调节[58, 59]。在循环中，IGF-1主要与IGFBP-3和酸敏感亚单位（ALS）结合形成大的三元复合物，而只有一小部分与其他较小的IGFBP结合成二元复合物，这些复合物能够更容易地穿过内皮[59]。

在危重症的急性阶段，应激引起垂体分泌GH，脉冲频率增加，峰值和基线GH浓度升高。IGF-1血清浓度降低，而GH受体似乎被下调[59, 60]。血清中IGFBP的浓度发生变化，特别是IGFBP-3、ALS和IGFBP-1，增加了IGF-1的清除，进一步导致IGF-1血清浓度降低[61]。由于明显存在GH抵抗状态，GH的直接效应，如脂肪分解和免疫刺激，得到增强，而其间接效应则被抑制，从而通过诱导分解代谢而避免代价大的合成代谢，为重要器官提供必需的底物。

当患者无法迅速恢复并进入持续性危重症状态时，GH轴的功能再次发生显著变化。GH分泌的脉冲部分下降，尽管脉冲频率仍然较高，而脉冲间的GH浓度仍然升高[2, 62]。GH的脉冲性减弱导致循环中的IGF-1浓度进一步降低[9, 63]。因此，低IGF-1浓度不再是由于外周GH抵抗，而是由于下丘脑抑制导致垂体前叶功能减退所致[62,64]。因为持续的分解代谢，低IGF-1浓度可能进一步促使肌肉消耗和器官功能恢复受损[65]。

为了改善危重症患者的合成代谢，人们在GH轴水平上进行了多种干预措施的临床研究。重组人生长激素（rhGH）最初似乎是一个有希望的选择，几项小规模的研究报道了对瘦体重和蛋白质平衡有良好效果[66-68]。然而，在一项大型多中心随机对照试验中，当长期危重症患者接受GH治疗时，ICU和医院的死亡率却有所增加[69]。这一发现可能是由于在危重症持续期使用了超生理剂量的rhGH，特别是当GH敏感性已经恢复时，会增加毒性副作用，如胰岛素抵抗[70]。为危重症患者注射重组人IGF-1理论上可以抑制蛋白质分解。一项小型试验表明，单次IGF-1剂量没有引发不良效果，但也没有展现出任何疗效结果[71]。在两项小规模研究中，GH、IGF-1和谷氨酰胺的联合治疗改善了蛋白质平衡，但并没有临床结果[72,73]。与单独注射GH或IGF-1相比，应用GHRH和（或）GHRP的治疗可能更具有吸引力，因为它不仅恢复了脉冲式GH分泌，还增加了IGF-1和三元复合物结合蛋白[62]。从理论上讲，这种干预措施也更安全，因为它保持了负反馈环路的完整性，防止GH轴过度刺激。联合使用多种下丘脑释放激素作为垂体刺激剂，包括GHRH、GHRP-2、促甲状腺素释放激素（TRH）和促性腺激素释放激素（GnRH），能够减少外周组织的分解代谢并诱导合成代谢[7,9]。

GH轴在ICU后综合征中的作用尚未得到研究，尽管来自其他领域的文献线索似乎是有前景的。与ICU后综合征一致的是，成年人中的生长激素缺乏症状和侏儒症中的IGF-1缺乏症状，包括较低的肌肉质量和肌无力，以及整体健康水平和能量的降低[10,11]。术后的前几天较低的IGF-1浓度与术后认知功能障碍相关[74]。此外，IGF-1是已知的肌肉干细胞功能的调节因子，然而在一项试验性研究中显示，由干细胞功能障碍导致的再生能力受损可导致长期肌无力持续存在[4,75]。创伤性脑损伤后主要以GH不足为特征的慢性垂体功能减退已被描述，但在推断这些结果时需要谨慎，因为这里主要的病理生理机制似乎是解剖性的[76]。因此，GH和IGF-1浓度在危重症后是否长期受到干扰，以及这种干扰是否会长期对肌肉、认知和心理功能造成影响，目前尚不清楚。

第四节　甲　状　腺　轴

甲状腺轴调节基础代谢率、产热和瘦体重。甲状腺在促甲状腺激素（TSH）的作用下释放其储备的甲状腺素（T_4），其中垂体前叶的TSH的脉冲式释放是由下丘脑促甲状腺素释放激素（TRH）分泌控制[77,78]。T_4是一种疏水性激素原，通过甲状腺素结合球蛋白（TBG）被运送到其外周靶位点[77,78]。通过选择性单羧酸转运蛋白OATP1C1和MCT8的细胞摄取，T_4被1型碘甲腺原氨酸脱碘酶（D1，在中枢神经系统以外的所有组织中表达）或2型碘甲腺原氨酸脱碘酶（D2，在骨骼肌、大脑和甲状腺中主要表达）激活转化为三碘甲状腺原氨酸（T_3）[79,80]。T_3通过与甲状腺激素核受体结合发挥其基因组效应，该受体需要与视黄醛X受体形成异源二聚体[79,81]。由3型碘甲腺原氨酸脱碘酶（D3）介导的另一种脱碘反应生成了逆转三碘甲状腺原氨酸（rT_3），这使甲状腺激素失活[81]。无论是循环中的还是局部的甲状腺激素都对TSH和TRH的分泌有抑制作用[3,81]。

甲状腺轴的活动减退，通常称为低T_3综合征或非甲状腺性疾病（NTI），在ICU患者中是一个众所周知的现象，其主要原因为在危重症的过程中是从外周逐渐转变为中枢参与[2, 3, 82]。

由于外周甲状腺激素转化的改变，次生于D3的外周活性增加及D1活性降低，在危重症的急性阶段，甲状腺激素T_3在血液和组织中的浓度均下降，同时rT_3增加[80, 82-85]。此外，甲状腺激素结合蛋白的浓度降低，以及游离脂肪酸和胆红素对激素结合、转运和代谢的抑制作用，也被证明是导致低T_3水平的因素。与此同时，总T_4和TSH的浓度处于正常低值范围，但在手术患者中，临时的T_4和TSH升高也有报道[3, 80, 83, 86]。值得注意的是，尽管血清TSH浓度正常，但在危重症早期阶段，因为夜间的TSH分泌高峰已经消失，垂体分泌模式已经发生改变[3]。这些早期甲状腺功能的变化与典型的禁食反应相似，部分可以归因于危重症患者常摄入营养不足[82, 87]。因此，这种反应可能代表对营养物质低可用率的适应，通过降低能量消耗并通过提高粒细胞内高D3活性而提高细菌杀伤能力，从而可能获益[88, 89]。

当危重症持续存在时，脉冲式TSH分泌显著减少，这种现象可能是增加的生长抑素释放、高皮质醇血症及（内源性或外源性的）多巴胺对甲状腺释放激素（TRH）基因表达的抑制效应介导的[77, 80, 83, 86]。在这个阶段，除了低T_3之外，T_4的血浆浓度也很低。在组织水平上的一些变化可以看作对循环和组织T_3浓度降低的代偿性反应，从而表明对更高的可利用性甲状腺激素的需要[80, 90-92]。这些增加可利用性的T_3的尝试包括在骨骼肌、肝脏和肾脏中上调甲状腺激素转运蛋白、MCT8的水平，在肌肉和肺部中通过增加D2活性局部激活甲状腺激素，以及在肝脏中选择性地表达活性甲状腺受体异构体而不是非活性异构体，这些在危重症患者和（或）动物中已经得到证实[91, 93]。

T_3和T_4的低浓度与疾病的严重程度和死亡率高度相关，但目前尚不确定甲状腺激素浓度降低是否解释了这些不良后果，还是更反映了对危重症的适当代偿[80, 85, 94, 95]。关于甲状腺功能在危重症中的作用，可以从"危重症患者早期与晚期肠外营养比较研究（EPaNIC）"中获得线索。这是一项随机对照试验，比较了早期宏量营养限制（晚期肠外营养）与通过早期补充肠外营养以完善不足的肠内营养之间的效应。在这项随机对照试验中，随机分配到晚期肠外营养组的患者在关于院内感染风险、肌无力和重症监护依赖持续时间方面的结果更好，这与疾病的急性阶段T_4、T_3和T_3/rT_3比值更为显著下降的结果相吻合[96, 97]。统计分析指出，外周T_3失活作用加强的积极效应部分被中央甲状腺功能抑制更为明显的T_4浓度下降所抵消，但不能从这些结果中推断出因果关系[87]。

虽然在危重症的急性阶段中抑制甲状腺轴可能有益，但持续的甲状腺功能减退可能会导致长期危重患者不良的后果。低T_3浓度与肌肉分解和死亡率相关[63, 84]。支持甲状腺激素不足与长期入住ICU的患者失去瘦体重之间的因果关系的证据是，通过促甲状腺分泌激素可以重新激活危重症患者的甲状腺轴，从而在肌肉和骨骼中引起一个合成反应[3, 63]。为了提高T_3而不增加其非活性代谢物rT_3，可能需要联合使用TSH和GH促分泌剂，这可能揭示了GH轴对去碘酶活性调节的影响[7, 63]。TRH和GH促分泌剂的联合应用在概念上是有吸引力的，因为它不会引起给甲状腺激素T_4和T_3的使用带来的实际复杂性，即T_4到T_3的转化受损和在停药时引发TSH的反馈抑制导致甲状腺功能减退[7, 63, 83]。

尽管在持续危重症患者中重新激活的合成反应可能有益，但目前尚未制定有关ICU

中非甲状腺疾病的正式治疗指南[95, 98]。由于下丘脑促分泌激素的使用还需要进一步探讨，治疗可能包括使用甲状腺素，但这有前面提到的疗效问题，并且未在 ICU 患者中显示出降低死亡率的益处[99, 100]。因此，区分非甲状腺疾病和原发性中枢性甲状腺功能减退症（甲状腺激素替代的明确指征）非常重要，但往往很难区分。T_3、T_4 浓度较低，TSH 通常略有升高，T_3 与 T_4 比值增大，rT_3 降低，这些都支持中枢性甲减的诊断，并应采取相应的治疗措施[98]。

与其他神经内分泌轴一样，危重症后甲状腺激素和甲状腺刺激素的演变几乎没有被探究过。T_4 和 T_3 与情绪和认知多个方面的关系，即使在甲状腺功能正常的范围内，已经广泛知晓。然而，其确切的调控途径尚未完全理解，并且关于（亚）临床甲状腺功能减退与轻度认知障碍等特定认知结果之间的因果关系的证据存在矛盾[13, 101]。从临床数据中进行推导在于危重症中独特的甲状腺轴变化方面是复杂的，特别是 T_4 的外周转化改变。然而，在持续危重症中，下丘脑的促甲状腺输出降低在一定程度上类似中枢性甲状腺功能减退。在中枢性甲状腺功能减退中，认知和情绪受到负面影响，这些缺陷似乎仅通过 T_4 替代疗法部分逆转[102, 103]。鉴于在危重症期间外周 T_3 的转化受到损害，这一发现对 ICU 幸存者具有潜在的临床相关性。这些甲状腺轴变化是否持续存在，并可能对 ICU 幸存者造成长期不良影响需要进一步研究。

第五节 促性腺激素轴

促性腺激素轴在生长、性别分化和生殖方面发挥着与年龄和性别相关的生理作用。类似前述的神经内分泌轴，下丘脑会脉冲式分泌促性腺激素释放激素（GnRH），刺激垂体性腺细胞释放黄体生成素（LH）和卵泡刺激素（FSH），它们协同调控性激素的产生和生殖[3]。在生理条件下，性激素的主要产生部位是睾丸和卵巢，但肾上腺和肝脏通过外周芳香化也参与合成类固醇[3, 104]。在男性中，LH 刺激睾丸莱氏细胞产生睾酮和雄烯二酮，而精子发生需要 FSH 和睾酮共同作用于睾丸间质细胞[3]。在女性中，LH 也介导卵巢雄激素产生，而 FSH 则协调卵巢将雄激素芳香化反应转化为雌激素[3]。性激素对 GnRH 和促性腺激素的分泌产生负反馈[105]。其他中枢作用的抑制因子包括瘦素、催乳素、促肾上腺皮质激素释放激素和抑制素[105]。

在男性中，危重症的急性期以睾酮迅速下降至青春期前水平为特征，即使在 LH 分泌减少之前 LH 会短暂增加。此时，睾酮代谢增加，细胞因子对睾丸间质细胞的抑制，IGF-1 信号减弱可能起到一定作用[3, 105]。相比之下，由于外周芳香化增加，血清雌激素水平升高[105]。短期内，雄激素合成代谢减少可以被视为试图减少能量消耗，为更为重要的功能保留底物。随着危重症持续，LH 分泌的脉冲性减弱，LH 浓度降低[105]。在此阶段，睾酮浓度进一步下降，往往变得难以检测。同时，相对较低和较高的雌激素浓度都有报道。由于睾酮是最强效的内源性类固醇类物质，持续低浓度可能会对危重症期的高分解代谢产生重要影响。尽管在危重症患者中的女性研究有限，且样本主要是绝经后患者，但 LH 和 FSH 浓度似乎有降低的趋势。

多种因素可能导致深度性腺功能减退，包括内源性或外源性多巴胺、阿片类药物、维持生物活性雌二醇、大脑水平的持续性细胞因子增加及 HPA 轴激活[1, 3]。糖皮质激素会导致GnRH分泌减少，并抑制性腺功能及对促性腺激素作用的反应[1]。影响促性腺激素轴的复杂相互作用进一步体现在这一事实上，即在长期危重症疾病的促性腺激素低下时，单独给予GnRH无法（或只能短暂地）恢复，而需要同时使用GHRP-2和TRH输注与GnRH脉冲相结合的方式[7, 8]。与这种联合干预相关的危重症男性体内的积极代谢改变似乎值得进一步研究，尽管这些分泌促进剂的商业可获得性降低已阻碍了研究项目的开展。重新激活促性腺激素轴以恢复合成代谢的替代策略，包括睾酮替代及更具选择性的合成代谢类固醇氧甲酮的应用，在危重症男性的随机对照试验中未能显示出益处；此外，动物研究已经暗示睾酮对免疫功能可能产生负面影响[3, 106, 107]。

第六节　催乳素轴

催乳素作为一种应激激素，在母乳喂养期间发挥额外作用，并且据推测还具有增强免疫功能的特性[3]。催乳素在生理上的昼夜变化源于垂体的脉冲性释放，但其调节方面尚未完全了解[108]。

在危重症背景下，催乳素急剧上升，可能是通过肠血管活性肽、催产素、（内源性或外源性）多巴胺和细胞因子对垂体的影响[3]。其功能尚未完全理解，但可能涉及免疫系统激活的调节[3]。在危重症的延长期，夜间平均催乳素浓度呈现出正常低水平，但其脉冲释放似乎较低，夜间峰值消失[108]。虽然有人认为受抑制的催乳素分泌可能会导致免疫功能失衡，但在长期危重症中低催乳素血症的临床意义尚不明确[3]。

结论

危重症引发的内分泌失调呈现出双向模式。急性期的神经内分泌变化保障了重要器官的能量和底物供应，因此被认为是适应性的。然而，慢性期的特征性神经内分泌紊乱则加剧了持续的高分解代谢，因此被认为是有害的。在危重症期间是否应该治疗神经内分泌变化仍存在争议，但给予下丘脑释放因子治疗长期危重症患者似乎是有前景的。目前尚不清楚神经内分泌紊乱是否会在危重症后持续存在。然而，来自其他领域的证据表明神经内分泌紊乱在长期身体和认知功能障碍中可能起到潜在的作用。

参 考 文 献

1. Chrousos GP, Gold PW. The concepts of stress and stress system disorders. Overview of physical and behavioral homeostasis. JAMA. 1992; 267(9): 1244-52.

2. Van den Berghe G, de Zegher F, Bouillon R. Clinical review 95: acute and prolonged critical illness as different neuroendocrine paradigms. J Clin Endocrinol Metab. 1998; 83(6): 1827-34.

3. Vanhorebeek I, Langouche L, Van den Berghe G. Endocrine aspects of acute and prolonged critical illness. Nat Clin Pract Endocrinol Metab. 2006; 2(1): 20-31.

4. Dos Santos C, Hussain SN, Mathur S, Picard M, Herridge M, Correa J, et al. Mechanisms of chronic muscle wasting and dysfunction after an intensive care unit stay. A pilot study. Am J Respir Crit Care Med. 2016; 194(7): 821-30.

5. Herridge MS, Tansey CM, Matté A, Tomlinson G, Diaz-Granados N, Cooper A, et al. Functional disability 5 years after acute respiratory distress syndrome. N Engl J Med. 2011; 364(14): 1293-304.

6. Iwashyna TJ, Ely EW, Smith DM, Langa KM. Long-term cognitive impairment and functional disability among survivors of severe sepsis. JAMA. 2010; 304(16): 1787-94.

7. Van den Berghe G, Baxter RC, Weekers F, Wouters P, Bowers CY, Iranmanesh A, et al. The combined administration of GH-releasing peptide-2 (GHRP-2), TRH and GnRH to men with prolonged critical illness evokes superior endocrine and metabolic effects compared to treatment with GHRP-2 alone. Clin Endocrinol. 2002; 56(5): 655-69.

8. van den Berghe G, Weekers F, Baxter RC, Wouters P, Iranmanesh A, Bouillon R, et al. Five-day pulsatile gonadotropin-releasing hormone administration unveils combined hypothalamic-pituitarygonadal defects underlying profound hypoandrogenism in men with prolonged critical illness. J Clin Endocrinol Metab. 2001; 86(7): 3217-26.

9. Van den Berghe G, Wouters P, Weekers F, Mohan S, Baxter RC, Veldhuis JD, et al. Reactivation of pituitary hormone release and metabolic improvement by infusion of growth hormone-releasing peptide and thyrotropin-releasing hormone in patients with protracted critical illness. J Clin Endocrinol Metab. 1999; 84(4): 1311-23.

10. Kargi AY, Merriam GR. Diagnosis and treatment of growth hormone deficiency in adults. Nat Rev Endocrinol. 2013; 9(6): 335-45.

11. Puche JE, Castilla-Cortázar I. Human conditions of insulin-like growth factor-I (IGF-I) deficiency. J Transl Med. 2012; 10: 224.

12. Lacroix A, Feelders RA, Stratakis CA, Nieman LK. Cushing's syndrome. Lancet. 2015; 386(9996): 913-27.

13. Parsaik AK, Singh B, Roberts RO, Pankratz S, Edwards KK, Geda YE, et al. Hypothyroidism and risk of mild cognitive impairment in elderly persons: a population-based study. JAMA Neurol. 2014; 71(2): 201-7.

14. Pandharipande PP, Girard TD, Ely EW. Long-term cognitive impairment after critical illness. N Engl J Med. 2014; 370(2): 185-6.

15. Hermans G, Van Mechelen H, Clerckx B, Vanhullebusch T, Mesotten D, Wilmer A, et al. Acute outcomes and 1-year mortality of intensive care unit-acquired weakness. A cohort study and propensity-matched analysis. Am J Respir Crit Care Med. 2014; 190(4): 410-20.

16. Charmandari E, Tsigos C, Chrousos G. Endocrinology of the stress response. Annu Rev Physiol. 2005; 67: 259-84.

17. Hellman L, Nakada F, Curti J, Weitzman ED, Kream J, Roffwarg H, et al. Cortisol is secreted episodically by normal man. J Clin Endocrinol Metab. 1970; 30(4): 411-22.

18. Kovács KJ. CRH: the link between hormonal-, metabolic- and behavioral responses to stress. J Chem Neuroanat. 2013; 54: 25-33.

19. Hammond GL. Plasma steroid-binding proteins: primary gatekeepers of steroid hormone action. J Endocrinol. 2016; 230(1): R13-25.

20. Oakley RH, Cidlowski JA. The biology of the glucocorticoid receptor: new signaling mechanisms in health and disease. J Allergy Clin Immunol. 2013; 132(5): 1033-44.

21. Dorin RI, Ferries LM, Roberts B, Qualls CR, Veldhuis JD, Lisansky EJ. Assessment of stimulated and spontaneous adrenocorticotropin secretory dynamics identifies distinct components of cortisol feedback inhibition in healthy humans. J Clin Endocrinol Metab. 1996; 81(11): 3883-91.

22. Boonen E, Vervenne H, Meersseman P, Andrew R, Mortier L, Declercq PE, et al. Reduced cortisol metabolism during critical illness. N Engl J Med. 2013; 368(16): 1477-88.

23. Vermes I, Beishuizen A, Hampsink RM, Haanen C. Dissociation of plasma adrenocorticotropin and cortisol levels in critically ill patients: possible role of endothelin and atrial natriuretic hormone. J Clin Endocrinol Metab. 1995; 80(4): 1238-42.

24. Boonen E, Meersseman P, Vervenne H, Meyfroidt G, Guïza F, Wouters PJ, et al. Reduced nocturnal ACTH-driven cortisol secretion during critical illness. Am J Physiol Endocrinol Metab. 2014; 306(8): E883-92.

25. Vassiliadi DA, Dimopoulou I, Tzanela M, Douka E, Livaditi O, Orfanos SE, et al. Longitudinal assessment of adrenal function in the early and prolonged phases of critical illness in septic patients: relations to cytokine levels and outcome. J Clin Endocrinol Metab. 2014; 99(12): 4471-80.

26. Boonen E, Van den Berghe G. Cortisol metabolism in critical illness: implications for clinical care. Curr Opin Endocrinol Diabetes Obes. 2014; 21(3): 185-92.

27. Siebig S, Meinel A, Rogler G, Klebl E, Wrede CE, Gelbmann C, et al. Decreased cytosolic glucocorticoid receptor levels in critically ill patients. Anaesth Intensive Care. 2010; 38(1): 133-40.

28. van den Akker EL, Koper JW, Joosten K, de Jong FH, Hazelzet JA, Lamberts SW, et al. Glucocorticoid receptor mRNA levels are selectively decreased in neutrophils of children with sepsis. Intensive Care Med. 2009; 35(7): 1247-54.

29. Peeters RP, Hagendorf A, Vanhorebeek I, Visser TJ, Klootwijk W, Mesotten D, et al. Tissue mRNA expression of the glucocorticoid receptor and its splice variants in fatal critical illness. Clin Endocrinol. 2009; 71(1): 145-53.

30. Perogamvros I, Ray DW, Trainer PJ. Regulation of cortisol bioavailability--effects on hormone measurement and action. Nat Rev Endocrinol. 2012; 8(12): 717-27.

31. Boonen E, Bornstein SR, Van den Berghe G. New insights into the controversy of adrenal function during critical illness. Lancet Diabetes Endocrinol. 2015; 3(10): 805-15.

32. Boonen E, Langouche L, Janssens T, Meersseman P, Vervenne H, De Samblanx E, et al. Impact of duration of critical illness on the adrenal glands of human intensive care patients. J Clin Endocrinol Metab. 2014; 99(11): 4214-22.

33. Fletcher SN, Kennedy DD, Ghosh IR, Misra VP, Kiff K, Coakley JH, et al. Persistent neuromuscular and neurophysiologic abnormalities in long-term survivors of prolonged critical illness. Crit Care Med. 2003; 31(4): 1012-6.

34. Lipiner-Friedman D, Sprung CL, Laterre PF, Weiss Y, Goodman SV, Vogeser M, et al. Adrenal function in sepsis: the retrospective Corticus cohort study. Crit Care Med. 2007; 35(4): 1012-8.

35. Pastores SM, Annane D, Rochwerg B, ESICM atCGTFoSa. Guidelines for the Diagnosis and Management of Critical Illness-Related Corticosteroid Insufficiency (CIRCI) in Critically Ill Patients (Part II): Society of Critical Care Medicine (SCCM) and European Society of Intensive Care Medicine (ESICM) 2017. Crit Care Med. 2018; 46(1): 146-8.

36. Annane D, Sébille V, Troché G, Raphaël JC, Gajdos P, Bellissant E. A 3-level prognostic classification in septic shock based on cortisol levels and cortisol response to corticotropin. JAMA. 2000; 283(8): 1038-45.

37. Annane D, Bellissant E, Bollaert PE, Briegel J, Confalonieri M, De Gaudio R, et al. Corticosteroids in the treatment of severe sepsis and septic shock in adults: a systematic review. JAMA. 2009; 301(22): 2362-75.

38. Sprung CL, Caralis PV, Marcial EH, Pierce M, Gelbard MA, Long WM, et al. The effects of high-

dose corticosteroids in patients with septic shock. A prospective, controlled study. N Engl J Med. 1984; 311(18): 1137-43.

39. Venkatesh B, Finfer S, Cohen J, Rajbhandari D, Arabi Y, Bellomo R, et al. Adjunctive glucocorticoid therapy in patients with septic shock. N Engl J Med. 2018; 378: 797.

40. Sprung CL, Annane D, Keh D, Moreno R, Singer M, Freivogel K, et al. Hydrocortisone therapy for patients with septic shock. N Engl J Med. 2008; 358(2): 111-24.

41. Steinberg KP, Hudson LD, Goodman RB, Hough CL, Lanken PN, Hyzy R, et al. Efficacy and safety of corticosteroids for persistent acute respiratory distress syndrome. N Engl J Med. 2006; 354(16): 1671-84.

42. Meduri GU, Marik PE, Chrousos GP, Pastores SM, Arlt W, Beishuizen A, et al. Steroid treatment in ARDS: a critical appraisal of the ARDS network trial and the recent literature. Intensive Care Med. 2008; 34(1): 61-9.

43. Cooper MS, Stewart PM. Corticosteroid insufficiency in acutely ill patients. N Engl J Med. 2003; 348(8): 727-34.

44. Coursin DB, Wood KE. Corticosteroid supplementation for adrenal insufficiency. JAMA. 2002; 287(2): 236-40.

45. Marik PE, Varon J. Requirement of perioperative stress doses of corticosteroids: a systematic review of the literature. Arch Surg. 2008; 143(12): 1222-6.

46. Rhodes A, Evans LE, Alhazzani W, Levy MM, Antonelli M, Ferrer R, et al. Surviving Sepsis Campaign: international guidelines for management of sepsis and septic shock: 2016. Intensive Care Med. 2017; 43(3): 304-77.

47. Hässig A, Wen-Xi L, Stampfli K. Stress-induced suppression of the cellular immune reactions: on the neuroendocrine control of the immune system. Med Hypotheses. 1996; 46(6): 551-5.

48. Ebeling P, Koivisto VA. Physiological importance of dehydroepiandrosterone. Lancet. 1994; 343(8911): 1479-81.

49. Findling JW, Waters VO, Raff H. The dissociation of renin and aldosterone during critical illness. J Clin Endocrinol Metab. 1987; 64(3): 592-5.

50. Schelling G. Effects of stress hormones on traumatic memory formation and the development of posttraumatic stress disorder in critically ill patients. Neurobiol Learn Mem. 2002; 78(3): 596-609.

51. Hauer D, Weis F, Krauseneck T, Vogeser M, Schelling G, Roozendaal B. Traumatic memories, post-traumatic stress disorder and serum cortisol levels in long-term survivors of the acute respiratory distress syndrome. Brain Res. 2009; 1293: 114-20.

52. Weis F, Kilger E, Roozendaal B, de Quervain DJ, Lamm P, Schmidt M, et al. Stress doses of hydrocortisone reduce chronic stress symptoms and improve health-related quality of life in high-risk patients after cardiac surgery: a randomized study. J Thorac Cardiovasc Surg. 2006; 131(2): 277-82.

53. Kok L, Hillegers MH, Veldhuijzen DS, Cornelisse S, Nierich AP, van der Maaten JM, et al. The effect of dexamethasone on symptoms of posttraumatic stress disorder and depression after cardiac surgery and intensive care admission: longitudinal follow-up of a randomized controlled trial. Crit Care Med. 2016; 44(3): 512-20.

54. Yehuda R, Hoge CW, McFarlane AC, Vermetten E, Lanius RA, Nievergelt CM, et al. Post-traumatic stress disorder. Nat Rev Dis Primers. 2015; 1: 15057.

55. Jolley SE, Bunnell AE, Hough CL. ICU-acquired weakness. Chest. 2016; 150(5): 1129-40.

56. Dettling-Ihnenfeldt DS, Wieske L, Horn J, Nollet F, van der Schaaf M. Functional recovery in patients with and without intensive care unit-acquired weakness. Am J Phys Med Rehabil. 2017; 96(4): 236-42.

57. Ho KK, O'Sullivan AJ, Hoffman DM. Metabolic actions of growth hormone in man. Endocr J. 1996; 43(Suppl): S57-63.

58. Giustina A, Veldhuis JD. Pathophysiology of the neuroregulation of growth hormone secretion in experimental animals and the human. Endocr Rev. 1998; 19(6): 717-97.

59. Mesotten D, Van den Berghe G. Changes within the GH/IGF-I/IGFBP axis in critical illness. Crit Care Clin. 2006; 22(1): 17-28.

60. Defalque D, Brandt N, Ketelslegers JM, Thissen JP. GH insensitivity induced by endotoxin injection is associated with decreased liver GH receptors. Am J Phys. 1999; 276(3 Pt 1): E565-72.

61. Baxter RC. Changes in the IGF-IGFBP axis in critical illness. Best Pract Res Clin Endocrinol Metab. 2001; 15(4): 421-34.

62. Van den Berghe G, de Zegher F, Veldhuis JD, Wouters P, Awouters M, Verbruggen W, et al. The somatotropic axis in critical illness: effect of continuous growth hormone (GH)-releasing hormone and GH-releasing peptide-2 infusion. J Clin Endocrinol Metab. 1997; 82(2): 590-9.

63. Van den Berghe G, de Zegher F, Baxter RC, Veldhuis JD, Wouters P, Schetz M, et al. Neuroendocrinology of prolonged critical illness: effects of exogenous thyrotropin-releasing hormone and its combination with growth hormone secretagogues. J Clin Endocrinol Metab. 1998; 83(2): 309-19.

64. Van den Berghe G, Baxter RC, Weekers F, Wouters P, Bowers CY, Veldhuis JD. A paradoxical gender dissociation within the growth hormone/insulin-like growth factor I axis during protracted critical illness. J Clin Endocrinol Metab. 2000; 85(1): 183-92.

65. Hadley JS, Hinds CJ. Anabolic strategies in critical illness. Curr Opin Pharmacol. 2002; 2(6): 700-7.

66. Pichard C, Kyle U, Chevrolet JC, Jolliet P, Slosman D, Mensi N, et al. Lack of effects of recombinant growth hormone on muscle function in patients requiring prolonged mechanical ventilation: a prospective, randomized, controlled study. Crit Care Med. 1996; 24(3): 403-13.

67. Koea JB, Breier BH, Douglas RG, Gluckman PD, Shaw JH. Anabolic and cardiovascular effects of recombinant human growth hormone in surgical patients with sepsis. Br J Surg. 1996; 83(2): 196-202.

68. Gamrin L, Essén P, Hultman E, McNurlan MA, Garlick PJ, Wernerman J. Protein-sparing effect in skeletal muscle of growth hormone treatment in critically ill patients. Ann Surg. 2000; 231(4): 577-86.

69. Takala J, Ruokonen E, Webster NR, Nielsen MS, Zandstra DF, Vundelinckx G, et al. Increased mortality associated with growth hormone treatment in critically ill adults. N Engl J Med. 1999; 341(11): 785-92.

70. Ruokonen E, Takala J. Dangers of growth hormone therapy in critically ill patients. Curr Opin Clin Nutr Metab Care. 2002; 5(2): 199-209.

71. Yarwood GD, Ross RJ, Medbak S, Coakley J, Hinds CJ. Administration of human recombinant insulin-like growth factor-I in critically ill patients. Crit Care Med. 1997; 25(8): 1352-61.

72. Carroll PV, Jackson NC, Russell-Jones DL, Treacher DF, Sönksen PH, Umpleby AM. Combined growth hormone/insulin-like growth factor I in addition to glutamine-supplemented TPN results in net protein anabolism in critical illness. Am J Physiol Endocrinol Metab. 2004; 286(1): E151-7.

73. Umpleby AM, Carroll PV, Russell-Jones DL, Treacher DF, Jackson NC. Glutamine supplementation and GH/IGF-I treatment in critically ill patients: effects on glutamine metabolism and protein balance. Nutrition. 2002; 18(2): 127-9.

74. Jiang J, Chen Z, Liang B, Yan J, Zhang Y, Jiang H. Insulin-like growth factor-1 and insulin-like growth factor binding protein 3 and risk of postoperative cognitive dysfunction. Springerplus. 2015; 4: 787.

75. Pirskanen A, Kiefer JC, Hauschka SD. IGFs, insulin, Shh, bFGF, and TGF-beta1 interact synergistically to promote somite myogenesis in vitro. Dev Biol. 2000; 224(2): 189-203.

76. Klose M, Feldt-Rasmussen U. Chronic endocrine consequences of traumatic brain injury - what is the evidence? Nat Rev Endocrinol. 2018; 14(1): 57-62.

77. Fliers E, Wiersinga WM, Swaab DF. Physiological and pathophysiological aspects of thyrotropin-releasing hormone gene expression in the human hypothalamus. Thyroid. 1998; 8(10): 921-8.

78. Fliers E, Unmehopa UA, Alkemade A. Functional neuroanatomy of thyroid hormone feedback in the human hypothalamus and pituitary gland. Mol Cell Endocrinol. 2006; 251(1-2): 1-8.

79. Bianco AC, Salvatore D, Gereben B, Berry MJ, Larsen PR. Biochemistry, cellular and molecular biology, and physiological roles of the iodothyronine selenodeiodinases. Endocr Rev. 2002; 23(1): 38-89.

80. Mebis L, Van den Berghe G. Thyroid axis function and dysfunction in critical illness. Best Pract Res Clin Endocrinol Metab. 2011; 25(5): 745-57.

81. Van den Berghe G. On the neuroendocrinopathy of critical illness. Perspectives for feeding and novel treatments. Am J Respir Crit Care Med. 2016; 194(11): 1337-48.

82. Van den Berghe G. Non-thyroidal illness in the ICU: a syndrome with different faces. Thyroid. 2014; 24(10): 1456-65.

83. Mebis L, van den Berghe G. The hypothalamus-pituitary-thyroid axis in critical illness. Neth J Med. 2009; 67(10): 332-40.

84. Peeters RP, van der Geyten S, Wouters PJ, Darras VM, van Toor H, Kaptein E, et al. Tissue thyroid hormone levels in critical illness. J Clin Endocrinol Metab. 2005; 90(12): 6498-507.

85. Peeters RP, Wouters PJ, Kaptein E, van Toor H, Visser TJ, Van den Berghe G. Reduced activation and increased inactivation of thyroid hormone in tissues of critically ill patients. J Clin Endocrinol Metab. 2003; 88(7): 3202-11.

86. Fliers E, Guldenaar SE, Wiersinga WM, Swaab DF. Decreased hypothalamic thyrotropin-releasing hormone gene expression in patients with nonthyroidal illness. J Clin Endocrinol Metab. 1997; 82(12): 4032-6.

87. Langouche L, Vander Perre S, Marques M, Boelen A, Wouters PJ, Casaer MP, et al. Impact of early nutrient restriction during critical illness on the nonthyroidal illness syndrome and its relation with outcome: a randomized, controlled clinical study. J Clin Endocrinol Metab. 2013; 98(3): 1006-13.

88. Boelen A, Boorsma J, Kwakkel J, Wieland CW, Renckens R, Visser TJ, et al. Type 3 deiodinase is highly expressed in infiltrating neutrophilic granulocytes in response to acute bacterial infection. Thyroid. 2008; 18(10): 1095-103.

89. Boelen A, Kwakkel J, Fliers E. Beyond low plasma T3: local thyroid hormone metabolism during inflammation and infection. Endocr Rev. 2011; 32(5): 670-93.

90. Mebis L, Langouche L, Visser TJ, Van den Berghe G. The type II iodothyronine deiodinase is up-regulated in skeletal muscle during prolonged critical illness. J Clin Endocrinol Metab. 2007; 92(8): 3330-3.

91. Mebis L, Paletta D, Debaveye Y, Ellger B, Langouche L, D'Hoore A, et al. Expression of thyroid hormone transporters during critical illness. Eur J Endocrinol. 2009; 161(2): 243-50.

92. Thijssen-Timmer DC, Peeters RP, Wouters P, Weekers F, Visser TJ, Fliers E, et al. Thyroid hormone receptor isoform expression in livers of critically ill patients. Thyroid. 2007; 17(2): 105-12.

93. Ma SF, Xie L, Pino-Yanes M, Sammani S, Wade MS, Letsiou E, et al. Type 2 deiodinase and host responses of sepsis and acute lung injury. Am J Respir Cell Mol Biol. 2011; 45(6): 1203-11.

94. Rothwell PM, Lawler PG. Prediction of outcome in intensive care patients using endocrine parameters. Crit Care Med. 1995; 23(1): 78-83.

95. Vaughan GM, Pruitt BA. Thyroid function in critical illness and burn injury. Semin Nephrol. 1993; 13(4):

359-70.

96. Casaer MP, Mesotten D, Hermans G, Wouters PJ, Schetz M, Meyfroidt G, et al. Early versus late parenteral nutrition in critically ill adults. N Engl J Med. 2011; 365(6): 506-17.

97. Hermans G, Casaer MP, Clerckx B, Güiza F, Vanhullebusch T, Derde S, et al. Effect of tolerating macronutrient deficit on the development of intensive-care unit acquired weakness: a subanalysis of the EPaNIC trial. Lancet Respir Med. 2013; 1(8): 621-9.

98. Van den Berghe G. Endocrine evaluation of patients with critical illness. Endocrinol Metab Clin N Am. 2003; 32(2): 385-410.

99. Brent GA, Hershman JM. Thyroxine therapy in patients with severe nonthyroidal illnesses and low serum thyroxine concentration. J Clin Endocrinol Metab. 1986; 63(1): 1-8.

100. Becker RA, Vaughan GM, Ziegler MG, Seraile LG, Goldfarb IW, Mansour EH, et al. Hypermetabolic low triiodothyronine syndrome of burn injury. Crit Care Med. 1982; 10(12): 870-5.

101. Wu T, Flowers JW, Tudiver F, Wilson JL, Punyasavatsut N. Subclinical thyroid disorders and cognitive performance among adolescents in the United States. BMC Pediatr. 2006; 6: 12.

102. Wiersinga WM. Paradigm shifts in thyroid hormone replacement therapies for hypothyroidism. Nat Rev Endocrinol. 2014; 10(3): 164-74.

103. Yamada M, Mori M. Mechanisms related to the pathophysiology and management of central hypothyroidism. Nat Clin Pract Endocrinol Metab. 2008; 4(12): 683-94.

104. Mechanick JI, Nierman DM. Gonadal steroids in critical illness. Crit Care Clin. 2006; 22(1): 87-103.. vii

105. Spratt DI. Altered gonadal steroidogenesis in critical illness: is treatment with anabolic steroids indicated? Best Pract Res Clin Endocrinol Metab. 2001; 15(4): 479-94.

106. Bulger EM, Jurkovich GJ, Farver CL, Klotz P, Maier RV. Oxandrolone does not improve outcome of ventilator dependent surgical patients. Ann Surg. 2004; 240(3): 472-8; discussion 8-80.

107. Gervasio JM, Dickerson RN, Swearingen J, Yates ME, Yuen C, Fabian TC, et al. Oxandrolone in trauma patients. Pharmacotherapy. 2000; 20(11): 1328-34.

108. Van den Berghe G, de Zegher F, Veldhuis JD, Wouters P, Gouwy S, Stockman W, et al. Thyrotrophin and prolactin release in prolonged critical illness: dynamics of spontaneous secretion and effects of growth hormone-secretagogues. Clin Endocrinol. 1997; 47(5): 599-612.

109. Van den Berghe G, de Zegher F. Anterior pituitary function during critical illness and dopamine treatment. Crit Care Med. 1996; 24(9): 1580-90.

110. Van den Berghe G, de Zegher F, Wouters P, Schetz M, Verwaest C, Ferdinande P, et al. Dehydroepiandrosterone sulphate in critical illness: effect of dopamine. Clin Endocrinol. 1995; 43(4): 457-63.

111. Surks MI, Sievert R. Drugs and thyroid function. N Engl J Med. 1995; 333(25): 1688-94.

112. Vinclair M, Broux C, Faure P, Brun J, Genty C, Jacquot C, et al. Duration of adrenal inhibition following a single dose of etomidate in critically ill patients. Intensive Care Med. 2008; 34(4): 714-9.

113. Wagner RL, White PF, Kan PB, Rosenthal MH, Feldman D. Inhibition of adrenal steroidogenesis by the anesthetic etomidate. N Engl J Med. 1984; 310(22): 1415-21.

114. Lamberts SW, Bons EG, Bruining HA, de Jong FH. Differential effects of the imidazole derivatives etomidate, ketoconazole and miconazole and of metyrapone on the secretion of cortisol and its precursors by human adrenocortical cells. J Pharmacol Exp Ther. 1987; 240(1): 259-64.

115. Eigler T, Ben-Shlomo A. Somatostatin system: molecular mechanisms regulating anterior pituitary hormones. J Mol Endocrinol. 2014; 53(1): R1-19.

116. Christy NP. Pituitary-adrenal function during corticosteroid therapy. Learning to live with uncertainty. N

Engl J Med. 1992; 326(4): 266-7.

117. Whirledge S, Cidlowski JA. Glucocorticoids, stress, and fertility. Minerva Endocrinol. 2010; 35(2): 109-25.

118. Chidakel AR, Zweig SB, Schlosser JR, Homel P, Schappert JW, Fleckman AM. High prevalence of adrenal suppression during acute illness in hospitalized patients receiving megestrol acetate. J Endocrinol Investig. 2006; 29(2): 136-40.

119. Malik KJ, Wakelin K, Dean S, Cove DH, Wood PJ. Cushing's syndrome and hypothalamic-pituitary adrenal axis suppression induced by medroxyprogesterone acetate. Ann Clin Biochem. 1996; 33. (Pt3: 187-9.

120. Rhodin A, Stridsberg M, Gordh T. Opioid endocrinopathy: a clinical problem in patients with chronic pain and long-term oral opioid treatment. Clin J Pain. 2010; 26(5): 374-80.

121. Sherman SI, Gopal J, Haugen BR, Chiu AC, Whaley K, Nowlakha P, et al. Central hypothyroidism associated with retinoid X receptor-selective ligands. N Engl J Med. 1999; 340(14): 1075-9.

122. Dellinger RP, Levy MM, Rhodes A, Annane D, Gerlach H, Opal SM, et al. Surviving Sepsis Campaign: international guidelines for management of severe sepsis and septic shock, 2012. Intensive Care Med. 2013; 39(2): 165-228.

123. Briegel J, Forst H, Haller M, Schelling G, Kilger E, Kuprat G, et al. Stress doses of hydrocortisone reverse hyperdynamic septic shock: a prospective, randomized, double-blind, single-center study. Crit Care Med. 1999; 27(4): 723-32.

124. Volbeda M, Wetterslev J, Gluud C, Zijlstra JG, van der Horst IC, Keus F. Glucocorticosteroids for sepsis: systematic review with meta-analysis and trial sequential analysis. Intensive Care Med. 2015; 41(7): 1220-34.

125. Meduri GU, Golden E, Freire AX, Taylor E, Zaman M, Carson SJ, et al. Methylprednisolone infusion in early severe ARDS: results of a randomized controlled trial. Chest. 2007; 131(4): 954-63.

126. Annane D, Sébille V, Bellissant E, Group G-I-S. Effect of low doses of corticosteroids in septic shock patients with or without early acute respiratory distress syndrome. Crit Care Med. 2006; 34(1): 22-30.

127. Woodhead M, Blasi F, Ewig S, Garau J, Huchon G, Ieven M, et al. Guidelines for the management of adult lower respiratory tract infections--full version. Clin Microbiol Infect. 2011; 17(Suppl 6): E1-59.

128. Mandell LA, Wunderink RG, Anzueto A, Bartlett JG, Campbell GD, Dean NC, et al. Infectious Diseases Society of America/American Thoracic Society consensus guidelines on the management of community-acquired pneumonia in adults. Clin Infect Dis. 2007; 44(Suppl 2): S27-72.

129. Blum CA, Nigro N, Briel M, Schuetz P, Ullmer E, Suter-Widmer I, et al. Adjunct prednisone therapy for patients with community-acquired pneumonia: a multicentre, double-blind, randomised, placebocontrolled trial. Lancet. 2015; 385(9977): 1511-8.

130. Torres A, Sibila O, Ferrer M, Polverino E, Menendez R, Mensa J, et al. Effect of corticosteroids on treatment failure among hospitalized patients with severe community-acquired pneumonia and high inflammatory response: a randomized clinical trial. JAMA. 2015; 313(7): 677-86.

131. Briel M, Bucher HC, Boscacci R, Furrer H. Adjunctive corticosteroids for Pneumocystis jiroveci pneumonia in patients with HIV-infection. Cochrane Database Syst Rev. 2006; (3): CD006150.

第十章	ICU后糖尿病
	Yasmine Ali Abdelhamid，Adam Deane

学习目标

本章总结了危重症期间应激性高血糖的病理生理学，更新了危重症后患者常发展为糖尿病的证据，概述了这种"ICU后糖尿病"发生的潜在机制，并讨论了筛查和治疗对预防ICU后糖尿病及其并发症的潜在作用。

第一节　引　　言

应激性高血糖描述了危重症患者中出现的高血糖现象，这些患者患病前糖耐量正常，并且在疾病缓解后会恢复如前[1]。因此，传统上认为应激性高血糖在长期健康方面并没有不良影响[1]。然而，最近人们认识到，ICU入院期间的应激性高血糖与ICU幸存者随后发生的2型糖尿病之间有很强的关联性[2]。因此，这一现象可以称为"ICU后糖尿病"。

因为ICU幸存者经常出现感觉运动周围神经病变、自主神经病变和肾病等长期并发症[3-6]，所有这些都有可能因伴随糖尿病的发展而恶化，所以这个群体中糖尿病风险增加可能就尤为重要。筛查糖尿病相对便宜，并且可以在许多医疗机构进行。因此，对应激性高血糖患者进行筛查和随访，有可能减少其发展为糖尿病的可能性，并预防与长期高血糖相关的并发症。

第二节　应激性高血糖

应激性高血糖是指患者血糖水平达到了可被诊断为糖尿病的标准，但会随着危重症缓解而恢复正常[7, 8]。人们普遍认为应激性高血糖经常发生，高达50%的危重症患者在入住ICU 48小时内出现高血糖[8]。应激性高血糖的发生率取决于所使用的血糖阈值、研究的人群及未被识别的2型糖尿病患者是否被排除在估计之外[8]。通过测量糖化血红蛋白（HbA1c）识别在入院时未被确诊的糖尿病患者的研究显示，高达15%的患者患有未被确诊的糖尿病[9]。尽管如此，即使在评估中排除了之前未被确诊的糖尿病患者，应激性高血糖在危重症期间仍然经常发生[8]。

应激性高血糖的病理生理学涉及患者易感性、与危重症相关的生理变化和在ICU实施的特定治疗之间复杂的相互作用（表10.1）。应激性高血糖的初步机制研究是在战区进行的。这些研究包括对严重受伤和低血容量休克的士兵进行采血，结果发现随着伤势严重程度增加，血清胰岛素应对高血糖的反应不足[10]。胰岛素分泌减少被认为是反调节激素对胰岛细胞的作用而造成的[10]。

表10.1 危重症中出现应激性高血糖的原因

个别患者易感性	ICU治疗	危重症引起的生理变化
胰岛素抵抗	全肠外营养	反调节激素增加（胰高血糖素、皮质醇、儿茶酚胺）
胰岛β细胞储备	肠内营养	炎性细胞因子（TNF-α、IL-1、IL-6）改变胰岛素受体信号传导
	血管升压药	脂肪分解增加：循环游离脂肪酸改变胰岛素受体信号传导
	糖皮质激素	
	葡萄糖	

注：患者易感性、危重症期间的生理变化及ICU中施行的治疗都可能导致应激性高血糖发展。ICU.重症监护病房；TNF.肿瘤坏死因子；IL.白细胞介素

目前认为，应激性高血糖的发病机制主要是胰岛素抵抗状态与相对胰岛素不足（血浆胰岛素水平不足以满足需求）相结合[1]。对危重症的应激反应会引发炎症介质的显著激活和反调节激素增加，这两种激素都会增加肝脏糖异生并驱动胰岛素抵抗。胰岛素抵抗主要源于胰岛素受体后葡萄糖转运蛋白4（GLUT-4）信号传导缺陷，导致胰岛素敏感组织（肝脏、肌肉和脂肪）葡萄糖摄取减少[11]。应激性高血糖患者的肌糖原储存也会受损[1]。

应激性高血糖本身是有害的还是疾病严重程度的附带现象尚不确定。在危重症期间，应激性高血糖是疾病严重性的一个已知标志，高血糖程度与死亡率密切相关，尤其是在没有糖尿病病史的患者中[8, 12]。然而，目前尚无确切的证据证明这是一种因果关系。虽然可能存在某种高血糖浓度对健康有害，但"轻度"应激性高血糖可能代表了一个附带现象[13]，甚至是对危重症的一种适应性生理反应，增强了非胰岛素依赖组织（如神经系统、骨髓和网状内皮系统）的细胞葡萄糖摄取，尤其是在危重症常伴随的微血管血流减少的情况下[14]。后一种假设得到了NICE-SUGAR试验的支持。在这一具有里程碑意义的多中心试验中，与标准治疗（6～10mmol/L）相比，采用强化胰岛素治疗（4.4～6.1mmol/L）严格控制应激性高血糖会增加死亡率[15]。

第三节 应激性高血糖、糖尿病前期和2型糖尿病：一个连续过程

在一部分易感患者中，危重症也可能在生物学上揭示潜在的胰岛素抵抗和（或）胰岛β细胞分泌功能受损[16]。因此，应激性高血糖可能会识别出一组在危重症存活数年后仍面临更高糖尿病风险的患者群体。

在生理学上的其他"应激"情境中（即非危重症情况下）发生的暂时性高血糖可以预测随后发展为2型糖尿病。例如，虽然妊娠糖尿病曾被认为是妊娠期的暂时性疾病，但现在已经普遍认为妊娠糖尿病可强烈预测2型糖尿病的发展[17-19]。对妊娠糖尿病妇女

的产后筛查方案已被广泛实施，以便早期识别糖尿病前期和2型糖尿病，从而减少并发症[20, 21]。

此外，许多流行病学研究报道了住院期间的高血糖（不涉及ICU入院）与随后发展为2型糖尿病之间的关联（表10.2）[22-25]。其中，对危重症护理环境最具外部效度的研究是一项回顾性数据链接研究，研究对象为从苏格兰急诊科入院的86 634名患者[22]。对于高血糖（血糖＞11mmol/L）的患者，他们在3年内发展为糖尿病的风险为10%，而所有需要急诊入院的患者则为2.3%[22]。

导致进行性葡萄糖耐受不良和糖尿病前期或危重症后糖尿病的发展机制非常复杂，并且对其鲜有研究（图10.1）。在ICU期间出现的应激性高血糖可能识别出已存在的胰岛β细胞储备不足和胰岛素抵抗的患者，但危重症本身可能加速了这些异常。如果危重症后胰岛素抵抗持续存在，很可能会促使ICU后糖尿病发展[26]。2型糖尿病中发生的高血糖通常是由多年来逐渐发展的胰岛素抵抗引起的，从而导致随后的胰岛β细胞分泌缺陷[27]。然而，因为反调节激素和炎症介质大幅上升，导致危重症中的胰岛素抵抗发生

表10.2 应激性高血糖在ICU外成年患者中预测糖尿病发生的情况

患者情况	研究设计和地点	队列人数（n）	应激性高血糖定义	诊断新发糖尿病方法	随访时间	发生新发糖尿病的风险
急诊科入院[22]	多中心，回顾性队列研究，苏格兰	86 634	入院血糖≥11.1mmol/L	国家糖尿病登记记录（检出率＞99%）	3年	应激性高血糖中发病率：9.9%（95% CI 9.2～10.6）对比对照组发生率＜1%
妊娠糖尿病[17-19]	多中心，既有随机对照也有前瞻性队列研究	每个研究至少659 164人	各种共识标准	年度口服葡萄糖耐量试验（OGTT）	至少20年	相对危险度7.43（95% CI 4.79～11.51）来自荟萃分析
心肌梗死[23]	多中心，随机对照，美国	10 499	入院血糖≥7.8mmol/L	诊断代码、用药处方和（或）HbA1c≥6.5%	6个月	在应激性高血糖中发生率：11.8%，对照组发生率5.1%，比值比（OR）为2.56（95% CI 2.15～3.06）
需要住院的肺炎[24]	多中心，随机对照，加拿大	3145	入院血糖≥11.1mmol/L	医生保险索赔和（或）医院诊断代码	5年	在应激性高血糖中发生率：47%，对照组发生率6%，调整后风险比为11.43（95% CI 7.50～14.72）
脑卒中[25]	单中心，前瞻性队列研究，英国	62	入院血糖为6.1～17mmol/L，无既往糖尿病病史	口服葡萄糖耐量试验	3个月	发生率21%，无对照组发病率21%，无对照组

注：在研究中，排除基线未被识别出的糖尿病的方法各不相同。

得很快[1]。在经历应激性高血糖的患者中，危重症后胰岛素抵抗是否持续存在及持续存在的胰岛素抵抗的程度从未得到过评估。

　　除了持续存在的胰岛素抵抗外，还可能涉及许多其他机制。在健康状态下，胃肠道在调节餐后血糖波动方面起着关键作用，餐后血糖主要取决于胃排空速度和胰高血糖素样肽-1（GLP-1）和葡萄糖依赖性胰岛素促分泌多肽（GIP）这两种肠内激素的分泌[28]。餐后血糖失控通常是发展为2型糖尿病患者中出现糖代谢紊乱的第一个迹象[29]，餐后高血糖有可能通过对胰岛β细胞的葡萄糖毒性促使糖尿病发展[27]。"肠促胰岛素效应"是指相等血糖浓度时，与静脉注射葡萄糖相比，肠内注射葡萄糖会增加胰岛素释放量[28]。GLP-1和GIP是由肠道在食物摄取后分泌的，它们负责肠促胰岛素效应并在健康状态下占口服葡萄糖总胰岛素反应的70%[30]。新的证据表明，在危重症期间，肠促胰岛素效应会急剧减弱，但目前还不清楚这是否仅仅代表GIP和GLP-1分泌减少，或者还涉及更复杂的病理生理学机制，例如在危重症患者中GIP和GLP-1的胰岛素促效作用减弱等[31-34]。需要认识到，在危重症患者采用胃内给予营养物质后测量肠促胰岛素效应会存在偏差，倾向于显示肠促胰岛素效应减弱：这是因为GIP和GLP-1的分泌取决于胃排空速度[35]，而在危重症期间胃排空通常会延迟[36]。目前尚不清楚肠促胰岛素效应减弱是否在危重症解决后仍然存在。

　　胃动力障碍在危重症后糖尿病的发展中的作用也从未被研究过。在危重症期间，胃动力障碍经常发生[36, 37]，但有关患者康复期间胃排空的数据有限[6]。快速胃排空可以导致更大的餐后血糖波动，并可能与2型糖尿病的发病机制有关[38-40]，但延迟的胃排空也有可能通过减少肠促胰岛素效应潜在地促使高血糖发生[41]。因此，持续胃动力障碍有可能在危重症后导致持续的葡萄糖不耐受。

　　其他可能导致危重症后糖尿病，并需要进一步评估的机制包括体力活动减少和自

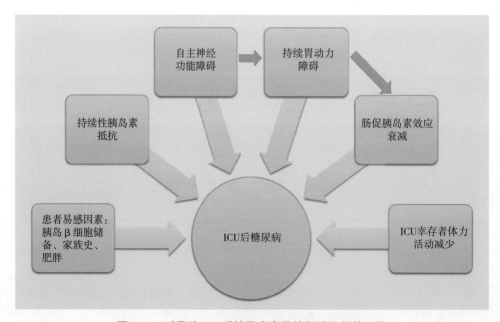

图10.1　对导致ICU后糖尿病发展的假设机制的总结
患者的易感因素与危重症相关的生理变化可能都有所涉及

主神经功能障碍，据报道，这两者在危重症幸存者中经常出现[42, 43]。体力活动不足和自主神经功能障碍可以加重血糖异常并促使与糖尿病相关的微血管并发症的早期发展[44, 45]。最后，据报道，与糖耐量正常的危重症患者相比，危重症患者在ICU入院时更容易出现应激性高血糖，其糖尿病病史和入院时的体重指数也较高[46, 47]。这表明，2型糖尿病的已知风险因素（如肥胖和家族史）也可能在ICU后糖尿病的发展中起着关键作用。

第四节　应激性高血糖预测危重症后2型糖尿病的证据

应激性高血糖是否能够识别危重症幸存者后续发展为糖尿病风险增加的问题，一直是许多回顾性和前瞻性队列对照研究[22, 46-49]及一项荟萃分析[2]的研究课题。最初的研究使用不同的方法确定新发糖尿病的风险，并采用了不同的应激性高血糖定义（表10.3）。其中两项前瞻性队列研究在克罗地亚的一个单中心进行，检测了ICU出院后患者的糖尿病前期和糖尿病情况[46, 48]。在最严格的随访研究中，582名患者在出院后的5年内，每年都进行口服葡萄糖耐量测试[46]。在ICU入院期间经历应激性高血糖的患者（定义为峰值血糖＞7.7mmol/L）与没有应激性高血糖的患者相比，患糖尿病的风险增加了5倍。在同一中心的另一项研究中，还对258名因脓毒症、急性冠脉综合征或急性心力衰竭入院的患者进行了口服葡萄糖耐量测试的随访[48]。应激性高血糖队列中新发糖尿病的风险超过了4倍。虽然这些研究的结果具有信息价值，但由于单一中心研究设计及缺乏报道的疾病严重程度数据，其推广性受到限制。相比之下，在比利时进行的一项类似的单中心研究中，对385名ICU幸存者进行的研究发现，应激性高血糖（峰值血糖＞7.7mmol/L）并不能够识别出增加糖尿病发病风险[47]的患者。这一截然不同的发现可能可以解释为随访时间相对较短，主要结果（糖尿病的发展）是在ICU出院后8个月进行口服葡萄糖耐量测试或HbA1c测试来确定的。

表10.3　对经历应激性高血糖的危重症幸存者研究发现糖尿病前期和糖尿病风险的总结

研究设计和地点	参与者	应激性高血糖定义	诊断新发糖尿病的方法（a）及排除基线糖尿病的方法（b）	完成随访的人数（n）	新发糖尿病前期风险	新发糖尿病风险
单中心，前瞻性队列研究，克罗地亚[46]	共有1029名医学ICU的患者，其中没有应用激素、胰腺炎、糖代谢紊乱或其他内分泌障碍的病史	ICU内静脉血糖（venous BG）＞7.7 mmol/L，每天测量2次，使用即时血气分析仪	（a）连续5年进行每年1次的OGTT（b）历史记录；出院后4～6周进行OGTT	591	RR值2.3（95% CI 1.6～3.4）	RR值5.6（95% CI 3.1～10.2）
单中心，前瞻性队列研究，克罗地亚[48]	共有258名因脓毒症、急性冠脉综合征和急性心力衰竭入住ICU的患者，其中没有糖代谢紊乱或应用激素的病史	ICU内随机静脉血糖（random venous BG）＞7.7mmol/L，至少在2个场合测量	（a）连续5年进行每年1次的OGTT，但频率未指定（b）历史记录；出院前无高血糖症状	166	RR值1.97（95% CI 1.04～3.73）	RR值4.51（95% CI 1.42～14.30）

续表

研究设计和地点	参与者	应激性高血糖定义	诊断新发糖尿病的方法（a）及排除基线糖尿病的方法（b）	完成随访的人数（n）	新发糖尿病前期风险	新发糖尿病风险
单中心，前瞻性队列研究，比利时[47]	共有385名年龄为18～85岁的患者入住普通外科ICU至少48小时；患有胰腺炎、已知糖代谢紊乱及正在应用降糖药物的患者被排除在外	动脉血糖（arterial BG）>140 mg/dl（>7.8 mmol/L），使用现场血气分析仪测量	（a）ICU入院后8个月进行OGTT，可选择是否进行HbA1c检查（b）历史记录；药物审查；可选择是否进行HbA1c检查	388	OR值1.43（95% CI 0.82～2.50）	OR值1.95（95% CI 0.65～5.86）
多中心，回顾性队列研究，澳大利亚[49]	澳大利亚共有22 473名成年患者在ICU入院后生存下来，其中17 074名患者没有已知的糖尿病病史	ICU入院后首24小时内的最高血糖值（peak BG）≥11.1 mmol/L，记录在国家ICU数据库中	（a）从住院出院后的30天到8年内在国家糖尿病登记处注册（捕获率80%）；中位随访时间为5.3年（b）在国家糖尿病登记处有既往记录或出院后30天内有记录；ICD-10医院编码；或峰值血糖>20 mmol/L	22473	未评估	调风险比为1.91（95% CI 1.62～2.26）

注：糖尿病根据美国糖尿病协会标准[50]定义：空腹血浆葡萄糖≥7.0 mmol/L或75g OGTT 2小时血浆葡萄糖≥11.1mmol/L或HbA1c≥6.5%（48mmol/mol）。

苏格兰一项回顾性多中心数据库记录链接研究涵盖了86 634名从急诊科入院的患者（表10.2）。其中包括1828名需要入住ICU的患者，并且使用了比其他研究更高的阈值定义应激性高血糖（血糖≥11.1mmol/L）[22]。在最近的一项荟萃分析中，将来自苏格兰这项研究中收录的ICU幸存者队列的数据与来自欧洲单一中心前瞻性队列研究的数据[46-48]进行了合并分析[2]。在这次荟萃分析中，共纳入了2923名ICU幸存者和131例新发糖尿病患者。应激性高血糖与危重症幸存者发展为糖尿病的风险增加相关，各项研究之间存在低至中度程度的统计异质性（比值比3.48；95% CI 2.02～5.98；$I^2=36.5\%$）（图10.2）。应激性高血糖还能够识别出患有新发糖尿病前期（根据美国糖尿病学会标准定义[50]）的患者，这是2型糖尿病的已知危险因素，其年度转化率为5%～10%[51]。这项荟萃分析的局限性之一是所包含研究之间存在显著的临床异质性。

用于评估应激性高血糖与随后糖尿病之间是否存在关联的最大队列研究是一项多中心回顾性数据关联队列研究，涵盖了南澳大利亚州22 473名ICU入院幸存者[49]。数据被转发至国家（澳大利亚新西兰重症监护学会）ICU数据库，然后与州级医院水平编码数据关联（匹配医院在患者出院前的糖尿病诊断编码），以及国家糖尿病登记和国家死亡登记。应激性高血糖（在入院的前24小时内定义为血糖≥11.1mmol/L）发生在没有

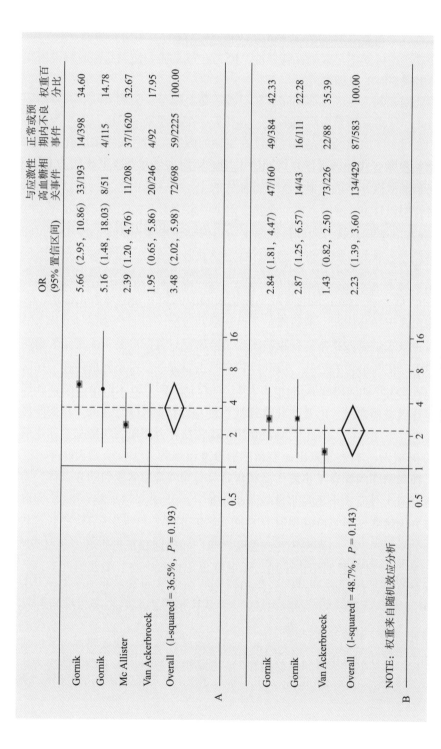

图 10.2　森林图

显示了具有应激性高血糖的成年 ICU 患者在发生糖尿病（A）和糖尿病前期（B）风险（图像最初由 BioMed Central[21]发表）。SH 代表应激性高血糖。该荟萃分析包括了 4 项研究[22, 46-48]。糖尿病前期是根据美国糖尿病学会的标准[50]定义的：空腹血浆葡萄糖 5.6～6.9 mmol/L（空腹血糖受损）或 75g 口服葡萄糖耐量试验 2 小时后血浆葡萄糖 7.8～11.0 mmol/L（糖耐量受损）或糖化血红蛋白 5.7%～6.4%（39～46mmol/mol）。

糖尿病的患者中，占17%，随后在经过中位观察期为5年的情况下，危重症后糖尿病的发病率接近5%。应激性高血糖几乎使新发糖尿病的风险翻了一番，并且这种风险不受年龄或疾病严重程度的影响。这项研究使用了建议的血糖阈值（血糖≥11.1mmol/L），这个阈值可用于筛查计划可能有益的情况[22]。然而，与之前的一些研究类似[22, 46, 47]，仅需一次高血糖读数，这可能不足以确保特异性，因为在危重症中使用儿茶酚胺或糖皮质激素后，可能会出现临时的血糖紊乱。

总之，目前的证据表明，在危重症期间存在应激性高血糖至少会使出院后新发糖尿病的风险翻倍。因此，危重症后糖尿病似乎是一个真实存在的现象。然而，迄今为止的所有研究都受到了使用不同血糖阈值定义应激性高血糖的限制，而且血糖浓度并未与营养补充或禁食状态相关联。此外，很少有研究使用HbA1c作为排除基线糖尿病的方法，这可能导致未确诊的糖尿病可能会产生风险估计偏差。

第五节　危重症与糖尿病长期并发症之间的相似之处

危重症的许多并发症与已知的2型糖尿病微血管并发症相似。肾病、自主神经病变和感觉运动周围神经病变在危重症幸存者[3-5]和从未患过危重症的2型糖尿病患者[52]中都经常发生。因此，可以合理推断，在危重症后糖尿病发展可能会加重任何潜在的长期危重症并发症。

以肾病为例，危重症患者在经历需要肾脏替代治疗的急性肾损伤后，即使在出院后3年，他们的身体功能和心理健康通常也会较差[53, 54]。这些患者在4年后仍然存活的情况下，其死亡率仍然较高，几乎有50%的患者存在白蛋白尿[55]。鉴于白蛋白尿是非危重症患者队列中可导致透析需求、心血管疾病和死亡的独立危险因素[56, 57]，并且白蛋白尿是糖尿病性肾病的重要特征，因此危重症患者在随后发展为糖尿病的情况下可能预后会更差。

同样地，自主神经功能失调在危重症中已经很常见，也是2型糖尿病的并发症[58]。在高危患者中，这种自主神经功能失调可能会加速发展，并加重与胃轻瘫[36]、性功能和膀胱功能障碍[59, 60]相关的症状。心血管自主神经功能失调在危重症患者队列[4]和社区环境中的2型糖尿病患者[61]中也与死亡率密切相关，然而，在危重症后幸存的2型糖尿病患者中，是否会加重死亡风险尚不清楚。

最后，鉴于已知糖尿病的微血管并发症包括糖尿病性神经病变，如果发展成ICU后糖尿病，与危重症多发性神经病变相关的长期严重衰弱和失能就不太可能得到恢复[3, 62-64]。

危重症的长期并发症与2型糖尿病的并发症之间存在显著重叠，这表明在有发展成ICU后糖尿病风险的幸存者中进行糖尿病前期和2型糖尿病筛查和预防干预可能会带来潜在益处。

第六节　ICU后糖尿病的筛查及潜在预防策略

2型糖尿病的发展通常与最终的诊断之间存在较长的时间间隔，而这种临床诊断的延迟经常加重了微血管并发症的进展[65]。因此，我们有机会探讨在经历过应激性高血糖的危重症后幸存者中进行筛查，是否能够促成糖尿病前期或糖尿病的早期诊断，并进行干预以预防长期并发症发生。鉴于目前支持ICU幸存者异质队列的随访计划和干预的证据基础有限，这样一种有针对性的策略仅代表了一种新颖的方法[66-69]。

应该认识到，针对2型糖尿病的大规模人群筛查计划并不总是有效的[70]。然而，对高风险群体进行有针对性筛查，例如有妊娠糖尿病病史的女性，可以实现更早的诊断和更好的健康结果。在许多国家，已经在产后为患有妊娠糖尿病的妇女实施筛查计划[20, 71]。来自荟萃分析的评估表明，在危重症期间出现应急性高血糖后发展为糖尿病的风险与妊娠糖尿病女性在可比观察期间内风险相似或更高[2, 17, 19]。考虑到应激性高血糖的高患病率及全球每年有数百万患者入住ICU，有大量的ICU幸存者可能会受益于糖尿病或糖尿病前期的筛查和早期检测。此外，迄今为止最大的研究已经证实，在经历应激性高血糖后，ICU幸存者发生糖尿病的风险在50～59岁的年龄组最大，增加了7倍[49]。这一点具有重要意义，因为成本效益最高的筛查方案就是能够识别出年轻的潜在风险人群，并能为其提供早期干预以带来最大的潜在益处[72]。

对于危重症幸存者，最佳筛查时间、筛查的持续时间及最佳的筛查方法（空腹血浆葡萄糖、口服葡萄糖耐量试验中的2小时血浆葡萄糖值、HbA1c或以上所有检查）目前尚不清楚。据报道，在出现应激性高血糖的危重症患者中，HbA1c的水平高于葡萄糖耐量正常的患者[47, 73]，而在具有正常活动能力的人群中，HbA1c是未来糖尿病风险的强预测指标[74]。在ICU出院后再次检测HbA1c以监测其增加情况，可能有助于识别正在发展为2型糖尿病的患者[73]。这种方法具有相对较低的费用，并且在大型医院的ICU之外的实验室或初级卫生保健机构中都可以使用，但目前尚未进行相关研究。需要注意的是，在其他队列中，针对2型糖尿病初级预防的干预措施[75, 76]主要已经证明对存在糖耐量受损的患者有益，而对仅存在空腹血糖受损的个体或者以HbA1c标准定义为糖尿病前期的个体来说，并没有明显的效果。然而，已被证明可以防止糖尿病前期患者进展为糖尿病的干预措施在成本效益方面具有优势，而且容易获得。这些干预措施包括生活方式的改变，如饮食调整、运动计划，特别是对于肥胖或曾经有妊娠糖尿病的患者，可以考虑使用二甲双胍[21, 75, 77-80]。然而，迄今为止，还没有专门研究这些干预措施在危重症康复后的效果。

第七节　未来的发展方向

越来越多的证据表明，应激性高血糖是危重症幸存者发生糖尿病的风险因素。为了精确量化这种风险，需要进行一项跨多个中心的前瞻性队列研究，研究期限需要几年的随访时间。在这样的研究中，利用HbA1c排除基线时未诊断出的糖尿病非常重要，同时还需要根据营养物质的供应情况及反复的血糖测量定义应激性高血糖。此外，需要进行研究以评估危重症后渐进性葡萄糖不耐受的机制，以指导干预措施。未来的机制研究还可以评估自主神经功能、胰岛素和肠促胰岛素分泌能力、胰岛素抵抗的持续性（使用高胰岛素正糖钳夹技术或在口服葡萄糖耐量试验后进行复杂建模）、胃动力障碍的持续性、与已知风险因素（如增加的体重指数和家族史）以及ICU后的体力活动水平的相互作用。最后，重要的是要确定在危重症幸存者中开展有针对性的筛查计划是否能够更早地诊断糖尿病前期或糖尿病，并减少对患者而言非常重要的相关并发症。

结论

危重症患者在危急症期间常伴有应激性高血糖，而这似乎能够识别出在出院后发展为糖尿病风险增加的患者。目前对危重症后糖尿病的机制了解仍然不完全。对于危重症幸存者和应激性高血糖患者而言，筛查和预防计划是否有益且具有成本效益需要进一步研究来确定。

要点总结

— ICU中经常发生应激性高血糖。

— 发生应激性高血糖的患者可能更容易患2型糖尿病，目前的证据表明，应激性高血糖可能会至少使这种风险翻倍。

— 可能参与发展为危重症后糖尿病的潜在机制包括持续胰岛素抵抗、自主神经功能障碍、胃排空障碍、肠促胰岛素效应减弱、体力活动减少和个体患者易感性。

— 危重症后糖尿病可以通过空腹血糖、口服葡萄糖耐量试验或HbA1c检测来诊断，使用与2型糖尿病相同的诊断标准。

— 在危重症期间经历应激性高血糖的患者在ICU出院后可能会受益于更密切的随访，但目前尚没有明确证据对这一群体特别有效的筛查计划或干预措施。

参 考 文 献

1. Dungan KM, Braithwaite SS, Preiser JC. Stress hyperglycaemia. Lancet. 2009; 373(9677): 1798-807.

2. Ali Abdelhamid Y, Kar P, Finnis ME, Phillips LK, Plummer MP, Shaw JE, et al. Stress hyperglycaemia in critically ill patients and the subsequent risk of diabetes: a systematic review and meta-analysis. Crit Care. 2016; 20(1): 301.

3. Kress JP, Hall JB. ICU-acquired weakness and recovery from critical illness. N Engl J Med. 2014; 370(17): 1626-35.

4. Schmidt H, Hoyer D, Hennen R, Heinroth K, Rauchhaus M, Prondzinsky R, et al. Autonomic dysfunction predicts both 1- and 2-month mortality in middle-aged patients with multiple organ dysfunction syndrome. Crit Care Med. 2008; 36(3): 967-70.

5. Uchino S, Kellum JA, Bellomo R, Doig GS, Morimatsu H, Morgera S, et al. Acute renal failure in critically ill patients: a multinational, multicenter study. JAMA. 2005; 294(7): 813-8.

6. Nguyen TAN, Ali Abdelhamid Y, Weinel LM, Hatzinikolas S, Kar P, Summers MJ, et al. Postprandial hypotension in older survivors of critical illness. J Crit Care. 2018; 45: 20-6.

7. Deane AM, Horowitz M. Dysglycaemia in the critically ill - significance and management. Diabetes Obes Metab. 2013; 15(9): 792-801.

8. Plummer MP, Bellomo R, Cousins CE, Annink CE, Sundararajan K, Reddi BA, et al. Dysglycaemia in the critically ill and the interaction of chronic and acute glycaemia with mortality. Intensive Care Med. 2014; 40(7): 973-80.

9. Kar P, Jones KL, Horowitz M, Deane AM. Management of critically ill patients with type 2 diabetes: the need for personalised therapy. World J Diabetes. 2015; 6(5): 693-706.

10. Carey LC, Lowery BD, Cloutier CT. Blood sugar and insulin response of humans in shock. Ann Surg. 1970; 172(3): 342-50.

11. Plummer MP, Deane AM. Dysglycemia and glucose control during sepsis. Clin Chest Med. 2016; 37(2): 309-19.

12. Egi M, Bellomo R, Stachowski E, French CJ, Hart GK, Hegarty C, et al. Blood glucose concentration and outcome of critical illness: the impact of diabetes. Crit Care Med. 2008; 36(8): 2249-55.

13. Kaukonen KM, Bailey M, Egi M, Orford N, Glassford NJ, Marik PE, et al. Stress hyperlactatemia modifies the relationship between stress hyperglycemia and outcome: a retrospective observational study. Crit Care Med. 2014; 42(6): 1379-85.

14. Marik PE, Bellomo R. Stress hyperglycemia: an essential survival response! Crit Care Med. 2013; 41(6): e93-4.

15. Investigators N-SS, Finfer S, Chittock DR, Su SY, Blair D, Foster D, et al. Intensive versus conventional glucose control in critically ill patients. N Engl J Med. 2009; 360(13): 1283-97.

16. Smith FG, Sheehy AM, Vincent JL, Coursin DB. Critical illness-induced dysglycaemia: diabetes and beyond. Crit Care. 2010; 14(6): 327.

17. Bellamy L, Casas JP, Hingorani AD, Williams D. Type 2 diabetes mellitus after gestational diabetes: a systematic review and meta-analysis. Lancet. 2009; 373(9677): 1773-9.

18. Buchanan TA. Pancreatic B-cell defects in gestational diabetes: implications for the pathogenesis and prevention of type 2 diabetes. J Clin Endocrinol Metab. 2001; 86(3): 989-93.

19. Ben-Haroush A, Yogev Y, Hod M. Epidemiology of gestational diabetes mellitus and its association with type 2 diabetes. Diabet Med. 2004; 21(2): 103-13.

20. Kim C, Herman WH, Vijan S. Efficacy and cost of postpartum screening strategies for diabetes among women with histories of gestational diabetes mellitus. Diabetes Care. 2007; 30(5): 1102-6.

21. Aroda VR, Christophi CA, Edelstein SL, Zhang P, Herman WH, Barrett-Connor E, et al. The effect of lifestyle intervention and metformin on preventing or delaying diabetes among women with and without gestational diabetes: the Diabetes Prevention Program outcomes study 10-year follow-up. J Clin Endocrinol Metab. 2015; 100(4): 1646-53.

22. McAllister DA, Hughes KA, Lone N, Mills NL, Sattar N, McKnight J, et al. Stress hyperglycaemia in hospitalised patients and their 3-year risk of diabetes: a Scottish retrospective cohort study. PLoS Med. 2014; 11(8): e1001708.

23. Shore S, Borgerding JA, Gylys-Colwell I, McDermott K, Ho PM, Tillquist MN, et al. Association between hyperglycemia at admission during hospitalization for acute myocardial infarction and subsequent diabetes: insights from the veterans administration cardiac care follow-up clinical study. Diabetes Care. 2014; 37(2): 409-18.

24. MacIntyre EJ, Majumdar SR, Gamble JM, Minhas-Sandhu JK, Marrie TJ, Eurich DT. Stress hyperglycemia and newly diagnosed diabetes in 2124 patients hospitalized with pneumonia. Am J Med. 2012; 125(10): 1036 e17-23.

25. Gray CS, Scott JF, French JM, Alberti KG, O'Connell JE. Prevalence and prediction of unrecognised dia-

betes mellitus and impaired glucose tolerance following acute stroke. Age Ageing. 2004; 33(1): 71-7.

26. Preiser JC, de Longueville C. Could type 2 diabetes be a component of the post-intensive care syndrome? Crit Care. 2017; 21(1): 26.

27. Fonseca VA. Defining and characterizing the progression of type 2 diabetes. Diabetes Care. 2009; 32(Suppl 2): S151-6.

28. Plummer MP, Chapman MJ, Horowitz M, Deane AM. Incretins and the intensivist: what are they and what does an intensivist need to know about them? Crit Care. 2014; 18(2): 205.

29. Monnier L, Colette C, Dunseath GJ, Owens DR. The loss of postprandial glycemic control precedes stepwise deterioration of fasting with worsening diabetes. Diabetes Care. 2007; 30(2): 263-9.

30. Baggio LL, Drucker DJ. Biology of incretins: GLP-1 and GIP. Gastroenterology. 2007; 132(6): 2131-57.

31. Nielsen ST, Janum S, Krogh-Madsen R, Solomon TP, Moller K. The incretin effect in critically ill patients: a case-control study. Crit Care. 2015; 19: 402.

32. Deane AM, Rayner CK, Keeshan A, Cvijanovic N, Marino Z, Nguyen NQ, et al. The effects of critical illness on intestinal glucose sensing, transporters, and absorption. Crit Care Med. 2014; 42(1): 57-65.

33. Kar P, Cousins CE, Annink CE, Jones KL, Chapman MJ, Meier JJ, et al. Effects of glucose-dependent insulinotropic polypeptide on gastric emptying, glycaemia and insulinaemia during critical illness: a prospective, double blind, randomised, crossover study. Crit Care. 2015; 19: 20.

34. Deane AM, Chapman MJ, Fraser RJ, Burgstad CM, Besanko LK, Horowitz M. The effect of exogenous glucagon-like peptide-1 on the glycaemic response to small intestinal nutrient in the critically ill: a randomised double-blind placebo-controlled cross over study. Crit Care. 2009; 13(3): R67.

35. Pilichiewicz AN, Chaikomin R, Brennan IM, Wishart JM, Rayner CK, Jones KL, et al. Load-dependent effects of duodenal glucose on glycemia, gastrointestinal hormones, antropyloroduodenal motility, and energy intake in healthy men. Am J Physiol Endocrinol Metab. 2007; 293(3): E743-53.

36. Kar P, Jones KL, Horowitz M, Chapman MJ, Deane AM. Measurement of gastric emptying in the critically ill. Clin Nutr. 2015; 34(4): 557-64.

37. Gungabissoon U, Hacquoil K, Bains C, Irizarry M, Dukes G, Williamson R, et al. Prevalence, risk factors, clinical consequences, and treatment of enteral feed intolerance during critical illness. JPEN J Parenter Enteral Nutr. 2015; 39(4): 441-8.

38. Phillips WT, Schwartz JG, McMahan CA. Rapid gastric emptying in patients with early non-insulin-dependent diabetes mellitus. N Engl J Med. 1991; 324(2): 130-1.

39. Bertin E, Schneider N, Abdelli N, Wampach H, Cadiot G, Loboguerrero A, et al. Gastric emptying is accelerated in obese type 2 diabetic patients without autonomic neuropathy. Diabetes Metab. 2001; 27(3): 357-64.

40. Phillips LK, Deane AM, Jones KL, Rayner CK, Horowitz M. Gastric emptying and glycaemia in health and diabetes mellitus. Nat Rev Endocrinol. 2015; 11(2): 112-28.

41. Marathe CS, Rayner CK, Bound M, Checklin H, Standfield S, Wishart J, et al. Small intestinal glucose exposure determines the magnitude of the incretin effect in health and type 2 diabetes. Diabetes. 2014; 63(8): 2668-75.

42. Herridge MS, Tansey CM, Matte A, Tomlinson G, Diaz-Granados N, Cooper A, et al. Functional disability 5 years after acute respiratory distress syndrome. N Engl J Med. 2011; 364(14): 1293-304.

43. Schmidt H, Muller-Werdan U, Hoffmann T, Francis DP, Piepoli MF, Rauchhaus M, et al. Autonomic dysfunction predicts mortality in patients with multiple organ dysfunction syndrome of different age groups. Crit Care Med. 2005; 33(9): 1994-2002.

44. Cryer PE. Iatrogenic hypoglycemia as a cause of hypoglycemia-associated autonomic failure in IDDM. A vicious cycle. Diabetes. 1992; 41(3): 255-60.

45. Kirwan JP, Solomon TP, Wojta DM, Staten MA, Holloszy JO. Effects of 7 days of exercise training on insulin sensitivity and responsiveness in type 2 diabetes mellitus. Am J Physiol Endocrinol Metab. 2009; 297(1): E151-6.

46. Gornik I, Vujaklija-Brajkovic A, Renar IP, Gasparovic V. A prospective observational study of the relationship of critical illness associated hyperglycaemia in medical ICU patients and subsequent development of type 2 diabetes. Crit Care. 2010; 14(4): R130.

47. Van Ackerbroeck S, Schepens T, Janssens K, Jorens PG, Verbrugghe W, Collet S, et al. Incidence and predisposing factors for the development of disturbed glucose metabolism and DIabetes mellitus AFter Intensive Care admission: the DIAFIC study. Crit Care. 2015; 19: 355.

48. Gornik I, Vujaklija A, Lukic E, Madzarac G, Gasparovic V. Hyperglycaemia in critical illness is a risk factor for later development of type II diabetes mellitus. Acta Diabetol. 2010; 47(Suppl 1): 29-33.

49. Plummer MP, Finnis ME, Phillips LK, Kar P, Bihari S, Biradar V, et al. Stress induced hyperglycemia and the subsequent risk of type 2 diabetes in survivors of critical illness. PLoS One. 2016; 11(11): e0165923.

50. American Diabetes A. 2. Classification and diagnosis of diabetes. Diabetes Care. 2016; 39(Suppl 1): S13-22.

51. Tabak AG, Herder C, Rathmann W, Brunner EJ, Kivimaki M. Prediabetes: a high-risk state for diabetes development. Lancet. 2012; 379(9833): 2279-90.

52. Holman RR, Paul SK, Bethel MA, Matthews DR, Neil HA. 10-year follow-up of intensive glucose control in type 2 diabetes. N Engl J Med. 2008; 359(15): 1577-89.

53. Ahlstrom A, Tallgren M, Peltonen S, Rasanen P, Pettila V. Survival and quality of life of patients requiring acute renal replacement therapy. Intensive Care Med. 2005; 31(9): 1222-8.

54. Korkeila M, Ruokonen E, Takala J. Costs of care, long-term prognosis and quality of life in patients requiring renal replacement therapy during intensive care. Intensive Care Med. 2000; 26(12): 1824-31.

55. Gallagher M, Cass A, Bellomo R, Finfer S, Gattas D, Lee J, et al. Long-term survival and dialysis dependency following acute kidney injury in intensive care: extended follow-up of a randomized controlled trial. PLoS Med. 2014; 11(2): e1001601.

56. Klausen K, Borch-Johnsen K, Feldt-Rasmussen B, Jensen G, Clausen P, Scharling H, et al. Very low levels of microalbuminuria are associated with increased risk of coronary heart disease and death independently of renal function, hypertension, and diabetes. Circulation. 2004; 110(1): 32-5.

57. Astor BC, Matsushita K, Gansevoort RT, van der Velde M, Woodward M, Levey AS, et al. Lower estimated glomerular filtration rate and higher albuminuria are associated with mortality and end-stage renal disease. A collaborative meta-analysis of kidney disease population cohorts. Kidney Int. 2011; 79(12): 1331-40.

58. Vinik AI, Maser RE, Mitchell BD, Freeman R. Diabetic autonomic neuropathy. Diabetes Care. 2003; 26(5): 1553-79.

59. Reitz A. Lower urinary tract dysfunction in critical illness polyneuropathy. NeuroRehabilitation. 2013; 33(2): 329-36.

60. Griffiths J, Gager M, Alder N, Fawcett D, Waldmann C, Quinlan J. A self-report-based study of the incidence and associations of sexual dysfunction in survivors of intensive care treatment. Intensive Care Med. 2006; 32(3): 445-51.

61. Pop-Busui R, Evans GW, Gerstein HC, Fonseca V, Fleg JL, Hoogwerf BJ, et al. Effects of cardiac auto-

nomic dysfunction on mortality risk in the Action to Control Cardiovascular Risk in Diabetes (ACCORD) trial. Diabetes Care. 2010; 33(7): 1578-84.

62. Koch S, Wollersheim T, Bierbrauer J, Haas K, Morgeli R, Deja M, et al. Long-term recovery in critical illness myopathy is complete, contrary to polyneuropathy. Muscle Nerve. 2014; 50(3): 431-6.

63. Group AC, Patel A, MacMahon S, Chalmers J, Neal B, Billot L, et al. Intensive blood glucose control and vascular outcomes in patients with type 2 diabetes. N Engl J Med. 2008; 358(24): 2560-72.

64. Stratton IM, Adler AI, Neil HA, Matthews DR, Manley SE, Cull CA, et al. Association of glycaemia with macrovascular and microvascular complications of type 2 diabetes (UKPDS 35): prospective observational study. BMJ. 2000; 321(7258): 405-12.

65. Harris MI, Klein R, Welborn TA, Knuiman MW. Onset of NIDDM occurs at least 4-7 yr before clinical diagnosis. Diabetes Care. 1992; 15(7): 815-9.

66. Jensen JF, Thomsen T, Overgaard D, Bestle MH, Christensen D, Egerod I. Impact of follow-up consultations for ICU survivors on post-ICU syndrome: a systematic review and meta-analysis. Intensive Care Med. 2015; 41(5): 763-75.

67. Cuthbertson BH, Rattray J, Campbell MK, Gager M, Roughton S, Smith A, et al. The PRaCTICaL study of nurse led, intensive care follow-up programmes for improving long term outcomes from critical illness: a pragmatic randomised controlled trial. BMJ. 2009; 339: b3723.

68. Ali Abdelhamid Y, Phillips L, Horowitz M, Deane A. Survivors of intensive care with type 2 diabetes and the effect of shared care follow-up clinics: study protocol for the SWEET-AS randomised controlled feasibility study. Pilot Feasibility Stud. 2016; 2: 62.

69. Walsh TS, Salisbury LG, Merriweather JL, Boyd JA, Griffith DM, Huby G, et al. Increased hospital-based physical rehabilitation and information provision after intensive care unit discharge: the RECOVER randomized clinical trial. JAMA Intern Med. 2015; 175(6): 901-10.

70. Charles M, Ejskjaer N, Witte DR, Borch-Johnsen K, Lauritzen T, Sandbaek A. Prevalence of neuropathy and peripheral arterial disease and the impact of treatment in people with screen-detected type 2 diabetes: the ADDITION-Denmark study. Diabetes Care. 2011; 34(10): 2244-9.

71. Morrison MK, Collins CE, Lowe JM. Postnatal testing for diabetes in Australian women following gestational diabetes mellitus. Aust N Z J Obstet Gynaecol. 2009; 49(5): 494-8.

72. American Diabetes A. Screening for type 2 diabetes. Diabetes Care. 2003; 26(Suppl 1): S21-4.

73. Du YT, Kar P, Abdelhamid YA, Horowitz M, Deane AM. Glycated haemoglobin is increased in critically ill patients with stress hyperglycaemia: implications for risk of diabetes in survivors of critical illness. Diabetes Res Clin Pract. 2018; 135: 73-5.

74. Selvin E, Steffes MW, Zhu H, Matsushita K, Wagenknecht L, Pankow J, et al. Glycated hemoglobin, diabetes, and cardiovascular risk in nondiabetic adults. N Engl J Med. 2010; 362(9): 800-11.

75. Knowler WC, Barrett-Connor E, Fowler SE, Hamman RF, Lachin JM, Walker EA, et al. Reduction in the incidence of type 2 diabetes with lifestyle intervention or metformin. N Engl J Med. 2002; 346(6): 393-403.

76. Tuomilehto J, Lindstrom J, Eriksson JG, Valle TT, Hamalainen H, Ilanne-Parikka P, et al. Prevention of type 2 diabetes mellitus by changes in lifestyle among subjects with impaired glucose tolerance. N Engl J Med. 2001; 344(18): 1343-50.

77. Li G, Zhang P, Wang J, Gregg EW, Yang W, Gong Q, et al. The long-term effect of lifestyle interventions to prevent diabetes in the China Da Qing Diabetes Prevention Study: a 20-year follow-up study. Lancet. 2008; 371(9626): 1783-9.

78. Lindstrom J, Ilanne-Parikka P, Peltonen M, Aunola S, Eriksson JG, Hemio K, et al. Sustained reduction in the incidence of type 2 diabetes by lifestyle intervention: follow-up of the Finnish Diabetes Prevention Study. Lancet. 2006; 368(9548): 1673-9.

79. Ratner RE, Christophi CA, Metzger BE, Dabelea D, Bennett PH, Pi-Sunyer X, et al. Prevention of diabetes in women with a history of gestational diabetes: effects of metformin and lifestyle interventions. J Clin Endocrinol Metab. 2008; 93(12): 4774-9.

80. American Diabetes A. 5. Prevention or delay of type 2 diabetes: standards of medical care in diabetes-2018. Diabetes Care. 2018; 41(Suppl 1): S51-S4.

推荐阅读 Suggested Reading

Dungan KM, Braithwaite SS, Preiser JC. Stress hyperglycaemia. Lancet. 2009; 373(9677): 1798-807. This review paper provides a comprehensive summary of the pathophysiology and associations of stress hyperglycaemia during critical illness

Ali Abdelhamid Y, Kar P, Finnis ME, Phillips LK, Plummer MP, Shaw JE, et al. Stress hyperglycaemia in critically ill patients and the subsequent risk of diabetes: a systematic review and meta-analysis. Crit Care. 2016; 20(1): 301. This systematic review and meta-analysis summarises the current literature and evaluates whether stress hyperglycaemia identifies survivors of critical illness at increased risk of developing type 2 diabetes

Plummer MP, Finnis ME, Phillips LK, Kar P, Bihari S, Biradar V, et al. Stress induced hyperglycemia and the subsequent risk of type 2 diabetes in survivors of critical illness. PLoS One. 2016; 11(11): e0165923. This multicentre epidemiological study is the largest to examine the risk of incident type 2 diabetes following stress hyperglycaemia in critical illness. This study was published after the above systematic review

第十一章

短期和长期ICU获得性免疫抑制

D.Grimaldi，F.Pène

学习目标

— 了解严重炎症性疾病与抗炎反应相关。

— 认识到ICU患者具有免疫抑制特征。

— 描述严重创伤后的主要免疫改变。

— 考虑免疫学改变在出院后并发症中的潜在影响。

第一节　引　言

ICU患者大多因急性重度损伤而收治入院，如脓毒症、创伤、严重出血、重大手术后及心搏骤停。得益于生命支持设备和医务工作者对专业知识掌握程度的提升，现在大多数患者都能够在入院后的前几天存活下来，但随后会面临ICU获得性感染，这些感染与显著的发病率和死亡率相关[1, 2]。医院内感染的负担不断增加，多药耐药细菌的出现迫使我们迅速在预防ICU获得性感染方面取得进展。尽管长期使用侵入性医疗设备和耐药菌的筛选仍然是ICU获得性感染的重要决定因素，但有越来越多的证据表明，一些获得性免疫功能障碍可能会导致患者在原发损伤中康复后仍然会出现继发感染的易感性增加。

第二节　创伤后获得性免疫抑制

一、ICU获得性感染

已经显示，将卫生顺应性（卫生依从性）和护理过程相结合的预防措施能够减少导管相关性血流感染（CRBSI）或呼吸机相关性肺炎（VAP）。然而，尽管CRBSI"零"发生率被证明是一个可实现的目标，但VAP的残余发病率一直持续存在[3]，这提示除卫生顺应性外，其他因素也影响了VAP的易感性。此外，VAP病原体如假单胞菌属、嗜麦芽窄食单胞菌、不动杆菌属和肠球菌属等对免疫功能正常的患者来说是毒性较弱的微生物，如患者发生VAP，则提示危重症患者可能存在免疫受损。

更值得关注的是，ICU中的机会性感染越来越多。尽管没有明显的免疫抑制条件，如持续性中性粒细胞减少症、艾滋病和实体器官移植等[5]，但是侵袭性真菌感染仍很常见，主要是侵袭性念珠菌病[4]和侵袭性曲霉病[5]。

此外，危重症患者经常出现疱疹病毒科（Herpesviridae）的巨细胞病毒和单纯疱疹病毒再活化[6, 7]。这种再活化是否仅仅是免疫抑制的标志，还是导致危重症患者免疫功能受损的因素，目前尚不清楚。

二、脓毒症引起的免疫改变

大量的临床和实验数据表明，危重症患者表现出一种抗炎模式，导致复杂的免疫抑制。

急性炎症引起的免疫细胞主要变化首次在脓毒症患者中进行了描述，但大部分适用于非感染性损伤的患者。目前，脓毒症的免疫病理生理学被总结为一个连续的炎症反应，随后迅速代偿性抗炎，这可能导致复杂而持续的免疫抑制，影响先天免疫和获得性免疫成分。抗原提呈细胞和淋巴细胞的数量和功能缺陷导致了免疫突触的显著变化，从而影响了免疫应答对重叠病原体的启动和定向。值得注意的是，患者的免疫功能主要是通过循环免疫细胞来完成的，这与从人体尸检研究或实验动物模型获得的组织驻留免疫细胞观察到的情况一致[8, 9]。大多数免疫功能障碍与患者疾病预后有关，如死亡率和ICU获得性感染的发生。

（一）单核细胞失活

单核细胞是组织巨噬细胞的丰富循环前体细胞。脓毒症引起的功能性变化，导致出现一种称为"单核细胞失活"的表型，其特点是抗原提呈复合物人类白细胞抗原（HLA）-DR及其共激活分子如CD86的膜表达减少，以及抑制性共激活分子如程序性死亡蛋白配体-1（PD-L1）的表达增加[10, 11]。迄今为止，通过流式细胞术检测的HLA-DR细胞膜表达是脓毒症诱导的免疫抑制最可靠的生物标志物。持续的HLA-DR下降与死亡率增加有关，并且在常见的临床混杂因素如患者疾病初始严重程度和实施侵入性操作的影响下，HLA-DR已被确定为ICU获得性感染的独立风险因素[12, 13]。这些抗原提呈的变化与响应离体脂多糖（LPS）攻击的促炎性细胞因子分泌受损相关（详见文献［14］中的综述）。

（二）树突状细胞改变

树突状细胞（DC）是先天免疫和获得性免疫之间关键的纽带，对于整合炎症反应起着关键作用。作为"专业"的抗原提呈细胞，它们启动并极化获得性免疫反应，激活T细胞。有报道显示，在死于脓毒症患者的次级淋巴器官有大量的DC发生凋亡[10, 15]。DC在循环白细胞中仅占很小比例，流式细胞术检测的改进使分析患者中的循环DC亚群成为可能。感染性休克与DC的耗竭和HLA-DR细胞膜表达下调有关[16, 17]。此外，持续DC耗竭与进一步发展ICU获得性感染有关[17]。

（三）淋巴细胞凋亡

淋巴细胞凋亡是脓毒症的一个显著特征。Hotchkiss及其同事进行的开创性尸检研究强调了在脓毒症死亡患者的脾脏中广泛存在B细胞和T细胞凋亡[18]。这通常表现为危重症患者的淋巴细胞减少，与疾病的严重程度相关[19]。然而，持续性淋巴细胞减少并不总是与ICU获得性感染的易感性增加相关[20, 21]。值得注意的是，在脓毒症中，细胞免疫抑制性T调节细胞亚群的比例增加，这是由于它们相对于细胞凋亡具有较高的存活率，并在耐受性树突细胞（tolerogenic DC）的影响下扩增[22, 23]。T调节细胞相对增加会导致人体淋巴细胞失能[13, 16, 24]，并且在该领域进行的最大规模的多中心前瞻性研究中，与超级感染的易感性相关[13]。

（四）骨髓源性抑制细胞

鉴定到一种称为骨髓源性抑制细胞（MDSC）的先天性细胞亚群，为脓毒症引起的免疫抑制调节提供了新的见解。MDSC是未成熟的髓系细胞，分布在粒细胞和单核细胞两个亚群中，并通过抑制T细胞功能或扩增调节T细胞而具备强大的免疫抑制特性[25]。MDSC在各种慢性和急性炎症状况下会增殖。在脓毒症患者中，有两项研究报道了循环MDSC增加，这与ICU获得性感染增加有关（主要是粒细胞型MDSC）[26, 27]。

（五）免疫突触的改变

先天免疫和获得性免疫之间的相互作用通过抗原提呈细胞（APC）如单核细胞/巨噬细胞、树突状细胞和$CD4^+$ T辅助淋巴细胞之间的相互作用而发生。两种细胞通过直接分子相互作用和细胞因子介导的旁分泌效应，在形成免疫突触时相互作用。最终产生的免疫反应的类型和幅度取决于APC提呈给淋巴细胞的信号的性质。脓毒症通过减少抗原提呈及其共刺激因子（CD86、CD40）的表达，以及共抑制检查点信号（免疫检查点）（PD-L1、PD-L2、PD1、CTLA-4）的增加，包括偏向性产生典型的抗炎细胞因子IL-10，引发了免疫突触的巨大功能改变。免疫突触内的信号改变阻碍了对危重症患者遇到的病原体产生强有力的Th1或Th17免疫反应，而更倾向促进异常的无力反应或免疫抑制反应。

三、损伤后免疫功能紊乱的更广泛概念

虽然我们在本章中重点关注了脓毒症后免疫功能紊乱，但大量证据支持了急性重度炎症性疾病后发生的免疫异常的概念。事实上，白细胞对创伤、烧伤或脓毒症的转录反应似乎非常相似[28]，现在有证据表明，由创伤、重大手术、烧伤甚至脑出血引起的广泛组织损伤也可能以与严重感染类似的方式影响免疫系统[29]。无菌性损伤期间的主要免疫功能紊乱如表11.1所示。总体而言，在脓毒性休克的患者中，器官功能障碍的程度相似，免疫变化似乎比非感染性疾病更加明显[17, 30]。因为创伤或烧伤的患者从损失到ICU入院的时间较短，且通常较清晰、明确，而脓毒症患者不明确，这可能是导致严重感染与非感染性疾病之间差异的原因。值得注意的是，由非感染性疾病诱导的免疫功能障碍也可能促使继发性感染发展，从而促进上述持续性免疫改变。最后，危重症患者接受多种治疗措施，包括机械通气、红细胞成分输血、应用应激剂量的皮质类固醇、体外循环或应用镇静剂，这些治疗方法具有局部或全身的免疫调节作用。

表11.1 不同的侵袭后免疫功能障碍亚群与死亡率和（或）ICU获得性感染的关联

免疫功能障碍	与脓毒症后死亡率的关联	与脓毒症后ICU获得性感染的关联	在无菌性急性损伤中已经得到证明	主要参考文献[a]
单核细胞失活HLA-DR表达下降	在多项研究中报道关联	在调整和竞争风险分析后的独立关联	创伤 脑出血 心搏骤停 重大手术 烧伤	[12, 13, 30, 60-65]
树突状细胞消失	在一项研究中报道关联	在一些研究中报道关联	脑出血 心搏骤停 烧伤	[16, 17, 29, 66, 67]
骨髓抑制细胞增殖	在一些研究中报道关联	在一些研究报道的时间相关关联	无	[20, 21]
淋巴细胞减少	在多项研究中报道关联	存在冲突的结果	创伤 心搏骤停 烧伤	[13, 19-21, 68]
Tregs增加	在两项研究中报道关联	在一项研究中报道关联	创伤 烧伤	[13, 23, 24, 69-71]
抑制分子（PD-1、PD-L1、CTLA-4、BTLA）过度表达	在一些研究中报道关联	在一些研究中报道关联	存在冲突的结果	[10, 11, 72-74]

注：BTLA.B和T淋巴细胞衰减因子；CTLA-4.细胞毒性T淋巴细胞相关抗原4；HLA.人类白细胞抗原；PD-1.程序性细胞死亡蛋白-1；PD-L1.程序性细胞死亡蛋白配体-1；Tregs.调节性T细胞。a.参考文献并不详尽。

第三节 ICU幸存者的免疫炎症后遗症

一、出院后的感染性和非感染性并发症

危重症护理和器官功能支持的改善已经显著提高了危重症患者的短期生存率，并导致了与新的虚弱模式相关的新的发病率[31]。无法从危及生命的急性疾病中恢复过来，从而发展为慢性持续性的脏器功能不全状态，需依赖长时间生命支持和护理，延长ICU住院时间，这形成了一种新的疾病阶段——慢性危重病[32]。此外，现在已经清楚，急性危及生命疾病的负担已经超出了ICU和住院治疗的急性期，这在脓毒症幸存者中被特别强调，他们似乎特别容易出现长期脓毒症复发，以及非感染性并发症的影响。

1997年Quartin等的先驱性报道显示，严重脓毒症和脓毒性休克患者在出院后面临更高死亡风险[33]。此后，多项研究证实，脓毒症幸存者伴或不伴慢性合并症表现出比非脓毒症幸存者更差的长期预后。因此，与非感染性危重症中存活的患者和相同年龄范围的一般人群相比，在严重脓毒症和脓毒性休克中幸存的先前健康患者的10年死亡率更高[34]。Prescott讨论了脓毒症和既往共病状况对长期死亡率的各自影响，并指出脓毒症与2年死亡率增加相关，这不能通过基础健康状况来解释[35]。脓毒症幸存者的脆弱

性可能与在常见的短期疗效终点（28天、ICU和住院存活）达到后对随后感染持续易感性有关。与幸存非脓毒症危重症和同龄人相比，脓毒症幸存者在3个月内或之后1年内早期显示出更高的随后感染并发症的发生率[36-38]。与ICU中的危重症患者类似，脓毒症后患者似乎特别容易受到由免疫功能缺陷而引起的肺炎和机会致病菌引起的感染的影响[38]。

除了增加感染的易感性外，一些研究还指出，严重感染可能促使非感染性并发症发展，如癌症和心血管疾病。因此，危重症患者在早期管理阶段容易出现心血管并发症，与受损的局部循环、急性炎症状况、贫血、心脏负荷增加和微循环改变有关。此外，脓毒症似乎会诱发心血管并发症的长期易感性，远远超过了管理和出院的早期阶段[39, 40]。同样，一些报道显示，有细菌感染的病史和（或）反复使用抗生素与新发血液和实质性恶性肿瘤的风险增加有关[41-44]。在接受重大择期手术的癌症患者中，术后脓毒症与4年内死亡率增加相关，这表明脓毒症发作对随后的肿瘤预后产生了影响[45]。

二、出院后并发症的基线和获得性决定因素

有几种机制被认为驱动了对脓毒症复发的长期易感性（图11.1）。显然，主要原因在于大多数脓毒症患者的基线健康状况受损，与衰老、功能障碍及慢性免疫和非免疫并发症有关。这不仅是决定脓毒症易感性和严重程度的主要因素，还是急性危重症进一步康复的主要障碍。事实上，脓毒症幸存者表现出后遗症高发，以及身体和认知功能障碍，导致长期卧床、营养不良及对高级支持护理（如血管插管或导尿管、人工营养和慢

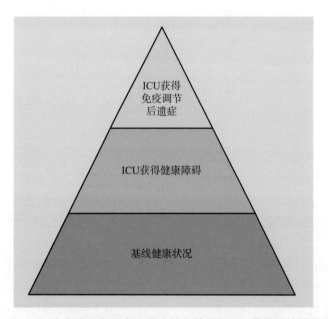

图11.1 ICU幸存者长期并发症易感性中基线和ICU获得性障碍的贡献

基线健康状况，包括衰老、过度饮酒、吸烟、失能、营养不良、糖尿病、癌症、免疫抑制、慢性器官功能障碍和长期植入装置的存在，构成了感染和非感染并发症的绝对风险。ICU获得的健康障碍，包括长时间卧床、吞咽困难、营养不良、血管内和尿道导管维持、慢性创伤和新发或恶化的慢性器官功能障碍，增加了延迟并发症的风险。ICU获得的免疫调节后遗症，包括持续的免疫细胞功能障碍、加速动脉粥样硬化及微生物组紊乱，在长期并发症中的作用尚不确定

性伤口护理）的持续需求。

临床数据和动物模型提供了大量证据，将脓毒症引起的免疫功能障碍与短期继发性感染的易感性增加联系起来。然而，早期或持续的免疫和炎症改变是否可能驱动脓毒症幸存者出院后发展为感染性和非感染性并发症仍在很大程度上未知。一项使用重症脓毒症和脓毒性休克MARS队列的亚研究报道了ICU出院时测得的IL-6水平升高与1年死亡率之间的关联。在对感染部位和代表患者基础健康状况的变量（年龄、Charlson共病指数、免疫缺陷）进行调整后，这种相关性仍然显著[46]。另一项研究报道了55名腹部脓毒症幸存者中15种血浆生物标志物被连续检测。在ICU出院时，细胞损伤标志物高速泳动族蛋白（HMG）B1水平较高，而促炎脂类调解物质Resolvin D5（RvD5）水平较低，两者均与1年死亡率增加相关，但没有根据患者的基础健康状况进行调整。1年后的测量表明，患者凝血功能恢复仍然不完全，但其意义尚不明确[47]。

极少有研究调查脓毒症引起的免疫功能障碍是否会持续到ICU和出院之后。Zorio及其同事评估了脓毒性休克幸存者在ICU出院时和6个月后单核细胞失活和淋巴细胞减少的持续情况[48]。尽管在ICU出院时HLA-DR表达减少或淋巴细胞减少仍然存在，但更延迟的评估表明，在6个月时淋巴细胞计数和分布及HLA-DR在单核细胞表面的表达已恢复正常。Shalova及其同事研究了在ICU入院时及在消退后1～3个月从脓毒症患者获得的单核细胞的转录组特征。LPS刺激后的恢复性单核细胞的转录组特征与来自健康对照组的单核细胞的基线特征非常相似，这表明在没有叠加损伤的情况下，脓毒症引起的单核细胞功能改变在短时间内会迅速恢复[49]。这些结果表明，通常与ICU获得性感染的发展相关的主要免疫改变在随时间推移不会持续存在，因此不太可能解释最终对感染增加的易感性。然而，值得注意的是，这些研究是在没有既往免疫共病并因此具有保留免疫功能恢复潜力的选定患者中进行的。有关ICU获得性免疫功能障碍是否会加重先前免疫受损患者的免疫状况，从而增加感染的短期或长期易感性的风险，这个问题还没有被具体研究过。

在疾病病理生理学中，一些关于脓毒症复发易感性的替代机制正在微生物组的革新中浮出水面。菌群失调已经被认为会促进由艰难梭菌引起的感染，但也可能促进来自消化道的其他病原体引起感染。Prescott及其同事报道称，先前因感染而住院的患者随后患脓毒症的风险比从非感染相关住院出院的患者高30%。对于由于严重微生物组破坏先前接受过艰难梭菌感染治疗的患者，风险高出70%[50]。同样，一项超过1400万住院患者的大型观察性研究报道称，在既往暴露于高风险抗生素或增加抗生素用量的患者中，出院后90天内后续脓毒症的风险增加了65%，两者都可能对菌群失调产生一些显著影响[51]。

如上所述，脓毒症幸存者还表现为对非感染性并发症的易感性增加。基础健康状况和生活方式可能在很大程度上解释了脓毒症幸存者对心血管疾病或癌症的特殊易感性。此外，多种因素，包括心脏负荷增加、慢性贫血、促凝血止血平衡和维持治疗（如抗血小板药物）中断，可能促使在脓毒症急性和康复阶段出现新发或复发的心血管事件。在严重社区获得性肺炎患者中，出院时IL-6和IL-10水平的持续升高与1年内由心血管疾病和癌症导致的死亡风险增加相关[52]。研究发现，使用多微生物脓毒症的实验模型，脓毒症后的小鼠显示出动脉粥样硬化进展加速[53]。除了对感染的免疫力受损外，有学者提出细菌性脓毒症也可能改变了抗癌免疫监测。因此，实验模型报道称，脓毒症后的动物表现出恶性肿瘤生长加速，与全身和肿瘤内免疫抑制性细胞（如调节性T细胞或骨髓源性抑制细胞）增殖，或肿瘤促进性巨噬细胞积聚有关[54-56]。最近的数据还表明，抗微生物药物引起的微生物群紊乱可能会影响上皮癌变和抗肿瘤免疫监测[57, 58]。

第四节 展 望

严重急性炎性疾病，特别是严重感染，与复杂免疫功能障碍相关，该复杂免疫功能障碍与ICU获得性感染的风险增加相关。数十年来旨在调节脓毒症早期促炎反应的干预性试验未能改善结局。ICU获得性感染的负担及对脓毒症引起的免疫功能障碍的理解性进展为尝试逆转脓毒症患者的免疫功能障碍提供了强有力的依据。目前临床正在评估一些逆转单核细胞失活（IFN-γ、GM-CSF）、维持淋巴细胞增殖和存活（IL-7）及恢复免疫突触中的激活信号（PD-1/PD-L1抗体）的治疗方法[59]。

ICU后综合征这一新兴概念揭示了ICU幸存者在住院期间、出院后及从急性损伤中康复之后长期面临的主要健康问题。未来应该研究长期并发症是否与个体易感性、潜在并发症或急性病情有关，以及相关的风险分层。这是提出个体化长期随访和最终特定的预防干预措施的第一步，以防止和（或）早期检测ICU幸存者的延迟并发症。

要点总结

— 脓毒症和其他急性炎症性疾病会诱导定量和功能性免疫功能紊乱。

— ICU获得性免疫抑制与增加的医院内感染易感性有关。

— 脓毒症幸存者易出现长期的感染性和非感染性并发症。

参 考 文 献

1. Daviaud F, Grimaldi D, Dechartres A, Charpentier J, Geri G, Marin N, et al. Timing and causes of death in septic shock. Ann Intensive Care. [Internet]. 2015 [cited 2018 Jun 25]; 5(1). Available from: http: //www. annalsofintensivecare. com/content/5/1/16

2. Otto GP, Sossdorf M, Claus RA, Rödel J, Menge K, Reinhart K, et al. The late phase of sepsis is characterized by an increased microbiological burden and death rate. Crit Care. 2011; 15(4): R183.

3. Bouadma L, Deslandes E, Lolom I, Le Corre B, Mourvillier B, Regnier B, et al. Long-term impact of a multifaceted prevention program on ventilator-associated pneumonia in a medical intensive care unit. Clin Infect Dis. 2010; 51(10): 1115-22.

4. Tortorano AM, Dho G, Prigitano A, Breda G, Grancini A, Emmi V, et al. Invasive fungal infections in the intensive care unit: a multicentre, prospective, observational study in Italy (2006-2008): fungal infections in intensive care unit. Mycoses. 2012; 55(1): 73-9.

5. Taccone F, Van den Abeele A-M, Bulpa P, Misset B, Meersseman W, Cardoso T, et al. Epidemiology of invasive aspergillosis in critically ill patients: clinical presentation, underlying conditions, and outcomes. Crit Care. 2015; 19(1): 7.

6. Limaye AP, Kirby KA, Rubenfeld GD, Leisenring WM, Bulger EM, Neff MJ, Gibran NS, Huang ML, Santo Hayes TK, Corey L, Boeckh M. Cytomegalovirus reactivation in critically ill immunocompetent patients. JAMA. 2008; 300(4): 413.

7. Luyt C-E, Combes A, Deback C, Aubriot-Lorton M-H, Nieszkowska A, Trouillet J-L, et al. Herpes simplex virus lung infection in patients undergoing prolonged mechanical ventilation. Am J Respir Crit Care Med. 2007; 175(9): 935-42.

8. Pène F, Ait-Oufella H, Taccone FS, Monneret G, Sharshar T, Tamion F, et al. Insights and limits of translational research in critical care medicine. Ann Intensive Care. [Internet]. 2015 [cited 2018 Jun 25]; 5(1). Available from: http: //www.annalsofintensivecare. com/content/5/1/8

9. Grimaldi D, Llitjos JF, Pène F. Post-infectious immune suppression: a new paradigm of severe infections. Médecine Mal Infect. 2014; 44(10): 455-63.

10. Boomer JS, To K, Chang KC, Takasu O, Osborne DF, Walton AH, et al. Immunosuppression in patients who die of sepsis and multiple organ failure. JAMA. 2011; 306(23): 2594.

11. Guignant C, Lepape A, Huang X, Kherouf H, Denis L, Poitevin F, et al. Programmed death-1 levels correlate with increased mortality, nosocomial infection and immune dysfunctions in septic shock patients. Crit Care. 2011; 15(2): R99.

12. Landelle C, Lepape A, Voirin N, Tognet E, Venet F, Bohé J, et al. Low monocyte human leukocyte antigen-DR is independently associated with nosocomial infections after septic shock. Intensive Care Med. 2010; 36(11): 1859-66.

13. Conway Morris A, Datta D, Shankar-Hari M, Stephen J, Weir CJ, Rennie J, et al. Cell-surface signatures of immune dysfunction risk-stratify critically ill patients: INFECT study. Intensive Care Med. 2018; 44(5): 627-35.

14. Cavaillon J-M, Adib-Conquy M. Monocytes/macrophages and sepsis. Crit Care Med. 2005; 33(12 Suppl): S506-9.

15. Hotchkiss RS, Tinsley KW, Swanson PE, Grayson MH, Osborne DF, Wagner TH, et al. Depletion of dendritic cells, but not macrophages, in patients with sepsis. J Immunol Baltim Md 1950. 2002; 168(5): 2493-500.

16. Guisset O, Dilhuydy M-S, Thiébaut R, Lefèvre J, Camou F, Sarrat A, et al. Decrease in circulating dendritic cells predicts fatal outcome in septic shock. Intensive Care Med. 2007; 33(1): 148-52.

17. Grimaldi D, Louis S, Pène F, Sirgo G, Rousseau C, Claessens YE, et al. Profound and persistent decrease of circulating dendritic cells is associated with ICU-acquired infection in patients with septic shock. Intensive Care Med. 2011; 37(9): 1438-46.

18. Hotchkiss RS, Tinsley KW, Swanson PE, Schmieg RE, Hui JJ, Chang KC, et al. Sepsis-induced apoptosis causes progressive profound depletion of B and CD4+ T lymphocytes in humans. J Immunol Baltim Md 1950. 2001; 166(11): 6952-63.

19. Girardot T, Rimmelé T, Venet F, Monneret G. Apoptosis-induced lymphopenia in sepsis and other severe injuries. Apoptosis. 2017; 22(2): 295-305.

20. Drewry AM, Samra N, Skrupky LP, Fuller BM, Compton SM, Hotchkiss RS. Persistent lymphopenia after diagnosis of sepsis predicts mortality. Shock. 2014; 42(5): 383-91.

21. Grimaldi D, Le Bourhis L, Sauneuf B, Dechartres A, Rousseau C, Ouaaz F, et al. Specific MAIT cell behaviour among innate-like T lymphocytes in critically ill patients with severe infections. Intensive Care Med. 2014; 40(2): 192-201.

22. Kushwah R, Hu J. Role of dendritic cells in the induction of regulatory T cells. Cell Biosci. 2011; 1(1):

20.

23. Venet F, Pachot A, Debard A-L, Bohé J, Bienvenu J, Lepape A, et al. Increased percentage of CD4+CD25+ regulatory T cells during septic shock is due to the decrease of CD4+CD25- lymphocytes. Crit Care Med. 2004; 32(11): 2329-31.

24. Venet F, Chung C-S, Kherouf H, Geeraert A, Malcus C, Poitevin F, et al. Increased circulating regulatory T cells (CD4+CD25+CD127−) contribute to lymphocyte anergy in septic shock patients. Intensive Care Med. 2009; 35(4): 678-86.

25. Veglia F, Perego M, Gabrilovich D. Myeloid-derived suppressor cells coming of age. Nat Immunol. 2018; 19(2): 108-19.

26. Uhel F, Azzaoui I, Grégoire M, Pangault C, Dulong J, Tadié J-M, et al. Early expansion of circulating granulocytic myeloid-derived suppressor cells predicts development of nosocomial infections in patients with sepsis. Am J Respir Crit Care Med. 2017; 196(3): 315-27.

27. Mathias B, Delmas AL, Ozrazgat-Baslanti T, Vanzant EL, Szpila BE, Mohr AM, et al. Human myeloid-derived suppressor cells are associated with chronic immune suppression after severe sepsis/septic shock. Ann Surg. 2017; 265(4): 827-34.

28. Seok J, Warren HS, Cuenca AG, Mindrinos MN, Baker HV, Xu W, et al. Genomic responses in mouse models poorly mimic human inflammatory diseases. Proc Natl Acad Sci. 2013; 110(9): 3507-12.

29. Asehnoune K, Roquilly A, Abraham E. Innate immune dysfunction in trauma patients: from pathophysiology to treatment. Anesthesiology. 2012; 117(2): 411-6.

30. Lukaszewicz A-C, Grienay M, Resche-Rigon M, Pirracchio R, Faivre V, Boval B, et al. Monocytic HLA-DR expression in intensive care patients: interest for prognosis and secondary infection prediction*. Crit Care Med. 2009; 37(10): 2746-52.

31. Prescott HC, Angus DC. Enhancing recovery from Sepsis: a review. JAMA. 2018; 319(1): 62.

32. Kahn JM, Le T, Angus DC, Cox CE, Hough CL, White DB, et al. The epidemiology of chronic critical illness in the United States*. Crit Care Med. 2015; 43(2): 282-7.

33. Quartin AA, Schein RM, Kett DH, Peduzzi PN. Magnitude and duration of the effect of sepsis on survival. Department of Veterans Affairs Systemic Sepsis Cooperative Studies Group. JAMA. 1997; 277(13): 1058-63.

34. Linder A, Guh D, Boyd JH, Walley KR, Anis AH, Russell JA. Long-term (10-year) mortality of younger previously healthy patients with severe sepsis/septic shock is worse than that of patients with nonseptic critical illness and of the general population. Crit Care Med. 2014; 42(10): 2211-8.

35. Prescott HC, Osterholzer JJ, Langa KM, Angus DC, Iwashyna TJ. Late mortality after sepsis: propensity matched cohort study. BMJ. 2016; 353: i2375.

36. Prescott HC, Langa KM, Iwashyna TJ. Readmission diagnoses after hospitalization for severe sepsis and other acute medical conditions. JAMA. 2015; 313(10): 1055.

37. Shen H-N, Lu C-L, Yang H-H. Risk of recurrence after surviving severe sepsis: a matched Cohort study. Crit Care Med. 2016; 44(10): 1833-41.

38. Wang T, Derhovanessian A, De Cruz S, Belperio JA, Deng JC, Hoo GS. Subsequent infections in survivors of Sepsis: epidemiology and outcomes. J Intensive Care Med. 2014; 29(2): 87-95.

39. Yende S, Linde-Zwirble W, Mayr F, Weissfeld LA, Reis S, Angus DC. Risk of cardiovascular events in survivors of severe sepsis. Am J Respir Crit Care Med. 2014; 189(9): 1065-74.

40. Ou S-M, Chu H, Chao P-W, Lee Y-J, Kuo S-C, Chen T-J, et al. Long-term mortality and major adverse cardiovascular events in sepsis survivors. A Nationwide population-based study. Am J Respir Crit Care

Med. 2016; 194(2): 209-17.

41. Titmarsh GJ, McMullin MF, McShane CM, Clarke M, Engels EA, Anderson LA. Community-acquired infections and their association with myeloid malignancies. Cancer Epidemiol. 2014; 38(1): 56-61.

42. Kristinsson SY, Björkholm M, Hultcrantz M, Derolf ÅR, Landgren O, Goldin LR. Chronic immune stimulation might act as a trigger for the development of acute myeloid leukemia or myelodysplastic syndromes. J Clin Oncol. 2011; 29(21): 2897-903.

43. Boursi B, Mamtani R, Haynes K, Yang Y-X. Recurrent antibiotic exposure may promote cancer formation - another step in understanding the role of the human microbiota? Eur J Cancer. 2015; 51(17): 2655-64.

44. Liu Z, Mahale P, Engels EA. Sepsis and risk of cancer among elderly adults in the United States. Clin Infect Dis. [Internet]. 2018 [cited 2018 Sep 12]. Available from: https: //academic.oup. com/cid/advance-article/doi/10.1093/cid/ciy530/5049133

45. Mokart D, Giaoui E, Barbier L, Lambert J, Sannini A, Chow-Chine L, et al. Postoperative sepsis in cancer patients undergoing major elective digestive surgery is associated with increased long-term mortality. J Crit Care. 2016; 31(1): 48-53.

46. Frencken JF, van Vught LA, Peelen LM, Ong DSY, Klein Klouwenberg PMC, Horn J, et al. An unbalanced inflammatory cytokine response is not associated with mortality following sepsis: a prospective cohort study. Crit Care Med. 2017; 45(5): e493-9.

47. Riché F, Chousterman BG, Valleur P, Mebazaa A, Launay J-M, Gayat E. Protracted immune disorders at one year after ICU discharge in patients with septic shock. Crit Care. [Internet]. 2018 [cited 2018 Aug 23]; 22(1). Available from: https: //ccforum.biomedcentral. com/articles/10.1186/s13054-017-1934-4

48. Zorio V, Venet F, Delwarde B, Floccard B, Marcotte G, Textoris J, et al. Assessment of sepsis-induced immunosuppression at ICU discharge and 6 months after ICU discharge. Ann Intensive Care. [Internet]. 2017 [cited 2018 Aug 23]; 7(1). Available from: http: //annalsofintensivecare.springeropen.com/articles/10.1186/s13613-017-0304-3

49. Shalova IN, Lim JY, Chittezhath M, Zinkernagel AS, Beasley F, Hernández-Jiménez E, et al. Human monocytes undergo functional re-programming during sepsis mediated by hypoxia-inducible factor-1α. Immunity. 2015; 42(3): 484-98.

50. Prescott HC, Dickson RP, Rogers MAM, Langa KM, Iwashyna TJ. Hospitalization type and subsequent severe sepsis. Am J Respir Crit Care Med. 2015; 192(5): 581-8.

51. Baggs J, Jernigan JA, Halpin AL, Epstein L, Hatfield KM, McDonald LC. Risk of subsequent sepsis within 90 days after a hospital stay by type of antibiotic exposure. Clin Infect Dis. 2018; 66(7): 1004-12.

52. Yende S, D'Angelo G, Kellum JA, Weissfeld L, Fine J, Welch RD, et al. Inflammatory markers at hospital discharge predict subsequent mortality after pneumonia and sepsis. Am J Respir Crit Care Med. 2008; 177(11): 1242-7.

53. Kaynar AM, Yende S, Zhu L, Frederick DR, Chambers R, Burton CL, et al. Effects of intra-abdominal sepsis on atherosclerosis in mice. Crit Care [Internet]. 2014 [cited 2018 Aug 23]; 18(5). Available from: http: //ccforum.biomedcentral. com/articles/10.1186/s13054-014-0469-1.

54. Cavassani KA, Carson WF, Moreira AP, Wen H, Schaller MA, Ishii M, et al. The post sepsis-induced expansion and enhanced function of regulatory T cells create an environment to potentiate tumor growth. Blood. 2010; 115(22): 4403-11.

55. Mota JM, Leite CA, Souza LE, Melo PH, Nascimento DC, de-Deus-Wagatsuma VM, et al. Post-sepsis state induces tumor-associated macrophage accumulation through CXCR4/CXCL12 and favors tumor progression in mice. Cancer Immunol Res. 2016; 4(4): 312-22.

56. Llitjos J-F, Auffray C, Alby-Laurent F, Rousseau C, Merdji H, Bonilla N, et al. Sepsis-induced expansion of granulocytic myeloid-derived suppressor cells promotes tumour growth through toll-like receptor 4: sepsis-induced MDSC and tumour growth. J Pathol. 2016; 239(4): 473-83.

57. Routy B, Gopalakrishnan V, Daillère R, Zitvogel L, Wargo JA, Kroemer G. The gut microbiota influences anticancer immunosurveillance and general health. Nat Rev Clin Oncol. 2018; 15(6): 382-96.

58. Routy B, Le Chatelier E, Derosa L, Duong CPM, Alou MT, Daillère R, et al. Gut microbiome influences efficacy of PD-1-based immunotherapy against epithelial tumors. Science. 2018; 359(6371): 91-7.

59. Hotchkiss RS, Monneret G, Payen D. Immunosuppression in sepsis: a novel understanding of the disorder and a new therapeutic approach. Lancet Infect Dis. 2013; 13(3): 260-8.

60. Monneret G, Lepape A, Voirin N, Bohé J, Venet F, Debard A-L, et al. Persisting low monocyte human leukocyte antigen-DR expression predicts mortality in septic shock. Intensive Care Med. 2006; 32(8): 1175-83.

61. Döcke WD, Randow F, Syrbe U, Krausch D, Asadullah K, Reinke P, et al. Monocyte deactivation in septic patients: restoration by IFN-gamma treatment. Nat Med. 1997; 3(6): 678-81.

62. Sarrafzadeh A, Schlenk F, Meisel A, Dreier J, Vajkoczy P, Meisel C. Immunodepression after aneurysmal subarachnoid hemorrhage. Stroke. 2011; 42(1): 53-8.

63. Venet F, Cour M, Demaret J, Monneret G, Argaud L. Decreased monocyte HLA-DR expression in patients after non-shockable out-of-hospital cardiac arrest. Shock. 2016; 46(1): 33-6.

64. Yang H, Yu Y, Chai J, Hu S, Sheng Z, Yao Y. Low HLA-DR expression on CD14+ monocytes of burn victims with sepsis, and the effect of carbachol in vitro. Burns. 2008; 34(8): 1158-62.

65. Galbraith N, Walker S, Galandiuk S, Gardner S, Polk HC. The significance and challenges of monocyte impairment: for the ill patient and the surgeon. Surg Infect. 2016; 17(3): 303-12.

66. Poehlmann H, Schefold JC, Zuckermann-Becker H, Volk H-D, Meisel C. Phenotype changes and impaired function of dendritic cell subsets in patients with sepsis: a prospective observational analysis. Crit Care. 2009; 13(4): R119.

67. D'Arpa N, Accardo-Palumbo A, Amato G, D'Amelio L, Pileri D, Cataldo V, et al. Circulating dendritic cells following burn. Burns. 2009; 35(4): 513-8.

68. Villois P, Grimaldi D, Spadaro S, Shinotsuka CR, Fontana V, Scolletta S, et al. Lymphopaenia in cardiac arrest patients. Ann Intensive Care [Internet]. 2017; 7: 85. [cited 2018 Aug 22]; 7(1). Available from: http: //annalsofintensivecare.springeropen.com/articles/10.1186/
s13613-017-0308-z

69. Leng F-Y, Liu J-L, Liu Z-J, Yin J-Y, Qu H-P. Increased proportion of CD4+CD25+Foxp3+ regulatory T cells during early-stage sepsis in ICU patients. J Microbiol Immunol Infect. 2013; 46(5): 338-44.

70. MacConmara MP, Maung AA, Fujimi S, McKenna AM, Delisle A, Lapchak PH, et al. Increased CD4+ CD25+ T regulatory cell activity in trauma patients depresses protective Th1 immunity. Ann Surg. 2006; 244(4): 514-23.

71. Huang L, Yao Y, Dong N, Yu Y, He L, Sheng Z. Association between regulatory T cell activity and sepsis and outcome of severely burned patients: a prospective, observational study. Crit Care. 2010; 14(1): R3.

72. Chang K, Svabek C, Vazquez-Guillamet C, Sato B, Rasche D, Wilson S, et al. Targeting the programmed cell death 1: programmed cell death ligand 1 pathway reverses T cell exhaustion in patients with sepsis. Crit Care. 2014; 18(1): R3.

73. Shubin NJ, Monaghan SF, Heffernan DS, Chung C-S, Ayala A. B and T lymphocyte attenuator expression

on CD4+ T-cells associates with sepsis and subsequent infections in ICU patients. Crit Care. 2013; 17(6): R276.

74. Lange A, Sundén-Cullberg J, Magnuson A, Hultgren O. Soluble B and T lymphocyte attenuator correlates to disease severity in Sepsis and high levels are associated with an increased risk of mortality. PLoS One. 2017; 12(1): e0169176, Bouchama A, editor

第三篇

认知／心理障碍

第十二章　危重症后的创伤后应激障碍：当前问题和未来方向

James C.Jackson, Caroline Lassen-Greene, Jennifer E.Jutte, Kristina Stepanovic

学习目标

阅读本章后，个人将能够：

— 描述危重症幸存者中创伤后应激障碍（PTSD）的临床特征。

— 阐述导致 PTSD 的关键风险因素。

— 解释创伤后成长的概念。

— 识别危重症后 PTSD 的常见表现。

第一节　引　　言

几千年来，不同领域的学者已经认识到一个现象，即个体在遭受创伤后会经历情感困扰[1]。长期以来，我们对现在所谓的创伤后应激障碍（post-traumatic stress disorder, PTSD）的理解一直围绕着战争幸存者展开，事实上，在《精神障碍诊断与统计手册》（*Diagnostic and Statistical Manual of Mental Disorders, DSM*）问世之前，文献就认为战争对人类功能存在影响[1]。在以前，像"炮弹冲击症"和"战斗疲劳"这样的术语将 PTSD 的初步概念牢牢地固定在与战争有关的领域，并且人们对 PTSD 的理解仍持续关注在某些特定人群中，而排除了其他人（这种认知并非不正确，而是不完全）。我们现在明白，危重症和许多其他医疗问题本身也是创伤性的。仅在北美，每年有近 600 万人经历危重症[2]。并不奇怪的是，这些人通常会患上 PTSD[3]。回顾一下，PTSD 是一种综合征，涉及一系列维度上的症状，包括入侵、回避、认知或情绪的负面改变及唤醒/回避。这些症状持续存在至少 1 个月，并且它们在某种程度上对临床表现造成有意义的影响（框 12.1）。

框 12.1　PTSD 诊断标准（Diagnostic and Statistical Manual of Mental Disorders V，DSM V）

A 标准：接触创伤性应激因素

B 标准：存在入侵性症状，如不受欢迎的记忆、闪回，以及接触创伤性提醒物后的痛苦感

C 标准：存在回避性症状，如回避与创伤相关的思维和情感，或外部提醒

D 标准：存在认知和情绪方面的负面改变，如明显的孤立感或感觉自己的环境极端危险

E 标准：存在唤醒或反应方面的症状，如易怒、过度警觉或睡眠问题

要获得 PTSD 诊断，个体必须满足 A 标准；至少有 B 标准、C 标准和 E 标准中 1 个症状；至少有 D 标准中 2 个症状。

症状必须持续至少1个月，对机体功能产生负面影响，且不能用其他因素更好解释这些症状，如药物或物质滥用。

出自美国精神病学会2013年发布的《精神障碍诊断与统计手册》（第5版）。

第二节　ICU幸存者创伤后应激障碍的风险因素

虽然危重症一直是创伤性的，但与PTSD相关的一个一致的问题是，为什么有截然不同经历的2个个体通常会受到相同创伤影响。例如，如何解释发生了短暂脓毒症的患者，在短期住院且没有机械通气的情况受到了严重的创伤，而另一个患者在3个月的危重症中接受了多次手术，几乎没有任何PTSD的症状？对上述情景的答案在某种程度上有点难以捉摸，但通常情况下，可以用导致个体易受伤害的风险因素存在与否来解释[4]。一些风险因素是外部的或环境的，与ICU的经历有关，而另一些风险因素则与内在特征有关。ICU中涉及镇静[5]通常与谵妄和PTSD症状的后期发作有关[6, 7]，但这方面的证据显然并不明确。此外，对ICU住院期间可怕的精神性体验的记忆与后来的PTSD症状[8]相关。虽然大多数研究人员认为幻觉性记忆特别有可能成为ICU幸存者发生PTSD的基础，但并不是所有研究都支持这一发现[9]。年龄较小者和原先存在心理健康问题的患者PTSD发生风险也会增加[10]。

第三节　ICU幸存者创伤后应激障碍的流行病学

据估计，10%～50%的ICU幸存者在ICU出院后的第1年内经历了临床显著的PTSD症状[3]。如果排除异常值，大多数研究估计PTSD发生于20%～30%的ICU幸存者中。这个范围与在伊拉克或阿富汗经历战争的美国士兵通常报道的比例相当（最近的荟萃分析结果为23%）[11]。值得注意的是，ICU患者的家庭成员中PTSD也非常普遍[12]。家庭成员和照护者经历的症状很可能与医疗团队的沟通和决策过程有关，更直观地说，是与眼看着自己的亲人在数天、数周甚至数月内与可能即将到来的死亡作斗争所遭受的巨大创伤有关。患有PTSD的家庭成员通常具有各种风险因素，尤其是存在既往心理健康问题[13]。

值得一提的是，尽管PTSD通常被认为是"存在或不存在"的问题，但事实并非如此，正如大多数临床医师所证实的那样，PTSD的症状存在于一个谱群范围之内[14]。确实，DSM V对PTSD进行了严格的定义，个体必须符合这一定义才能被诊断为"PTSD"。然而，许多人存在孤立的PTSD症状，如极其严重的回避症状，即使在没有其他症状的情况下，这些症状也可能会严重影响生活，但严格来说其并不能完全代表PTSD。单独的回避症状可能会限制个体未来参与医疗保健的能力，以减少未来的不良事件，如再次入院或影响医疗依从性。目前尚不清楚有多少ICU幸存者有孤立且令人困扰的PTSD症状，这个数据可能相当大。

第四节　创伤后应激障碍的生物学机制

对生物学相关问题的详细讨论远超出了本章的范围，但这些问题非常重要，因为生物学是 PTSD 的核心。简而言之，紧张的生活环境会导致一种即时的"防御或躲避"反应，这种反应源于对生存的保障。因此，下丘脑－垂体－肾上腺（HPA）轴和交感神经系统（SNS）被激活，导致儿茶酚胺释放到血液中。虽然这会使下丘脑也释放出神经肽，进而释放皮质醇，随着体内平衡的恢复，个体对创伤的反应会减少。但是在某些情况下，这些系统失调，统称为"恐惧回路"，仍然存在，伴随神经生物学异常[15]出现了 PTSD 的症状。

与 PTSD 有关的关键脑区包括杏仁核、内侧前额叶皮质和海马体[16]。杏仁核对 PTSD 的反应似乎更为剧烈，导致对恐惧的夸张反应，并解释了创伤性记忆的持久性。相反，内侧前额叶皮质反应迟钝，因此无法抑制杏仁核，这一事实使这种动态成为可能。杏仁核过度活跃和内侧前额叶皮质反应迟钝，使个体在调节情绪时可能会受到限制，同时在注意力和情境处理方面存在缺陷。海马体缩小会导致一系列认知缺陷，包括难以区分过去和现在的经历。

第五节　ICU 幸存者的急性应激

在 ICU 住院期间经历的急性应激症状是以后发生 PTSD 的危险因素[17]。急性应激症状是指在首次暴露于创伤性应激因素后的第 1 个月内出现的 PTSD 症状，这可能包括接触 ICU 环境、谵妄或导致住院的身体创伤[17]。在危重症幸存者中，出院后 ICU 住院期间的急性应激症状在儿科患者及其父母[18, 19]、成年危重症幸存者[20]、成年患者的照护者[12]和重症监护提供者[21]中很常见。

第六节　危重症中创伤后应激障碍独特的症状组合

虽然 ICU 幸存者发生 PTSD 的危险因素还没有得到深入了解，但与现有文献中 ICU 幸存者发生 PTSD 的危险因素相比，ICU 幸存者经历的独特症状群更是鲜为人知的。简而言之，并非所有患有 PTSD 的个体"看起来都一样"。也就是说，即使同样诊断为 PTSD 诊断个体，临床表现也存在广泛的差异。尽管我们认识到这一点，但也应该承认，个体根据他们所经历的创伤通常会描述典型的特征和行为。例如，患有 PTSD 的退伍军人常对声音"极度敏感"和反应过度，这会导致他们难以参与到那些让家庭成员享受的活动中，如参加观赏烟火表演和热闹的体育赛事，以及在嘈杂的工厂环境工作。另外，由于溺水而患 PTSD 的患者（仅仅是举一个例子，可能没有相同的诱发因素），他们的反应可能以不同的方式表现出来，对不同的事情做出反应。同样，重症监护的创伤幸存者可能具有某些显著的临床特征，如重新经历症状，这些症状集中在对未来的关注，而不是已经过去的那些危险的离散事件。根据我们的临床经验，在患 PTSD 危重症幸存者中，回避症状似乎是最具破坏性的。回避型患者可能表现出不愿寻求帮助、否认困难及担心向医疗保健服务者提出自己的问题可能导致再次入住ICU。有关ICU幸存者典型的PTSD症状的临床经验请参见框12.2。

框12.2　ICU幸存者患PTSD的临床案例

科林在ICU度过了6周，患有脓毒症、谵妄，伴多器官功能衰竭。在此期间，他经历了幻觉和妄想，以及对即将来临的死亡感到焦虑。出院后，他对自己的健康表现出强烈的担忧，特别是对可能需要再次住院感到恐惧。这引起他对"细菌"产生了担忧，从而导致他在冬季减少了社交互动。他还拒绝了进行踝关节手术的建议——原因是对"麻醉"过程的担忧，尽管这是相当小的手术，但对帮助他继续从事体力劳动至关重要。他因为噩梦而严重失眠，这些噩梦中充满了他在谵妄期间记忆中的许多画面。具体来说，他描述自己被呼吸治疗师试图"割断气管"的记忆"缠绕"。作为一个乡村小教堂的工作人员，他不再"探望"生病的教区居民（尽管他以前很喜欢这样做），因为他无法忍受去医院，那是他接受治疗的地方。

第七节　危重症创伤后应激障碍对医疗参与的影响

在疾病和住院治疗背景下发展的PTSD可能导致未来医疗保健的参与方式发生变化，这是一个关键的潜在后果。许多研究专门关注了与医疗相关的PTSD对参与医疗保健的影响。在初始调查中，Newman及其同事[22]发现诊断为PTSD的心脏病患者寻求紧急援助的时间比没有诊断PTSD的患者长2.5倍（25.7小时比10.7小时，$P=0.005$），认知和情感症状是主要的影响因素。在另一项研究中，脑卒中幸存者中出现PTSD症状的患者，在脑卒中发生后多年后，与没有PTSD症状的患者相比，不遵循医师为他们开具的药物治疗方案的可能性几乎增加了300%[23]。这些研究强调了前瞻性威胁的影响，这些威胁作为慢性疾病、其他健康问题或创伤的强烈提示，从而阻碍了对在危重症后出现PTSD的患者提供持续护理和照护[24]。但是，对护理服务的回避（无论是"定期、常规"访问患者，还是涉及手术或住院治疗的重症护理）可能会造成恶性循环，在这个循环中，由于逃避护理，患者症状会恶化，可能会导致更严重的焦虑，引发疾病，甚至在某些情况下可能导致死亡。

第八节　ICU及其后的创伤后应激障碍评估

在ICU中评估PTSD是困难的，因为在评估时，通常会遇到与危重症患者语言沟通的问题，同时，在嘈杂和易分散注意力的ICU环境中，危重症患者通常集中注意力的时间有限，而评估正好发生在这种环境中。因此，评估措施必须简洁、易于实施和理解。虽然在ICU中有时会评估PTSD，但更多的是在不同的随访间隔中进行评估。文献中提到的一个问题是，危重症后的PTSD评估通常是非标准化的，这限制了我们明确地确定要实施的适宜措施[25]，并在对比各项研究时限制了我们对其进行"公平比较"的能力。然而，这一趋势已经有所改善，越来越多的研究使用相同的评估措施，从而可以更准确地进行跨研究比较[3]。特别是事件影响量表修订版（IES-R）和创伤后应激障碍检查表（PCL），这两个量表被广泛使用[26, 27]。虽然这两个量表都是简要的筛查方法，是强有力的评估工具，但它们依赖于患者的自我评估，而不是临床医师的观察和解释（后者通常需要更长且更全面的诊断及访谈中引导，如创伤后应激障碍量表，其是一种更敏感的临床工具，但可能需要临床医师利用90～120分钟对患者进行评估）[28]。一些筛查工具可能导致高的假阳性率，从而降低了其临床效用[25]；因此，评估这些工具在危重症患者中的心理测量特性和可行性至关重要。

第九节　ICU中的创伤后应激障碍干预

尽管危重症PTSD的患病率很高，但关于非药物干预措施[29]预防PTSD的研究很少，并且在危重症和ICU护理中没有标准的急性应激干预方案。到目前为止，进行的研究很少，Peris等评估了两组创伤ICU患者的心理结果，其中一组在ICU内接受了临床心理医师的干预，而另一组在ICU外接受了干预[30]。接受干预的患者在12个月后报告的PTSD症状患病率明显较低（21%比57%）。该干预措施不仅满足了患者的心理需求，还满足了他们的照护者（通常是亲属）的需求。特别是，该干预措施强调了应激管理，其中包括了认知和情感重构，这是临床心理学领域中常用的方法，通过这些方法，患者可以掌握识别和应对压力的思维及方法。通常情况下，患者在危重症期间接受了5～6次的干预，所有的干预都由临床心理医师提供。这种干预模式突出了从独立的护理向协作和以患者为中心的跨专业护理计划的转变。

临床心理医师建议的心理治疗包括认知行为疗法（CBT）、眼动脱敏与再处理（EMDR）及各种类型的暴露疗法[31]。在这些治疗中，暴露疗法、暴露疗法结合认知行为疗法或压力对抗训练是最有效的，并被推荐作为PTSD的一线治疗方法[32]。这些方法尚未在ICU或特定的危重症幸存者中进行过测试。然而，有一些最近的研究表明，这些策略，包括短暂的延长暴露时间和利用虚拟现实技术，可能有利于治疗早期PTSD，从而预防长期不良后果[33]。由于危重症幸存者最突出的症状似乎是回避行为，包括暴露疗法在内的认知行为疗法可能是有益的。利用以患者为中心和协作团队的方法，对ICU内实施的心理干预措施进行更多研究是至关重要的。这些研究应当关注那些认为可能促进或阻碍从危重症中恢复的因素。我们应当持续推进这一领域的探索。

第十节　创伤后应激障碍的预防

尽管对ICU幸存者的PTSD治疗研究有限，但已经研究使用ICU日记预防PTSD。ICU日记是有关患者治疗程序和每天进展的书面记录[34]。它们由医院工作人员和家庭成员用日常用语编写，然后呈现给患者，以帮助患者对危重症住院护理有正确认知[35]并增加理解。有几项研究已经显示ICU日记对预防PTSD和提高危重症幸存者及其家庭成员的生活质量有积极效果，但是其他研究结果不太支持[34-36]，其有效性仍存在争议。在ICU中评估用于PTSD的其他相关干预措施不太直接，据我们所知，针对出院后的ICU幸存者PTSD的相关研究很少（但至少有一项针对急性应激的研究正在进行）[37]。

第十一节 与创伤后应激障碍相关的长期结果

在某些研究中，对ICU幸存者的PTSD研究已经进行了很长一段时间，但更典型的情况是这些研究是在患者经历危重症后的1年内进行的。现有的信息表明，PTSD通常在住院后多年内仍持续存在[25]，并伴随各种情况，包括认知损害[38]和健康相关生活质量降低，尽管这些关联的方向性和本质仍不明确。正如我们前文提到的，PTSD可以从根本上改变大脑，从而导致认知障碍，或者，认知障碍的个体特别容易经历和受到创伤，从而导致PTSD。在ICU住院期间出现或与之相关的妄想性记忆的患者存在PTSD的高风险（这是一个具有临床相关性的发现，有助于提出重视减少镇静、增强意识，以及减少谵妄的持续时间及其严重程度的医院护理方法）[39]。具有惊恐症、广场恐惧症、一般焦虑症状或抑郁症状史的患者已被证明在ICU中更容易出现偏执妄想和幻觉，相比之下，没有这些病史的患者风险较低[39]。

第十二节 危重症幸存者的创伤后成长

在20世纪90年代中期，心理学家理查德·泰德斯奇（Richard Tedeschi）博士和劳伦斯·卡尔霍恩（Lawrence Calhoun）博士提出了一个被称为创伤后成长（PTG）的构想，它指的是一种广泛观察到的现象，即个体在经历创伤情境后会获得一定程度的个人成长和发展[40]。这并不是说创伤本身是好事，而是对于某些人来说，它对转变和成长有一定的推动作用。具体而言，这种成长被认为可以发生在多个领域，包括对生活的感激、与他人的关系、生活中的新可能性、个人的能力和精神的提升。创伤后成长不应与心理韧性相混淆，虽然他们很相似，但心理韧性更多指的是一组固有的人格特质，通常存在于在面对可能使大多数人生活受挫的事件时仍然非常坚强，甚至没有受到影响的个体中。根据我们的临床经验，许多ICU幸存者（通常在出院后很长一段时间）反思后认为，经历和度过危重症对他们而言在许多重要方面产生了影响。也就是说，他们更深刻地珍视人际关系，对所得到的不再视为理所当然，体验到一种在此之前没有达到同样程度的感恩之情，不那么重视物质等。这种动态变化的核心代表了关于自我、他人和世界的观念的根本转变，也体现了创伤后成长的本质，能够实现这种成长的人可能有更好的结果。因此，一个关键目标是如何在危重症后促进或指导个体及其家庭成员实现创伤后成长。

第十三节 危重症的独特压力：心理健康专业人员的角色

危重症和ICU住院可能给患者、护理者和医院工作人员带来难以避免的压力，针对这一背景，应考虑心理学、精神病学、社会工作和更普遍的心理健康领域的潜在作用。对心理健康专业人员进行培训，能够在团队中提供有效的评估和支持性服务，专注于帮助失能和健康受限的患者适应新的生活并形成新的身份认同。在许多情况下，他们具有多样的临床技能，可以应对ICU患者和幸存者的复杂情况，包括神经心理学评估、制订治疗计划及帮助个体制订应对新认知和情感变化的补偿策略的技能。迄今为止，针对心理健康专业人员作为顾问或治疗团队成员在ICU环境中的作用的研究有限。有待更多的研究来证实心理健康专家的理想角色，并制定评估、预防和治疗危重症护理环境中PTSD的"最佳实践"指南。对于心理学家、精神科医师和其他人来说，另一个团队合作涉及ICU康复中心，是专门致力于评估和治疗危重症后综合征（PICS）患者的多学科专科门诊[41]。这些门诊在过去5年左右在北美地区逐步建立（尽管在英国已存在一段时间），它们在患者护理方面的方法各不相同。然而，总体来说，它们针对具有危重症护理相关后遗症（包括ICU后综合征）的个体。在出院后对其进行治疗的一个潜在好处是，他们的症状可能在一定程度上变得具体化，也就是说，医疗提供者知道他们正在面临的问题，因为他们的症状不再像住院或出院时那样短暂。因此，能够更有信心地对心理健康状况进行针对性治疗。

第十四节　ICU幸存者的创伤后应激障碍研究：一个适度的研究议程

关于ICU幸存者PTSD的相关研究已经进行了约25年，对其产生了重要的见解，使患者及其家庭受益，同时也更普遍地改善了公共卫生。尽管已经做了很多工作，但关键问题仍然存在，虽然这些问题甚至需要一整章进行讨论，但我们将在这里列出其中一些问题：

（1）开发识别PTSD高风险患者的方法，构建辅助他们制订治疗目标的系统。

（2）确定可以开发和利用的策略来帮助预防ICU患者的急性应激障碍和PTSD。

（3）探索建立和提升ICU幸存者PTSD心理韧性的方法，这些患者频繁入住ICU，增强心理韧性可能有助于他们抵抗危重症引起的不良心理健康带来的影响。

（4）专注于帮助受创的个体及其经常同样遭受创伤的家庭成员体验经历创伤后成长。

（5）更充分地了解在危重症后PTSD发展的生物学机制。

结论

PTSD在危重症幸存者中很常见，一些研究表明，虽然关于患病率的评估差异很大，其发生率与一些群体（如参加过战争的退伍军人）相当。虽然研究已经致力于探索ICU后综合征的患病率及危险因素，但目前尚不清楚是否存在可能在ICU护理后典型的临床特征。未来研究工作的一个关键便是探讨这个问题，即是否有特定的危重症监护后PTSD的症状，其可以成为临床干预的目标。理论建议和有限的证据表明，PTSD症状可能突出表现为回避，伴随妄想性记忆和对未来创伤的执着关注。虽然危重病后PTSD症状的性质还有待进一步研究，但现在就开始批判性地思考如何针对特定症状（如对疾病复发的强烈恐惧和对住院或手术的非理性恐惧）进行临床干预也为时不晚。危重症监护后PTSD潜在独特临床特点需要特定的评估和治疗方法，目前的经验支持较少。因此，专注于开发创新的评估方法和个性化的治疗方案将有助于满足当前和未来患者的需求。

要点总结

—— 危重症幸存者中 PTSD 很常见，是一个重大的公共卫生问题。

—— 危重症幸存者的 PTSD 可能具有独特的临床表现，表现为回避参与与健康相关的活动。

—— 一部分危重症幸存者（无论是否患有 PTSD）经历了创伤后成长，会体验到归因于创伤效应产生的积极变化。

—— 将专业的心理健康人员整合到危重症幸存者 PTSD 的管理团队的护理模式似乎是有益的，值得更大范围的推广。

参 考 文 献

1. Crocq MA. From shell shock and war neurosis to posttraumatic stress disorder: a history of psychotraumatology. Dialogues Clin Neurosci. 2000; 2(1): 47-55.

2. Zimmerman JE, Kramer AA, Knaus WA. Changes in hospital mortality for United States intensive care unit admissions from 1988 to 2012. Crit Care. 2013; 17: R81.

3. Parker AM, Sricharoenchai T, Raparla S, Schneck KW, Bienvenu OJ, Needham DM. Posttraumatic stress disorder in critical illness survivors: a meta-analysis. Crit Care Med. 2015; 43(5): 1121-9.

4. Elwood LS, Hahn KS, Olatunji BO, Williams NL. Cognitive vulnerabilities to the development of PTSD: a review of four vulnerabilities and the proposal of an integrative vulnerability model. Clin Psychol Rev. 2009; 29(1): 87-100.

5. Pandharipande P, Shintani A, Peterson J, Pun B, Wilkinson G, Dittus R, Bernard GR, Ely E. Lorazepam is an independent risk factor for transitioning to delirium in intensive care unit patients. Anesthesiology. 2006; 104(1): 21-6.

6. Girard T, Shintani A, Jackson J, Gordon S, Pun B, Henderson M, Dittus RS, Bernard GR, Ely E. Risk factors for post-traumatic stress disorder symptoms following critical illness requiring mechanical ventilation: a prospective cohort study. Crit Care. 2007; 11(1): 28.

7. Samuelson K, Lundberg D, Fridlund B. Stressful memories and psychological distress in adult mechanically ventilated intensive care patients - a 2-month follow-up study. Acta Anaesthesiol Scand. 2007; 51(6): 671-8.

8. Rattray J, Johnston M, Wildsmith J. Predictors of emotional outcomes of intensive care. Anaesthesia. 2005; 60: 1085-92.

9. Granja C, Gomes E, Amaro A, Ribeiro O, Jones C, Carneiro A, for the JMIP Study Group. Understanding posttraumatic stress disorder-related symptoms after critical care: the early illness amnesia hypothesis. Crit Care Med. 2008; 36: 2801-9.

10. Marra A, Pandharipande P, Patel M. Intensive care unit delirium and intensive care unit-related posttraumatic stress disorder. Surg Clin North Am. 2017; 97(6): 1215-35.

11. Fulton JJ, Calhoun PS, Wagner HR. The prevalence of posttraumatic stress disorder in operation enduring freedom/operation Iraqi freedom (OEF/OIF) veterans: a meta-analysis. J Anxiety Disord. 2015; 31: 98-107.

12. Azoulay E, Pochard F, Kentish-Barnes N, Chevret S, Aboab J, Adrie C, Annane D, Bleichner G, Bollaert PE, Darmon M, et al. Risk of post-traumatic stress symptoms in family members of intensive care unit patients. Am J Respir Crit Care Med. 2005; 171(9): 987-94.

13. Petrinec AB, Daly BJ. Post-traumatic stress symptoms in post-ICU family members: review and methodological challenges. West J Nurs Res. 2016; 38: 57-78.

14. C M, Zisook S. Rationale for a posttraumatic stress spectrum disorder. Clin North Am. 2002; 25(4): 775-90.

15. Sherin JE, Nemeroff CB. Post-traumatic stress disorder: the neurobiological impact of psychological trauma. Dialogues Clin Neurosci. 2011; 13: 263-78.

16. Shin LM, Rauch SL, Pitman RK. Amygdala, medial prefrontal cortex, and hippocampal function in PTSD. Ann N Y Acad Sci. 2006; 1071: 67-79.

17. Davydow DS, Zatzick D, Hough CL, Katon WJ. A longitudinal investigation of posttraumatic stress and depressive symptoms over the course of the year following medical-surgical intensive care unit admission. Gen Hosp Psychiatry. 2013; 35(3): 226-32.

18. Kaplan D, Nkromah T, Eldridge P, Mennella J, Ansari N, Li S, Whyte-Nesfield M. Acute stress in patients and caregivers of patients admitted to the intensive care unit. Crit Care Med. 2018; 46: 417.

19. Shaw RJ, Deblois T, Ikuta L, Ginzburg K, Fleisher B, Koopman C. Acute stress disorder among parents of infants in the neonatal intensive care nursery. Psychosomatics. 2006; 47: 206-12.

20. Davydow DS, Zatzick D, Hough CL, Katon WJ. In-hospital acute stress symptoms are associated with impairment in cognition 1 year after intensive care unit admission. Ann Am Thorac Soc. 2013; 10(5): 450-45.

21. Mealer ML, Shelton A, Berg B, Rothbaum B, Moss M. Increased prevalence of post-traumatic stress disorder symptoms in critical care nurses. Am J Respir Crit Care Med. 2007; 175(7): 693-7.

22. Newman J, Muntner P, Shimbo D, Davidson K, Shaffer J, Edmondson D. Post-traumatic stress disorder (PTSD) symptoms predict delay to hospital in patients with acute coronary syndrome. PLoS One. 2011; 6(11): e2764.

23. Kronish I, Edmondson D, Goldfinger J, Fei K, Horowitz C. Posttraumatic stress disorder and adherence to medications in survivors of strokes and transient ischemic attacks. Stroke. 2012; 42(8): 2192-7.

24. Edmondson D. An enduring somatic threat model of posttraumatic stress disorder due to acute lifethreatening medical events. Soc Personal Psychol Compass. 2014; 8(3): 118-34.

25. Jackson JC, Hart RP, Gordon SM, Hopkins RO, Girard TD, Ely EW. Post-traumatic stress disorder and post-traumatic stress symptoms following critical illness in medical intensive care unit patients: assessing the magnitude of the problem. Crit Care. 2007; 11(1): R27.

26. Patel MB, Jackson JC, Morandi A, et al. Incidence and risk factors for intensive care unit-related post-traumatic stress disorder in veterans and civilians. Am J Respir Crit Care Med. 2016; 93(12): 1373-81.

27. Davydow DS, Desai SV, Needham DM, Bienvenu OJ. Psychiatric morbidity in survivors of the acute respiratory distress syndrome: a systematic review. Psychosom Med. 2008; 70: 512-9.

28. Blake DD, Weathers FW, Nagy LM, Kaloupek DG, Gusman FD, Charney DS, Keane TM. The development of a clinician-administered PTSD scale. J Trauma Stress. 1995; 8: 75-90.

29. Wade DF, Moon Z, Windgassen SS, AM H, Morris L, Weinman JA. Non-pharmacological interventions to reduce ICU-related psychological distress: a systematic review. Minerva Anestesiol. 2016; 82(4): 465-47.

30. Perier A, Revah-Levy A, Bruel C, Cousin N, Angeli S, Brochon S, Philippart F, Max A, Gregoire C, Misset B, Garrouste-Orgeas M. Phenomenologic analysis of healthcare worker perceptions of intensive care unit diaries. Crit Care. 2013; 17(1): R13.

31. Forbes D, Creamer M, Bisson JI, Cohen JA, Crow BE, Foa EB, Friedman MJ, Keane TM, Kudler HS, Ursano RJ. A guide to guidelines for the treatment of PTSD and related conditions. J Trauma Stress. 2010; 23(5): 537-52.

32. Powers MB, Halpern JM, Ferenschak MP, Gillihan SJ, Foa EB. A meta-analytic review of prolonged exposure for posttraumatic stress disorder. Clin Psychol Rev. 2010; 30(6): 635-41.

33. Leaman SC, Kearns MC, Rothbaum BO. Prevention and early intervention: PTSD following traumatic events. Focus J Lifelong Learn Psychiatry. 2013; 11(3): 321-7.

34. Bäckman CG, Walther SM. Use of a personal diary written on the ICU during critical illness. Intensive Care Med. 2001; 27(2): 426-9.

35. Egerod I, Christensen D, Schwartz-Nielsen KH, Agard AS. Constructing the illness narrative: a grounded theory exploring patients' and relatives' use of intensive care diaries. Crit Care Med. 2011; 39(8): 1922-8.

36. Knowles RE, Tarrier N. Evaluation of the effect of prospective patient diaries on emotional Well-being in intensive care unit survivors: a randomized controlled trial*. Crit Care Med. 2009; 37(1): 184-91.

37. Wade D, Als N, Bell V. Providing psychological support to people intensive care: development and feasibly study of a nurse-led intervention to prevent acute stress abd long term morbidity. BMJ Open. 2018; 8: e021083.

38. Horner MD, Hamner MB. Neurocognitive functioning in posttraumatic stress disorder. Neuropsychol Rev. 2002; 12(1): 15-30.

39. Jones C, Griffiths RD, Humphris G, Skirrow PM. Memory, delusions, and the development of acute posttraumatic stress disorder-related symptoms after intensive care. Crit Care Med. 2001; 29(3): 573-80.

40. Tedeschi RG, Calhoun LG. Post-traumatic growth: conceptual foundations and empirical evidence. Psychol Inq. 2004; 15: 1-18.

41. Sevin CM, Bloom SL, Jackson JC, Wang L, Ely EW, Stollings JL. Comprehensive care of ICU survivors: development and implementation of an ICU recovery center. J Crit Care. 2018; 46: 141-8.

第十三章

ICU 幸存者的情感障碍和痴呆

Lavarnan Sivanathan，Hannah Wunsch

学习目标

— 描述危重症后情感障碍。
— 概述 ICU 幸存者情感障碍的流行病学。
— 描述 ICU 前情感障碍的评估。
— 讨论危重症后情感障碍的相关因素。
— 回顾 ICU 后情感障碍的病理生理学。
— 讨论 ICU 幸存者出院后情感障碍的干预措施。
— 简述 ICU 幸存者中痴呆和长期认知功能障碍的流行病学。
— 识别 ICU 后痴呆的相关因素。

第一节　危重症后情感障碍和痴呆

由于危重症患者的护理得到改善及死亡率降低，再加上人口老龄化，越来越多的患者被送入 ICU 且得以生存[1]。在过去，重症监护医师注意到生理、心理及认知功能障碍导致患者 ICU 后的康复过程更加复杂[2, 3]，包括明确的心理疾病诊断，以及不太具体的心理症状，包括失眠、记忆力受损、幻觉、闪回、反复噩梦和内疚感，还包括严重到足以被定义为痴呆的认知障碍。将 ICU 幸存者面临的一系列症状称为 ICU 后综合征（post-intensive care syndrome，PICS）[4]。ICU 后综合征包括三个领域：心理功能障碍、认知功能障碍和生理功能障碍。

第二节　ICU 幸存者情感障碍的流行病学

ICU 后精神疾病主要包括情感障碍、广泛性焦虑症和创伤后应激障碍（PTSD）[5]。尽管已对这些障碍进行了评估，但近期研究表明情感障碍对患者的影响可能比 PTSD 更大[6]。评估患者是否存在情感障碍对报道的发病率或患病率产生了重大影响。大多数队列研究使用结构化访谈或问卷调查来评估情感障碍，而不是确定的具体诊断。另一种方法包括从医疗保健数据中获取精神病诊断和精神病药物处方相关信息。

2009 年，Davydow 等进行了一项关于主要病情后抑郁症的系统性综述，其中包括

14项研究（$n = 1213$ ICU幸存者）。医院焦虑抑郁量表（hospital anxiety and depression scale，HADS）是大多数研究（8/14）使用的主要量表[7]。出院后2个月，幸存者中临床显著抑郁症的中位数患病率为28%（范围为8% ~ 57%）[7]。在一项瑞典的研究中，使用HADS对226名ICU幸存者进行了评估，抑郁症的发生率为7.5%，而在2项使用流行病学研究中心抑郁量表（center for epidemiologic studies depression scale，CES-D）的研究中，抑郁症的发生率高达60%[8-10]。

在最近的BRAIN-ICU研究，即一项涵盖821名患者（仅有47%的随访率）的大规模前瞻性多中心队列研究中，发现随访12个月时，33%的患者符合抑郁症标准。然而，值得注意的是，该研究使用的是贝克抑郁量表（beck depression scale），而不是HADS[6]。笔者指出，许多高于抑郁症临界值的分数是量表中的一部分是评估身体症状导致的，并提出了这可能更表明身体失能的可能性[6]。在ICU幸存者中检测抑郁症状时，使用HADS而不是其他抑郁量表可能很重要，因为HADS的设计排除了躯体症状，便于在有躯体疾病的患者中使用[11, 12]。

通过精神科医师的诊断，一项丹麦的研究调查了无既往精神病病史并接受机械通气的ICU幸存者（$n = 24\,717$），发现在出院后的1年内，仅0.5%的ICU幸存者出现了新的精神病诊断[13]。然而，抗抑郁药等精神类药物的使用率显著较高（12.7%），这表明许多患者可能是由非精神科医师（如全科医师）诊断和治疗的[13]。在同一研究中，还与不需要重症监护的住院患者和普通人群进行了比较。ICU幸存者的精神病诊断率在3个月和6个月时高于配对的住院患者和普通人群；到1年时，诊断率高于普通人群，但与住院患者没有差异，这表明一些ICU后综合征实际上可能与更普遍的出院后综合征有相似之处[14]。

第三节　ICU前情感障碍的准确评估

解读情感障碍发生率的一个挑战是理解其中新的诊断与慢性病情的发生率。被收治入ICU的患者与普通人群存在差异，因此甚至在发生危重症之前，他们可能已经存在较高的情感障碍患病率[15]。许多研究在考虑ICU幸存者之前是否存在院前情感障碍的情况[16]，而ICU后发生的心理疾病负担，可能有一部分或大部分与危重症无关。上述丹麦的研究剔除了先前存在情感障碍的患者，并仅考虑了ICU幸存者中新发精神病的发生率[13]。此外，一项研究调查了年龄超过50岁的曾患严重脓毒症美国人（$n = 439$），在严重脓毒症发作前后，他们情感障碍的患病率仍然很高（达28%）[15]。然而，重要的是，无论发病的时机或原因如何，所有患者都需要适当的心理健康随访。

第四节　危重症后情感障碍的相关因素

多项关于ICU患者的研究考察了出院后患情感障碍的风险因素。评估的风险因素可以分为患者特征和ICU相关因素。患者特征通常是固定的，因此在ICU环境中难以或不可能进行修改，但有助于确定高风险亚群。在这些研究中，考察了ICU患者的3个不同人群。第一个是所有的ICU异质性群体，第二个是患有肺部疾病者，如急性肺损伤（acute lung injury，ALI）或急性呼吸窘迫综合征（acute respiratory distress syndrome，

ARDS），第三个是患有感染和（或）脓毒症者[15, 17, 18]。

大多数考察患者特征的研究都纳入了所有ICU幸存者的基本资料[10, 19]，如既往诊断为精神病、女性、酒精依赖、低收入和年轻患者，在多个队列研究中都被证实与出院后抑郁症相关[7, 10, 18-20]。已确定相关因素包括在住院期间接受苯二氮䓬类药物治疗[18]、低血糖[21]和睡眠紊乱[22]。出院时或出院后短时间（5天）内的高水平压力或抑郁筛查问卷得分也与出院后2个月的抑郁症相关[10]。值得注意的是，在567名ICU幸存者的队列研究中，认知障碍与抑郁症并无关联[23]。

已有两项研究专门考察了与肺部疾病患者情感障碍发展相关的因素。第一项研究对66名机械通气的ARDS患者进行了1年的随访[17]，并确定酒精依赖、女性和年轻患者与1年后抑郁症相关（使用贝克抑郁量表）[17]。另一项关注104名ALI幸存者的研究发现，住院后3个月内ICU平均血糖水平低于100mg/dl与阳性抑郁筛查（HADS）相关。该研究还发现低血糖水平（血糖＜60mg/dl）与更高的抑郁分数相关[21]。最后，该研究确定了药物剂量（大于100mg的咪达唑仑当量苯二氮䓬类药物）、基线抑郁和焦虑及BMI超过40kg/m^{2}与阳性抑郁筛查相关[21]。

一项纳入了术前具有抑郁症状的ICU患者的研究，考察了严重脓毒症后抑郁症相关的因素[15]。他们发现严重脓毒症发生与随后的抑郁症无关。然而，他们发现ICU抑郁症［相对风险（RR）2.20；95% CI 1.66 ～ 2.90］和脓毒症后功能障碍恶化［相对风险（RR）1.98；95% CI 1.03 ～ 1.13］与脓毒症后严重抑郁症独立相关[15]。

第五节　ICU后情感障碍的病理生理学

在上述危险因素中，与ICU相关的两个因素（苯二氮䓬类药物的使用和低血糖）作用的相关机制最近已有研究描述。苯二氮䓬类药物调节中枢神经系统中最常见的抑制性神经递质γ-氨基丁酸（GABA）的A受体。这些受体在调节情感的边缘系统中丰富存在[24]。苯二氮䓬类药物通过增强GABA-A受体作用发挥作用，并与抑郁症及认知功能障碍相关[18, 21]。在大鼠中进行的研究表明，苯二氮䓬类药物也会引起神经退行性变[25]。具体来说，暴露于苯二氮䓬类药物后大鼠大脑的组织学切片显示出凋亡性神经变性[25]。

低血糖引起一种与脑缺血不同的独特神经元细胞死亡模式[26]。对于情感调节很重要的海马齿状回，以及皮质的表浅层，在低血糖诱导的神经元坏死中非常敏感。这种细胞坏死通过细胞外的天冬氨酸引发，导致钙浓度变化，迅速引发坏死。小脑和脑干在低血糖性脑损伤中免受影响，保持了这些区域重要的生命维持功能的完整性[26]。

第六节　ICU幸存者情感障碍的干预措施

值得注意的是，一些体征或症状可能与抑郁症有关，或者与抑郁症类似，应结合任何有关情绪障碍诊断的问题进行评估。例如，贫血、神经肌肉疾病、心血管疾病、运动能力问题和内分泌疾病等都可能引起抑郁症状，通过解决潜在的医学问题可以缓解这些症状[3]。适当的病史、体格检查和实验室检查可以诊断许多引发抑郁症状的医学原因，随后的治疗或转诊至对应的科室可能会有助于缓解情感障碍[3]。

在ICU的住院期间，尽量减少与出院后情感障碍有关的可控的风险因素，如降低血糖和减少苯二氮䓬类药物的应用，可能会降低ICU幸存者的情感障碍发生率[18, 21]。然而，需要注意的是，虽然这些风险因素有合理的作用机制可以解释，但并没有干预研究明确证实通过减少相关风险因素的暴露可以改善情感障碍。

医师在遇到出院后ICU幸存者时，必须意识到情感障碍和早期干预的益处，这对启动早期干预至关重要[2]。然而，关于出院后的随访研究结果却存在不同的情况[27, 28]。有3项研究对患者出院后的随访进行了调查，研究结果显示情感障碍并未得到改善[27-29]。Jensen等进行了RAPIT研究，这是一项实证、非盲目的、多中心的随机对照试验（RCT），每组有190名患者，研究了护士主导的ICU幸存者康复项目[28]。该研究在患者出院后12个月应用HADS评估其抑郁症评分时，干预组与对照组之间没有显著差异[28]。

另一项小型前瞻性、非盲单中心类实验研究中，实验组有13名患者，对照组有72名患者，同样发现ICU后两组患者的心理疾病发病率无差异[27]。最后，一项涵盖175名患者的RCT研究对ICU出院后的幸存者进行了心理学家的教育项目干预，对照组主要以视频解释ICU症状和康复[29]。心理学家干预组每周由心理学家进行6次30分钟的通话干预，而对照组可以观看视频，并与视频中的专家进行2次30分钟的会话。研究发现，与教育计划相比，CST（coping skills training）并没有改善患者的心理困扰[29]。然而，在基线困扰程度较高的患者中，CST在出院后6个月时改善了困扰症状，而在使用呼吸机治疗超过7天的患者中，教育干预在出院后3个月时改善了困扰症状[29]。

有多种原因可能导致这些随访策略未显示出益处。首先，一些专家建议在患者从ICU转移到病房时就开始进行筛查和干预[2]。其次，干预的强度可能不够。例如，与心理学家进行的30分钟会话可能不足以制订情感障碍的应对策略。再次，大多数研究规模较小，可能缺乏显著效果。最后，这些研究中的患者属于异质性群体，情感障碍的高危ICU幸存者可能会受到其他风险较低的ICU幸存者的影响。这些问题可以通过选择具有发展情感障碍的特定风险因素的ICU幸存者，通过确保登记的ICU幸存者不存在情绪症状或生理紊乱，以及通过确保有足够大的样本量检测干预的影响来解决。

抗抑郁药物在治疗ICU幸存者的抑郁症状方面的作用尚不明确。显然，在危重症后，为患者开具抗抑郁药物处方[13]，但是该处方对ICU内或出院后抑郁症状的早期治疗的效果尚未得到评估。一项回顾性队列的初步试点研究中，仅获得了27名在ICU期间首次服用抗抑郁处方药物的患者的随访数据，发现与历史对照组相比，在ICU后的抑郁症发病率上与历史对照组没有统计学差异[30]。需要更多的大型研究数据确定药物在这一人群中的应用效果。

物理治疗也可能在改善ICU幸存者的情感症状方面发挥作用。ICU幸存者可能会经历活动能力问题，这限制了他们的工作能力、社交活动和独立性[20]。通过改善他们的身体功能和活动能力，从而提高他们在生活中的参与度，可能会改善ICU幸存者的情感症状[20]。

第七节　痴　呆

情感障碍可能是暂时的，痴呆是一种进行性、不可逆的临床综合征，是由普遍的心智功能受损所致[31]。然而，根据个别经验，与情感障碍类似，入住ICU后认知功能障碍的发病率也会增加，因为许多人将危重症视为导致认知功能障碍并逐渐发展为痴呆的"触发因素"。

在西方国家，65岁以上的人口中3%～10%患有痴呆，全球有超过4600万人受到影响[32, 33]。痴呆在早期和轻度阶段尤其难以诊断，因为综合症状的发作是隐匿和多变的[32]。家庭成员还会承担患者的社会角色，在日常生活中保护他们免受生活障碍的影响，因此可能推迟痴呆的诊断[32]。由于这些因素，检测新发痴呆的发病率仍然困难。

《精神障碍诊断与统计手册》（第5版）（DSM-V）详细说明了痴呆的诊断，其中包括7个领域的问题：复杂注意力、执行功能、学习和记忆、语言、知觉-运动功能、语言及社会认知[34]。痴呆的诊断涉及病史采集、认知和心理状态检查、体格检查及药物审查[31]。有各种痴呆评分量表，根据这7个领域和功能对痴呆的严重程度进行筛查或评估，从轻度到重度不等[35]。最主要的有全球恶化量表（GDS）、临床痴呆评定量表（CDR）和简易精神状态检查（MMSE）[35]。

评估危重症后痴呆的发病率存在一些困难。首先，可能存在ICU后获得的稳定性（即非进展性）认知障碍，但其严重程度不足以被视为痴呆。其次，未被诊断的痴呆可能在危重症之前存在，但只有在ICU出院后进行筛查时才被发现。最后，要真正诊断痴呆需要深入评估，而当罹患与其他失能或疾病相关的危重症后这种评估可能会具有挑战性[36]。在进行痴呆诊断之前，应首先排除可逆性认知功能障碍原因，如谵妄和医学原因[31]。此外，应进行结构成像以排除其他脑部疾病的原因[31]。然而，危重症后的痴呆评估是重要的，因为越来越多被送入ICU的患者是老年人，而痴呆是这些患者及其家人所关心的重大问题[37, 38]。

第八节　ICU幸存者中痴呆的流行病学

入住ICU可能与痴呆风险增加有关，但大部分研究关注的是认知功能障碍而不是具体的痴呆。ICU后长期认知功能障碍的患病率范围广泛[39, 40]。在一项针对美国老年人的研究中，重症脓毒症患者住院后认知障碍的发病率增加，但没有报道痴呆的具体诊断[41]。此外，对于病情严重需要入住ICU的患者并没有明确的关系。一项大规模的前瞻性研究发现，6%的受试者已经存在轻度认知功能障碍，而高达24%的ICU幸存者在出院后12个月内出现了明显的认知功能障碍，这些得分与患有轻度阿尔茨海默病者相似[42]。值得注意的是，严重的既往认知功能障碍患者被排除在研究之外。一项研究调查了55名ARDS患者，发现其中30%的患者在出院1年后出现了认知功能下降，而所有患者在出院时根据韦氏成人智力量表修订版（WAIS-R）均表现出认知功能障碍[43]。其中78%的患者在出院1年后在记忆力、注意力或专注力等领域出现了认知功能障碍[43]。

这些流行病学研究显示，ICU后长期认知功能障碍的趋势有所增加，但导致这钟趋势的相关因素仍在探讨中。实际上，很少有研究对痴呆进行评估。一项针对2929名65岁或以上个体的研究发现，住院个体的痴呆发生率增加［调整风险比（aHR）1.4；95% CI 1.1～1.7］，而在接受重症监护后的个体的痴呆发生率更高（aHR 2.3；95% CI 0.9～5.7），尽管接受重症监护的个体数量非常少[39]。另一项对美国25 368名65岁以上的医疗保险患者进行的较大规模研究评估了在接受ICU治疗后3年内是否诊断为痴呆。这些个体的痴呆发生率为15.0%。与年龄、性别和种族的一般人群对照组相比，后者的发病率为12.2%。尽管ICU治疗后的调整风险比的可能较高（1.43；95% CI 1.32～1.54），但3年发病率的绝对差异仅为2.8%[38]。值得注意的是，由于该研究依赖于医疗记录对痴呆的诊断，而不是对所有个体进行深入评估，因此该研究很可能低估了ICU和一般人群的痴呆率。未来可进一步评估痴呆的发生率。

第九节 ICU后痴呆的相关因素

65～90岁普通人群中，每5年痴呆发生率翻倍增加[44]。年龄增长与ICU幸存者患痴呆风险的增加显然存在关联[38]。然而，值得注意的是，在上述的医疗研究中，与一般人群对照相比，不同年龄段的风险是一致的，这表明年龄与重症监护之间不存在相互作用。

Pandharipande等进行的一项包含821名患者并进行为期1年的随访的队列研究发现，ICU住院期间神经功能障碍的持续时间是长期认知功能障碍发展相关的风险因素[42]。这与队列研究中在住院期间神经功能障碍与诊断为痴呆风险增加之间的信息相似[38]。该研究还确定了其他因素，包括感染或脓毒症的诊断及急性透析。

值得注意的是，多项研究未能揭示ICU中疾病严重程度与随后的神经认知障碍或痴呆诊断之间存在关联。疾病严重程度已通过多种方式进行评估，包括急性生理学和慢性健康评价（Acute Physiology and Chronic Health Evaluation，APACHE）Ⅱ评分、机械通气持续时间及ICU停留天数[38, 40, 45, 46]。最后，尽管苯二氮䓬等镇静药物的应用与住院期间谵妄发展之间的关系存在争议[47]，但是应用镇静药物、镇痛药或肌松药的天数与长期认知功能障碍之间无关[40, 45, 46]。具体而言，Pandharipande等的最新研究并未显示苯二氮䓬的使用与长期认知功能障碍之间存在关系[42]。这些研究展示了潜在暴露的复杂性、认知功能结果和长期随访评估的挑战。仍然需要大规模、纵向研究进一步探索这个重要领域。

要点总结

ICU幸存者的情感障碍
— 高达30%的ICU幸存者可能在出院后经历情感障碍。
— 大多数有关ICU后情感障碍的研究未能充分区别ICU相关的情感障碍和既往病情。
— 与身体虚弱和失能有关的躯体症状可能导致情感障碍评估得分较高。
— 大多数ICU幸存者未接受精神科医师的评估，只有少数人接受了情感障碍的具体诊断。
— ICU幸存者情感障碍的患者风险因素包括：既往精神疾病、女性、既往酒精依赖、体重指数（BMI）＞40kg/m²、低收入和年龄较小。
— ICU幸存者情感障碍的ICU风险因素包括：住院期间使用苯二氮䓬类药物、低血糖发作和睡眠紊乱。
— 迄今为止，通过心理医师或护士进行密切随访的研究未能降低ICU幸存者情感障碍的发生率。

要点总结

ICU幸存者的痴呆

— 大多数ICU患者随访研究评估的是认知功能障碍，而不是痴呆。

— 与危重症相关的痴呆研究的一个主要困难是，入住ICU前对可能存在的轻度痴呆的评估有限。

— ICU幸存者痴呆的相关风险因素包括脓毒症、感染、神经功能障碍（谵妄）和急性透析。

— 疾病严重程度和镇静药物的使用似乎与后续的认知功能障碍无关。

参 考 文 献

1. Iwashyna TJ, Cooke CR, Wunsch H, Kahn JM. Population burden of long-term survivorship after severe sepsis in older Americans. J Am Geriatr Soc. 2012; 60: 1070-7.

2. Griffiths RD, Jones C. Recovery from intensive care. BMJ. 1999; 319: 427-9.

3. Volk B, Grassi F. Treatment of the post-ICU patient in an outpatient setting. Am Fam Physician. 2009; 79: 459-64.

4. Needham DM, Davidson J, Cohen H, Hopkins RO, Weinert C, Wunsch H, Zawistowski C, Bemis-dougherty A, Berney SC, Bienvenu OJ, Brady SL, Brodsky MB, Denehy L, Elliott D, Flatley C, Harabin AL, Jones C, Louis D, Meltzer W, Muldoon SR, Palmer JB, Perme C, Robinson M, Otr L, Schmidt DM, Scruth E, Spill GR, Storey CP, Render M, et al. Improving long-term outcomes after discharge from intensive care unit. Crit Care Med. 2012; 40: 502-9.

5. Wade D, Page V. Long-term mental health after ICU, let's go through the looking glass. Crit Care Med. 2016; 44: 1934-5.

6. Jackson JC, Pandharipande PP, Girard TD, Brummel NE, Thompson JL, Hughes CG, Pun BT, Vasilevskis EE, Morandi A, Shintani AK, Hopkins RO, Bernard GR, Dittus RS, Ely EW. Depression, post-traumatic stress disorder, and functional disability in survivors of critical illness in the BRAIN-ICU study: a longitudinal cohort study. Lancet Respir Med. 2014; 2: 369-79.

7. Davydow DS, Gifford JM, Desai SV, Bienvenu OJ, Needham DM. Depression in general intensive care unit survivors: a systematic review. Intensive Care Med. 2009; 35: 796-809.

8. Boyle M, Murgo M, Adamson H, Gill J, Elliott D, Crawford M. The effect of chronic pain on health related quality of life amongst intensive care survivors. Aust Crit Care. 2004; 17: 104-13.

9. Guentner K, Hoffman LA, Happ MB, Kim Y, Dabbs AD, Mendelsohn AB, Chelluri L. Preferences for mechanical ventilation among survivors of prolonged mechanical ventilation and tracheostomy. Am J Crit Care. 2006; 15: 65-77.

10. Samuelson KAM, Lundberg D, Fridlund B. Stressful memories and psychological distress in adult mechanically ventilated intensive care patients - a 2-month follow-up study. Acta Anaesthesiol Scand. 2007; 51: 671-8.

11. Zigmond AS, Snaith RP. The hospital anxiety and depression scale. Acta Psychiatr Scand. 1983; 67: 361-70.

12. Robert P, Carson Alan RG. ABC of psychological medicine: depression in medical patients. BMJ. 2002; 325: 149-52.

13. Wunsch H, Christiansen CF, Johansen MB, Olsen M, Ali N, Angus DC, Sørensen HT. Psychiatric diagnoses and psychoactive medication use among nonsurgical critically ill patients receiving mechanical ventilation. JAMA. 2014; 311: 1133-42.

14. Krumholz HM. Post-hospital syndrome — an acquired, transient condition of generalized risk. N Engl J Med. 2013; 368: 100-2.

15. Davydow DS, Hough CL, Langa KM, Iwashyna TJ. Symptoms of depression in survivors of severe sepsis: a prospective cohort study of older Americans. Am J Geriatr Psychiatry. 2013; 21: 887-97.

16. Davydow DS, Hough CL, Russo JE, Von Korff M, Ludman E, Lin EHB, Ciechanowski P, Young B, Oliver M, Katon WJ. The association between intensive care unit admission and subsequent depression in patients with diabetes. Int J Geriatr Psychiatry. 2012; 27: 22-30.

17. Hopkins RO, Key CW, Suchyta MR, Weaver LK, Orme JF Jr. Risk factors for depression and anxiety in survivors of acute respiratory distress syndrome. Gen Hosp Psychiatry. 2010; 32: 147-55.

18. Wade DM, Howell DC, Weinman JA, Hardy RJ, Mythen MG, Brewin CR, Borja-Boluda S, Matejowsky CF, Raine RA. Investigating risk factors for psychological morbidity three months after intensive care: a prospective cohort study. Crit Care. 2012; 16: R192.

19. Rattray JE, Johnston M, Wildsmith JAW. Predictors of emotional outcomes of intensive care. Anaesthesia. 2005; 60: 1085-92.

20. Jutte JE, Erb CT, Jackson JC. Physical, cognitive, and psychological disability following critical illness: what is the risk? Semin Respir Crit Care Med. 2015; 36: 943-58.

21. Dowdy DW, Dinglas V, Mendez-Tellez PA, Bienvenu OJ, Sevransky J, Dennison CR, Shanholtz C, Needham DM. Intensive care unit hypoglycemia predicts depression during early recovery from acute lung injury. Crit Care Med. 2008; 36: 2726-33.

22. McKinley S, Aitken LM, Alison JA, King M, Leslie G, Burmeister E, Elliott D. Sleep and other factors associated with mental health and psychological distress after intensive care for critical illness. Intensive Care Med. 2012; 38: 627-33.

23. de Lange DW, Cremer OL, van Dijk D. Long-term mental health problems after delirium in the ICU. Crit Care Med. 2016; 1-6.doi: https: //doi.org/10.1097/CCM.0000000000001861.

24. Scheel-Krüger J, Magelund G, Olianas M. The role of GABA in the basal ganglia and limbic system for behaviour. Adv Biochem Psychopharmacol. 1981; 29: 23-36.

25. Jevtovic-Todorovic V, Hartman RE, Izumi Y, Benshoff ND, Dikranian K, Zorumski CF, Olney JW, Wozniak DF. Early exposure to common anesthetic agents causes widespread neurodegeneration in the developing rat brain and persistent learning deficits. J Neurosci. 2003; 23: 876-82.

26. Auer RN. Hypoglycemic brain damage. Metab Brain Dis. 2004; 19: 169-75.

27. Jónasdóttir RJ, Jónsdóttir H, Gudmundsdottir B, Sigurdsson GH. Psychological recovery after intensive care: outcomes of a long-term quasi-experimental study of structured nurse-led follow-up. Intensive Crit Care Nurs. 2017; 1(8): 59. https: //doi.org/10.1016/j.iccn.2017.06.001.

28. Jensen JF, Egerod I, Bestle MH, Christensen DF, Elklit A, Hansen RL, Knudsen H, Grode LB, Overgaard D. A recovery program to improve quality of life, sense of coherence and psychological health in ICU survivors: a multicenter randomized controlled trial, the RAPIT study. Intensive Care Med. 2016; 42: 1733-43.

29. Cox CE, Hough CL, Carson SS, White DB, Kahn JM, Olsen MK, Jones DM, Somers TJ, Kelleher SA,

Porter LS. Effects of a telephone- and web-based coping skills training program compared to an education program for survivors of critical illness and their family members: a randomized clinical trial. Am J Respir Crit Care Med. 2017; 197(1): 66-78. https: //doi.org/10.1164/rccm.201704-0720OC.

30. Haines D, Hild J, He J, Stun L, Ballew A, Green JL, Satterwhite L, Flynn BC. A retrospective, pilot study of de novo antidepressant medication initiation in intensive care unit patients and post-ICU depression. Crit Care Res Pract. 2017; 2017: 1-5.

31. National Institute for Health and Care Excellence (NICE). Dementia: supporting people with dementia and their carers in health and social care. Cg42. 2017. https: //www.nice.org.uk/guidance/cg42/resources/dementia-supporting-people-with-dementia-and-their-carers-in-health-and-social-carepdf-975443665093%0A https: //www.nice.org.uk/guidance/CG42/chapter/1-Guidance#diagnosisand-assessment-of-dementia.

32. Burns A, Iliffe S. Dementia. BMJ. 2009; 338: 405-9.

33. Prince M, Wimo A, Guerchet M, Ali G-C, Wu Y-T, Prina M. World Alzheimer report 2015 the global impact of dementia. London, UK: Alzheimer's Disease International (ADI); 2015. p. 1-82.

34. DSM-V. DSM-V American Psychiatric Association. Diagnostic and statistical manual of mental disorders, (DSM-5). 5th ed. Arlington: American Psychiatric Association; 2013.

35. Choi YJ, Won CW, Kim S, Choi HR, Kim BS, Jeon SY, Kim SY, Park KW. Five items differentiate mild to severe dementia from normal to minimal cognitive impairment - using the global deterioration scale. J Clin Gerontol Geriatr. 2016; 7: 1-5.

36. Hopkins RO. The brain after critical illness: effect of illness and aging on cognitive function. Crit Care. 2013; 17: 1-2.

37. Nguyen Y-L, Angus DC, Boumendil A, Guidet B. The challenge of admitting the very elderly to intensive care. Ann Intensive Care. 2011; 1: 29.

38. Guerra C, Linde-Zwirble WT, Wunsch H. Risk factors for dementia after critical illness in elderly Medicare beneficiaries. Crit Care. 2012; 16: R233.

39. Ehlenbach WJ, Hough CL, Crane PK, JPA Haneuse S, Carson SS, Randall Curtis J, Larson EB. Association between acute care and critical illness hospitalization and cognitive function in older adults. JAMA. 2010; 24: 763-70.

40. Jackson JC, Hart RP, Gordon SM, Shintani A, Truman B, May L, Ely EW. Six-month neuropsychological outcome of medical intensive care unit patients. Crit Care Med. 2003; 31: 1226-34.

41. Iwashyna TJ, Ely EW, Smith DM, Langa KM. Long-term cognitive impairment and functional disability among survivors of severe sepsis. JAMA. 2010; 304: 1787-94.

42. Pandharipande PP, Girard TD, Jackson JC, Morandi A, Thompson JL, Pun BT, Brummel NE, Hughes CG, Vasilevskis EE, Shintani AK, Moons KG, Geevarghese SK, Canonico A, Hopkins RO, Bernard GR, Dittus RS, Ely EW. Long-term cognitive impairment after critical illness. N Engl J Med. 2013; 369: 1306-16.

43. Hopkins ROO, Weaver LKK, Pope D, ORME JFF, BIGLER EDD, Larson-Lohr V. Neuropsychological sequelae and impaired health status in survivors of severe acute respiratory distress syndrome. Am J Respir Crit Care Med. 1999; 160: 50-6.

44. Corrada MM, Brookmeyer R, Paganini-Hill A, Berlau D, Kawas CH. Dementia incidence continues to increase with age in the oldest old the 90+ study. Ann Neurol. 2010; 67: 114-21.

45. Hopkins RO, Jackson JC. Long-term neurocognitive function after critical illness. Chest. 2006; 130: 869-78.

46. Hopkins RO, Weaver LK, Collingridge D, Parkinson RB, Chan KJ, Orme JF. Two-year cognitive, emotional, and quality-of-life outcomes in acute respiratory distress syndrome. Am J Respir Crit Care Med. 2005; 171: 340-7.

47. Pandharipande P, Shintani A, Peterson J, Pun BT, Wilkinson GT, Dittus RS, Bernard GR, Ely EW. Lorazepam is an independent risk factor for transitioning to delirium in intensive care unit patients. Anesthesiology. 2006; 104: 21-6.

第十四章　失能的功能性评分

Nathan E.Brummel

学习目标

阅读本章后，读者将能够：
— 理解与功能状态、失能和损伤相关的术语。
— 理解主要的失能过程概念模型。
— 理解常见的评估日常生活活动和移动能力的工具。

第一节　引　　言

独立生活能力是卫生资源利用和健康相关生活质量中最重要的影响因素[1]。在社区居住的老年人中，丧失独立生活能力（即失能）的最大风险因素是住院治疗，尤其是因危重症住院治疗[2-7]。脓毒症是常见的危重症疾病，现在其是美国老年人住院的主要原因之一[8]。脓毒症患者的生存成本较高，因为高达75%因脓毒症住院治疗的老年人将在一种或多种日常生活活动中发展为长期失能[8]。由于脓毒症的发病率随着年龄增长而增加，全球人口老龄化意味着将有越来越多的人会患上脓毒症（从而有发生失能的风险）[9-15]。

在危重症幸存者中，像失能这样的不良后果的负担在过去20年中才逐渐显现出来[16-20]。因此，尽管近年的研究致力于描述、预防和治疗这种综合征，但在从急性疾病到康复的过程中，护理受危重症影响的患者的医务人员需要更深入地了解可能导致失能和功能障碍的过程。在ICU的相关文献和临床实践中，与功能和失能相关的关键术语通常被混淆使用。此外，用于更好地理解失能如何发展的概念模型以及评估失能的方法可能对照顾重症患者的人来说并不熟悉。因此，本章将定义与功能和失能相关的重要术语，介绍与失能过程相关的主要概念模型，并描述可用于评估失能的工具。

第二节　术　　语

功能状态、失能和损伤是描述一个人如何在社会定义的活动中进行自我护理的相关术语。这些术语的混淆和误用限制了危重症患者和幸存者护理人员（如重症监护专业人员、康复专业人员、初级保健提供者）之间的交流，并减缓了研究合作的速度。因此，本节将定义这些术语，并提出一个概念性框架，以更好地理解这些术语如何用于描述一个人进行独立生活所需的活动能力。

一、功能状态

功能状态是一个概括性术语，指的是人们在正常生活中为满足基本需求、履行日常角色和维护健康或幸福而进行的活动[21]，功能状态通常指的是一个人的生理功能；但从最广泛的意义上讲，功能状态还包括一个人生活中认知、心理、社交和精神方面。

功能状态由4个部分组成：功能能力、功能表现、功能储备和功能利用（图14.1）[21]。功能能力是一个人在任何领域（如身体、认知、心理）中执行活动的最大潜力[21]，描述了人们需要和想要满足基本需求、维护健康和幸福而执行的活动[21]。换句话说，功能能力代表着一个人"能做什么"，而功能表现代表着一个人在日常生活中实际"做了什么"。接下来的两个组成部分集中在执行这些活动所需的努力程度方面。功能储备是功能能力和功能表现之间的差异[21]。它代表了在需要高强度努力来完成任务时可以调用的储备能力。功能储备的反义词是功能利用。功能利用是一个人将能力用于实现功能表现水平的比例[21]。高水平的功能能力利用率意味着需要高水平的努力完成满足基本需求所需的活动（功能性能接近功能能力，导致功能储备很少）。这种程度的努力可能是不可持续的，或者努力发挥自己的"成本"变得太高。因此，无论是出于必要还是出于选择，独立生活所需的活动都会减少或全部停止，从而导致失能。

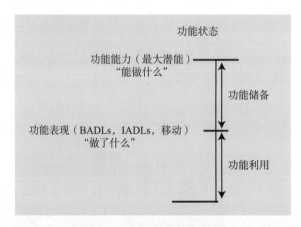

图14.1   功能状态的概念模型

功能状态是一个总体术语，用于描述人们在正常生活中为满足基本需求活动的能力。功能状态由两部分组成，即功能能力和功能表现。功能能力代表一个人执行活动的最大潜力（顶部黑色水平线）。功能表现（中部黑色水平线）代表一个人进行自我护理活动的实际功能水平，如基本日常生活活动（BADLs）和工具性日常生活活动（IADLs）。当一个人的功能表现低于他需要帮助进行日常生活活动水平时，可以认为其存在失能（经Leidy[21]许可改编）

二、失能

失能是与疾病、障碍、伤害或其他健康状况相关的功能下降状态，这种状态表现为在执行与自己社会定义的角色或角色相关的与环境互动所必需的活动时遇到困难或依赖的状态[22]。换言之，失能是指一个人能够从事的活动与物质或社会环境的要求之间的差异。在最基本的水平上，这些活动是独立生活所需的活动，被归类为日常生活活动（activities of daily living，ADL）。ADL可以分为基本日常生活活动（basic activities of daily living，BADL）、工具性日常生活活动（instrumental activities of daily living，IADL）和移动性活动（表14.1）[23]。

表14.1　日常生活活动可以分为基本日常生活活动、工具性日常生活活动和移动性活动

基本日常生活活动	工具性日常生活活动	移动性活动
洗澡	使用电话	在家里/公寓里走动
穿衣	购物	步行0.25mi（1mi＝1609m，2～3个街区）
如厕	做家务	举起/携带10lb（1lb＝0.45kg）重物
移动	洗衣	离开家外出
排便	做饭	离开社区外出
进食	管理药物	离开城镇外出
	管理财务	
	使用交通工具	

注：基本日常生活活动是进行基本身体自我照顾所需的活动，工具性日常生活活动是更复杂的任务，使人能够与环境互动，而移动能力则是互动和人际交往所必需的。

失能可以从生物医学和社会学两个角度来定义。生物医学角度将导致失能的身体系统的结构或功能中断视为失能的原因。社会学角度则考虑了导致失能的社会、环境和个人因素。因此，这些互补的失能观点利于我们更好地理解危重症后的失能，并制订相应的康复策略。

三、损伤

损伤是指特定身体结构或功能中的解剖、生理、精神/认知或情感异常或产生问题[24-27]。损伤会降低身体、精神或社会功能，从而影响一个人日常生活中的活动和（或）行动能力。换句话说，严重的损伤可能导致失能。

四、功能状态、失能和损伤的联系

因为功能表现描述了一个人实际完成活动的能力，所以正是功能表现这一部分定义了失能。因此，在经历危重症后，如果一个人的功能表现仍然足够高，他就能够独立进行日常生活活动。然而，如果疾病或损伤导致严重的功能损害，功能表现可能会下降。如果功能表现下降到一个人无法独立进行日常生活活动的水平以下，那么就存在失能。

为了说明危重症如何影响功能状态的各个组成部分，让我们以一个62岁女性为例，她患有流感病毒性肺炎，发展为急性呼吸衰竭，需要进行5天的机械通气和2天的脓毒症休克治疗。在生病之前，她能独立与丈夫一起生活，她是一家律师事务所的合伙人，且每周打2次网球。她的基本功能状态如图14.2A所示。她的危重症病情进展导致了严

重的ICU后获得性肌无力，使她无法独自洗澡、离开床铺或独自走到卫生间。由于她的神经肌肉功能受损，她的功能能力和功能表现已下降到她在两个基本日常生活活动和移动性活动方面被定义为失能（图14.2B）。因为失能，她被送去医院进行康复治疗。在住院康复1个月后，她到ICU康复门诊检查。她现在能够独立完成所有基本日常生活活动和工具性日常生活活动包含的项目。她也可以独自完成短距离行走，但因为疲劳，无法行走超过10m。她说日常活动时也会出现明显疲劳，感觉"筋疲力尽"（图14.2C）。请注意，自出院以来，她的功能表现有所改善，但与基线相比，她的功能能力持续下降。由于实现其功能表现水平所需的功能能力比例增加（即功能能力利用率增加），她在完成日常生活活动时会有疲劳症状。您建议她制订每天步行的渐进性锻炼计划，以试图增加她的功能能力。出院后9个月的就诊中，她向您描述，她现在每周可以步行5～6天，每次30分钟。尽管无法打网球，她在进行日常活动时不再感到疲劳。图14.2D展示了功能能力大幅增加及一些功能性能的改善。因此，她的功能能力利用率降低，并且她进行日常生活活动所需的努力更少，且她的疲劳症状得到改善。

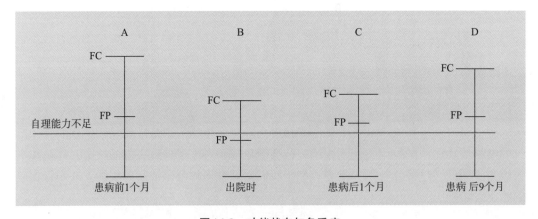

图14.2　功能状态与危重症

该图模拟了1例患有脓毒症患者在危重症和康复过程中功能状态的变化。面板A展示了危重症前的功能状态。面板B、C和D分别显示了出院时、出院后1个月和出院后9个月的功能状态变化。相关内容详见正文。FC.功能能力；FP.功能表现

第三节　失能过程模型

在理解与功能、失能和损伤相关的术语后，我们现在将重点转向通过使用3个模型来理解失能是如何产生的：易感性假设、Nagi失能过程模型及国际功能、失能和健康分类（International Classification of Functioning，ICF）模型。

为什么一些受到危重症影响的人事后会失能，而其他人则不会，可以通过易感性假设理解（图14.3）。最初是为了解释急性疾病患者中谵妄的发生而提出的[28]，易感性假设已被广泛应用于解释其他与老龄化有关的综合征，如失能[3, 7, 29]。易感性假设指出，失能是由一个易受损害的宿主遇到急性应激因素的作用而发展起来的[29]。正如介

绍中所述，住院治疗，尤其是因危重症住院，是导致老年人功能下降并导致失能发展的最高风险因素[7]。尽管危重症是失能的强有力的影响因素，但危重症患者的照护者认识到危重症并不是同质性的事件。因此，即使在危重症患者中，器官功能衰竭的情况和类型、危重症的持续时间及医源性因素（如活动受限、镇静）都会影响危重症的严重程度。目前，不太熟悉的可能是失能脆弱性发生的相关因素。在临床实践中，不良结局的易感性增加可以被认为是虚弱。易感性是一种综合征，其特点是在多个器官系统中失去生理储备，损害了一个人在急性应激环境中维持或恢复稳态的能力[30]。两项最近的队列研究纳入了年龄和并发症数量等多种因素后发现，更严重的脆弱性与危重症后的失能存在独立相关性[31,32]。此外，虽然易感性被认为是老龄化的典型症候群，但在30余岁、40余岁和50余岁的人中也存在这类情况，表明易感性增加存在于所有年龄段的ICU患者[32,33]。

为了将易感性假设放入临床背景中，让我们重新回顾一下我们的例子，此例为患有流感病毒性肺炎的62岁女性。在患病之前，她非常健康，从事着一个认知要求较高的工作，还参加了网球运动，因此她的疾病前易感性非常低。尽管她的基础易感性很低，但她因为一次危重疾病而出现了失能（图14.3，点A）。现在，我们来对比一下第2例患者的情况。1例87岁的男性患者，他患有转移性肺癌、冠状动脉疾病及轻度认知障碍，他在基线状态下行走困难，因尿路感染引发的脓毒症住院了2天（图14.3，点B）。他住院了5天，出院时无法独立洗澡或走到卫生间。由于他在基本日常生活活动方面的失能，他被送往康复中心住院治疗。尽管与第1例患者相比，他的危重病情较轻，但由于其更高的基础易感性，他最终仍出现了失能。如果第一个案例中基础易感性较低的62岁女性患上了与我们的高度易感患者相同程度的危重病情，她将不会发展成失能。因此，危重病情的强度和潜在易感性的结合可以解释为什么有些人会发展成失能，而有些人不会（图14.3，点C）。

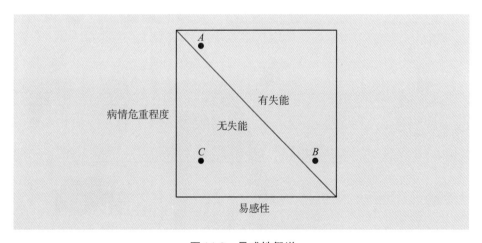

图14.3 易感性假说

易感性假说认为失能的发展是病情危重程度（y轴）与患者的潜在易感性（x轴）之间的函数。对角线显示了失能与无失能之间的分界线。点A表示一个患有低易感性的人患了高强度的危重疾病，并发展为失能。点B表示一个高易感性的人患了低强度的危重疾病，并发展为失能。点C表示一个低易感性的人患了低强度的危重疾病，并没有发展为失能。请参考文本中的举例说明（经Gill[29]许可改编）

虽然易感性假设有助于理解为什么某些人可能会发展成失能，但它并不能帮助我们理解在危重症后失能是如何发展的。两个互补的模型，Nagi模型和ICF模型，可以将危重症期和康复期的过程与失能联系起来。

Nagi模型最初在20世纪60年代提出，由Verbrugge和Jette于20世纪90年代中期进行了修改，从生物医学角度考虑了失能问题[24, 25, 34]。简单来说，该模型指出，疾病或损伤会破坏人体正常的生理功能（病理学），导致身体系统的功能障碍或结构异常（损伤），从而导致身体或心理活动受限（功能限制）。将这种限制置于特定的环境中，会阻止执行社会定义的角色和任务（失能）（图14.4A）。

世界卫生组织（WHO）的ICF模型于2001年首次提出，结合了生物医学和社会学角度解释失能问题[26]。ICF模型认为，失能是健康状况、人体因素（即身体功能和结构，执行任务或活动，参与生活情境）及环境因素（即个人因素和环境因素）之间的相互作用所导致的结果（图14.4B）。

虽然这两种模型对失能过程的处理方法在某种程度上有所不同，但在理解危重症后的失能过程时，两者都在特定的评估失能环境下具有实用性。例如，对研究生物学机制

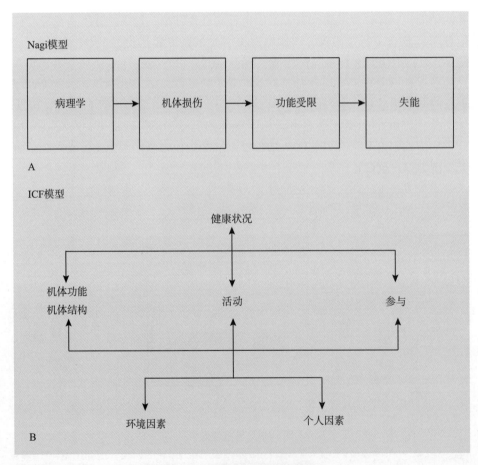

图14.4 失能过程的概念模型

面板A展示了Nagi模型，面板B展示了世界卫生组织ICF模型。有关这些模型的描述，详见正文内容（经允许改编自Verbrugge和Jette[34]）

的临床研究人员来说，脓毒症如何通过导致肌肉无力和萎缩从而在基本日常生活活动中导致失能，Nagi模型可能是最有信息量的，因为它关注特定病理导致失能的原因。相比之下，ICF模型则更注重社会因素，如个人的生活环境、社会支持、应对策略及政府对失能人政策等，对于研究健康保健不平等与脓毒症后长期失能之间的潜在关联的研究人员来说，ICF模型会更具信息量。

第四节　对基本日常生活活动、工具性日常生活活动和移动能力进行功能表现评估

有许多工具可用于评估基本日常生活活动（BADL）、工具性日常生活活动（IADL）和移动性活动的功能表现[35-41]。这些工具在类型（如问卷调查与性能表现）、完成调查项目所需的时间、所评估的活动及所需的培训方面各不相同。因此，选择工具取决于多种因素，如评估的背景（临床与研究）及所需的功能性能的详细程度（如一般评估与跨多个活动领域的性能水平的详细评估）。在繁忙的临床ICU环境中，临床医师希望确定患者的基线性能水平时，可以使用快速失能评估工具，询问患者或家庭成员在沐浴、穿衣、转移和移动方面是否需要帮助或是否有困难，可能就足够了。相比之下，在研究中，评估干预措施对日常生活活动（ADL）表现的影响时，可能需要更详细的评估，如观察患者实践ADL的相关项目。表14.2比较了在从急性疾病到康复的全过程中，用于评估危重疾病患者BADL、ADL和移动能力的一些常用工具。

表14.2　用于在危重疾病和康复中评估BADL、IADL和移动能力功能表现的常用工具

工具	评估领域	工具类型	项目数	所需时间（分钟）	备注
临床病史	BADL/移动能力	临床病史	8	1～2	快速；少量关于完成活动所需具体帮助的细节
Katz生活能力指数[35]	BADL	问卷	6	2～3	快速；分级评估完成BADL所需的帮助
Barthel指数[36]	BADL	问卷	10	2～3	快速；仅区分"独立"与"有帮助"
LawtonBrody指数[37]	IADL	问卷	8	2～3	快速；分级评估完成IADL所需的帮助
FAQ[38]	IADL	问卷	10	2～3	快速；分级评估完成IADL所需的帮助
生活空间评估[39]	移动能力	问卷	15	5	评估多种移动活动
世界卫生组织残疾评估定量表Ⅱ[40]	BADL，IADL，移动能力，认知、社会互动	问卷	36	10	广泛评估多个功能领域；较少详细描述特定领域的功能
功能独立性评定	BADL、认知	实际表现	16	30～45	耗时长；详细评估实际表现；需要培训才能执行评估

注：BADL.基本日常生活活动；IADL.工具性日常生活活动；FAQ.功能活动问卷。

第五节 失能康复

尽管失能通常被认为是一种进行性或永久性状况，但急性疾病和危重症后的失能是一个动态的状态，其恢复率很高[42]。在"沉淀项目"（Precipitating Events Project，PEP）调查中，一项纵向研究，在10年内进行了对754名社区居住的老年人进行了每月的失能状况的长期研究，显示了80%在急性疾病或危重症住院后出现失能的患者在1年内康复[42]。虽然低于急性疾病患者，但52%住院治疗危重症的患者康复了[43]。在发生失能但康复的患者中，大多数患者保持独立的功能表现6个月或更长时间。因此，绝大多数因住院治疗急性疾病或危重症而导致失能的患者将从与住院治疗相关的失能中康复。

然而，有几个重要因素会影响在住院后出现失能的患者康复的情况。首先，疾病的严重程度降低了康复患者的比例。在PEP中，住院治疗包括ICU住院者中，恢复到病前功能表现的患者比例低至30%[43]。其次，失能持续的时间影响康复。在出院后失能持续时间超过2个月的人中，只有70%在1年内康复到独立状态，比总体队列低10%[2]。再次，尽管大多数患者在1年内康复，且失能的发作时间较短会增加康复的机会，但随着时间推移，即使短暂的失能发作期也与未来失能发展有关[44]。最后，感觉障碍的存在（如视力或听力丧失）与康复概率较低相关，而较高的体重指数和对患者进行体力活动的信心（如体力自我效能）与康复概率较高相关[43]。

结论

独立生活的能力取决于进行基本自我护理活动的能力。功能状态、失能和损伤程度代表了与独立生活能力相关的不同（但相互关联的）概念。由于在危重症后失能的发展是复杂且不为人了解的，因此可以使用失能过程的互补模型作为指导研究和干预的方法。如何最好地衡量日常生活活动和行动能力的表现应根据评估的目的和所需信息的详细程度确定。

要点总结

危重症后失能的发展是一个复杂的过程，目前我们对其了解有限。提高对术语和对失能过程的主要概念模型的理解，对危重症患者的照顾者来说是缓解危重症后负担的重要举措。

参 考 文 献

1. Ferrucci L, Baldasseroni S, Bandinelli S, de Alfieri W, Cartei A, Calvani D, et al. Disease severity and health-related quality of life across different chronic conditions. J Am Geriatr Soc. 2000; 48(11): 1490-5.
2. Gill TM, Allore HG, Holford TR, Guo Z. Hospitalization, restricted activity, and the development of disability among older persons. JAMA. 2004; 292(17): 2115-24.

3. Gill TM, Gahbauer EA, Murphy TE, Han L, Allore HG. Risk factors and precipitants of long-term disability in community mobility: a cohort study of older persons. Ann Intern Med. 2012; 156(2): 131-40.

4. Brown CJ, Roth DL, Allman RM, Sawyer P, Ritchie CS, Roseman JM. Trajectories of life-space mobility after hospitalization. Ann Intern Med. 2009; 150(6): 372-8.

5. Barnato AE, Albert SM, Angus DC, Lave JR, Degenholtz HB. Disability among elderly survivors of mechanical ventilation. Am J Respir Crit Care Med. 2011; 183(8): 1037-42.

6. Ehlenbach WJ, Larson EB, Curtis JR, Hough CL. Physical function and disability after acute care and critical illness hospitalizations in a prospective cohort of older adults. J Am Geriatr Soc. 2015; 63(10): 2061-9.

7. Gill TM, Allore HG, Gahbauer EA, Murphy TE. Change in disability after hospitalization or restricted activity in older persons. JAMA. 2010; 304(17): 1919-28.

8. Iwashyna TJ, Cooke CR, Wunsch H, Kahn JM. Population burden of long-term survivorship after severe sepsis in older Americans. J Am Geriatr Soc. 2012; 60(6): 1070-7.

9. Ortman J, Velkoff V, Hogan H. An aging nation: the older population in the United States. Washington, D.C.: United States Census Bureau; 2014.

10. Sjoding MW, Prescott HC, Wunsch H, Iwashyna TJ, Cooke CR. Longitudinal changes in ICU admissions among elderly patients in the United States. Crit Care Med. 2016; 44(7): 1353-60.

11. Martin GS, Mannino DM, Moss M. The effect of age on the development and outcome of adult sepsis. Crit Care Med. 2006; 34(1): 15-21.

12. Needham DM, Bronskill SE, Sibbald WJ, Pronovost PJ, Laupacis A. Mechanical ventilation in Ontario, 1992-2000: incidence, survival, and hospital bed utilization of noncardiac surgery adult patients. Crit Care Med. 2004; 32(7): 1504-9.

13. Angus DC, Kelley MA, Schmitz RJ, White A, Popovich J Jr, Committee on Manpower for P, et al. Caring for the critically ill patient. Current and projected workforce requirements for care of the critically ill and patients with pulmonary disease: can we meet the requirements of an aging population? JAMA. 2000; 284(21): 2762-70.

14. Carson SS, Cox CE, Holmes GM, Howard A, Carey TS. The changing epidemiology of mechanical ventilation: a population-based study. J Intensive Care Med. 2006; 21(3): 173-82.

15. Adhikari NK, Fowler RA, Bhagwanjee S, Rubenfeld GD. Critical care and the global burden of critical illness in adults. Lancet. 2010; 376(9749): 1339-46.

16. Herridge MS, Cheung AM, Tansey CM, Matte-Martyn A, Diaz-Granados N, Al-Saidi F, et al. One-year outcomes in survivors of the acute respiratory distress syndrome. N Engl J Med. 2003; 348(8): 683-93.

17. Herridge MS, Tansey CM, Matte A, Tomlinson G, Diaz-Granados N, Cooper A, et al. Functional disability 5 years after acute respiratory distress syndrome. N Engl J Med. 2011; 364(14): 1293-304.

18. Fan E, Dowdy DW, Colantuoni E, Mendez-Tellez PA, Sevransky JE, Shanholtz C, et al. Physical complications in acute lung injury survivors: a two-year longitudinal prospective study. Crit Care Med. 2014; 42(4): 849-59.

19. Needham DM, Davidson J, Cohen H, Hopkins RO, Weinert C, Wunsch H, et al. Improving long-term outcomes after discharge from intensive care unit: report from a stakeholders' conference*. Crit Care Med. 2012; 40(2): 502-9.

20. Elliott D, Davidson JE, Harvey MA, Bemis-Dougherty A, Hopkins RO, Iwashyna TJ, et al. Exploring the scope of post-intensive care syndrome therapy and care: engagement of non-critical care providers and survivors in a second stakeholders meeting. Crit Care Med. 2014; 42(12): 2518-26.

21. Leidy NK. Functional status and the forward progress of merry-go-rounds: toward a coherent analytical

framework. Nurs Res. 1994; 43(4): 196-202.

22. Leonardi M, Bickenbach J, Ustun TB, Kostanjsek N, Chatterji S, Consortium M. The definition of disability: what is in a name? Lancet. 2006; 368(9543): 1219-21.

23. Katz S. Assessing self-maintenance: activities of daily living, mobility, and instrumental activities of daily living. J Am Geriatr Soc. 1983; 31(12): 721-7.

24. Nagi SZ. A study in the evaluation of disability and rehabilitation potential: concepts, methods, and procedures. Am J Public Health Nations Health. 1964; 54: 1568-79.

25. WHO. International classification of impairments, disabilities and handicaps. Geneva: World Health Organization; 1980.

26. World Health Organization T. Towards a common language for functioning, disability, and health. Geneva: World Health Organization; 2002.

27. Jette AM. Toward a common language for function, disability, and health. Phys Ther. 2006; 86(5): 726-34.

28. Inouye SK. Predisposing and precipitating factors for delirium in hospitalized older patients. Dement Geriatr Cogn Disord. 1999; 10(5): 393-400.

29. Gill TM. Disentangling the disabling process: insights from the precipitating events project. Gerontologist. 2014; 54(4): 533-49.

30. Clegg A, Young J, Iliffe S, Rikkert MO, Rockwood K. Frailty in elderly people. Lancet. 2013; 381(9868): 752-62.

31. Bagshaw SM, Stelfox HT, McDermid RC, Rolfson DB, Tsuyuki RT, Baig N, et al. Association between frailty and short- and long-term outcomes among critically ill patients: a multicentre prospective cohort study. CMAJ. 2014; 186(2): E95-E102.

32. Brummel NE, Bell SP, Girard TD, Pandharipande PP, Jackson JC, Morandi A, et al. Frailty and subsequent disability and mortality among patients with critical illness. Am J Respir Crit Care Med. 2017; 196(1): 64-72.

33. Bagshaw M, Majumdar SR, Rolfson DB, Ibrahim Q, McDermid RC, Stelfox HT. A prospective multi-center cohort study of frailty in younger critically ill patients. Crit Care. 2016; 20(1): 175.

34. Verbrugge LM, Jette AM. The disablement process. Soc Sci Med. 1994; 38(1): 1-14.

35. Katz S, Ford AB, Moskowitz RW, Jackson BA, Jaffe MW. Studies of illness in the aged. The index of ADL: a standardized measure of biological and psychological function. JAMA. 1963; 185: 914-9.

36. Mahoney FI, Barthel DW. Functional evaluation: the Barthel Index. Md State Med J. 1965; 14: 61-5.

37. Lawton MP, Brody EM. Assessment of older people: self-maintaining and instrumental activities of daily living. Gerontologist. 1969; 9(3): 179-86.

38. Pfeffer RI, Kurosaki TT, Harrah CH Jr, Chance JM, Filos S. Measurement of functional activities in older adults in the community. J Gerontol. 1982; 37(3): 323-9.

39. Peel C, Sawyer Baker P, Roth DL, Brown CJ, Brodner EV, Allman RM. Assessing mobility in older adults: the UAB study of aging life-space assessment. Phys Ther. 2005; 85(10): 1008-119.

40. Ustun TB, Chatterji S, Kostanjsek N, Rehm J, Kennedy C, Epping-Jordan J, et al. Developing the World Health Organization disability assessment schedule 2.0. Bull World Health Organ. 2010; 88(11): 815-23.

41. Dodds TA, Martin DP, Stolov WC, Deyo RA. A validation of the functional independence measurement and its performance among rehabilitation inpatients. Arch Phys Med Rehabil. 1993; 74(5): 531-6.

42. Hardy SE, Gill TM. Recovery from disability among community-dwelling older persons. JAMA. 2004; 291(13): 1596-602.

43. Ferrante LE, Pisani MA, Murphy TE, Gahbauer EA, Leo-Summers LS, Gill TM. Factors associated with functional recovery among older intensive care unit survivors. Am J Respir Crit Care Med. 2016; 194(3): 299-307.

44. Gill TM, Kurland BF. Prognostic effect of prior disability episodes among nondisabled community-living older persons. Am J Epidemiol. 2003; 158(11): 1090-6.

第十五章　疼痛、镇痛效果和长期阿片类药物依赖

Yoanna Skrobik，Pamela Flood

学习目标

— 了解ICU为成年患者提供有效镇痛的证据和局限性。

— 了解危重症患者使用阿片类药物的局限性和潜在副作用。

— 识别在ICU接受治疗后患者出现阿片类药物戒断反应和药物依赖的风险。

第一节　引　言

常规疼痛评估和有效应用镇痛药物对危重症患者至关重要。持续评估是实现镇痛效果和副作用间的最佳平衡的基础。最近，美国危重病医学会（Society of Critical Medicine，SCCM）制定的《疼痛、焦虑、谵妄、活动受限和睡眠（pain，agitation，delirium，immobility，and sleep，PADIS）指南》突显出这类问题的重要性[1]。作为作者和贡献者参与SCCM PADIS工作的患者认为，临床护理中的这一维度对他们的健康福祉至关重要，因此在这些指南中将其列为优先事项。

因担心在ICU和医院等医疗场所滥用阿片类药物而引发使用限制，许多国际疼痛峰会的代表制定了"蒙特利尔宣言"[3]。这份文件主张疼痛管理是一项基本人权，将疼痛评估和管理视为一项基本的医疗保健专业义务。

本章将讨论在ICU中的疼痛评估及其安全有效管理的证据。还将回顾有关阿片类药物在危重症护理中使用的相关风险的数据。

第二节　ICU实践中的疼痛评估

大多数医院认证过程要求进行常规的疼痛评估，并认为这是提供危重症护理的一部分[4]。当前[1]和之前[5]的SCCM指南建议在患者能够自行报告疼痛强度时定期进行评估。对于因疾病或镇静而无法采用口头或书面方法评估疼痛的患者，ICU环境中已经验证了用于评估其疼痛指标的工具[6,7]。

疼痛在危重症患者中很常见[8]，休息状态下的内科和外科患者中占比高达50%[9]，在普通护理过程中可能增加到80%以上[9]。ICU中的护理程序会引发患者疼痛和情感困扰[10]。达到这种困扰时，缺乏足够的镇痛药会使疼痛程度增加[11]。在危重症幸存者

中，这种困扰已得到了证实，疼痛评估和管理将作为PADIS指南[1]中的首要任务。

有关危重症患者疼痛评估和管理的数据表明，其还有很大的改进空间。最近一项针对荷兰成人危重护理病房的调查报告中36%的护士认为，即使在疼痛评估工具已被常规使用和记录的临床现状中，护士的疼痛评估意见仍然比患者的自我报告更重要[12]。有确凿的证据表明，一种可复制的行为疼痛评估量表虽然不能直接表达其严重程度，但仍是评估患者疼痛的最佳工具[13-16]，荷兰的护士以绝对优势（98%）认为他们自身（的观察）比任何这类评估工具都更准确[12]。同样，在加拿大，对不能自我表达疼痛及不太了解疼痛管理指南的患者来说，大部分的ICU护士没有使用疼痛评估工具[17]。在临床查房时，通常只有61%的时间可以用来评估镇痛是否适当等这类问题。根据患者的疼痛评分调整镇痛药，这也是疼痛管理的原则，但在这项研究中更少见（仅42%）[17]。证据似乎不会显著影响整体护理实践[18]或足量镇痛药的使用。被ICU护士低估的疼痛并未被记录，但他们表示致力于确保缓解患者的疼痛。这种悖论的机制和解决途径的界定在极少数研究中进行了探讨，而且在大多数这些研究中并未得到解决。最近的一项综述表明，知识和数据并不会显著影响护士实施的疼痛管理，护士的信念（涉及阿片类药物、性别、文化和主观规范等方面）才会对其有影响。一项出版物提出将改变信念的干预作为重点，以更好地改善观察到的护士的知识与行动之间的差距[19]。

第三节　支持疼痛评估和基于文献的症状管理在危重症中的应用

在与疼痛及危重症管理相关的所有临床维度中，没有哪一个能与常规疼痛评估和调整相应镇痛干预措施一样被描述得如此详尽。对疼痛的记录和根据患者需求调整药物可以确保缓解疼痛，可能会减少持续的创伤性记忆产生[16]，并缩短机械通气时间和ICU住院时间[20, 21]。此外，它还能降低成本[22]，减少阿片类药物的使用[21]。综上所述，在大多数危重症患者，包括无法自行报告的谵妄患者[23]中，可以使用已验证的工具评估疼痛。

第四节　药物管理概述

最近发布的指南阐述了关于危重症患者非药物和药物镇痛管理的概述[1]。本节将总结当前相关的ICU药理学文献，对指南建议进行一般性评论，以及总结重要的"未知"方面。

2018年的SCCM PADIS指南的关键问题是基于专家小组成员生成项目列表，而这些项目是根据患者对临床相关性优先事项的排序来确定的。镇痛及其管理包括非药物、多模式镇痛和应用阿片类药物的干预措施。证据综合和建议是基于推荐、评估、发展和评价分级（grading of Recommendations，Assessment，Development，and Evaluation，GRADE）为基础的方法[24]。GRADE方法的可靠性、可重复性和局限性一直未得到验证，直到最近[25]，一个由接受GRADE培训的专家组成的指南小组对这些特征进行了前瞻性验证[26]。9个GRADE领域中的6个专家意见一致，认为专家一致性是合理的[26]。解决成人ICU疼痛管理，以及暂未明确的护理信念等挑战阻碍了将这些指南的内容转化为临床实践。

第五节 阿片类药物

最近SCCM努力将其对阿片类药物用于镇痛目的的描述限制于程序性疼痛管理方面[1]。然而，2013年的指南建议在ICU中将这类药物作为非神经性疼痛的主要镇痛药[5]，这是因为相关的急性疼痛文献表明它们是有效的。

连续静脉注射的阿片类药物是绝大多数危重症患者最常用的镇痛药[27-31]。然而，在危重症后或疾病期间，没有前瞻性或对比性研究评估它们的有效性和相对安全性。2013年指南强调了现有分子的药理特性[32]并引用了两项ICU研究。其中一项研究评估了152例患者，主要（95%）为术后患者，他们在拔管前接受了芬太尼或瑞芬太尼治疗，并进行了24小时随访[33]。另一项研究比较了161例神经危重症患者中的瑞芬太尼、芬太尼和吗啡的输注情况[34]。尽管这两项研究都没有以足够的镇痛为研究终点，但阿片类药物治疗方案之间报道的疼痛评分没有显著差异，因此，有学者指出，缺乏高质量的证据支持在ICU中使用阿片类药物而不是其他的药物来镇痛。

成年ICU患者频繁使用阿片类药物，与支持镇痛效果的证据不足及缺乏报道明确的阿片类药物副作用（便秘、过度镇静、耐受性和心理效应）的数据形成鲜明对比。一项研究比较了非规范化的患者管理与明确禁止在没有超过预估的疼痛阈值的情况下使用阿片类药物的方案。在这类人群中（近50%是外科ICU患者），36%的患者表示从未需要使用阿片类药物。与非规范化管理组相比，使用阿片类药物的患者减少了80%[21]，疼痛评分得到改善。

持续应用阿片类药物可能会有悖于有效镇痛的目的。最可预测的阿片类药物耐受发生于持续暴露于高剂量、高效力阿片类药物的情况[35]，当未调整阿片类药物给药、伴随着不充分的疼痛量表滴定和麻醉剂降级时，风险最高。

μ阿片受体被认为介导阿片类药物的镇痛作用。在持续或重复的阿片类药物暴露中，与阿片类药物耐受性相关的μ阿片受体介导的反应[36]通过改变细胞表面受体的表达和（或）转录相关的下游调节[35]而完成。这个特征也出现在δ阿片受体中。评估δ阿片受体下调的动物模型表明，在仅48小时之后，就可能发生受体敏感性和转录及翻译后的变化，而且可以在接受激动剂受体作用后的7天内预见地发生[37]。

μ阿片受体是否也是通过类似的机制发挥作用尚不清楚[38]。μ阿片受体和δ阿片受体在背根神经节中的许多小神经元中共同表达。它们在伤害传入神经元中的表达中受到刺激诱导的δ阿片受体细胞表面表达增强的影响，并有助于建立吗啡耐受性[39]。阿片耐受性主要被认为是受体脱敏化和环磷酸腺苷（cyclic adenosine monophosphate，cAMP）途径上调所导致的；许多其他生物学、药理学和遗传学临床特征[40]，性别及其他个体间的变异也会影响镇痛效果。标准化的阿片类药物剂量可能没有考虑到个体患者的特征，如性别对疼痛感知[41]和阿片类药物疗效[42]的差异。此外，药物代谢动力学特征（分布容积、药物累积[32]、重症对清除的影响及药物间的相互作用[43]）也可以影响阿片类药物的疗效和危重症成年患者不良药物事件的发生率。

阿片类药物暴露会引起许多生物学变化，这些变化会取代吗啡或吗啡样分子，以替代大脑的天然内啡肽配体、β内啡肽和强啡肽。阿片分子与受体结合不仅影响镇痛作用，还影响情绪和免疫力[38]。关于个体差异的受体特征和生物学变异的描述对"单一模型"的构建是一种挑战[36]。最近关于μ、κ和δ基因变异的发现[44]增进了对阿片受体复杂三维结构、内源性或外源性配体及潜在激活位点数量之间调节相互作用的生物学理解。基础研究学者正在挖掘生物学、有效镇痛和药物成瘾之间的关系[36, 45]。虽然这些与阿片受体的相关性研究可能还不成熟，不适合从实验室应用到临床实践，但它们的发现为个体化、"按需"评估、疼痛管理及使用阿片类药物提供了另一个令人信服的证据。

此外，在围术期，术中使用大剂量阿片类药物会增加术后阿片类药物的需求，被认为诱发了急性耐受性和（或）围术期阿片类药物诱导的痛觉过敏（opioid-induced hyperalgesia，OIH）机制，使得疼痛评分更不理想[46]。瑞芬太尼注射常用于ICU和围术期，当瑞芬太尼的使用剂量大于0.25μg/（kg·min）时，与术后阿片类药物的用量增加相关，表明耐受性注射剂量大于0.2μg/（kg·min）是OIH的较低实验性疼痛阈值[47]。

阿片类药物诱发的OIH常被认为是由外周和中枢神经系统（central nervous system，CNS）的神经可塑性变化引起，这些变化导致伤害性感受信号通路敏感性增加，以及曾经有效的阿片类药物管理疗效减弱或无效。关于OIH分子机制的解释有许多，但大多数与N-甲基-D-天冬氨酸（N-methyl-D-aspartate，NMDA）受体有关。使用NMDA受体调节剂作为治疗辅助可以减少患者对阿片类镇痛药物的依赖[48]。但尚未有研究表明这是否会影响危重症患者的镇痛效果。

第六节　多模式镇痛（协同镇痛）

药物协同镇痛在危重症患者中的应用、疗效及其安全性的相关文献不足，这与这些药物在实际临床中普遍应用形成了鲜明对比[28]。现有的有限文献报道了单一药物干预的安全性和疗效；不足为奇的是没有文献报道危重症患者中镇痛药协同使用的有效性和（或）风险。然而，在其他领域存在大量证据表明，许多镇痛类药物之间存在协同作用，可以减少任意单一药物使用产生的副作用[49-52]。这一概念正是世界卫生组织三阶梯镇痛原则的基础[53]。

考虑到与阿片类药物使用相关的安全顾虑（镇静、谵妄、呼吸抑制、肠梗阻和免疫抑制），SCCM PADIS小组评估了多模式干预措施，旨在最大程度减少阿片类药物使用的同时确保疼痛得到控制。因此，SCCM PADIS疼痛部分小组对对乙酰氨基酚、非甾体抗炎药、氯胺酮、静脉利多卡因、奈福泮及用于神经性疼痛的药物（如加巴喷丁、卡马西平和普瑞巴林）进行了评估。下面描述了每种药物的现有研究和学者的建议。

对乙酰氨基酚：两项研究（包括113例心脏手术患者和40例腹部手术患者）进行了评估，并建议使用其来缓解疼痛、减少阿片类药物的使用[1]。最近的一篇社论指出，这些数据不足以支持这一建议[54]，因为在危重症护理文献中似乎缺乏降低阿片类药物需求、改善镇痛和减少镇痛相关不良事件的数据。考虑对乙酰氨基酚在ICU之外的其他广泛用途[55]及其安全性，这些建议还是有一定依据的。然而，在危重症患者中普遍存在的肝功能和肾功能障碍，这可能会限制这种药物的安全性，特别是在围术期的常规使用方面。

　　氯胺酮：一项单中心研究和两篇非ICU的出版物支持"建议在入住ICU的术后成年患者中，将低剂量的氯胺酮作为辅助药物与阿片类药物联合使用，以减少阿片类药物的使用量"。在指南发布后，随后发表的一项更大规模的研究与氯胺酮在最大限度地减少阿片类药物暴露方面的有效性相矛盾[56]。该药物是否有助于痛觉过敏（OIH）管理尚不清楚。

　　利多卡因：在一项单一心脏手术研究中被指出，其中100名随机患者中50名没有镇痛效果[1]。尽管非ICU的数据表明利多卡因可能对术后腹部手术疼痛有用，但建议"不要在ICU成年患者的疼痛管理中常规使用静脉利多卡因作为阿片类药物治疗的辅助药物"。考虑肾脏对利多卡因的清除有直接影响，风险与益处可能在个体之间有所不同。

　　基于两项小型（腹部和心脏手术）研究的结果，还建议不要应用非甾体抗炎药，因为这些药物的益处有限，而且与药物引起的肾功能损害、恶化或已存在的肾功能不全风险有关。这些并发症在成年ICU患者中与这类药物没有明确的关联，但对儿科ICU患者有益处[57]。

　　抗神经病性镇痛药的评价基于四项研究，其中两项是关于吉兰-巴雷综合征患者（加喷巴丁、卡马西平、安慰剂比较的研究），另外两项是关于心脏手术患者的研究（前列腺素）。一项推荐和一项建议分别支持该药物在神经性疼痛和心脏手术后疼痛中作为镇痛应用。

　　最后，建议使用奈福泮，虽然其在北美的供应有限。

　　地塞米松是一种在危重症患者中具有更安全的血流动力学特点的α受体阻滞剂。尽管有多项研究表明地塞米松的使用与疼痛评分显著改善及阿片类药物需求减少相关[58-61]，但其作为潜在的多模式共用镇痛药的角色并未被优先考虑在PADIS指南中。

　　这个摘要突出了危重症护理环境中关于阿片和非阿片类镇痛药有效性和安全性的数据的明显缺失。最近的生物学和药物代谢动力学研究表明，阿片类镇痛药的变异性和效应之间的关系非常复杂。在ICU中，镇痛药物，尤其是阿片类镇痛药，通常以固定剂量而不是逐渐调整的剂量开处方。这种实践模式暗示了最近的指南中没有解决的知识空白[1]。

　　SCCM PADIS危重症指南建议融入非药物镇痛管理。音乐和按摩[62]被认为有助于疼痛管理，并强调整体方法可以改善疼痛[1]，应该纳入整体护理计划中。

　　与疼痛管理及其有效性相关的长期结果在危重症患者中尚未描述。虽然一些研究将创伤后应激障碍（PTSD）归因于ICU疼痛的痛苦记忆[63-65]，但目前尚不清楚在危重症期间未充分缓解疼痛是否会影响长期效应，如慢性疼痛。

　　长期以来，在儿科ICU患者中使用阿片类药物一直被认为会引发戒断反应，但症状评估工具还不能区分镇静剂戒断和阿片戒断[66]。事实上，如果小儿患者接受了阿片类药物治疗达到72小时或更长时间，他们通常会接受戒断症状的筛查。只有两篇出版物将阿片类药物作为一种药物类别[31, 66, 67]，并表明15%～55%的ICU患者会发生戒断。在成人中从未验证过任何阿片类药物戒断量表。最后，我们是否因为开处高剂量的持续性阿片类药物而引发阿片类药物成瘾？目前有限的数据显示并非如此[68]。在这项单中心的5年回顾性研究中，危重症期间的阿片类药物应用未能预测出院时的阿片类药物处方情况[68]。然而，在更长时间的随访及针对已知有风险人群的情况下，应该通过长期的质量保证计划评估其后果。

结论及要点总结

在保障患者接受疼痛评估并以此指导治疗方面，重症监护面临着重大挑战。已经确定了几个关键问题：

— 确保遵循以证据为基础的疼痛评估和评估指导治疗的指南。

— 确定在哪些人群中药物治疗方法最有效。

— 更好地理解阿片类药物的作用机制和不良反应机制。

— 哪些评估和治疗选择以患者为中心。

— 了解不同镇痛模式的长期益处和结果。

参 考 文 献

1. Devlin JW, Skrobik Y, Gelinas C, Needham DM, Slooter AJC, Pandharipande PP, et al. Clinical practice guidelines for the prevention and management of pain, agitation/sedation, delirium, immobility, and sleep disruption in adult patients in the ICU. Crit Care Med. 2018; 46(9): e825-e73.

2. Devlin JW, Skrobik Y, Rochwerg B, Nunnally ME, Needham DM, Gelinas C, et al. Methodologic innovation in creating clinical practice guidelines: insights from the 2018 society of critical care medicine pain, agitation/sedation, delirium, immobility, and sleep disruption guideline effort. Crit Care Med. 2018; 46(9): 1457-63.

3. Cousins MJ, Lynch ME. The Declaration Montreal: access to pain management is a fundamental human right. Pain. 2011; 152(12): 2673-4.

4. Potera C. Joint commission reassesses pain management. Am J Nurs. 2017; 117(11): 13.

5. Barr J, Fraser GL, Puntillo K, Ely EW, Gelinas C, Dasta JF, et al. Clinical practice guidelines for the management of pain, agitation, and delirium in adult patients in the intensive care unit. Crit Care Med. 2013; 41(1): 263-306.

6. Kotfis K, Strzelbicka M, Zegan-Baranska M, Safranow K, Brykczynski M, Zukowski M, et al. Validation of the behavioral pain scale to assess pain intensity in adult, intubated postcardiac surgery patients: a cohort observational study - POL-BPS. Medicine. 2018; 97(38): e12443.

7. Chanques G, Pohlman A, Kress JP, Molinari N, de Jong A, Jaber S, et al. Psychometric comparison of three behavioural scales for the assessment of pain in critically ill patients unable to self-report. Crit Care. 2014; 18(5): R160.

8. Chanques G, Sebbane M, Barbotte E, Viel E, Eledjam JJ, Jaber S. A prospective study of pain at rest: incidence and characteristics of an unrecognized symptom in surgical and trauma versus medical intensive care unit patients. Anesthesiology. 2007; 107(5): 858-60.

9. Puntillo KA, Morris AB, Thompson CL, Stanik-Hutt J, White CA, Wild LR. Pain behaviors observed during six common procedures: results from thunder project II. Crit Care Med. 2004; 32(2): 421-7.

10. Puntillo KA, Max A, Timsit JF, Ruckly S, Chanques G, Robleda G, et al. Pain distress: the negative emotion associated with procedures in ICU patients. Intensive Care Med. 2018; 44(9): 1493-501.

11. Puntillo KA, Max A, Timsit JF, Vignoud L, Chanques G, Robleda G, et al. Determinants of procedural

pain intensity in the intensive care unit. The Europain(R) study. Am J Respir Crit Care Med. 2014; 189(1): 39-47.

12. van der Woude MC, Bormans L, Hofhuis JG, Spronk PE. Current use of pain scores in Dutch intensive care units: a postal survey in the Netherlands. Anesth Analg. 2016; 122(2): 456-61.

13. Payen JF, Bru O, Bosson JL, Lagrasta A, Novel E, Deschaux I, et al. Assessing pain in critically ill sedated patients by using a behavioral pain scale. Crit Care Med. 2001; 29(12): 2258-63.

14. Aissaoui Y, Zeggwagh AA, Zekraoui A, Abidi K, Abouqal R. Validation of a behavioral pain scale in critically ill, sedated, and mechanically ventilated patients. Anesth Analg. 2005; 101(5): 1470-6.

15. Cade CH. Clinical tools for the assessment of pain in sedated critically ill adults. Nurs Crit Care. 2008; 13(6): 288-97.

16. Topolovec-Vranic J, Canzian S, Innis J, Pollmann-Mudryj MA, McFarlan AW, Baker AJ. Patient satisfaction and documentation of pain assessments and management after implementing the adult nonverbal pain scale. Am J Crit Care. 2010; 19(4): 345-54; quiz 55

17. Rose L, Smith O, Gelinas C, Haslam L, Dale C, Luk E, et al. Critical care nurses' pain assessment and management practices: a survey in Canada. Am J Crit Care. 2012; 21(4): 251-9.

18. Watt-Watson J, Stevens B, Garfinkel P, Streiner D, Gallop R. Relationship between nurses' pain knowledge and pain management outcomes for their postoperative cardiac patients. J Adv Nurs. 2001; 36(4): 535-45.

19. Glynn G, Ahern M. Determinants of critical care nurses' pain management behaviour. Aust Crit Care. 2000; 13(4): 144-51.

20. Robinson BR, Mueller EW, Henson K, Branson RD, Barsoum S, Tsuei BJ. An analgesia-delirium-sedation protocol for critically ill trauma patients reduces ventilator days and hospital length of stay. J Trauma. 2008; 65(3): 517-26.

21. Skrobik Y, Ahern S, Leblanc M, Marquis F, Awissi DK, Kavanagh BP. Protocolized intensive care unit management of analgesia, sedation, and delirium improves analgesia and subsyndromal delirium rates. Anesth Analg. 2010; 111(2): 451-63.

22. Awissi DK, Begin C, Moisan J, Lachaine J, Skrobik Y. I-SAVE study: impact of sedation, analgesia, and delirium protocols evaluated in the intensive care unit: an economic evaluation. Ann Pharmacother. 2012; 46(1): 21-8.

23. Kanji S, MacPhee H, Singh A, Johanson C, Fairbairn J, Lloyd T, et al. Validation of the critical care pain observation tool in critically ill patients with delirium: a prospective cohort study. Crit Care Med. 2016; 44(5): 943-7.

24. Alonso-Coello P, Oxman AD, Moberg J, Brignardello-Petersen R, Akl EA, Davoli M, et al. GRADE evidence to decision (EtD) frameworks: a systematic and transparent approach to making well informed healthcare choices. 2: clinical practice guidelines. BMJ. 2016; 353: i2089.

25. Kavanagh BP. The GRADE system for rating clinical guidelines. PLoS Med. 2009; 6(9): e1000094.

26. Kumar A, Miladinovic B, Guyatt GH, Schunemann HJ, Djulbegovic B. GRADE guidelines system is reproducible when instructions are clearly operationalized even among the guidelines panel members with limited experience with GRADE. J Clin Epidemiol. 2016; 75: 115-8.

27. Payen JF, Chanques G, Mantz J, Hercule C, Auriant I, Leguillou JL, et al. Current practices in sedation and analgesia for mechanically ventilated critically ill patients: a prospective multicenter patient-based study. Anesthesiology. 2007; 106(4): 687-95; quiz 891-2

28. Mehta S, Burry L, Fischer S, Martinez-Motta JC, Hallett D, Bowman D, et al. Canadian survey of the use

of sedatives, analgesics, and neuromuscular blocking agents in critically ill patients. Crit Care Med. 2006; 34(2): 374-80.

29. Richards-Belle A, Canter RR, Power GS, Robinson EJ, Reschreiter H, Wunsch H, et al. National survey and point prevalence study of sedation practice in UK critical care. Crit Care. 2016; 20(1): 355.

30. Chawla R, Myatra SN, Ramakrishnan N, Todi S, Kansal S, Dash SK. Current practices of mobilization, analgesia, relaxants and sedation in Indian ICUs: a survey conducted by the Indian Society of Critical Care Medicine. Indian journal of critical care medicine : peer-reviewed, official publication of Indian Society of Critical Care. Medicine. 2014; 18(9): 575-84.

31. Wang J, Peng ZY, Zhou WH, Hu B, Rao X, Li JG. A national multicenter survey on management of pain, agitation, and delirium in intensive care units in China. Chin Med J. 2017; 130(10): 1182-8.

32. Devlin JW, Roberts RJ. Pharmacology of commonly used analgesics and sedatives in the ICU: benzodiazepines, propofol, and opioids. Crit Care Clin. 2009; 25(3): 431-49, vii

33. Muellejans B, Lopez A, Cross MH, Bonome C, Morrison L, Kirkham AJ. Remifentanil versus fentanyl for analgesia based sedation to provide patient comfort in the intensive care unit: a randomized, double-blind controlled trial [ISRCTN43755713]. Crit Care. 2004; 8(1): R1-r11.

34. Karabinis A, Mandragos K, Stergiopoulos S, Komnos A, Soukup J, Speelberg B, et al. Safety and efficacy of analgesia-based sedation with remifentanil versus standard hypnotic-based regimens in intensive care unit patients with brain injuries: a randomised, controlled trial [ISRCTN50308308]. Crit Care. 2004; 8(4): R268-80.

35. Dumas EO, Pollack GM. Opioid tolerance development: a pharmacokinetic/pharmacodynamic perspective. AAPS J. 2008; 10(4): 537-51.

36. Allouche S, Noble F, Marie N. Opioid receptor desensitization: mechanisms and its link to tolerance. Front Pharmacol. 2014; 5: 280.

37. Gaveriaux-Ruff C, Kieffer BL. Delta opioid receptor analgesia: recent contributions from pharmacology and molecular approaches. Behav Pharmacol. 2011; 22(5-6): 405-14.

38. Stein C. Opioid receptors. Annu Rev Med. 2016; 67: 433-51.

39. Zhang X, Bao L, Li S. Opioid receptor trafficking and interaction in nociceptors. Br J Pharmacol. 2015; 172(2): 364-74.

40. Anand KJ, Willson DF, Berger J, Harrison R, Meert KL, Zimmerman J, et al. Tolerance and withdrawal from prolonged opioid use in critically ill children. Pediatrics. 2010; 125(5): e1208-25.

41. Wiesenfeld-Hallin Z. Sex differences in pain perception. Gend Med. 2005; 2(3): 137-45.

42. Mogil JS, Bailey AL. Sex and gender differences in pain and analgesia. Prog Brain Res. 2010; 186: 141-57.

43. Skrobik Y, Leger C, Cossette M, Michaud V, Turgeon J. Factors predisposing to coma and delirium: fentanyl and midazolam exposure; CYP3A5, ABCB1, and ABCG2 genetic polymorphisms; and inflammatory factors. Crit Care Med. 2013; 41(4): 999-1008.

44. Kieffer BL, Befort K, Gaveriaux-Ruff C, Hirth CG. The delta-opioid receptor: isolation of a cDNA by expression cloning and pharmacological characterization. Proc Natl Acad Sci USA. 1992; 89(24): 1 2048-52.

45. Contet C, Kieffer BL, Befort K. Mu opioid receptor: a gateway to drug addiction. Curr Opin Neurobiol. 2004; 14(3): 370-8.

46. Lavand'homme P, Steyaert A. Opioid-free anesthesia opioid side effects: tolerance and hyperalgesia. Best Pract Res Clin Anaesthesiol. 2017; 31(4): 487-98.

47. Yu EH, Tran DH, Lam SW, Irwin MG. Remifentanil tolerance and hyperalgesia: short-term gain, long-term pain? Anaesthesia. 2016; 71(11): 1347-62.

48. Lee M, Silverman SM, Hansen H, Patel VB, Manchikanti L. A comprehensive review of opioid-induced hyperalgesia. Pain Physician. 2011; 14(2): 145-61.

49. Oh E, Ahn HJ, Sim WS, Lee JY. Synergistic effect of intravenous ibuprofen and hydromorphone for post-operative pain: prospective randomized controlled trial. Pain Physician. 2016; 19(6): 341-8.

50. Chabot-Dore AJ, Schuster DJ, Stone LS, Wilcox GL. Analgesic synergy between opioid and alpha2-adrenoceptors. Br J Pharmacol. 2015; 172(2): 388-402.

51. Pacreu S, Fernandez Candil J, Molto L, Carazo J, Fernandez Galinski S. The perioperative combination of methadone and ketamine reduces post-operative opioid usage compared with methadone alone. Acta Anaesthesiol Scand. 2012; 56(10): 1250-6.

52. Raffa R. Pharmacological aspects of successful long-term analgesia. Clin Rheumatol. 2006; 25(Suppl 1): S9-15.

53. Vargas-Schaffer G. Is the WHO analgesic ladder still valid? Twenty-four years of experience. Can Fam Physician. 2010; 56(6): 514-7, e202-5.

54. Hanks F, McKenzie C. Paracetamol in intensive care - intravenous, oral or not at all? Anaesthesia. 2016; 71(10): 1136-40.

55. Suzuki S, Eastwood GM, Bailey M, Gattas D, Kruger P, Saxena M, et al. Paracetamol therapy and outcome of critically ill patients: a multicenter retrospective observational study. Crit Care. 2015; 19: 162.

56. Perbet S, Verdonk F, Godet T, Jabaudon M, Chartier C, Cayot S, et al. Low doses of ketamine reduce delirium but not opiate consumption in mechanically ventilated and sedated ICU patients: a randomised double-blind control trial. Anaesthesia Crit Care Pain Med. 2018; 37(6): 589-95.

57. Wong I, St John-Green C, Walker SM. Opioid-sparing effects of perioperative paracetamol and nonsteroidal anti-inflammatory drugs(NSAIDs) in children. Paediatr Anaesth. 2013; 23(6): 475-95.

58. Shehabi Y, Grant P, Wolfenden H, Hammond N, Bass F, Campbell M, et al. Prevalence of delirium with dexmedetomidine compared with morphine based therapy after cardiac surgery: a randomized controlled trial (DEXmedetomidine COmpared to morphine-DEXCOM study). Anesthesiology. 2009; 111(5): 1075-84.

59. Zhao LH, Shi ZH, Chen GQ, Yin NN, Chen H, Yuan Y, et al. Use of dexmedetomidine for prophylactic analgesia and sedation in patients with delayed extubation after craniotomy: a randomized controlled trial. J Neurosurg Anesthesiol. 2017; 29(2): 132-9.

60. Ruokonen E, Parviainen I, Jakob SM, Nunes S, Kaukonen M, Shepherd ST, et al. Dexmedetomidine versus propofol/midazolam for long-term sedation during mechanical ventilation. Intensive Care Med. 2009; 35(2): 282-90.

61. Djaiani G, Silverton N, Fedorko L, Carroll J, Styra R, Rao V, et al. Dexmedetomidine versus propofol sedation reduces delirium after cardiac surgery: a randomized controlled trial. Anesthesiology. 2016; 124(2): 362-8.

62. Papathanassoglou ED, Mpouzika MD. Interpersonal touch: physiological effects in critical care. Biol Res Nurs. 2012; 14(4): 431-43.

63. Myhren H, Toien K, Ekeberg O, Karlsson S, Sandvik L, Stokland O. Patients' memory and psychological distress after ICU stay compared with expectations of the relatives. Intensive Care Med. 2009; 35(12): 2078-86.

64. Kapfhammer HP, Rothenhausler HB, Krauseneck T, Stoll C, Schelling G. Posttraumatic stress disorder

and health-related quality of life in long-term survivors of acute respiratory distress syndrome. Am J Psychiatry. 2004; 161(1): 45-52.

65. Myhren H, Ekeberg O, Toien K, Karlsson S, Stokland O. Posttraumatic stress, anxiety and depression symptoms in patients during the first year post intensive care unit discharge. Crit Care. 2010; 14(1): R14.

66. Duceppe MA, Perreault MM, Frenette AJ, Burry LD, Rico P, Lavoie A, et al. Frequency, risk factors and symptomatology of iatrogenic withdrawal from opioids and benzodiazepines in critically ill neonates, children and adults: a systematic review of clinical studies. J Clin Pharm Ther. 2018; 44(2): 148-56.

67. Arroyo-Novoa CMF-RM, Puntillo K. Identifying opioid and benzodiazepine withdrawal in trauma intensive care unit (TICU) patients. Crit Care Med. 2018; 46(Suppl 1): 791.

68. Clark J, Endicott J, Menon P, McMillian W. 919: incidence of prescribing opioids at hospital discharge after admission to a medical ICU. Crit Care Med. 2018; 46(1): 443..

第十六章

行为疗法

K.J.Burdick，M.C.Courtney，J.J.Schlesinger

学习目标

— 本章的重点是分析创伤后应激障碍（PTSD）和ICU后综合征（PICS）的特征，讨论目前用于治疗PTSD的疗法，并提出用于治疗ICU后综合征的新型行为疗法。

— 两种新型疗法，音乐疗法和合作创作歌曲，在改善其他脆弱人群（如囚犯）的心理和身体健康方面取得了成功。

— 这些疗法的关键是理解抒情和非抒情构成的创作过程和益处。

— 最后，无论采用何种疗法，评估其有效性及患有PTSD和ICU后综合征的个体的康复和功能都非常重要。

第一节 引　言

监狱活动如何影响ICU患者的治疗？常规治疗方法如何与创新技术结合，帮助治疗严重疾病？曾经经历过某种形式创伤的人，被认为是易受伤害的人群之一，他们患PTSD的风险较高。这是一种以创伤和应激相关障碍为特征的情况，通常与焦虑和其他心理健康问题相关。同样，从ICU出院的患者也可能患有与创伤和应激相关的障碍，称为ICU后综合征。

第二节 士兵和ICU患者：他们有何关联

一、脆弱人群：何为脆弱人群及分布

创伤在人的一生中时有发生，对于大多数人来说，它只是一个暂时的挑战；然而，在经历创伤事件的3.6%的男性和9.7%的女性中，恐惧和焦虑症状会持续存在于创伤本身之外[1]。这是PTSD的特征。1980年，由于某场战争中的大量士兵经历了闪回和极度困扰，PTSD正式被添加到《精神障碍诊断与统计手册》（第3版）（DSM-Ⅲ）中。最近，对PTSD的研究范围已从仅限于在军队中服役的人扩展到许多其他脆弱人群，如囚犯、虐待受害者和慢性疾病患者。脆弱人群的确定取决于一个人群或个体预测、应对、抵抗和从灾难影响中恢复的能力程度[2]。经历创伤后症状的脆弱人群还包括入住ICU的患者（图16.1）。

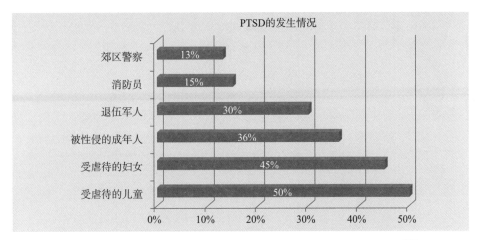

图16.1 在几个易受伤害人群中出现的创伤后应激障碍（PTSD）[3]

二、创伤后应激障碍

最近的 DSM V 于2013年发布，将 PTSD 定义为在某些经历过令人震惊、可怕或危险事件的人中发展出的障碍，即使当他们不处于危险中时，仍然经历诸如压力或恐惧等问题[4]。图16.2中的流程图展示了 PTSD 的一个潜在模型。该图显示了初始创伤因触发因素和侵入性思维加剧，进一步导致可诊断的 PTSD。PTSD 的症状包括身体、认知和心理症状。心理效应可以从无缘无故的恐惧反应到焦虑和抑郁不等。此外，认知症状包括注意力减退和记忆力下降。最后，人们可能会经历身体症状，如失眠、噩梦、体重迅速下降和加重的惊吓反应。根据 DSM-V 的规定，诊断 PTSD 需要满足下面列出的 A～H 标准。

A. 个体曾经暴露于以下情况：死亡、死亡威胁、实际或严重伤害威胁，或实际或威胁性暴力
B. 创伤性事件持续性重新体验，方式如下：
侵入性思维
噩梦
闪回
在创伤性提醒后出现情感困扰
在创伤性提醒后出现身体反应
C. 创伤后避免与创伤有关的刺激，方式如下：
与创伤有关的思维或情感
与创伤有关的提醒
D. 两个必需的：创伤后出现或加重的负面思想或情感，方式如下：
无法回忆创伤的重要特征
对自己或世界过于消极的想法和假设
对自己或他人在造成创伤方面的夸大责任感
负面情感
对活动兴趣的降低
感觉孤立
难以体验积极情感
E. 两个必需的：创伤相关的唤醒和反应在创伤后开始或加重，方式如下：
易怒或攻击性
冒险或破坏性行为
过度警觉
过度惊吓反应
注意力困难
睡眠困难
F. 症状持续超过1个月
G. 症状引起困扰或功能受损（如社交、职业）
H. 症状不是由药物、物质使用或其他疾病引起的[4]

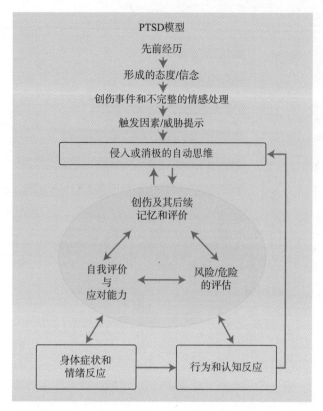

图16.2 PTSD的潜在模型，显示易感因素、创伤事件和由此产生的PTSD症状的影响[5]

在创伤发生后至少6个月后才满足诊断标准，但症状可能会立即出现。症状可能持续3个月到1年以上[4]。通过这些精神、认知和生理症状的组合，受影响的人在日常生活中经历了显著的困扰。

三、ICU患者：脆弱人群

虽然ICU对改善患者的健康至关重要，但ICU环境同时可能对患者的神经心理健康构成威胁，类似于在医院外经历的创伤。患者的病房环境拥挤且混乱。图16.3显示了ICU的物理空间，描述了封闭房间的一般布局及其容纳的最多床位。每周7天、每天24小时为患者提供护理，通过在夜间持续监测生命体征并进行一系列的诊断测试而密切监测。图16.4显示了这些监测设备与患者之间的距离关系，使持续的噪声变得更加具有侵害性。

这种环境严重干扰了患者睡眠，进一步影响了认知、记忆力、注意力和患者的情绪[6]。由于认知受损，患者通常也会对他们在ICU内的经历产生错觉性的记忆，这可能进一步扰乱他们的情绪稳定性和康复[7]。在ICU中，61%的患者报告睡眠剥夺，94%的患者表示镇痛药无法缓解他们的疼痛，62%的患者曾感到害怕或焦虑，46%的患者感到孤独或孤立[6]。

这种干扰，再加上因入住ICU而带来的情绪压力和对患者健康的普遍关注，会在患者和家属中引发高度的压力。这种持续的压力可以与之前提到的任何其他情况一样，如被监禁或与慢性疾病作斗争，都能够引发创伤。ICU提供的治疗至关重要；然而，长时间待在这种环境中的患者和家属也有可能会经历创伤后的影响，就像囚犯和虐待受害者会患上创伤后应激障碍（PTSD）一样。

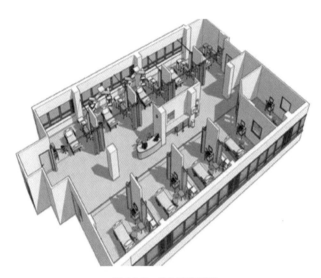

图16.3　ICU平面图

显示中央护士站及周围病房的布局[8]

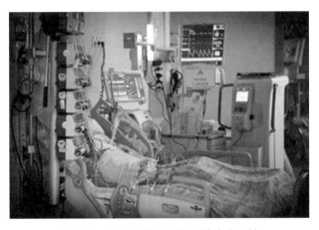

图16.4　ICU患者入住期间的床旁环境

右上方是患者监护仪，下方是输液泵和患者控制镇痛泵输液设备。左边是机械通气机[9]

四、ICU后综合征

每年，在美国有500万名患者，在英国有30万名患者接受了ICU治疗。在这些患者中，50%～70%将会出现ICU后综合征（post-intensive care syndrome，PICS）的症状[10, 11]。尽管此情况的比例较高，但ICU后综合征直到现在才被认为是公共卫生负担。ICU后综合征被定义为重症监护后新出现或恶化的身体、认知或心理健康障碍，并在出院后持续存在[12, 13]。ICU后综合征是一系列并发症的组合，包括持续性认知功能障碍、虚弱无力及幻觉和令人不安的记忆，类似于创伤后应激障碍（PTSD）[14]。除了患者的失能，家庭成员也有可能经历类似的症状，发展为家庭ICU后综合征（PICS-F）[15, 16]。许多家庭可能会在他们感到在ICU停留期间没有得到足够信息或正在哀悼亲人的失去时经历这些症状[13]。然而，由于焦点集中在患者身上，这些家庭成员常没有得到筛查，他们的症状也未得到解决。为了防止这种情况，有学者建议医护人员应该与家庭成员进行全面的对话，并允许他们参与决策过程。

如图16.5所示，与PTSD类似，ICU后综合征的症状包括生理、认知和心理症状。生理症状可能表现为ICU获得的神经肌肉无力及肺部或神经肌肉的损害。认知症状包括执行力、记忆力和注意力下降。在ICU中经历谵妄（一种严重的混乱状态）的患者更容易发展为更严重的ICU后综合征认知症状[17]。最后，心理症状包括焦虑、抑郁，在PICS-F的情况下，还包括幸存负担。总体来说，ICU后综合征症状会降低患者的健康相关生活质量（HRQoL）[6, 18, 19]。图16.6显示了在ICU期间经历的创伤和心理困扰的其他各种因素。这些因素包括但不限于长时间镇静、缺氧和睡眠障碍。睡眠障碍被描述为噩梦或失眠，这会阻碍康复，对认知和情绪调节有害。睡眠不足阻碍了身体康复，因为它降低了身体正常运作的能力，因此可能加重ICU患者的病情[20]。目前的研究表明，长时间镇静、机械通气和制动是导致ICU患者发展为ICU后综合征的主要风险因素[21]。

与PTSD类似，根据患者的情况，ICU后综合征的症状可能会持续数月或数年。ICU后综合征的主要特点是这些症状在从危重症康复后出现或恶化。这些症状影响了患者的生活质量，因此应该得到处理和（或）预防。

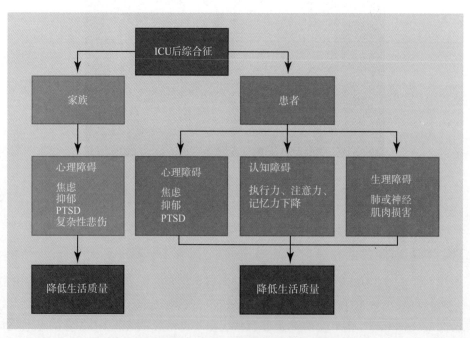

图16.5　PICS症状模型，显示了在患者和家庭中观察到的效应[22]

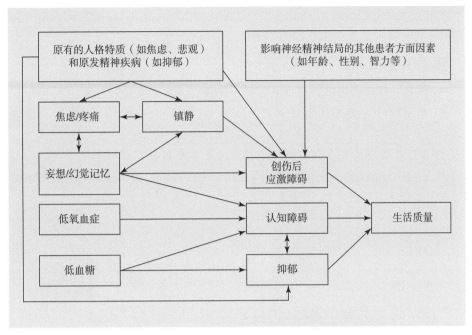

图16.6　导致ICU中经历的创伤和心理困扰的其他因素

临床实景：ICU谵妄体验分享——我被焦虑困扰得如此之深

"我不记得在ICU里与ARDS搏斗的那40余天中的大部分事情。我记得一些片段，就像快照——我爸爸到达时热情地挥手和问候；我记得我妈妈和姐姐亲切地给我在床上洗澡；我记得Wheeler医师和其他人的谈话。我还记得一遍又一遍地被问问题，然后通过挤捏提问者的手来回答。我还记得我胸导管被拔除。

不幸的是，我还记得自己被焦虑困扰得如此之深，以至于我的脚几乎不停地来回摆动。我的家人开始意识到，当我像那样张开手指握手时，这意味着我需要药物来帮助我忍受焦虑。他们并不总是能给我任何东西。

有一段时间，我以为自己被松紧带束缚住了，让我无法动弹。我周围的墙壁使我感觉我被困在一个多层的宝塔里。在我的脑海中，我正在策划逃回家，认为我可以挑开想象中缝制的弹性束缚带，然后使自己获得自由。在此期间，我被极度的焦虑所笼罩。仅仅回想起来就会让焦虑的阴影再次涌现出来。"——匿名[23]

五、创伤后应激障碍和ICU后综合征：可能的治疗重叠

正如在前两节中所讨论的，PTSD和ICU后综合征之间存在许多相似之处。这两种疾病都属于创伤和应激相关的障碍范畴，并且都以由某种形式的创伤引起的持久和抑制性身体、认知和心理症状为特征。PTSD可能被任何创伤事件触发，可能只影响直接参与其中的人。另外，ICU后综合征仅限于ICU出院后，可能还会在与入院患者有关的其他成员中出现。

这些症状对行为和认知功能的侵入性突显了及时诊断和严格治疗这些创伤后症状的

重要性，以实现有效的治疗。通过这些相关性，目前用于帮助应对PTSD的疗法应该对治疗和预防ICU后综合征产生积极的影响。

要点总结

— 脆弱人群包括囚犯、虐待受害者、慢性疾病患者及ICU患者。

— PTSD和ICU后综合征是两种类似的与创伤和应激相关的障碍，由某种形式的创伤或应激事件触发，并表现出心理、认知和身体症状。

— ICU后综合征仅在ICU出院后产生，主要受镇静、机械通气和制动的持续时间影响。ICU后综合征不仅可能影响在ICU中经历压力的患者本人，还可能影响其家人等其他人。

第三节 创伤后应激障碍的多种治疗模式

一、创伤后应激障碍的既定疗法

已建立和研究了许多种减轻PTSD症状的疗法。这些疗法包括人际关系疗法、行为疗法、技术疗法、药物疗法和音乐疗法，所有这些疗法都可以单独或组合纳入治疗计划中[24]。因此，医师可以为患者开处方以减轻抑郁和焦虑，或者进行药物治疗，同时辅以社交或认知行为疗法，以促进健康的思维和行为。尽管对PTSD和相关障碍的许多治疗选择在疗效上有所不同，但有些治疗方法受限于对其效果缺乏研究。一些治疗在个体中进行了试验研究，一些在群体环境中进行了研究，还有一些在非常有限的情况下进行了研究。所选择的治疗方法的有效性，或者综合治疗的效果，在一定程度上取决于个体及其特定情况和症状。年龄、性别和与创伤事件的时间距离等变量必须在诊断和治疗这些障碍时加以考虑。因此，并没有一种独有的方法适用于所有PTSD患者，而是存在一系列已建立的治疗选择，具体推荐取决于医师的判断。研究试验继续收集数据，为医疗提供者提供有关每种治疗模式利与弊的信息，同时探索PTSD的新治疗方法[25]。

二、治疗模式

（一）行为疗法

行为疗法，特别是个体认知行为疗法（CBT），是常见的创伤后应激障碍（PTSD）患者的治疗选择。这种方法涉及患者的认知或思维模式，以及行为或行动模式。心理保健专业人员与患者合作，了解他们受损的思维，通常与创伤性记忆和刺激相关联，并调整他们的思维，鼓励健康的思维和情感表达。这种疗法旨在教授应对技能，以便患者可以自行管理和减轻症状。通过修改个体的思维、情绪和行为，这种方法最大限度减少了扭曲认知表现为有害行为的倾向。行为疗法的范畴还包括眼动脱敏与再加工（EMDR）。这种形式的心理疗法包括暴露于触发刺激，并使用眼动让患者体验他们的恐惧和焦虑症状，理解这些情绪的根源，并开始以一种新的、更积极的视角存储记忆。正念、瑜伽和针灸等也被视为可以帮助管理PTSD症状的行为疗法，在东方文化中尤其受欢迎[26]。CBT通常在数月或数年的时间内进行，虽然需要投入较长时间，但可以通过持续的支持和指导为康复提供渐进的路径。

在评估PTSD的治疗选择时，认知行为疗法通常被认为是有效的。尤其是在启动认知康复方面，CBT已被证明是调整扭曲认知和重定向行为的关键步骤。虽然CBT对许多人都有益处，但Bryant等发表的研究结果表明，这种疗法存在一些局限性。在表现出极端杏仁核活动的患者中，CBT在提供应对技能方面效果不显著。在对这种治疗反应较弱的患者中，杏仁核或大脑中负责调节恐惧的组成部分在面对引发恐惧的刺激时出现异常的活动激增[27]。这可利用功能性磁共振成像（fMRI）进行评估。因此，在制订个性化治疗方案来治疗PTSD时必须考虑个体差异。对ICU后综合征的影响与PTSD类似，因为ICU中的患者暴露于创伤，并且经历了影响认知和行为的类似症状。

（二）技术疗法

技术疗法是指通过技术实施的治疗。基于互联网的疗法因远程或担心受到污名化而无法获得面对面治疗的患者提供了治疗选择。然而，技术疗法通常需要使用计算机和各种电子设备，这为经济条件有限的人造成了障碍。有此类限制的患者可以接受辅导并获得心理保健专业人员的帮助。新技术还允许探索虚拟现实。这种疗法将患者沉浸在模拟其创伤的感官体验中，可以通过视觉、听觉或触觉的方式重新创建。对给定的恐惧刺激进行反复暴露可以使个体能够管理与创伤经历相关的情绪。在安全环境中面对这种焦虑可以支持减少压力并增强情绪管理能力[26]。

（三）药物治疗

药物疗法通常用于PTSD和心理障碍的症状管理。药物疗法的主要重点是抗抑郁药物，特别是5-羟色胺选择性再摄取抑制剂（SSRI）[25]。虽然认知行为疗法具有更长期的疗效，但药物在建立永久性治疗计划时可以在稳定病情和减少焦虑方面发挥关键作用。其他类型的药物也被考虑作为预防和治疗PTSD的选项。普萘洛尔，一种β受体阻滞剂，可以对抗PTSD发生。它通过阻断神经递质肾上腺素受体，使记忆能够以较少的情绪压力存储。记忆与情感之间的这种分离可能有助于减少PTSD患者的症状。奋乃静，一种α_1受体阻滞剂，可用于阻断过多的去甲肾上腺素受体，这是一种通常在夜间释放且与噩梦相关的神经递质。这种药物可能对频繁闪回和噩梦的患者有益[26]。由于PTSD症状源于恐惧反应，药物在创伤刺激存在的情况下可能无效。虽然药物没有解决PTSD的心理起源，但它们可以帮助许多患者管理症状[26]。

（四）团体治疗

团体疗法通常用于治疗PTSD和其他心理障碍，以强调社会关系在康复中的重要性，并促进人际交往。此外，它还确定了创伤对这些关系的直接影响，并有助于修复或加强它们。PTSD患者的家庭成员通常会经历极度的悲伤，可能会演变为抑郁或焦虑。这种关系疗法可以帮助患者及其家庭成员应对导致PTSD的创伤经历，以及以促进健康关系的方式管理PTSD症状。同样，ICU患者的家庭也会经历困扰，可以从参与团体疗法中受益。虽然团体认知行为疗法（GCBT）的研究不如个体认知行为疗法（CBT）那么深入，但它也被纳入PTSD患者的治疗计划中。这种方法教授患者调节他们的压力和焦虑症状的技能。在引入这些技能的团体环境中，可以实现协作的学习环境，并为个体CBT提供了更具成本效益的替代方法。虽然团体疗法的重点是支持患者的社会关系，但GCBT提供的认知技能和培训方式也可以促进与他人的个人联系。

（五）音乐疗法

协作创作歌曲作为一种疗法在多个易受伤害的患者群体中已被证明是有效的，如因犯、士兵及患有帕金森病或创伤性脑损伤的人。在这些人群中产生的益处可以适用于患有PTSD或ICU后综合征的个体。这种治疗模式的应用涉及将患者在抒情和音乐创作过程中进行精神和情感上的参与。创作的认知刺激与伴随情感反思而来的释放形成了动态的结合。除了为表达提供了一个出口和应对创伤的机制外，治疗音乐还可以触发多个感觉通路，并改善运动功能[28]。虽然协作创作歌曲尚未广泛应用，但它有治疗潜力，同时提高易受伤害人群的认知、情感和运动功能。本章的其余部分将更详细地探讨这种治疗选择。

三、将创伤后应激障碍治疗转化为ICU后综合征治疗：症状重叠

虽然PTSD患者存在许多治疗选择，但荟萃分析表明文献中缺乏对单一治疗选择的偏好[26]。正如先前讨论的每种治疗选择已被证明在管理特定患者人群的PTSD某些方面是有效的，它们在管理和治疗类似疾病如ICU后综合征方面也具有潜力。ICU后综合征的表现，以及其与PTSD的相似之处，如图16.5所示，使治疗选择存在重叠。由于这两种情况下的患者通常表现出以焦虑和抑郁为主要形式的心理健康恶化，应用抗抑郁药物有助于日常管理抑郁症状。在这两类患者人群中，行为和人际关系疗法具有提高生活质量、促使患者在经历创伤后重新融入社会的作用。患者还可能表现出由创伤引起的认知和身体缺陷。在PTSD和ICU后综合征患者中，认知行为疗法和技术疗法可以改善执行力和记忆力。最后，通过药物治疗和（或）协作创作歌曲可以解决运动延迟和其他身体障碍。协作创作歌曲在通过情感反思治疗PTSD的认知症状方面已经被证明是有益的，并在治疗ICU后综合征方面具有重要潜力。由于PTSD和ICU后综合征构成了一个多因素问题，因为必须考虑认知、情感、行为和身体的后果，所以通常需要一种整合了多位医疗专业人员优势的治疗方法。在医院内外涉及一个跨学科的人员群体对从各个角度处理症状并制订治疗方案都是重要的。

要点总结

— PTSD患者可能会被开具一些相互结合的人际、行为、技术、药物和音乐疗法，以管理和治疗他们的症状。

— 认知行为疗法（CBT）在预防PTSD和ICU后综合征及改善被这些障碍影响的个体功能方面可能有效。

— 音乐疗法为治疗PTSD的心理、情感、社交和身体影响提供了一种方法，并值得进一步研究。

第四节 以往合作创作和音乐疗法研究

以往的研究表明，与音乐相关的创新行为疗法，在其他脆弱人群中，如囚犯和ICU患者，已被证明在治疗心理和身体的创伤后症状方面是有效的[29-31]。音乐和创作歌曲的过程被用来反思创伤经历和相关情感。这充当了情感的出口和反思的工具。基于这些证据，采用音乐疗法治疗对经历创伤后症状的ICU患者也可能是有益的，甚至可以用来预防这些症状。

一、与囚犯一起创作歌曲

在监狱度过的时间可能充满压力和创伤。教育计划已被证明可以支持囚犯重新融入社会[32, 33]。囚犯的团体音乐疗法已被发现对改善焦虑、抑郁和自尊心有益[34, 35]。其他一些研究专门研究了与囚犯的合作创作。他们的治疗过程包括团体创作歌曲的环节，在整个创作过程中患者可以进行社交，以及抒发感情、并相互给予建议和鼓励。研究发现，歌曲创作疗法可以改善亲社会技能、自我表达能力、放松能力、应对机制和愤怒管理能力[29, 30]。在另一个歌曲创作项目中，使用编码策略分析囚犯创作的歌词，以寻找某些积极主题的发展。他们的研究得出结论，与被监禁男性一起创作歌曲的社交和合作性质在教育、心理、社交和情感方面都是有益的[36]。这种以前的合作创作和其他形式的音乐疗法在改善易受伤害人群特别是被监禁的男性的焦虑和自尊心方面是有效的。

二、帕金森病的音乐疗法

帕金森病（PD）是一种神经退行性疾病，主要引起一系列运动障碍，包括震颤、运动迟缓和僵硬。对于PD，存在一些药物治疗方法，其也可以辅以行为疗法，如音乐疗法。要将音乐纳入治疗身体状况的方法中，必须存在一个连接运动和听觉系统的纽带，其对身体状况产生与心理状况相同的真正影响。这种运动和听觉系统之间的联系在每场音乐会、音乐课甚至汽车旅行时都会得到证明。当我们听到音乐时，自然会用手指或足按照节奏敲击。节奏是音乐时间的局部组织。它是音乐节拍或乐句内的时间间隔模式，从而形成了更强和更弱的节拍的感知[37]。

为了确认这种听觉-运动联系，研究人员进行了两项功能性磁共振成像研究（fMRI），以确认一个与动作过程分离的听觉感知事件是否仍然可以调动运动系统。换句话说，已知思考一个运动会激活运动区域，但在没有运动的认知思维的情况下，运动区域是否仍然会激活？这项研究分为两组。第一组参与者被告知在预期的情况下听音乐，随后按照节奏敲击手指。第二组参与者首先单纯听音乐，没有任何指导或手指敲击的动作，随后被告知按照节奏敲击。研究结果表明，第一项研究的预期和第二项研究的单纯听音乐都激活了同样的大脑运动区域，显示了由听觉系统引发的运动和知觉事件的类似脑活动。这表明存在行动-知觉过程和听觉与运动系统之间的内在联系[35]。

通过这项研究，证实了在PD患者治疗中至关重要的听觉-运动连接。在考虑到这种听觉-运动连接的基础上，音乐疗法被用于改善PD患者的运动和情绪症状。音乐疗法课程包括合唱、节奏性和自由的身体运动，以及涉及集体创作的主动音乐。通过比较统一帕金森病评分量表、帕金森病生活质量问卷和幸福度测量的术前和术后得分，评估了疗法的效果。总体来说，这项研究发现音乐疗法对PD患者的运动、情绪和行为功能都是有效的。这项研究的结果强调了音乐疗法不仅对情绪症状有影响，还对PD患者和其他弱势人群的身体症状产生影响[28]。

三、ICU日记：积极的自我反思

在了解到ICU后综合征可能会在患者入住ICU期间产生后，判断有没有一些患者在ICU期间可以做的事情以预防ICU后综合征症状的发展？换句话说，是积极的治疗，而不是被动的治疗。许多ICU已经进行了由医疗保健提供者记录患者在ICU期间治疗情况的日记研究，以评估其对患者康复的有效性。日记要求包括安全的日记存储，拍立得相机及每个床位上的日记指南。日记由亲属、护士和其他人以简单的语言记录。患者在开始和有变化时拍照。日记中包含每天的身体状况信息、程序和治疗、在ICU内发生的事件，以及ICU外的重要事件[38]。

在出院后，患者被提供了日记以供回顾。在2010年，一项研究使用ICU记忆工具（ICUMT）评估了患者是否形成了妄想性记忆，并将患者在ICU期间保留的日记交还给他们[31]。研究发现，解释患者在ICU中发生了什么的日记能够帮助患者填补记忆中的空白，将任何妄想性记忆置于背景中，并有助于心理康复。该研究还指出，这些日记对家庭成员在回忆ICU住院期间及与患者更好地交流治疗方面也很有益。其他ICU日记研究还发现，根据医院焦虑抑郁量表，患者和家庭的抑郁和焦虑发生率有所降低[38-40]。

这项研究表明，自我反思和记忆重演的做法在治疗ICU患者的创伤后症状方面不仅有效，而且能够预防这些症状。这种方法与认知行为疗法的目标相似，即疗法能够改变患者对创伤经历的看法。有了这种知识和对ICU住院期间详细记录的了解，协同创作音乐疗法在反思和理解患者在住院期间经历的创伤压力方面可以更加有效。保持日记并进行记忆重演的做法类似于协同创作音乐疗法中的自我反思。从这个意义上说，协同创作音乐就是ICU日记的音乐展示。

临床实景：病例研究，M.

M.，一名18岁的白种人女性，从16岁开始接受个体音乐疗法课程。在13岁时，由于成长过程中受到虐待和酗酒的父亲的影响，M.被安置在寄养家庭。她在寄养家庭中继续受到虐待，并再次被从她的居住环境中转移到另一个寄养家庭，即她在本研究时居住的地方。

起初，M.的沟通能力有限。她经常说话轻声细语，语速很快，对自己非常挑剔。M.在私人诊所设置的音乐疗法中，每周参加1次为期1小时的课程，共进行了75次，持续了26个月。

为了创作歌曲，M.和治疗师通过头脑风暴的方式列出和确定关键词和短语，以描述特定的主题。完成了4首歌曲后，并在音乐疗法课程中处理了她内心冲突的情感后，M.开始发现她自己喜欢的事物。创作歌曲为M.提供了一个迫切需要的方式，用来表达她一些痛苦和隐藏的情感。随着她能够表达出这些情感，她开始发现自己的力量和价值。结果，M.在表达观点方面变得更加自信，并且在做出决策方面获得了新的信心。

　　这项关于一个青少年音乐疗法经历的研究表明，歌曲创作可以成为与性虐待幸存者合作时的有效治疗工具。M.在音乐疗法中的进步显示，创作歌曲可以帮助建立自尊，并为幸存者提供一个迫切需要的自我表达出口[41]。

要点总结

— 对囚犯进行歌曲创作在改善情绪问题方面有效。

— 音乐疗法对帕金森病患者的运动、情绪和行为功能有效。

— ICU日记在帮助心理康复、预防ICU患者出现创伤后应激障碍症状方面效果显著。它们还可以作为歌曲创作疗法的参考依据。

第五节　治疗性音乐的创作过程：抒情和非抒情作品的益处

一、创作过程的重要性

　　音乐治疗的最终目标与所有心理治疗模式的目标相一致。简而言之，它旨在通过引入应对机制改善心理健康，以应对压力、焦虑和抑郁症状。根据关于音乐治疗的现有文献得知，这种治疗方法可以改善接受者的心理健康状况，增强情绪调节、运动功能和社会融合能力。此外，它还可以减少心理障碍、自杀和ICU后患者的整体经济负担[42]。这种治疗在广泛应用中的有效性促使我们进一步探讨歌曲创作在个体康复中的重要性。

　　协作创作歌曲的创作过程要求患者深入接触自己的情感，并通过语言描述自己的感受。即使在非抒情的音乐疗法中，音乐创作过程也能释放情绪，以艺术和有意义的方式表达自我，创造积极的声学空间。通过这种方式，歌曲创作促进了应对和健康的情绪管理，特别是在重新体验创伤情绪时。无论是否有歌词，歌曲创作都需要训练有素的音乐治疗师，因为这涉及音乐的创作和声学环境的营造。因此，它需要人际互动，从而促进更强的社会功能。患者不仅可以练习面对自己的心理负担，还可以在他人面前这样做，学会以健康和建设性的方式展示他们的恐惧。

　　与PTSD患者一样，ICU后综合征患者在管理与创伤有关的刺激引发的恐惧反应方面存在困难。虽然触发刺激可能有所不同，但这两个群体都必须学会重新融入社会，但心理障碍会导致焦虑、压力和缺乏情绪管理。歌曲创作的创作过程将与创伤相关的情感从内部的压力转移到创作抒情和音乐上，以鼓励应对。此外，成功创作一首歌曲作为治疗的产物可以提高自尊心和整体幸福感[41]。通过以上"患者M."的临床实景，我们可以深入了解协作创作歌曲的应用和效果。这种疗法的好处不仅限于预期的心理改善，还可以增加社交和情感功能，提高ICU患者的生活质量。

　　最后，音乐疗法非抒情方面的好处包括改善运动功能及增强放松和整体心理健康。通过听觉-运动神经元进行研究的听觉参与和运动之间的联系，为音乐疗法融入了身体健康要素，这对运动功能受损的ICU患者尤其关键[35]。音乐提供的愉悦和休息的心理出口使患者能够暂时逃离他们不希望的环境，专注于心理康复，而非纯粹的身体疗养[29]。尽管音乐创作的过程已被证明是一种有益的治疗方法，但抒情创作和通过语言表达情感的方面可能会带来额外的优势。

二、抒情与非抒情治疗音乐的比较

在音乐疗法和协作创作的范畴内，存在几种治疗方法，包括抒情与非抒情音乐疗法，非抒情音乐疗法是指将患者的注意力转移到音乐中的一种方法，包括积极参与音乐创作和积极倾听音乐，非抒情音乐疗法在建立ICU的声学环境时也发挥了更普遍的作用。在ICU环境中接触音乐具有促进身心放松的作用，有利于缓解患者的压力和焦虑，进而促进ICU后综合征患者的情绪稳定并提升其幸福感。由于它能够引起放松，因此可能会改善生理结果。放松增加可能有助于稳定危重症患者的心率和呼吸，从而使疾病的根源得到处理和治疗[43]。它还改善了睡眠的质量和数量，为身体提供了延长的愈合时间。由于听觉-运动途径使音乐疗法能够改善运动功能，非抒情音乐可能足以刺激运动反应并促进身体康复[28]。

最终，一项2009年的研究提供了证据表明音乐疗法对创伤性脑损伤的患者有益，从而改善执行力的各个方面[44]。音乐疗法领域的重要人物Thaut也强调，一个人的行为受到音乐及音乐如何被感知和体验的影响。这一发现支持音乐疗法不仅作为患者实现社交和情感改善的手段，还作为ICU后综合征的神经生物学治疗和康复的中心模式[44]。音乐感知刺激认知过程，从而促进执行力和心理灵活性的改善。这增加了患者在不同任务之间管理和转移注意力的能力。认知刺激还改善了情绪调节，克服抑郁和焦虑[44]。第二项研究发现，意识障碍患者在暴露于他们喜欢的音乐时，表现出更进步的认知功能，而不是替代性声音体验[45]。这些研究认识到音乐在促进患者认知康复方面的潜力。尽管非抒情音乐疗法提供了许多神经认知方面的好处，但协作创作的积极后果可能对一些患者来说更为广泛，因为它还增加了情感和心理方面的好处。

除了之前讨论的所有好处外，协作创作为个体提供了表达情感的出口。因为它通常涉及患者的文字创作，所以要求深度情感参与。尽管有时涉及与创伤有关的思想和情感可能在情感上是劳累的，但它提供了更大的心理愈合机会。它还允许健康表达哀悼和愤怒，并有助于产生更积极的整体效果。如果将协作创作作为长期的治疗课程，它可以揭示患者的心理进展。随着每个治疗会话的原创思想，每首歌曲，或连续歌曲的演变，可以进行评估并用于衡量心理状态和稳定性[41]。

虽然抒情音乐疗法具有附加的好处，但它并不总是最实际的治疗选择。因为它结合了音乐和抒情的创作，通常需要专业的词曲创作者，这可能在时间和可用性方面具有限制性。还必须考虑成本、患者年龄和背景，以及患者的文化素养；然而，即使对缺乏写作能力的患者来说，练习将情感与词语联系起来也会带来附加的教育效益[36]。协作创作，尽管通常包含抒情，但可以在涉及或不涉及抒情方面进行。无论是抒情还是非抒情，音乐疗法都提供了一种创新的治疗选择，风险最小，回报最大。它有潜力在ICU中改善患者预后，并预防和管理ICU后综合征症状，这值得进一步探索和研究。

三、ICU 的声学空间

医院设计旨在洁净和高效，缺乏促进康复和放松的舒适感，尤其是对在 ICU 环境中接受护理的危重症患者来说，他们可能长时间处于这种物理空间中，这可能导致焦虑和抑郁症状。将 ICU 转变为更积极和愈合的氛围的一种方式涉及改变声学空间。由于患者监护仪和医疗设备的单调声，ICU 为危重症患者及其家人创造了一个充满压力的环境。持续的噪声干扰睡眠和康复，监护仪微小的声音变化可能会引发恐惧。由于患者监护仪的阳性预测值较低，警报声增大很少表示对患者安全的真正威胁；然而，当护理人员对警报做出缺乏紧迫性或及时性的反应时，患者和家人可能会感到被忽视。尽管延迟的反应时间通常是护理人员对患者真正紧急护理需求意识的反应，但它可能被视为一种漫不经心的方法[46]。

报警声污染还可能影响临床医师检测和有效响应患者警报的能力。过多的环境噪声，如门的猛烈关闭声、人们交谈声及无人看管的监护仪，也可能妨碍医师或护士对紧急患者需求做出准确和及时的响应[47]。为了解决这个问题，文献建议在重新设计患者监护仪时，要有一个包括音乐治疗师在内的跨学科团队。这些专业人员对音高和音调的认知方面很了解，他们可能会提供有关重新设计患者监护仪的想法和见解，以更愉悦的声音准确反映紧急情况和波动[48]。

声音体验

在长时间的医院住院期间，她被医院典型噪声的不和谐所严重困扰之后，声音炼金师 Yoko Sen 开始了她名为"改变医院的声音体验"的工作[49]。作为一名患者，Sen 以一种她认为对她的康复产生了负面干扰的方式体验声音。在努力改善声音体验的过程中，Sen 创造了有意义的方法，将音乐融入医院，供患者和临床医师使用。她的新颖研究包括调查为医疗提供者指定的宁静室可能产生的影响。即使是短暂的沉浸在一个宁静的环境中，其中包括舒缓的音乐、昏暗的灯光和愉悦的气味，也可能促进他们自身恢复和提高专注力[49]。这可能随后改善患者的互动和结果。最后，她提出患者更喜欢"以人为中心"的声音，包括音乐和自然的声音，而不是监护仪和机器的"以疾病为中心"的声音。对 ICU 整体声音的调整可能在改善危重症患者的健康和幸福方面非常有益。

引入音乐疗法、宁静室和适应患者警报的改进，以更好地传达生理信息，同时在反映患者需求紧迫性的噪声水平上，不仅会产生治疗效果，还会改变 ICU 的动态，使其变得更加宜人。正如 Yoko Sen 所认识到的，人类的听觉能力是五种感官中最后停止的。由于声音是患者在临终时体验的最后一个与世间相连的感觉，因此更积极的声学空间是必要的。

四、实施和成本考虑

将音乐疗法计划引入 ICU 或整个医院需要进行重要的成本考虑。无论是抒情音乐创作还是非抒情音乐创作，都需要一个获得认证的音乐治疗师进行治疗。与许多心理治疗一样，这个成本可能会由患者承担；然而，这使低社会经济地位或没有保险的人处于不利地位，无法在经济上遵守其规定的治疗计划。如果医院需要承担全职音乐治疗师的薪资，可能需要在其他方面进行成本调整，这将对更广泛的受益人有益。一种可能的整合方法是在ICU团队轮班期间引入音乐治疗师。这种方法将使治疗师熟悉每位患者，以便他们能够最好地制订针对特定患者需求的音乐疗法计划。增加音乐疗法的接触还允许进一步研究其作为一种治疗方法的价值。此外，由于音乐疗法可能使更多的ICU后综合征患者能重返工作岗位，从而在长期经济上产生影响，可能会有政府资金协助实施该计划。尽管目前没有大规模实施或应用音乐疗法的模型，但治疗的效果表明其益处将超越患者本身。

要点总结

— 音乐创作过程为创伤后应激障碍（PTSD）和ICU后综合征（PICS）患者提供治疗益处。

— 协作创作歌曲可以包括有抒情和无抒情两种方式，两者都为患者提供认知刺激，使他们能够以创意的方式表达情感。

— ICU的声学环境可能对患者和医师都有害，但可以通过实施治疗性音乐、引入宁静室及调整患者监护装置来进行改进。

— 在医院中应用音乐疗法可能会因成本考虑而有所不同。

第六节　评估新型疗法的有效性

对于评估这些新型治疗方法的益处，需要一种方法。在检查创伤后障碍的症状时，这些症状都会干扰正在经历这些症状的人的日常生活。一个可能的选择是评估患者完成日常生活活动（ADL）和仪器辅助的日常生活活动（IADL）的能力。

ADL可以用"DEATH"来表示，以下情况首字母缩写：dress（穿衣）、eat（进食）、ambulate（行走）、toilet（如厕）、hygiene（卫生）。"如果你不能完成ADL，你就死定了"[50]。尽管这样的表达有些病态，但这些创伤后症状可能会导致严重的生活障碍和挑战[50]。可使用Katz日常生活功能指数进行ADL评估。根据患者对6种日常活动的独立性，给予是/否分数。如果患者能够独立完成活动，则给予1分，否则给予0分。损害程度在0～6分进行评估，2分以下表示严重损害，6分表示完全功能[51]。

IADL是更高级的生活技能，评估独立生活的能力，如使用交通工具、服用药物和管理金钱。IADL使用Lawton-Brody日常生活仪器活动量表进行评估。与Katz日常生活功能指数类似，患者在比Katz日常生活功能指数更高级别的8个不同日常活动类别中获得0～1分的分数。损害程度在0～8分进行评估，0分表示功能较低，高度依赖，8分表示功能较高，依赖性较低[52]。ADL和IADL对自我照料至关重要，必须在患者中进行评估，以确定其个体功能水平。

> **要点总结**
>
> —— ADL 和 IADL 是关键评估,用于确定个体功能水平和治疗效果。
>
> —— 创伤后应激障碍(PTSD)和持续性 ICU 后综合征(PICS)都严重损害了日常功能,制订治疗计划时必须考虑个体情况。

第七节　康复与功能恢复

创伤后应激障碍(PTSD)和持续性 ICU 后综合征(PICS)的症状令人痛苦,通常影响了日常生活。在儿童中 PTSD 的发病率较高的地区,如饱受战乱之苦的国家,使用叙事暴露疗法有潜力改善神经认知恢复[53]。此外,预防已经接触过创伤的儿童发展成 PTSD 是一个挑战。一些研究认为,早期的认知行为疗法干预可以最大限度减少慢性 PTSD 的风险[54]。

与许多心理障碍一样,PTSD 和 ICU 后综合征都有可能严重影响个体的身体和情绪功能。这包括在社交关系中正常运作的能力、管理情绪、认知处理信息及保持身体健康的能力。对于 PTSD 和 ICU 后综合征的患者,功能恢复过程可能是广泛的,并且需要联合使用多种疗法。正如战争退伍军人和创伤受害者在 PTSD 的后果和持续症状方面面临挑战一样,ICU 后综合征患者在出院后必须准备融入正常生活。

在 Maier 的一项研究中,对在接受全身麻醉后的健康患者中进行了功能恢复模式的评估。通过使用脑电图测量脑功能,研究人员可以监测认知功能(如记忆力、注意力和逻辑)恢复的顺序。神经认知测试可以通过计算机进行,包括诸如"运动做法任务"的评估,这是一个对感觉运动皮质的时间敏感测试,要求患者跟踪并点击屏幕上的特定区域。而"精神运动警觉测试"记录对呈现刺激的反应时间,不会因练习而产生分数提高,而"数字符号替代测试"通过解码符号分析颞叶和前额叶的功能。此外,"分形 2-回溯"挑战患者参与工作记忆的能力,"视觉物体学习测试"测量三维结构的记忆,而"抽象匹配测试"则测试患者在抽象物体分类中行使执行功能的能力[55]。这种评估超越了基于简单命令评估认知功能的典型方式,可以更好地理解人的神经认知能力,并更好地了解他们的康复进展。尽管对从麻醉中恢复时患者的认知功能时间表仍不清楚,但可以开发类似的方案来评估 ICU 后综合征患者的认知能力恢复。建立神经认知恢复的标准模式可以帮助照护者制订实际的治疗计划,并为患者提供康复意识和期望。

> **要点总结**
>
> —— 寻找认知恢复和功能恢复的模式可能对患者和医师都有益处。

结论

—— 创伤和应激相关障碍,如创伤后应激障碍(PTSD)和 ICU 后综合征(PICS),

对个人生活的多个方面构成了侵害。有各种治疗方法用于治疗PTSD，包括行为治疗和药物治疗；然而，针对这两种应激障碍的新型音乐疗法表现出了有效性和前景。

— 在易受伤害人群中，如囚犯、慢性疾病患者和ICU患者，自我反思和改变个人对创伤经历的看法是他们疗法有效性和最终康复的关键。就像ICU日记一样，患者能够创建一个关于他们经历的具体记录，并且当与协作创作歌曲相结合时，可以将他们的经历变成美丽和富有反思性的东西。音乐创作涉及的创造性过程，无论是抒情还是非抒情，是访问其疗效的关键。音乐疗法，特别是协作创作歌曲，使ICU患者能够健康地表达情感，提供认知刺激和社交互动。它还显示出可以改善运动功能并减轻ICU后综合征症状，如抑郁和焦虑，同时教授应对技巧。

— 音乐疗法还有可能在ICU的声学环境中引起积极变化。来自患者仪器警报声的噪声污染和医院整体的繁忙氛围可能对康复产生不利影响。由于音乐疗法有能力建立更积极的声学环境，它可以改善危重症患者的健康和听觉体验。虽然这种疗法的实施取决于不同的成本考虑因素，但将音乐治疗师纳入患者查房中可能会产生个性化和最大效益的治疗计划。

— 最后，建立患者进展的测量方法及保持对康复路径的看法是非常重要的。Katz和Lawton-Brody等评估方法有助于洞察个体治疗的有效性。未来的研究需要建立康复的标准和功能时间表，但对在ICU后综合征患者和照护者中创建意识将会非常有益。

— ICU后综合征对危重症患者的情绪、心理、身体和社交健康构成了威胁。标准治疗在一些患者中表现出成功，但并不是所有患者都能从中受益。为了应对所有患者并继续在医疗护理方面取得进展，需要利用新型疗法。协作创作歌曲展示了在改善患者症状、生活质量和整体治疗方面的成功。在传统治疗不足之处，协作创作歌曲和其他新型行为疗法可以继续引领康复之路，使患者走向完全康复。

参 考 文 献

1. Kessler RC, Berglund P, Demler O, Jin R, Merikangas KR, Walters EE. Lifetime prevalence and age-of-onset distributions of DSM-IV disorders in the national comorbidity survey replication. Arch Gen Psychiatry. 2005; 62(6): 593-602.

2. Vulnerable Groups: World Health Organization; 2002 [cited 2018 February 1]. Available from: http: // www.who.int/environmental_health_emergencies/vulnerable_groups/en/.

3. Shalev AY, Freedman S, Peri T, Brandes D, Sahar T, Orr SP, Pitman RK. Prospective study of posttraumatic stress disorder and depression following trauma. Am J Psychiatry. 1998; 155(5): 630-7.

4. American Psychiatric Association. Diagnostic and statistical manual of mental disorders. 5th ed. Washington, DC: American Psychiatric Association; 2013.

5. Cambridge CaE. What is post traumatic stress disorder (PTSD)? CBT and EMDR Cambridge. Available from: www.cbtandemdr-cambridge.co.uk/what-is-post-traumatic-stress-disorder-ptsd.

6. Rawal G, Yadav S, Kumar R. Post-intensive care syndrome: an overview. J Transl Intern Med. 2017; 5(2): 90-2.

7. Jones C, Griffiths RD, Humphris G, Skirrow PM. Memory, delusions, and the development of acute posttraumatic stress disorder-related symptoms after intensive care. Crit Care Med. 2001; 29(3): 573-80.

8. Sahi P, Patel S. ICU Floor Plan. In: Plan IF, editor. Jhansi, India: Organization of Intensive Care Unit; 2014. p. ICU floor plan showing the central nursing station with surrounding patient rooms.

9. Benoist A. Intensive care patient. Retrieved from: https: //www.sciencesource.com/archive/Intensive-Care-Patient-SS2679829.html.

10. Halpern NA, Pastores SM. Critical care medicine in the United States 2000-2005: an analysis of bed numbers, occupancy rates, payer mix, and costs. Crit Care Med. 2010; 38(1): 65-71.

11. Winter J. Hospital adult critical care activity. Redditch: National Health Service; 2017.

12. Needham DM, Davidson J, Cohen H, Hopkins RO, Weinert C, Wunsch H, Zawistowski C, et al. Improving long-term outcomes after discharge from intensive care unit: report from a stakeholders' conference. Crit Care Med. 2012; 40(2): 502-9. (1530-0293 (Electronic)).

13. Davidson JE, Jones C, Bienvenu OJ. Family response to critical illness: postintensive care syndrome-family. Crit Care Med. 2012; 40(2): 618-24.

14. Elliott D, Davidson JE, Harvey MA, Bemis-Dougherty A, Hopkins RO, Iwashyna TJ, et al. Exploring the scope of post-intensive care syndrome therapy and care: engagement of non-critical care providers and survivors in a second stakeholders meeting. Crit Care Med. 2014; 42(12): 2518-26.

15. Azoulay E, Pochard F, Kentish-Barnes N, Chevret S, Aboab J, Adrie C, Annane D, et al. Risk of post-traumatic stress symptoms in family members of intensive care unit patients. Am J Respir Crit Care Med. 2005; 171(9): 987-94. (1073-449X (Print)).

16. Anderson WG, Arnold RM, Angus DC, Bryce CL. Posttraumatic stress and complicated grief in family members of patients in the intensive care unit. J Gen Intern Med. 2008; 23(11): 1871-6.

17. Davidson JE, Hopkins RO, Louis D, Iwashyna TJ. Medicine SoCC.: Society of Critical Care Medicine; 2013. Available from: http: //www.myicucare.org/Thrive/Pages/Post-intensive-Care-Syndrome.aspx.

18. Davydow DS, Gifford JM, Desai SV, Needham DM, Bienvenu OJ. Posttraumatic stress disorder in general intensive care unit survivors: a systematic review. Gen Hosp Psychiatry. 2008; 30(5): 421-34.

19. Maley JH, Brewster I, Mayoral I, Siruckova R, Adams S, McGraw KA, et al. Resilience in survivors of critical illness in the context of the survivors' experience and recovery. Ann Am Thorac Soc. 2016; 13(8): 1351-60.

20. Gilbert KS, Kark SM, Gehrman P, Bogdanova Y. Sleep disturbances, TBI and PTSD: implications for treatment and recovery. Clin Psychol Rev. 2015; 40: 195-212.

21. Torres J, Veiga C, Pinto F, Ferreira A, Sousa F, Jacinto R, et al. Post intensive care syndrome - from risk at ICU admission to 3 months follow-up clinic. Intensive Care Med Exp. 2015; 3(1): A448.

22. Randall Lane R. Post-ICU syndrome. After the ICU2016. Retrieved from: http: //maryland.ccproject.com/2016/06/15/lane-fall-after-the-icu-post-intensive-care-syndrome/.

23. Anonymous. Patient Testimonials Patient Testimonials|ICU Delirium and Cognitive Impairment Study Group: VUMC Center for Health Services Research; 2013 [cited 2018 January 31]. Available from: http: //icudelirium.org/testimonials.html.

24. Edmondson D, Richardson S, Falzon L, Davidson KW, Mills MA, Neria Y. Posttraumatic stress disorder prevalence and risk of recurrence in acute coronary syndrome patients: a meta-analytic review. PLoS One. 2012; 7(6): e38915.

25. Watts BV, Schnurr PP, Mayo L, Young-Xu Y, Weeks WB, Friedman MJ. Meta-analysis of the efficacy of treatments for posttraumatic stress disorder. J Clin Psychiatry. 2013; 74(6): e541-50. (1555-2101 (Electronic)).

26. Cukor J, Spitalnick J, Difede J, Rizzo A, Rothbaum BO. Emerging treatments for PTSD. Clin Psychol

Rev. 2009; 29(8): 715-26.

27. Bryant RA, Felmingham K, Kemp A, Das P, Hughes G, Peduto A, et al. Amygdala and ventral anterior cingulate activation predicts treatment response to cognitive behaviour therapy for post-traumatic stress disorder. Psychol Med. 2008; 38(4): 555-61.

28. Pacchetti C, Mancini F, Aglieri R, Fundaro C, Martignoni E, Nappi G. Active music therapy in Parkinson's disease: an integrative method for motor and emotional rehabilitation. Psychosom Med. 2000; 62(3): 386-93. (0033-3174 (Print)).

29. Gallagher LM, Steele AL. Music therapy with offenders in a substance abuse/mental illness treatment program. Music Ther Perspect. 2002; 20(2): 117-22.

30. Rio RE, Tenney KS. Music therapy for juvenile offenders in residential treatment. Music Ther Perspect. 2002; 20(2): 89-97.

31. Jones C, Bäckman C, Capuzzo M, Egerod I, Flaatten H, Granja C, et al. Intensive care diaries reduce new onset post traumatic stress disorder following critical illness: a randomised, controlled trial. Crit Care. 2010; 14(5): R168.

32. Harer MD. Prison education program participation and recidivism: a test of the normalization hypothesis. Washington, DC: Federal Bureau of Prisons; 1995.

33. Mendonça M. Gamelan in prisons in England and Scotland: narratives of transformation and the "good vibrations" of educational rhetoric. Ethnomusicology. 2010; 54(3): 369-94.

34. Christian G, Jörg A, Kjetil H, Liv Gunnhild Q, Fiona Kirkwood B, Anita Lill H, et al. Music therapy for prisoners: pilot randomised controlled trial and implications for evaluating psychosocial interventions. Int J Offender Ther Comp Criminol. 2013; 58(12): 1520-39.

35. Chen JL, Penhune VB, Zatorre RJ. Listening to musical rhythms recruits motor regions of the brain. Cereb Cortex. 2008; 18(12): 2844-54. (1460-2199 (Electronic)).

36. Mary LC, Catherine MW. Inside the fences: pedagogical practices and purposes of songwriting in an adult male U.S. state prison. Int J Music Educ. 2017; 35(4): 541-53.

37. Zatorre RJ, Chen JL, Penhune VB. When the brain plays music: auditory-motor interactions in music perception and production. Nat Rev Neurosci. 2007; 8: 547.

38. Knowles RE, Tarrier N. Evaluation of the effect of prospective patient diaries on emotional well-being in intensive care unit survivors: a randomized controlled trial*. Crit Care Med. 2009; 37(1): 184-91.

39. Bergbom I, Svensson C, Berggren E, Kamsula M. Patients' and relatives' opinions and feelings about diaries kept by nurses in an intensive care unit: pilot study. Intensive Crit Care Nurs. 1999; 15(4): 185-91.

40. Garrouste-Orgeas M, Coquet I, Périer A, Timsit J-F, Pochard F, Lancrin F, et al. Impact of an intensive care unit diary on psychological distress in patients and relatives. Crit Care Med. 2012; 40(7): 2033-40.

41. Lindberg KA. Songs of healing: songwriting with an abused adolescent1. Music Ther. 1995; 13(1): 93-108.

42. Noyes EM, Schlesinger JJ. ICU-related PTSD - a review of PTSD and the potential effects of collaborative songwriting therapy. J Crit Care. 2017; 42: 78-84. (1557-8615 (Electronic)).

43. Mofredj A, Alaya S, Tassaioust K, Bahloul H, Mrabet A. Music therapy, a review of the potential therapeutic benefits for the critically ill. J Crit Care. 2016; 35: 195-9.

44. Thaut MH, Gardiner JC, Holmberg D, Horwitz J, Kent L, Andrews G, Donelan B, et al. Neurologic music therapy improves executive function and emotional adjustment in traumatic brain injury rehabilitation. Ann N Y Acad Sci. 2009; 1169: 406-16. (1749-6632 (Electronic)).

45. Castro M, Tillmann B, Luaute J, Corneyllie A, Dailler F, Andre-Obadia N, et al. Boosting cognition with

music in patients with disorders of consciousness. Neurorehabil Neural Repair. 2015; 29(8): 734-42. (1552-6844 (Electronic)).

46. Edworthy J. Alarms are still a problem! Anaesthesia. 2013; 68(8): 791-4.

47. Stevenson RA, Schlesinger JJ, Wallace MT. Effects of divided attention and operating room noise on perception of pulse oximeter pitch changes: a laboratory study. Anesthesiology. 2013; 118(2): 376-81.

48. Schlesinger JJ, Stevenson RA, Shotwell MS, Wallace MT. Improving pulse oximetry pitch perception with multisensory perceptual training. Anesth Analg. 2014; 118(6): 1249-53.

49. Sen YK. Transforming the sound experience in hospitals: STIR 2016; 2016. Retrieved from: https: // vimeo.com/203202091.

50. Lawton MP, Brody EM. Assessment of older people: self-maintaining and instrumental activities of daily living. Gerontologist. 1969; 9: 179-86.

51. Shelkey M. Katz index of independence in activities of daily living (ADL). Hartford Inst Geriatr Nurs. 2012; 2: 1-2.

52. Graf C. The Lawton instrumental activities of daily living scale. AJN Am J Nursing. 2008; 108(4): 52-62.

53. Neuner F, Onyut PL, Ertl V, Odenwald M, Schauer E, Elbert T. Treatment of posttraumatic stress disorder by trained lay counselors in an African refugee settlement: a randomized controlled trial. J Consult Clin Psychol. 2008; 76(4): 686-94.

54. Galatzer-Levy IR, Ankri Y, Freedman S, Israeli-Shalev Y, Roitman P, Gilad M, et al. Early PTSD symptom trajectories: persistence, recovery, and response to treatment: results from the Jerusalem Trauma Outreach and Prevention Study (J-TOPS). PLoS One. 2013; 8(8): e70084.

55. Maier KL, McKinstry-Wu AR, Palanca BJA, Tarnal V, Blain-Moraes S, Basner M, et al. Protocol for the Reconstructing Consciousness and Cognition (ReCCognition) Study. Front Hum Neurosci. 2017; 11: 284.

第十七章　危重症患者家属的ICU后综合征

Audrey de Jong，Nancy Kentish，Virginie Souppart，
Samir Jaber，Elie Azoulay

学习目标

阅读本章后，你将能够理解：

— 焦虑、抑郁和创伤后应激障碍（PTSD）等在ICU患者家属中很常见。

— 减轻家庭负担的重要性及如何实施减轻负担的策略。

— 患者入住ICU后1年，多达40%的家庭成员至少患有一种精神疾病。

— ICU团队应如何有效利用家庭信息手册、适宜的候诊室及ICU日记，并对ICU沟通协调员进行有效调配。

第一节　背　景

近年来，医学技术的进步使危重症患者的生存率逐渐提高，与此同时，ICU的医护人员对患者的家庭成员也产生了广泛的关注，从而产生了以家庭为中心的护理概念[1-4]。

人们对ICU患者家属所经历的痛苦的认识在不断提高，家庭成员不再被视为ICU的简单访客。相反，在ICU期间和出科后，患者家属会接受专门的沟通，以减少他们的心理负担。当前已有评估ICU经历对患者家属健康影响，并分析预防干预措施的效果的研究。焦虑、抑郁、创伤后应激障碍（PTSD）和认知功能障碍是患者家属的主要心理障碍，这些情况称为家庭ICU后综合征（PICS-F）[5]。本章将详细介绍减轻ICU[6]患者家庭负担的策略，总结内容见图17.1和图17.2。

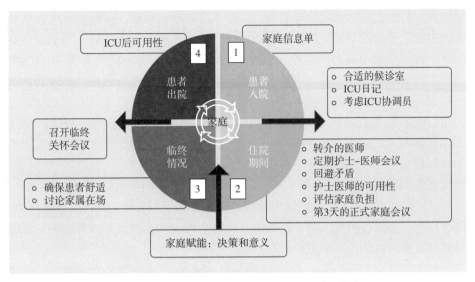

图17.1 ICU可用于减轻家庭负担的工具和策略

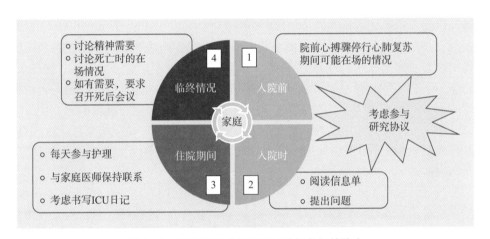

图17.2 增强家庭成员在ICU减轻负担的能力

第二节 焦虑和抑郁

焦虑和抑郁是可以显著改变个体生活质量并可能影响他们理解情况的症状。焦虑和抑郁症状可以使用Zigmond和Snaith于1983年开发的医院焦虑抑郁量表（HADS）进行检测[7]，这是一份14项的自我筛查问卷。7项评估抑郁，7项评估焦虑。每个项目的评分等级为0～3分，因此焦虑的评分范围为0～21分，抑郁的评分范围为0～21分。HADS只需2～5分钟即可完成。许多研究表明，这些症状在ICU患者家属中很常见。

在法国一项前瞻性多中心研究[8]中，73%的家庭成员和84%的配偶存在焦虑或抑郁症状。研究确定了焦虑和抑郁症状的危险因素，包括年龄和女性等不可改变的因素。可改变的因素包括不定期的医疗会议、没有专门用于与家人会面的房间、没有候诊室及认为护理人员提供的信息存在争议。在建立和制订ICU的组织和政策时，护理人员应牢记降低家庭成员焦虑和抑郁风险的必要性。基于这些研究数据，降低家庭成员焦虑和抑郁风险的措施应包括定期举行医护会议以讨论患者和家属的需求，有专门的信息室、候诊室，并确保提供给家属的信息没有争议。在一项补充医学研究[9]中发现54%的代表性个体对患者的诊断、预后或治疗并不了解。导致该情况并与医师相关的因素是首次会面时间＜10分钟及未向家属提供相关信息手册。

为了改善家庭成员的体验，除标准信息外，还使用家庭信息手册（FIL）评估预防策略，旨在提高家庭理解程度和满意度并减轻焦虑和抑郁症状[10]。该手册可以为ICU患者的家属提供简单实用的信息。它包括ICU和医院的基本信息，如电话号码、探视时间、典型ICU病房的示意图和术语表。一项对法国34例ICU患者进行的前瞻性随机对照试验[10]根据是否提供FIL，评估患者对诊断、预后、治疗的理解及信息满意度和焦虑抑郁的情况。有意思的是，两个随机组之间的焦虑和抑郁率没有显著差异，而理解能力较好的患者在FIL组中理解程度和满意度显著提高。

尽管ICU生存率有所提高，但在ICU中生命终结的情况仍然频繁发生。这不仅对患者和家属有影响，对医疗保健系统也有重大影响。当患者在ICU离世时，家庭负担（即在ICU经历的负面影响）增加[11]。在患者住院期间和患者离世后，研究者测试了不同的策略，以改善家属在患者离世几个月后的感受。

根据这些策略，形成了临终家庭会议。临终家庭会议是重症监护工作人员（医师、护士等）和患者家属之间正式的、结构化的会议。在会议期间，家属和ICU护理人员可以在一个安静的房间讨论患者的情况。理想情况下，家庭成员有机会提问，表达关切，并在富有同理心的专业人士的帮助下应对痛苦的情绪。在一项随机对照研究中[12]，对法国22个ICU中126例死亡患者家属进行了临终会议的评估，研究结果显示这些会议与家属在患者离世后3个月焦虑和抑郁的症状显著减少相关。研究结果进一步强调了沟通质量是家庭成员体验的核心。

改善家属体验的策略通常是患者在ICU住院期间制订的。然而，最近有一项多中心随机对照试验[13]是第一个在ICU外的策略研究，其旨在验证这样的假设：与没有慰问信相比，慰问信可以减少ICU死亡患者家属的悲伤症状。242例患者中，干预组123例，对照119例。6个月后，研究结果出乎意料：干预组的HADS评分明显低于对照组。干预组的抑郁症状患病率和HADS抑郁量表得分也较高。使用系统的慰问信，似乎对减少家属的焦虑和抑郁症状没有帮助。

ICU中存在着不同的临终情况，包括脑死亡和器官捐赠请求。家庭成员是决策的中心，因为在有限的时间内，团队将首先宣布脑死亡，并与家属联系商讨器官捐赠事宜。最近，在法国28个ICU中进行的一项多中心纵向研究评估了在ICU讨论器官捐赠的脑死亡患者家属对器官捐赠的感受和悲伤症状[14]。非捐赠者的家属报告说，ICU团队和协调团队在讨论期间提供的支持较少。他们对与ICU团队之间的沟通不太满意，并且与捐赠患者的家属相比，他们与ICU临床医师的器官捐赠沟通较少。超过50%的非捐赠者家属称捐赠遗体这个决定很困难，对这个过程不满意。有意思的是，在患者死亡后的3个月内，同意或拒绝器官捐赠的决定都与焦虑或抑郁无关。然而，这项研究强调了无论家属做出何种决定，优质沟通都很重要。

评估家属焦虑和抑郁的主要研究如表17.1所示。临床医师应该意识到，焦虑和抑郁症状在ICU患者家属中很常见，尤其是在临终期间和生命结束后。ICU患者入院时的家庭信息手册[10]、合适的候诊室及定期召开医护会议来讨论患者和家庭的需求，避免产生矛盾[8]，以及临终家庭会议[12]几个因素可能有助于减少ICU患者家属的焦虑和抑郁症状（图17.1）。有趣的是，最近的一项定性研究表明，参与丧亲研究通常对家庭有益，未来可围绕该方向展开进一步研究[19]。

表17.1　评估焦虑和抑郁的主要研究

研究	研究类型	家属例数（n）	主要结果
Pochard et al.CCM 2001[8]	43个ICU的前瞻性多中心研究	920	72.7%的家庭成员出现焦虑或抑郁症状
			确定了3组与焦虑症状相关的因素：与患者相关（无慢性疾病）、与家庭相关（配偶、女性、需要专业心理帮助、接受来自全科医师的帮助）、与护理人员相关（没有定期的医护会议、没有仅用于与家人开会的房间）；
			确定了3组与抑郁症状相关的因素：患者相关（年龄），家庭相关（配偶，女性，非法国血统），与照护者相关（没有候诊室，护理人员提供的信息存在矛盾）
Azoulay et al.AJRCCM 2002[10]	法国34个ICU前瞻性随机试验	175	如果家庭信息手册组的理解和满意度较对照组有所提高，则两组之间使用HADS评分评估焦虑和抑郁没有差异
Azoulay et al.CCM 2004[15]	法国78个ICU的前瞻性多中心研究	357	HADS评分显示399名（73%）家庭成员存在焦虑，192名（35%）家庭成员存在抑郁
Lautrette et al.NEJM 2007[12]	22个ICU的前瞻性多中心研究	126	干预组（临终家庭会议）的HADS得分中位数较低，焦虑和抑郁症状较不普遍
Garrouste et al.CCM 2012[16]	前瞻性单中心研究	143	ICU日记显著降低了3个月时的焦虑，但没有降低抑郁
Jabre et al.NEJM 2013[17]	15个院前急救医疗服务单位的随机多中心研究	570	在干预组，266名家属中211名（79%）接受了心肺复苏（CPR），而对照组304名家属中131名（43%）见证了CPR。未见证CPR的家属比见证CPR的家属更容易出现焦虑和抑郁症状
Curtis et al.AJRCCM 2016[18]	在2家医院进行的随机双中心试验	268	ICU沟通促进者与6个月时抑郁症状的减轻相关
KentishBarnes et al.ICM 2017[13]	法国22个ICU的多中心随机试验	242	在ICU死亡患者的家属中，慰问信未能缓解悲伤症状，还可能加重了抑郁症状
KentishBarnes et al. AJRCCM 2018[14]	法国28个ICU的多中心纵向研究	202	捐献者家属与非捐献者家属对器官捐献过程的体验各不相同，后者经历了更多的困难和负担。然而，捐赠决定（即同意/拒绝）与悲伤症状无关

第三节　创伤后应激障碍

创伤后应激障碍是指患者和（或）其家属的身体和（或）心理完整性受到威胁和（或）实际影响（包括严重事故、暴力死亡、强奸、侵犯、重病、战争和袭击）的情况下产生的心理反应。面对这类情况令人不知所措，直接反应可能是强烈的恐惧、无助或惧怕。在DSM V中，PTSD属于创伤和压力相关障碍类别，患有PTSD的人会自动避免任何导致其情绪化的事件或讨论。尽管采取了这些策略，该事件仍会以闪回或噩梦的形式出现在他们的脑海中，PTSD可能会导致临床上重要功能领域受损。

对于ICU患者家属来说，PTSD并不罕见。在欧洲的一项纵向研究中[20]，Azoulay等评估了ICU出院或死亡后90天内家庭成员的应激相关发病率，结果显示，PTSD定义为1/3的家庭成员在ICU出院或家属死亡90天后事件影响量表（IES）得分大于30分。PTSD的危险因素包括信息感知不满意和共享终末期决策，这在Famrea组[15]的另一项研究中得到了证实。还有学者认为，赋予家属权力，让他们参与每天的患者护理、洗澡、喂食和（痰液）吸引[20]，有助于减少PTSD发生。

对ICU病危患者家属的PTSD进行了专门的评估。美国的一项研究[21]评估了在华盛顿11家医院死亡患者的家庭成员的PTSD。有心理症状的家庭更有可能获得咨询师的帮助，当患者在ICU时，获得咨询顾问（$P < 0.001$）和精神相关的信息可能会有所帮助（$P = 0.024$）。识别和纠正这些因素可能有助于降低临终患者家属的PTSD症状发生率。同一组的另一项研究[11]侧重于ICU中死亡患者家属的PTSD症状。老年患者的家庭成员的PTSD得分较低（$P = 0.026$）。患者死亡时在场的家庭成员（$P = 0.021$）和早期有家庭会议的患者的家庭成员（$P = 0.012$）报道了更高的PTSD症状。当决定停用呼吸机时，家庭成员报告的抑郁症状减轻（$P = 0.033$）。为了以可重复和标准化的方式评估在ICU中死亡患者家属的经历，CAESA研究[22]旨在开发一种专门设计的仪器，计算CAESAR（凯撒）评分，其与家属的ICU后PTSD密切相关。该评分可用于确定有风险的家庭，并作为临床研究的主要终点。特别是，正如Kross等的研究中所强调的那样[11]，目睹患者死亡的家属有较严重的PTSD症状，这表明为家庭成员提供个性化咨询并允许每个人做出最适合的选择可能很重要。

当前已经制订了如ICU日记等策略以提高患者和家属的幸福感[16]。ICU日记是由家属、护士和其他人为在镇静和机械通气期间的ICU患者书写的。一旦患者有了意识，就可以阅读日记，以便更好地了解ICU中发生的事情。虽然ICU日记最初是为患者制订的，但这项研究显示，它也会影响家庭成员的幸福感，并减轻12个月后的PTSD症状。

对于焦虑和抑郁症状，临终家庭会议也可能有助于减少PTSD症状[12]。在上面提到的一项研究[12]中，定制的临终家庭会议，包括提供一本关于丧亲之痛的小册子，使会议时间延长，家属在做出艰难决定时感觉得到了更多的支持，有更多的机会倾诉和表达情感，也更有可能接受现实的照顾目标，从负罪感中得到了更多的解脱，这些综合作用降低了PTSD的发生率。

一项多中心随机试验[17]显示，在医院外进行心肺复苏（CPR）并随后入住ICU的特定环境中，让家属见证患者接受心肺复苏术的复苏顺序，与传统做法相比，PTSD相关症状的发病率显著降低。值得注意的是，无论是否给予家属选择权，当家属在场时，心理测试的结果更为有利。这项研究强调，家属有时可以被视为积极的伴侣，而不是被动的观察者。

医护人员与危重症患者家属的沟通通常是不够的[23]，沟通不畅与患者家庭困扰[12]相关。鉴于这些发现，一个美国研究团队[18]提出了ICU沟通协调员的概念，即受过专业培训以改善家人与ICU团队之间沟通的社会工作者或护士。他们的介入研究旨在通过改善家庭与ICU团队之间的沟通，改善对ICU护理目标和姑息治疗的讨论。然而，3个月时的心理症状或6个月时的焦虑或PTSD没有显著差异，但干预措施与6个月时抑郁症状减少有关。

评估患者家属PTSD症状的主要研究如表17.2所示。ICU住院患者的家属出现PTSD症状的风险较高。PTSD发生严重影响了他们的家庭、社交和职业生活。为了降低这种风险，提高与患者及其家属的沟通质量很重要，可通过使用ICU日记来了解重症监护期间的情况、提高心理支持及改善临终关怀和沟通质量。提高临床医师对这种风险的认识，可以在ICU入住期间（图17.1）和入住ICU后几个月内识别高危个体并为患者和（或）其家属制订相应的护理措施。

表17.2　评估创伤后应激障碍和认知功能障碍的主要研究

研究	研究类型	家属例数（n）	主要结果
Azoulay et al. AJRCCM 2005[20]	21个ICU的前瞻性多中心研究	284	94名（33.1%）家庭成员出现创伤后应激障碍；较高的比率出现在以下家庭成员中：在ICU中感觉信息不完整的（48.4%）、参与决策的（47.8%）、家属在ICU中死亡的（50%）、家属在临终决定后死亡的（60%）和参与临终决定的（81.8%）
Lautrette et al. NEJM 2007[12]	22个ICU的前瞻性多中心研究	126	干预组（临终家庭会议）的参与者的IES得分中位数显著低于对照组的52名参与者（27比39，$P = 0.02$），并且PTSD相关症状的患病率较低（45%比69%，$P = 0.01$）
Siegel et al. CCM 2008[24]	前瞻性单中心研究	41	在一组死于ICU患者的家属中，34%符合至少一种精神疾病的标准：重度抑郁障碍（27%）、广泛性焦虑障碍（10%）、惊恐障碍（10%）或复杂悲伤障碍（5%）。精神障碍在配偶中比其他家属关系中更常见，如在失去亲人后经历额外压力的人、认为患者患病短于5年的人，以及认为患者的医师并不会安慰人的人
Gries et al. Chest 2010[21]	15个ICU随机多中心试验的子研究	226	PTSD和抑郁症状的患病率分别为14.0%和18.4%。与症状增加相关的家庭特征包括女性（PTSD；抑郁）、了解患者的时间较短（PTSD、抑郁）及家庭成员对决策的偏好与其实际决策角色之间的不一致（PTSD；抑郁），抑郁症状也与较低的教育水平有关

续表

研究	研究类型	家属例数（ n ）	主要结果
Kross et al. Chest 2011[11]	15个ICU随机多中心试验的子研究	226	老年患者的家庭成员PTSD得分较低。死亡时在场的家庭成员和有早期家庭会议患者的家庭成员报告的PTSD症状更高。当医师下令停用呼吸机时，家庭成员报告的抑郁症状较低
Garrouste et al. CCM 2012[16]	前瞻性单中心研究	143	ICU日记显著影响ICU出院后12个月家属和幸存者的创伤后应激相关症状
Jabre et al. NEJM 2013[17]	15个院前急救医疗单位的随机多中心研究	570	干预组266名家属中211名（79%）目睹了CPR，而对照组304名家属中131名（43%）目睹了CPR。对照组中PTSD相关症状的频率显著高于干预组，并且在没有目睹CPR的家庭成员中显著高于目睹CPR的家庭成员
Curtis et al. AJRCCM 2016[18]	在2家医院进行的随机双中心试验	268	ICU沟通协调员与3个月时的心理症状或6个月时的焦虑或PTSD没有显著差异
KentishBarnes et al. ICM 2016[22]	法国41个ICU的前瞻性多中心研究	600	ICU死后21天的CAESAR评分与死者家属的ICU后负担密切相关。在改善家属幸福感的干预试验中，CAESAR评分或许是一个主要的结局指标
KentishBarnes et al. ICM 2017[13]	法国22个ICU的多中心随机试验	242	在ICU中死亡的患者的家属中，一封慰问信未能减轻悲痛症状，并且可能加重了PTSD相关症状

第四节　认知功能障碍

虽然关于家庭长期预后的研究数据有限，但似乎高达40%的家庭成员在患者入住ICU 1年后至少患有一种精神疾病。Siegel及其同事[24]对41名家属的精神疾病发病率进行了一项小型研究，这些家属是ICU患者死亡前的主要代理决策者。在41名家属中，34%的人患有至少一种精神疾病：重度抑郁障碍（27%）、广泛性焦虑障碍（10%）、惊恐障碍（10%）或复杂性悲伤障碍（5%）。这些疾病发生率在配偶（63%比16%的其他家属）和声称没有得到医师安慰的家属（71%比23%）中更为常见。

当家属一开始因为他们所爱的人"脱离了险境"并离开了ICU而松了一口气时，一个新的世界才刚刚开始并且很难适应，更别说认识到这一点了。在ICU患者不再只是配偶、父母或孩子，他们常成为一个有多种需求的人，并且在某种程度上仍然是患者。在入住ICU 3个月后，40%的患者的整体认知评分为1.5 SD，低于人群平均值[25]。因此，家属成了照护者，并被推到了一个可能无法胜任的角色上去，特别是在没有ICU工作人员的支持和全方位护理的情况下。从ICU出院后，照护者经常意识到他们在身体上和情感上很疲惫，也许还有经济损失。虽然注意力应当集中于患者身上，但照护者的需求往往被忽视[26]。这可能会导致一系列家庭成员经常经历但无法表达的心理症状，如焦虑、抑郁、创伤后应激障碍或认知功能障碍。我们对ICU患者家庭中认知功能障碍的真实发生率知之甚少，特别是在患者出院或死亡后的长期情况。

第五节　家属管理时间点

最近制订了ICU以家庭为中心的国际治疗指南[6]。对家属管理至关重要的时间点有3个[27]。首先，在ICU入院后48小时内，应对患者的理解、满意度及焦虑和抑郁症状进行评估，以满足其家属的特定需求，从而提高提供准确和充分信息的可能性，以及筛选可能影响决策过程参与的焦虑和（或）抑郁症状。其次，在第3天，应该举行例行的正式家庭会议，使用最适合家庭需要的沟通策略。会议上必须提供家属要求的具体信息，通过审查医疗事实评估理解能力，安排护理计划，发现和讨论家属的期望。最后，在从治愈性治疗转向舒缓治疗时，正式的临终家庭会议有助于减轻家庭负担，并可能降低随后发生的复杂性悲伤障碍的风险。最近的干预研究显示[13, 28, 29]，患者转出ICU后，医护人员应该为患者及其家属制订和评估新的沟通策略。

结论

焦虑、抑郁和PTSD症状在ICU患者的家属中很常见。为了减轻家庭负担，ICU团队可以实施多种策略（图17.1），包括赋予家庭成员权力（图17.2）、家庭信息手册、适宜的候诊室、ICU日记和ICU沟通促进者的应用。医护人员提供给家属的信息应该是完整的、避免争议的。在临终情况下，家属可以选择是否共享决定及是否在场，全程确保患者的舒适度，以及进行临终会议。家庭成员也可以积极主动地提问、阅读信息手册、写ICU日记、参与患者的日常护理（喂食、洗澡、吸引）及与家庭医师保持联系。

要点总结

— 提供的信息要完整、避免争议。

— 焦虑、抑郁和创伤后应激障碍（PTSD）症状在ICU患者的家属中很常见。

— 为了减少这些症状，应遵循一些基本步骤，包括定期召开医护会议，讨论患者和家属的需求，设立专门的信息室，设立候诊室，并确保提供给家庭的信息不存在争议。

— 应制订临终家庭会议。这些是ICU医护人员（医师、护士等）和家属之间正式的、结构化的会议，在此期间，患者的情况在一个安静的房间里讨论。理想情况下，家庭成员有机会提问，表达关切，并在有同理心的专业人士的帮助下面对痛苦的情绪。

— 就焦虑和抑郁症状而言，临终家庭会议也可能有助于减少PTSD症状。

— 应为从ICU出院的患者及其家属制订和评估新的沟通策略。

— 医师、护士和家庭医师必须与家人保持联系。

参 考 文 献

1. Azoulay E, Pochard F, Chevret S, Lemaire F, Mokhtari M, Le Gall JR, et al. Meeting the needs of intensive care unit patient families: a multicenter study. Am J Respir Crit Care Med. 2001; 163(1): 135-9.

2. Curtis JR, Patrick DL, Shannon SE, Treece PD, Engelberg RA, Rubenfeld GD. The family conference as a focus to improve communication about end-of-life care in the intensive care unit: opportunities for improvement. Crit Care Med. 2001; 29(2 Suppl): N26-33.

3. Heyland DK, Rocker GM, Dodek PM, Kutsogiannis DJ, Konopad E, Cook DJ, et al. Family satisfaction with care in the intensive care unit: results of a multiple center study. Crit Care Med. 2002; 30(7): 1413-8.

4. Azoulay E, Sprung CL. Family-physician interactions in the intensive care unit. Crit Care Med. 2004; 32(11): 2323-8.

5. Davidson JE, Jones C, Bienvenu OJ. Family response to critical illness: postintensive care syndrome-family. Crit Care Med. 2012; 40(2): 618-24.

6. Davidson JE, Aslakson RA, Long AC, Puntillo KA, Kross EK, Hart J, et al. Guidelines for family-centered care in the neonatal, pediatric, and adult ICU. Crit Care Med. 2017; 45(1): 103-28.

7. Zigmond AS, Snaith RP. The hospital anxiety and depression scale. Acta Psychiatr Scand. 1983; 67(6): 361-70.

8. Pochard F, Azoulay E, Chevret S, Lemaire F, Hubert P, Canoui P, et al. Symptoms of anxiety and depression in family members of intensive care unit patients: ethical hypothesis regarding decision-making capacity. Crit Care Med. 2001; 29(10): 1893-7.

9. Azoulay E, Chevret S, Leleu G, Pochard F, Barboteu M, Adrie C, et al. Half the families of intensive care unit patients experience inadequate communication with physicians. Crit Care Med. 2000; 28(8): 3044-9.

10. Azoulay E, Pochard F, Chevret S, Jourdain M, Bornstain C, Wernet A, et al. Impact of a family information leaflet on effectiveness of information provided to family members of intensive care unit patients: a multicenter, prospective, randomized, controlled trial. Am J Respir Crit Care Med. 2002; 165(4): 438-42.

11. Kross EK, Engelberg RA, Gries CJ, Nielsen EL, Zatzick D, Curtis JR. ICU care associated with symptoms of depression and posttraumatic stress disorder among family members of patients who die in the ICU. Chest. 2011; 139(4): 795-801.

12. Lautrette A, Darmon M, Megarbane B, Joly LM, Chevret S, Adrie C, et al. A communication strategy and brochure for relatives of patients dying in the ICU. N Engl J Med. 2007; 356(5): 469-78.

13. Kentish-Barnes N, Chevret S, Champigneulle B, Thirion M, Souppart V, Gilbert M, et al. Effect of a condolence letter on grief symptoms among relatives of patients who died in the ICU: a randomized clinical trial. Intensive Care Med. 2017; 43(4): 473-84.

14. Kentish-Barnes N, Chevret S, Cheisson G, Joseph L, Martin-Lefevre L, Si Larbi AG, et al. Grief symptoms in relatives who experienced organ donation request in the ICU. Am J Respir Crit Care Med. 2018; 198(6): 751-8.

15. Azoulay E, Pochard F, Chevret S, Adrie C, Annane D, Bleichner G, et al. Half the family members of intensive care unit patients do not want to share in the decision-making process: a study in 78 French intensive care units. Crit Care Med. 2004; 32(9): 1832-8.

16. Garrouste-Orgeas M, Coquet I, Perier A, Timsit JF, Pochard F, Lancrin F, et al. Impact of an intensive care unit diary on psychological distress in patients and relatives*. Crit Care Med. 2012; 40(7): 2033-40.

17. Jabre P, Belpomme V, Azoulay E, Jacob L, Bertrand L, Lapostolle F, et al. Family presence during cardi-

opulmonary resuscitation. N Engl J Med. 2013; 368(11): 1008-18.

18. Curtis JR, Treece PD, Nielsen EL, Gold J, Ciechanowski PS, Shannon SE, et al. Randomized trial of communication facilitators to reduce family distress and intensity of end-of-life care. Am J Respir Crit Care Med. 2016; 193(2): 154-62.

19. Kentish-Barnes N, McAdam JL, Kouki S, Cohen-Solal Z, Chaize M, Galon M, et al. Research participation for bereaved family members: experience and insights from a qualitative study. Crit Care Med. 2015; 43(9): 1839-45.

20. Azoulay E, Pochard F, Kentish-Barnes N, Chevret S, Aboab J, Adrie C, et al. Risk of post-traumatic stress symptoms in family members of intensive care unit patients. Am J Respir Crit Care Med. 2005; 171(9): 987-94.

21. Gries CJ, Engelberg RA, Kross EK, Zatzick D, Nielsen EL, Downey L, et al. Predictors of symptoms of posttraumatic stress and depression in family members after patient death in the ICU. Chest. 2010; 137(2): 280-7.

22. Kentish-Barnes N, Seegers V, Legriel S, Cariou A, Jaber S, Lefrant JY, et al. CAESAR: a new tool to assess relatives' experience of dying and death in the ICU. Intensive Care Med. 2016; 42(6): 995-1002.

23. Fassier T, Darmon M, Laplace C, Chevret S, Schlemmer B, Pochard F, et al. One-day quantitative cross-sectional study of family information time in 90 intensive care units in France. Crit Care Med. 2007; 35(1): 177-83.

24. Siegel MD, Hayes E, Vanderwerker LC, Loseth DB, Prigerson HG. Psychiatric illness in the next of kin of patients who die in the intensive care unit. Crit Care Med. 2008; 36(6): 1722-8.

25. Pandharipande PP, Girard TD, Jackson JC, Morandi A, Thompson JL, Pun BT, et al. Long-term cognitive impairment after critical illness. N Engl J Med. 2013; 369(14): 1306-16.

26. Schmidt M, Azoulay E. Having a loved one in the ICU: the forgotten family. Curr Opin Crit Care. 2012; 18(5): 540-7.

27. Kentish-Barnes N, Lemiale V, Chaize M, Pochard F, Azoulay E. Assessing burden in families of critical care patients. Crit Care Med. 2009; 37(10 Suppl): S448-56.

28. Curtis JR, Back AL, Ford DW, Downey L, Shannon SE, Doorenbos AZ, et al. Effect of communication skills training for residents and nurse practitioners on quality of communication with patients with serious illness: a randomized trial. JAMA. 2013; 310(21): 2271-81.

29. Carson SS, Cox CE, Wallenstein S, Hanson LC, Danis M, Tulsky JA, et al. Effect of palliative care-led meetings for families of patients with chronic critical illness: a randomized clinical trial. JAMA. 2016; 316(1): 51-62.

第十八章	ICU医务工作者的心理障碍
	Bara Ricou

ICU医务工作者（包括医师、护士和护士助理）是发生道德困境和职业倦怠的高危人群[1, 2]。医务工作者职业倦怠的发生率因医学专业而异，且不同科室间也略有差异。职业倦怠在急诊、外科或内科医师中的发生率为20%～50%[3-5]，30%～50%的ICU医务工作者（包括医师、护士和护士助理）[1, 6, 7]会出现职业倦怠。读者可能会奇怪，为什么笔者在这本专为患者和患者家属设计的书中，插入了有关ICU医务工作者的章节。这是因为ICU医务工作者的心理健康对患者及患者家属的护理都十分重要[8]。事实上，有精神困扰的医务工作者无法照顾患者，他们脱离工作并且对他人的痛苦缺乏同理心[3]。

前面的章节体现了延续性护理对危重症患者的重要性，尤其是当ICU患者住院时间延长时。此外，慢性危重症患者的护理很复杂，因此对患者家属的要求很高[9]。这些患者不仅需要ICU急症护理技能，还需要在这种特殊的环境中提供耗时且比较难的人文关怀，这可能是ICU医务工作者的压力来源之一[10]。

ICU医务人员还会出现其他的心理障碍。事实上，与其他科室护士相比，ICU护士的创伤后应激障碍（post-traumatic stress disorder，PTSD）患病率有所增加[11]。与患者和家属的冲突可能会导致同情疲劳，这又进一步导致了ICU医务工作者对工作的不满[12]。

学习目标

本章将介绍与ICU医务工作者心理障碍相关的因素及对医务工作者进行心理护理的基本理论，并讨论解决医疗保健专业人员精神困扰的诊断工具和潜在可行的治疗方法。

第一节 相关因素

导致ICU医务工作者道德困境和职业倦怠的相关因素有很多（表18.1），有些因素在许多医务工作者中是通用的，而有些是ICU医务工作者特有的。

导致ICU医务工作者心理障碍高风险的2个主要因素如下。

ICU医务工作者的特殊个性：选择ICU的医务工作者具有显著的个人特征。ICU医务工作者认真负责、自省，对自己要求非常高，通常是完美主义者，太投入工作任务，过于在乎别人的感受，而忽略自己的感受[18]。

特殊的工作环境：对于临床医师来说，ICU 是一个极具心理和生理压力的工作环境。危重症医学是一门要求很高的专业，它需要极高的知识和技术水平，在紧迫的时间内采取措施并需要具备人际合作的人际能力，如同情心。在紧张和死亡恐惧的气氛中，在冲突频繁的情况下，ICU 医务工作者需要高级的沟通技巧，以实现人际合作并支持处于巨大痛苦中的患者和亲属。临终决策[19]与照护[1, 6, 13]、冲突[20]和繁重的工作量[17]是发生职业倦怠的主要因素。日常工作缺乏意义也会导致 ICU 医务工作者出现道德困境[2, 11, 21]。

表 18.1　ICU 医务工作者发生倦怠、道德困境、同情疲劳及 PTSD 的相关因素

心理障碍 类型	受影响的医务 工作者类型	相关影响因素	参考文献
倦怠	医师	女性 工作量（夜间、轮班） 冲突（与护士、同事）	[13]
	护士，护士助理	老年人 没有选择休假的权力 没有参加 ICU 研究小组 冲突（与患者、护士长、医师） 临终患者的护理 放弃维持生命治疗的决定	[6]
	医师，护士，护士助理	男性 护士助理 团队中男护士的比例 没有孩子 年龄＜40 岁 临终关怀 死亡率	[1]
	护士，护士助理	患者缺乏合作 工作限制和个人生活管理 总是在工作 人际关系（患者、家庭、同事）	[14]
	护士	人员配备	[15]
道德困境 抑郁	医师	对职业的不满 缺乏认可 责任太重 个人/家庭生活压力大 保持知识更新 独立做出正确决定	[16]
	医师，护士	觉察到护理不当 护理任务过重 只有医师才能控制病情 护士不参与临终（EOL）决定 护士和医师之间合作不佳 自主决定如何执行任务 团队合作不佳	[2]

续表

心理障碍类型	受影响的医务工作者类型	相关影响因素	参考文献
	医师，护士，其他（PICU）	实践的伦理层面： 管理层与成员之间的恐惧、不信任、敌意 等级制度 团队合作困难 没有言论自由 缺乏情感支持	[17]
	医师	反复的紧张经历 组织： 工作量 关系受损 倦怠	[7]
同情疲劳 STS	护士	倦怠（BO）和同情疲劳（CF）预测继发性创伤应激（STS） 消极的同事关系 工作年限 每班次时间 直接护理患者的时间 药物	[12]
PTSD	护士	临终关怀： 尸体护理 目睹患者死亡 言语辱骂（家庭成员、医师、护士） 伤口，出血，损伤 实施"徒劳"的护理 进行心肺复苏 工作量	[11]

注：EOL.生命末期，临终；PICU.儿科ICU；STS.继发性创伤应激；BO.倦怠；CF.同情疲劳。

第二节　ICU医务工作者心理障碍的不良影响

关心医务工作者的重要性

医务工作者应该得到关心的两个重要原因：一个是与医疗质量有关，另一个是鉴于从管理层面的考虑。

（一）医疗质量

ICU医务工作者需要保持良好的精神健康状况，才能为患者提供高质量的医疗服务。相比之下，当不堪重负和精疲力竭时，他们容易对患者、家属或同事的情绪失去敏感度[22]，并可能对这种情况变得不再感兴趣。处于倦怠状态的医师承认，他们改变了对待患者的处理方式和态度[3]。例如，他们会让患者出院，使服务"可管理"，不进行评估就对躁动的患者进行约束，不在乎疾病对患者的影响，让患者觉得医疗服务变得缺少人性化。在压力下，他们倾向更早地停止治疗[23]。当医师身体不适时，他们的医疗能力表现可能会下降并且不是最佳的[7, 24]。他们承认，当受到压力时，他们会决定早些停止治疗[23]。

（二）管理问题

1.医务工作者的安全 承受沉重工作负荷的医师容易疲劳，更容易伤害自己的身体[25]，长时间的轮班工作也增加了回家途中发生车祸的可能性[26]。这两种风险都可能导致缺勤。疲劳会降低医师的集中力，最终导致用药错误[27]。

倦怠也被认为与其他精神疾病有关，如睡眠中断、易怒、认知障碍、性欲障碍和抑郁症状[6]。

所有这些因素都可能给医务工作者造成不良情绪的恶性循环，并产生心理负担。

工作倦怠的医务工作者更容易患抑郁症[24]。

2.职业倦怠对患者和服务的影响 职业倦怠的人通常倾向放弃他们的工作，倒退到辅助性工作，常出现沟通能力差及在团队合作中缺乏条理，随之而来的风险就是出现冲突和错误[28]。这种个人行为的恶化对医疗机构的影响是行动拖延增加，员工表现力下降，旷工率和员工流动率上升。此外，护士对工作不满意，出现工作倦怠，也会导致表现不佳、抢救不及时等情况发生，从而增加患者[15]的死亡率。

3.医务工作人员短缺 存在倦怠等心理障碍的医务工作者的离职倾向[2, 13, 29]是一个真正令人担忧的问题，因为ICU医务工作者的短缺是对患者医疗质量的真正威胁。这种短缺很早以前就报道了[30]，而目前由国家卫生人力分析中心[31]进行的分析似乎表明，在美国，ICU医务工作者的需求将得到满足，其他国家的预测结果尚不清楚。

第三节 如何诊断ICU团队中的心理障碍

这个问题的答案就在于服务管理者希望在其服务中增加的措施。事实上，就像在重症监护患者的护理中一样，监测本身无法取得任何结果，也无法为患者带来任何改善。

然而，监测是检测问题所必需的，与正常范围的偏差可能会引发警报并触发纠正措施。

监测护理人员的心理障碍需要管理者和一些人力的投入。

当前已有评估倦怠程度[22]、PTSD[11]、同情疲劳[12]或道德困扰[2]程度的工具，并在其他研究也有报道。所有这些工具都是调查问卷，可以分发给医务工作人员。但ICU面临的挑战是时间和方法，与此类调查有关的众多问题如下：

— 谁来负责这项调查？
— 纸质调查还是网上调查？
— 调查频率？
— 调查所有医务工作者，还是选择部分医务工作者调查？
— 谁来收集结果？

—— 谁来分析结果？

—— 在什么样的回复率下，答案是可信的？

—— 如何向医务工作者反馈？

—— 谁将寻求潜在的改善措施？

—— 谁来决定采取哪一个措施？

—— 谁将实施改善措施？

实践证明，这是一项值得被认可的研究。这意味着研究负责人应该意识到这样的工作性质需要额外创造条件，特别是专门的个人时间。由于工作的特殊性，调查所有可能的心理障碍不太合理，因此应该谨慎决定要调查哪种类型的心理障碍。

考虑到监测可以自动化，对医务工作者的心理健康进行长期随访会更容易。

这种类型的项目可以参考已被证明有效的、已被批准的质量改进计划的方法[32]。这种计划最重要的环节是通过 PDCA 循环对结构或系统进行持续改进，将监测的结果整合到改善措施中（图18.1）。

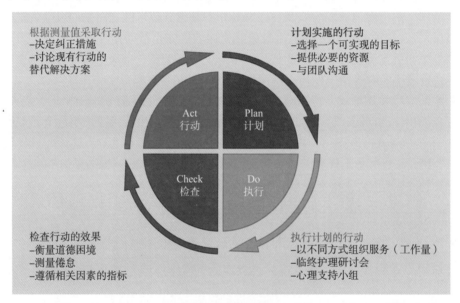

图18.1　PDCA 循环

第四节　如何预防/处理问题

在各种已知的与 ICU 医务工作者心理障碍相关的因素中，有些因素与服务类型有关，难以改变。事实上，繁重的工作量和伴有复杂病史的患者就诊于医院是无法避免的。

相比之下，许多属于人为因素的问题是可以解决的。

然而，目前尚无证据表明具有可以有效预防和治疗 ICU 医务工作者心理障碍的措施。

可改变因素和潜在改进目标

调查ICU医务工作者心理负担的众多研究报道显示了医务工作者与患者和（或）患者家属之间存在困难或矛盾。

CONFLICUS研究[20]中详述的已知冲突因素与职业倦怠相关因素相似：工作压力、工作量、沟通不足和临终关怀。为了解决这些人为的困难，考虑人道因素的解决方案似乎是合理的。

因此，在理论基础上提出了许多可能的解决方案。

（一）团队建设

由于工作类型特殊、全年一周7天日夜工作，患者病情复杂、医疗护理负担重，以及所有患者照顾者、护士、护士助理和医师的工作流动性，ICU的环境不利于团队精神的培养。然而，正因为存在这些障碍，才更应该努力在这种特殊环境中加强团队建设。

团队建设可以降低职业间冲突的风险，最终可能成为改善患者与家庭成员关系和患者的预后，减少导致护理人员倦怠的方法[33]。

（二）沟通

ICU面临的主要挑战之一是沟通。事实上，承受着巨大压力的工作人员在面对同样遭受高压的患者和家属时，会自然而然地出现攻击性和言语辱骂等沟通失误。

值得注意的是，护士会抱怨医师的措辞不当，而医师却认为他们在沟通方面表现良好。医护人员围绕临终护理的沟通尤为困难，这有可能成为团队之间关系紧张的根源[34]。

相反，沟通方面的培训可以帮助ICU护理人员做出更好的决定。Lilly[35]的研究结果显示，沟通培训可以使医务工作者更好地区分哪些患者可能会从ICU受益，哪些患者的救治护理意义不大。

（三）伦理、姑息治疗和临终关怀培训

现在，死亡和临终关怀已成为ICU日常护理的一部分。然而，由于照顾临终患者是ICU工作困难的原因之一，因此ICU专业人员不愿选择临终患者照护这一职业。由于临终关怀和患者死亡是ICU医务人员道德困境的一部分原因，因此他们必须在伦理、姑息和临终关怀方面得到足够的培训和支持。特别要注意的是，应为工作人员设置一些有助于协助同事照顾临终患者并促进他们识别患者离世的程序。护理人员和医师轮转的时间表也应该调整，以最大限度保持护理的连续性，此外还应鼓励跨学科团队定期就护理目标进行沟通，应该建立一个医务人员支持小组，并且应提供姑息治疗专家的名单，即教牧关怀代表。这些专业人员还可以向ICU医务工作者讲授和示范临终关怀[36]。姑息治疗不仅仅是决定停止或退出治疗后的护理，还包括明确讨论护理目标、以患者和家庭为中心的决策、疼痛和症状评估和控制、跨学科团队之间的沟通和协作[37]。

（四）准入控制

对不适当护理的看法可能会使ICU护理人员感到负担繁重并导致他们缺乏职业意识[2]，因此应该在每一个患者进入ICU前进行仔细评估。然而，重症监护医师对生命结束时使用ICU的正当性持不同意见[38]。反对者认为，患者不应该接受激进但不必要的医疗措施。值得注意的是，在美国，1/5的美国居民在EOL接受ICU治疗，1/4的医疗支出用于生命的最后一年。在这种情况下，在生命的最后几天选择ICU似乎是不合理的。赞成者认为，不可能提前确定生命的最后一年是何时开始的，也不可能确定目前的住院是由患者急性但可逆的恶化引起还是病情恶化的迹象。我们都知道，导致ICU入院的急性事件会改变慢性疾病的预后。然而，患者尤其是老年患者[39]和家属并没有意识到这一现实，他们对未来潜在变化的处理方式截然不同。许多家庭成员希望患者能康复，却不知道他们可能会给心爱的人带来更多的痛苦。此外，照顾患者的家属在患者入住ICU后感受到了痛苦，但在患者入住ICU期间，家属在决定不惜一切代价寻求治疗时，仍然没有意识到这种负担[40]。

最后，由于ICU医护人员成为疼痛控制和姑息治疗的专家，有人会认为ICU是最好的死亡场所，这根本没有考虑到ICU医护人员的负担和成本。

（五）心理支持

由于现在有充分的证据表明ICU医务工作者在心理上受到影响，因此采取措施改变这种影响是必要的。然而，当前尚未提出行之有效的心理支持方法[41]，证明某种方法的潜在益处比较困难，事实上，在一项随机对照试验中，2名心理学家对ICU护士测试了团体支持的影响。由于许多综合的原因，这个为期9个月的项目无法显著改善接受治疗的护士的倦怠，其中40%的护理人员在整个研究期间发生了变化，整个ICU团队的职业倦怠得分均有所下降（"个人未发表数据"）。

后期应该开展更多可以评估对ICU护理人员实施心理支持的措施的研究。团队监督可由熟练的精神科医师或病房内的心理学家或精神科医师担任，因为这与护理人员的日常生活有关，所以应当结合工作环境进行探讨。

（六）管理建议

对于ICU护理人员的心理障碍，可能没有单一的预防或治疗手段。然而，其他医学领域的管理和研究的最新进展使人们希望某些方法也能在ICU中发挥作用。

ICU管理者必须意识到护理人员的心理健康是管理工作中不可回避的优先事项，因为护理人员的心理健康决定了对患者和家庭成员的护理质量。

医务工作者所提供的医疗服务至关重要，因为它不仅决定患者在ICU中的生存率，还决定患者出院后的生活质量。

此外，我们不应该等到获得科学证据后再开始关心ICU医务工作者。事实上，在我们的工作环境中进行试验是很困难的，可能无法反映现实情况，因此还应该考虑推进定性研究。

多模式方法可能包括以下内容。

— 组建心理支持小组[42, 43]。
— 教育和培养正念[44, 45]。
— 团队建设[33]。
— 自助干预[46]。
— 治疗联盟[47]。

结论

正如本章所示，ICU医务工作者正处于发生心理障碍的高风险中。

由于他们的心理健康影响他们的行为，包括他们支持患者和家庭成员的能力，我们应该尽一切努力保护ICU医务工作者。现阶段所了解的暂不允许在ICU这个非常特殊的环境中确定一种大家都认可的心理障碍干预方法。但是，没有时间等待更多的研究结果，从现在开始就要关心ICU医务工作者。

要点总结

— 包括医师、护士和护士助理在内的ICU医务工作者处于心理障碍的高风险中。
— 这些专业人员的心理障碍与他们提供的工作类型直接相关。
  — ICU环境恶劣。
  — ICU患者和家属的痛苦是沉重的。
  — 在ICU死亡是普遍存在的。
— 医务工作者的心理健康状况影响患者的生存和生活质量。
— ICU管理者应意识到对其个人护理的必要性。
— 多模式管理方法可能很有意义。
  — 团队建设。
  — 沟通教育。
  — 道德教育、姑息治疗和临终关怀。
  — 心理支持。
— 以下是一些在未来有前途的方法。
  — 正念疗法。
  — 培养韧性。

参 考 文 献

1. Merlani P, Verdon M, Businger A, Domenighetti G, Pargger H, Ricou B. Burnout in ICU caregivers: a multicenter study of factors associated to centers. Am J Respir Crit Care Med. 2011; 184(10): 1140-6.

2. Piers RD, Azoulay E, Ricou B, Dekeyser Ganz F, Decruyenaere J, Max A, Michalsen A, Maia PA, Owczuk R, Rubulotta F, et al. Perceptions of appropriateness of care among European and Israeli intensive care unit nurses and physicians. JAMA. 2011; 306(24): 2694-703.

3. Shanafelt TD, Bradley KA, Wipf JE, Back AL. Burnout and self-reported patient care in an internal medicine residency program. Ann Intern Med. 2002; 136(5): 358-67.

4. Shanafelt TD, Balch CM, Bechamps GJ, Russell T, Dyrbye L, Satele D, Collicott P, Novotny PJ, Sloan J, Freischlag JA. Burnout and career satisfaction among American surgeons. Ann Surg. 2009; 250(3): 463-71.

5. Goehring C, Bouvier Gallacchi M, Kunzi B, Bovier P. Psychosocial and professional characteristics of burnout in Swiss primary care practitioners: a cross-sectional survey. Swiss Med Wkly. 2005; 135(7- 8): 101-8.

6. Poncet MC, Toullic P, Papazian L, Kentish-Barnes N, Timsit JF, Pochard F, Chevret S, Schlemmer B, Azoulay E. Burnout syndrome in critical care nursing staff. Am J Respir Crit Care Med. 2007; 175(7): 698-704.

7. Embriaco N, Hraiech S, Azoulay E, Baumstarck-Barrau K, Forel JM, Kentish-Barnes N, Pochard F, Loundou A, Roch A, Papazian L. Symptoms of depression in ICU physicians. Ann Intensive Care. 2012; 2(1): 34.

8. Levy MM. Caring for the caregiver. Crit Care Clin. 2004; 20(3): 541-7, xi

9. Desarmenien M, Blanchard-Courtois AL, Ricou B. The chronic critical illness: a new disease in intensive care. Swiss Med Wkly. 2016; 146: w14336.

10. Lamas DJ, Owens RL, Nace RN, Massaro AF, Pertsch NJ, Gass J, Bernacki RE, Block SD. Opening the door: the experience of chronic critical illness in a long-term acute care hospital. Crit Care Med. 2017; 45(4): e357-62.

11. Mealer ML, Shelton A, Berg B, Rothbaum B, Moss M. Increased prevalence of post-traumatic stress disorder symptoms in critical care nurses. Am J Respir Crit Care Med. 2007; 175(7): 693-7.

12. Hinderer KA, VonRueden KT, Friedmann E, McQuillan KA, Gilmore R, Kramer B, Murray M. Burnout, compassion fatigue, compassion satisfaction, and secondary traumatic stress in trauma nurses. J Trauma Nurs. 2014; 21(4): 160-9.

13. Embriaco N, Azoulay E, Barrau K, Kentish N, Pochard F, Loundou A, Papazian L. High level of burnout in intensivists: prevalence and associated factors. Am J Respir Crit Care Med. 2007; 175(7): 686-92.

14. Verdon M, Merlani P, Perneger T, Ricou B. Burnout in a surgical ICU team. Intensive Care Med. 2008; 34(1): 152-6.

15. Aiken LH, Clarke SP, Sloane DM, Sochalski J, Silber JH. Hospital nurse staffing and patient mortality, nurse burnout, and job dissatisfaction. JAMA. 2002; 288(16): 1987-93.

16. Coomber S, Todd C, Park G, Baxter P, Firth-Cozens J, Shore S. Stress in UK intensive care unit doctors. Br J Anaesth. 2002; 89(6): 873-81.

17. Wall S, Austin WJ, Garros D. Organizational influences on health professionals' experiences of moral distress in PICUs. HEC Forum. 2016; 28(1): 53-67.

18. Shanafelt TD. Enhancing meaning in work: a prescription for preventing physician burnout and promoting patient-centered care. JAMA. 2009; 302(12): 1338-40.

19. Teixeira C, Ribeiro O, Fonseca AM, Carvalho AS. Ethical decision making in intensive care units: a burnout risk factor? Results from a multicentre study conducted with physicians and nurses. J Med Ethics. 2013 (February 13, 2013 as https: //doi.org/10.1136/medethics-2012-100619).

20. Azoulay E, Timsit JF, Sprung CL, Soares M, Rusinova K, Lafabrie A, Abizanda R, Svantesson M, Rubulotta F, Ricou B, et al. Prevalence and factors of intensive care unit conflicts: the conflicus study. Am J Respir Crit Care Med. 2009; 180(9): 853-60.

21. Moss M, Good VS, Gozal D, Kleinpell R, Sessler CN. An official critical care societies collaborative

statement-burnout syndrome in critical care health-care professionals: a call for action. Chest. 2016; 150(1): 17-26.

22. Maslach C. Burnout: the cost of caring. New York: Prentice Hall; 1982.

23. Hua M, Halpern SD, Gabler NB, Wunsch H. Effect of ICU strain on timing of limitations in life-sustaining therapy and on death. Intensive Care Med. 2016; 42(6): 987-94.

24. Wallace JE, Lemaire JB, Ghali WA. Physician wellness: a missing quality indicator. Lancet. 2009; 374(9702): 1714-21.

25. Ayas NT, Barger LK, Cade BE, Hashimoto DM, Rosner B, Cronin JW, Speizer FE, Czeisler CA. Extended work duration and the risk of self-reported percutaneous injuries in interns. JAMA. 2006; 296(9): 1055-62.

26. Barger LK, Cade BE, Ayas NT, Cronin JW, Rosner B, Speizer FE, Czeisler CA, Harvard Work Hours H, Safety G. Extended work shifts and the risk of motor vehicle crashes among interns. N Engl J Med. 2005; 352(2): 125-34.

27. Fahrenkopf AM, Sectish TC, Barger LK, Sharek PJ, Lewin D, Chiang VW, Edwards S, Wiedermann BL, Landrigan CP. Rates of medication errors among depressed and burnt out residents: prospective cohort study. BMJ. 2008; 336(7642): 488-91.

28. Vahey DC, Aiken LH, Sloane DM, Clarke SP, Vargas D. Nurse burnout and patient satisfaction. Med Care. 2004; 42(2 Suppl): II57-66.

29. Heinen MM, van Achterberg T, Schwendimann R, Zander B, Matthews A, Kozka M, Ensio A, Sjetne IS, Moreno Casbas T, Ball J, et al. Nurses' intention to leave their profession: a cross sectional observational study in 10 European countries. Int J Nurs Stud. 2012; 50(2): 174-84.

30. Halpern NA, Pastores SM, Thaler HT, Greenstein RJ. Changes in critical care beds and occupancy in the United States 1985-2000: differences attributable to hospital size. Crit Care Med. 2006; 34(8): 2105-12.

31. HSRA. Health workforce projections: critical care physicians and nurse practitioners; 2017.

32. Staines A, Thor J, Robert G. Sustaining improvement? The 20-year Jonkoping quality improvement program revisited. Qual Manag Health Care. 2015; 24(1): 21-37.

33. Reader TW, Flin R, Mearns K, Cuthbertson BH. Developing a team performance framework for the intensive care unit. Crit Care Med. 2009; 37(5): 1787-93.

34. Cohen S, Sprung C, Sjokvist P, Lippert A, Ricou B, Baras M, Hovilehto S, Maia P, Phelan D, Reinhart K, et al. Communication of end-of-life decisions in European intensive care units. Intensive Care Med. 2005; 31(9): 1215-21.

35. Lilly CM, Sonna LA, Haley KJ, Massaro AF. Intensive communication: four-year follow-up from a clinical practice study. Crit Care Med. 2003; 31(5 Suppl): S394-9.

36. Clarke EB, Curtis JR, Luce JM, Levy M, Danis M, Nelson J, Solomon MZ. Quality indicators for end-of-life care in the intensive care unit. Crit Care Med. 2003; 31(9): 2255-62.

37. Curtis JR. Caring for patients with critical illness and their families: the value of the integrated clinical team. Respir Care. 2008; 53(4): 480-7.

38. Angus DC, Truog RD. Toward better ICU use at the end of life. JAMA. 2016; 315(3): 255-6. 39. Clegg A, Young J, Iliffe S, Rikkert MO, Rockwood K. Frailty in elderly people. Lancet. 2013; 381(9868): 752-62.

39. Cameron JI, Chu LM, Matte A, Tomlinson G, Chan L, Thomas C, Friedrich JO, Mehta S, Lamontagne F, Levasseur M, et al. One-year outcomes in caregivers of critically ill patients. N Engl J Med. 2016; 374(19): 1831-41.

40. Teasdale K, Brocklehurst N, Thom N. Clinical supervision and support for nurses: an evaluation study. J

Adv Nurs. 2001; 33(2): 216-24.

41. Arneson H, Ekberg K. Evaluation of empowerment processes in a workplace health promotion intervention based on learning in Sweden. Health Promot Int. 2005; 20(4): 351-9.

42. Scates CL, S. ; Sutherland, J. Supporting clinical teams through group reflective practice. In: 11th congress of European association of palliative care. Vienna. May 2009.

43. Krasner MS, Epstein RM, Beckman H, Suchman AL, Chapman B, Mooney CJ, Quill TE. Association of an educational program in mindful communication with burnout, empathy, and attitudes among primary care physicians. JAMA. 2009; 302(12): 1284-93.

44. Steinberg BA, Klatt M, Duchemin AM. Feasibility of a mindfulness-based intervention for surgical intensive care unit personnel. Am J Crit Care. 2016; 26(1): 10-8.

45. Geraedts AS, Kleiboer AM, Wiezer NM, van Mechelen W, Cuijpers P. Short-term effects of a web-based guided self-help intervention for employees with depressive symptoms: randomized controlled trial. J Med Internet Res. 2014; 16(5): e121.

46. Huff NG, Nadig N, Ford DW, Cox CE. Therapeutic alliance between the caregivers of critical illness survivors and intensive care unit clinicians. Ann Am Thorac Soc. 2015; 12(11): 1646-53.

第四篇

康　复

第十九章

身体康复模式

Rik Gosselink，M.Van Hollebeke，B.Clerckx，D.Langer

学习目标

—— 了解危重症患者在急性、慢性康复阶段的机体失能评估及治疗的各个步骤。

—— 了解身体康复的各种模式并探讨其在急性和慢性危重疾病中的有效性。

—— 了解身体康复的多学科方法，特别是针对急性重症患者的方法。

第一节 引 言

重症监护医学的进步极大提高了危重症患者的生存率，特别是急性呼吸窘迫综合征（ARDS）和脓毒症患者[1, 2]。然而，这种生存率的提高通常伴随着全身失调、肌无力、机械通气时间延长、呼吸困难、抑郁、焦虑和ICU出院后健康相关生活质量降低等[3, 4]。机体功能状态受损的关键因素是功能失调，特别是肌无力[5, 6]。危重症期间长期卧床和活动受限会导致呼吸系统、心血管系统、肌肉骨骼系统、神经系统、肾脏和内分泌系统严重失调和功能障碍[7]。这些失调和功能障碍会因炎症和药物（如皮质类固醇、神经肌肉阻滞剂和与危重症及其治疗相关的抗生素）而加剧。ICU中骨骼肌无力（ICU获得性衰弱）的患病率高达50%，且在ICU住院的第2～3周发展迅速[8-11]，可导致脱机失败、ICU住院时间延长，增加1年死亡率的风险[5, 12]。

上述各系统功能及四肢肌肉和呼吸肌功能的变化表明，为了防止患者在ICU住院期间及转出ICU后机体功能失调[13]，需要对患者进行评估，并且采取相应措施。对于长期或预计需要延长卧床时间的危重症患者，尽早预防或减轻肌肉萎缩非常重要。在过去的10年中，越来越多的科学研究、临床实践证据指出，ICU医疗团队应鼓励危重症患者进行安全、早期的活动[14, 15]。虽然已有多项研究表明早期活动可以改善患者的短期预后[16, 19]，但缺少长期结局的相关研究[20, 21]。可能是由于人群、干预措施、比较基线和结局等的不同，各研究结果存在差异[22]。

与住院期间相比，ICU患者转出后的恢复情况容易被医务人员忽视。几项对危重症患者的纵向观察随访研究显示，不仅在生理上，危重症患者在心理、认知和健康相关生活质量方面都存在长久的损害[23]。ICU患者出院后，机体各项功能未能完全康复，因此，有理由认为患者从ICU转出后应继续进行康复锻炼。然而，包括运动锻炼在内的一系列出院后康复措施仍未得到有效实施[24]。遵照美国运动医学学会（ACSM）[25]的指导方针进行适当的评估和有监督的运动训练，可能是出院后康复有效性的重要因素，但迄今为止的大多数研究都缺乏这一点。

第二节 评 估

长期卧床和活动受限对机体的负面影响及适当站立和早期活动的益处已被广泛报道。然而，与ICU患者的早期活动的相关问题，包括安全性、频率和具体方法等，直到最近才成为ICU跨学科团队共同关心的焦点[17, 26-28]。准确评估患者的心肺功能并严格筛选可能影响其早期活动的因素至关重要[29]。在进行运动和功能锻炼之前，除了安全性之外，还要对患者的机体功能进行具体的评估，如肌肉力量、关节活动度、功能状态［如功能独立性评定量表（FIM）、Berg平衡量表（BBS）、功能性步行量表（FAC）、物理功能ICU测试评分（PFIT）、切尔西物理功能评估量表（CPAx）和生活质量（如生活质量量表（如SF-36）、评分专用量表］等[30, 31]（框19.1）。

框19.1 危重症患者（出院后）的评估

（1）配合度——谵妄、躁动、镇静和意识水平
— 格拉斯哥昏迷量表（GCS）
— ICU谵妄评估量表（CAM-ICU）
— Richmond躁动-镇静评分（RASS）
— 标准化5问题问卷（S5Q）

（2）关节灵活性
— 主动运动和被动运动的活动范围

（3）呼吸和肢体肌肉功能
— MRC肌力分级标准
— 手持式肌力测定仪评价肌力
— 肌肉收缩刺激力
— 超声检查肌肉厚度
— 最大吸气压和呼气压

（4）移动性-功能状态
— Barthel指数
— 功能独立性评定量表
— Katz日常生活功能指数
— Berg平衡量表
— 功能性步行量表
— 4m步速测试
— 物理功能ICU测试评分（PFIT）

（5）生活质量
— SF-36
— 欧洲生活质量量表

（6）运动测试（ICU后）
— 6分钟步行测试
— 穿梭步行测试
— 增量式循环测力计测试

第三节　身体康复模式

一、危重症患者

对于病情严重、配合度较差的患者，我们可以采用被动方式协助患者参与治疗，如被动活动、拉伸肌肉、夹板外固定、变换体位、卧床被动脚踏车活动或神经肌肉电刺激，不会加重他们心肺系统的负担。另外，对于配合度良好，非急性期但仍处于机械通气状态的患者，可进行适当床旁活动，如移动床旁椅、使用床式或椅式的自行车等进行阻力肌肉训练，也可独立或尝试在医务人员协助下行走。Gosselink等[32]根据Morris等[17]的方案制作了流程图（图19.1）。该流程图具有表面效度，是一种渐进式训练的新方法。下文将继续讨论在逐步增大运动强度和对患者配合度要求更高的情况下的训练模式。

（一）不配合的危重症患者

体位已被规范用于补救氧气输送不足，如通过改变通气（V）和血流灌注（Q）的分布、通气/血流比值（V/Q）、气道闭合、呼吸功和心脏负荷及黏液运输（体位引流）改善气体交换受损。为了模拟人体在健康状态下所受的扰动，危重症患者需要保持体位更直立（保证支撑力），或在卧床时按时翻身。为避免卧床制动对呼吸、心脏和循环功能的负面影响，要对患者进行定期的正常扰动。对于有运动禁忌的患者来说，可以合理利用改变体位来改善氧气运输和机体氧合。这一证据主要来自太空科学领域，相关文献指出，卧床已被应用于失重模型。主动和被动体位的其他适应证包括处理软组织损伤，防止关节僵硬、神经压迫和皮肤破损。患者可能需要保持特定的体位，但是不同的、频繁的体位变化，甚至一些比较极端的体位，都是基于全面评估得到的结果。在临床工作中，每2小时为患者翻身是常见的基础护理措施，但尚未得到科学验证。通过使用翻身床或多功能床，对病情不稳定患者给予适当扰动，患者可能受益于适合其病情阶段的体位变化[33]。重症监护病床的设计特点应考虑髋关节和膝关节的支撑，以利于患者在病情允许的情况下尽可能保持直立。使用镇静剂、体重过重的危重症患者，可能需要具有更大支撑力的辅助设备如担架椅、升降机等来安全地改变患者的体位。

对于无法活动的患者来说，被动伸展或关节活动锻炼发挥特别重大的意义。对健康志愿者的研究表明，被动拉伸可缓解肌肉僵硬，增加其延展性。基于对长期不活动的危重症患者的观察发现，持续动态拉伸（补偿患者的肌肉失用[34]），每天持续被动运动9小时可减少肌肉萎缩、肌力降低和蛋白质损失[35, 36]。

夹板固定法可能适用于不能积极活动或有软组织损伤高风险的患者，如严重烧伤、创伤和某些神经疾病后的患者。在动物实验中，每天在伸展位保持夹板固定关节的时长大于30分钟，对增强关节活动范围存在有益影响[37]。在烧伤患者中，固定关节位置可减少肌肉和皮肤瘢痕组织发生挛缩[38]，但是对于神经功能障碍患者，夹板固定会减少肌肉张力[39]。

神经肌肉电刺激（NMES）可用于无法随意收缩肌肉的患者，以防止失用性肌肉萎缩。在固定期内，对于下肢骨折和石膏固定的患者，在固定期间每天NMES至少1小

	0级	1级	2级	3级	4级	5级
标准化5问题问卷[1]	无法配合 S5Q[1]=0	配合度低 S5Q[1]<3	配合度中等 S5Q[1]≥3	配合 S5Q[1]≥4/5	非常配合 S5Q[1]=5	非常配合 S5Q[1]=5
	未通过基础评估[2]	通过基本评估[3]+	通过基本评估[3]+	通过基本评估[3]+	通过基本评估[3]+	通过基本评估[3]+
	基础评估=心肺不稳定：MAP<60mmHg或PaO$_2$/FiO$_2$<200mmHg或FiO$_2$>60%或呼吸频率>30次/分,神经系统不稳定,急性手术期,体温>40℃	神经、手术或创伤状况不允许转移到椅子上	肥胖、神经系统、手术、创伤状况不允许主动转移到椅子上（即使MRC$_{sum}$≥36分）	MRC$_{sum}$≥36+分 BBS坐到站立=0+分 BBS站立=0+分 BBS坐位≥1分	MRC$_{sum}$≥48+分 BBS坐位到站立≥0+分 BBS站立≥0+分 BBS坐位≥2分	MRC$_{sum}$≥48+分 BBS坐位到站立≥1+分 BBS站立≥2+分 BBS坐位≥3分
体位变化[4] 每2小时翻身一次	体位变化[4] −2小时翻身 −Fowler体位（即抬高床头30~50cm） −支具应用	体位变化[4] −2小时翻身 −支具应用 −床上直立坐位 −被动床椅转移	体位变化[4] −2小时翻身 −被动床椅转运 −床旁直立坐位,辅助 −床旁站立（2人以上）	体位变化[4] −主动床椅转移 −床旁直立坐位 −辅助站立（≥1人）	体位变化[4] −主动床椅转移 −床旁直立坐位 −床旁站立
物理治疗： 无	体位变化[4] −被动活动 −被动床上骑单车训练 −NMES	体位变化[4] −被动主动活动：上下肢 −阻力训练：上下肢 −主动（或）被动下肢活动和（或）在床上椅子上骑单车训练 −神经肌肉电刺激（NMES）	体位变化[4] −被动主动活动 −阻力训练上下肢 −主动床旁或坐位上和（或）下肢骑单车训练 −NMES	物理治疗[4] −被动主动活动 −阻力训练上下肢 −主动床旁或坐位上和（或）下肢骑单车训练 −NMES −日常生活活动训练	物理治疗[4] −被动主动活动阻力训练 −阻力训练：上下肢 −主动床旁上下肢骑单车训练 −步行（辅助下） −NMES −日常生活活动训练

图19.1 "动起来吧"-鲁汶协议：渐进式激活身体和逐步加强锻炼的方案（改编自Gosselink等[32]）

1.标准化5问题问卷：睁眼,闭眼；看着我的眼；张开你的口,伸出你的舌头；点头或摇头；当数到"5"时,请你皱眉示意我。2.当至少存在1个风险因素时失败。3.如果基本评估失败,则降为0级。4.安全性,如果在干预期间发生严重的不良事件（干预期间出现心血管系统、呼吸系统和患者不耐受）,应推迟每项活动。MRC,肌肉力量总和量表（0~60分）。BBS,Berg平衡量表：①坐下到站立或站立：0分,能够在不扶物的情况下站立：3分,能够独自站立：2分,试了几次后能够扶物站立：2分,能够独立站立：2分,能够独立站立30秒；1分,只需很少的帮助就能站立或站立；0分,要很高度的帮助才能站立。②无支撑站立：4分,能够安全站立2分钟；3分,能够在监护下站立30秒；在没有支撑的情况下无法站立30秒。③坐位：背部没有支撑,但双足有支撑：4分,能够安全地坐2分钟；3分,能够在监护下坐2分钟；2分,能够坐30秒；1分,能多坐30秒；0分,能够坐2分钟；2分,能够坐30秒；1分,无法在没有支持的情况下坐10秒。

时，可减少四头肌横截面积的减少，并促进正常肌肉蛋白质合成[40]。对于ICU中不能自主活动的患者，可使用NMES维持肌力和肌肉质量。尽管NMES对肌肉力量和肌肉质量似乎存在有益的影响，但研究结果却与之矛盾[41, 42]。这些可能是由以下多种原因导致的，如患者的疾病特征（脓毒症、水肿、血管加压药的使用[43]）、使用NMES时长、干预方案（设备、刺激持续时间和频率），以及不同肌肉功能评估方法（肌肉质量、力量）。NMES用于股四头肌，除了激活肌肉外，还可加强肌肉力量并帮助患者尽快独立从床上向床旁椅转移[44]。

由于患者缺乏配合且病情不稳定，对ICU患者进行早期活动通常更为复杂。可用于患者下肢锻炼的电动康复机（图19.2）已被证明是（神经系统）ICU患者的一种安全可行的锻炼工具[18, 45, 46]。电动康复机可实现长时间连续运动，且运动强度和持续时间可控。一项随机对照试验表明，早期使用电动康复机与常规护理的危重症患者相比，其出院时的机体功能状态、肌肉功能和运动表现均有所改善[18]。

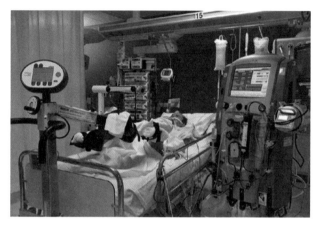

图19.2　机械通气和透析的危重症患者行床上骑单车训练

（二）可配合的危重症患者

运动是指足以引起急性生理反应的身体活动，包括加强肺部通气、中枢系统和外周血液灌注、循环，肌肉代谢和警觉性。按强度顺序可分为床旁静坐、站立、原地踏步、在床上移动、从床上移动至床旁椅，以及在有辅助或独立的情况下行走。早期活动的方法具有表面效度，研究表明，早期活动患者可减少住院时长，改善了出院时的功能状态，缩短了谵妄持续时间，促进早日撤离呼吸机[16, 17]。构建合作团队（医师、护士、物理治疗师和职业治疗师）是促进患者早期活动的重点[15, 47]。这些早期干预具有挑战性，对仍需要支持设备（机械通气、心脏辅助、体外膜肺氧合）或在没有设备器械、护士协助情况下无法站立的患者来说是值得尝试的[17, 48]，在干预期间发生不良事件的风险非常低[49]。

站立辅助器和助行器能够通过固定的辅助站立装置，如各种固定带、管路和导线，保证患者安全移动（图19.3），辅助器为患者手臂提供支撑力，助行功能已被证明可改善严重慢性阻塞性肺疾病[50]患者的呼吸功能。助行器需要能够容纳便携式氧气罐（便携式机械呼吸机、座椅，或者手推车），除了助行器和站立辅助器以外，站立台的运用可刺激生理反应[51]，促进危重症患者进行早期活动。因此，当患者无法进行腿部活动而导致下肢体液潴留，或患者无法耐受站立时，可以使用站立台进行过渡。使用支撑腹带可提高脊髓损伤患者的肺活量，使用过程中要注意支撑腹带的放置位置，以避免提供支撑时影响患者呼吸[52]。转移带有助于搬运超重患者，并且可以保护患者、物理治疗师和护士。活动的同时辅以无创通气（NIV）可以提高非插管患者的运动耐力，在通气过程中可根据患者的需求随时调节呼吸机设置（即增加每分通气量或FiO_2）。其呼吸调节作用类似于疾病稳定期的慢性阻塞性肺疾病患者[53]。

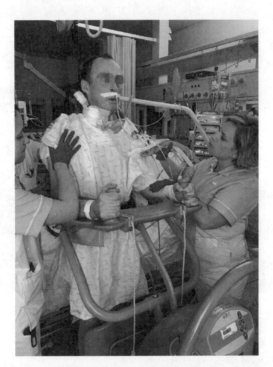

图19.3　机械通气危重症患者在设备辅助下在床旁站立

　　对于长期机械通气的慢性危重症患者，除了常规活动外，有氧训练和肌肉力量训练比单纯活动更能改善患者步行距离[54, 55]。一项随机对照试验显示，与对照组[54]相比，干预组患者进行6周的上下肢训练，改善了长期机械通气患者的肢体肌力，可促进尽早脱机，改善患者预后。这些研究结果与参加全身训练和呼吸肌训练的机械通气患者的回顾性分析一致[56]。在撤机的患者中，增加上肢运动增强了全身活动对运动耐力和呼吸困难的影响[57]。多次重复的低阻力肌肉训练，包括使用滑轮、弹力带和重量带等，可以增加肌肉质量和力量（图19.4）。每天可以在患者的耐受范围内安排符合患者病情的训练［3组/次，8 ～ 10次/组，以一次最大重复负荷（1RM）的50% ～ 70%为基准］。

　　轮椅脚踏车（图19.5）和床上骑行允许患者进行个性化的运动训练。床上脚踏车可以根据患者病情进行个性化调整，从被动骑脚踏车到辅助骑脚踏车，再到对抗增加阻力骑脚踏车，逐步过渡。运动强度、持续时间和频率的设定取决于患者的反应，同时也应

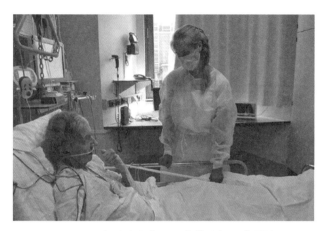

图19.4　危重症患者用阻力带进行肌肉训练

基于诸如对护理、运动程序或特定运动反应等的临床挑战测试。任何运动训练都应在耐受范围内安全进行，如果患者反应积极，则可以增加运动强度，延长持续时间。对于急性病患者，频繁短期训练（类似于间歇训练）比为慢性稳定状态的患者规定较低频率、较长的训练的恢复效果更佳[58]。

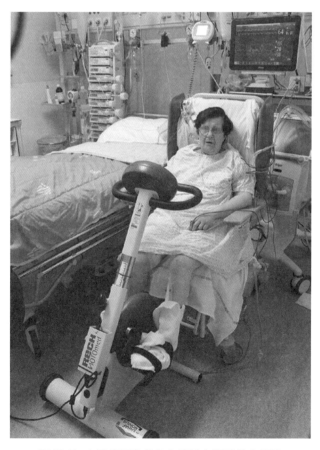

图19.5　1例ICU患者坐在椅子上行骑单车训练

（三）临床实施

在ICU中进行的康复治疗通常是远远不够的[59-61]，在撤机中心或呼吸重症监护室（RICU）中能得到更好地落实[27, 56]。护士、理疗师和医师表示，康复锻炼受到以下阻碍：人力资源（特别是经验丰富的医务人员）和设备的匮乏，缺乏统一的管理、规划和团队合作，过于程序化而不够灵活等[62, 63]。然而，危重症患者活动承受的风险应与长期卧床引起的不良反应充分权衡，在患者的活动过程中，要进行实时监护以确保患者安全[29]。针对患者运动过程中与患者相关、结构性、程序性及文化方面的障碍，提出了几种促进早期活动实施的策略[63]。这将推动ICU团队确定患者的治疗目标和措施，推动多学科和跨专业发展，确保这些长期措施的有效性和安全性[64]。

（四）撤机及呼吸肌训练

20%～30%的患者无法成功撤机，造成大量资源浪费[65]。多种原因可能导致撤机失败，包括通气不足、呼吸肌无力、呼吸肌疲乏、呼吸功增加、气道和肺功能障碍、脑功能障碍、心力衰竭及内分泌和机体代谢紊乱等[66]。无法自主呼吸与呼吸肌负荷和呼吸肌功能之间失衡有关[67]。呼吸肌功能的恢复情况［负荷量与肌肉量之比（PI/PI_{max}）］可预测成功脱机的概率，也是呼吸机依赖的主要原因[68]。80%的ICU获得性衰弱的机械通气患者存在严重的吸气肌无力（PI_{max}：13～25cmH$_2$O）[69]。横膈压力与严重脓毒症或严重休克有关[70,71]，在ICU入住的前几周，患者横膈的压力每天会下降2%～4%[11]。长期卧床会导致肌肉萎缩，进一步影响了肌肉的收缩性[35]。机械通气时膈肌收缩力下降的同时伴随着膈肌厚度减少[72]。此外，患者与呼吸机的呼吸频率不同步及呼吸肌超负荷也会导致撤机时间延长[73]，因此，通气过程中呼吸肌均衡、间歇的负荷可能有益于预防或改善肌肉萎缩。事实上，诱导呼吸肌（间歇性）负荷，如自主呼吸训练，可以增加肌肉力量[74]，而且早期活动已被证明可以缩短机械通气的持续时间[16]。令人惊讶的是，很少有人关注增强呼吸肌力量和耐力的具体干预措施。事实上，每天进行6～8次吸气肌收缩训练，以中等至高强度重复3～4次是安全的，还可以改善脱机困难患者的吸气肌力量和脱机成功率[75, 76]。迄今为止，对通气患者进行呼吸肌锻炼干预的相关研究在特定纳排标准、训练方式和结局指标方面存在异质性。并非所有研究都专门针对已知的撤机困难患者，也并非所有研究都评估了撤机相关结果。纳入患者的时间在研究之间也不一致。具体而言，已知有撤机困难的患者似乎更有可能从机械通气期间的IMT干预中受益[75]。此外，大多数随机对照试验中，使用了机械阈值加载器（MTL）训练，此设备可能无法提供理想的阻力负荷。另一种可能更优的呼吸肌负荷方式是利于电子锥形流阻性负载装置（TFRL）来运行的[77]。与MTL相比，TFRL提供的等速负荷方法更符合吸气肌的长度-张力的特性，TFRL可以以恒定速度（即恒定吸气流速）使呼吸肌进行收缩。根据屏幕呈现的的结果反馈来调整锻炼强度（图19.6）。与之前在COPD患者中获得的数据相似，对于更高强度的训练，MTL有望使患者建立更好的耐受性，并进一步改善呼吸肌功能[78]。在锻炼的过程中，患者缺乏足够的配合度是IMT应用面临的重大挑战。

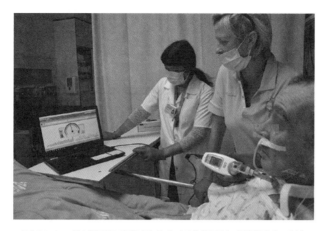

图19.6　机械通气脱机困难患者进行吸气肌训练和反馈

二、危重症后患者

ICU出院后的恢复情况相对被忽视。对危重症幸存者进行的几项纵向观察随访研究表明，出院后患者不仅在生理方面，而且在心理、认知和健康相关生活质量方面都存在严重障碍[23]。考虑身体功能未完全恢复，持续进行以运动为基础的康复干预是有必要的。出院后康复情况与10年死亡率风险降低有关[79]，出院后患者进行康复锻炼的结局仍有待考证[24]。大多数经评估的锻炼方案包括以家庭为基础的[80]、以自助康复手册[81]和（或）电话咨询[82]为指导。与对照组相比，最近一项仅持续6周的部分监管运动训练计划在短期内显著改善了身体功能、功能性运动表现、自我效能和运动准备度[83]。大多数研究忽视了美国运动医学学会（ACSM）提出的的指导方针[25]，缺乏对患者锻炼的有效监督，这可能是导致患者出院后康复锻炼效果受限的重要因素之一。ACSM建议所有年龄段的健康成年人均要针对心肺、抗阻、柔韧性和神经运动等制订足够量（强度、持续时间和频率）的综合运动计划（表19.1）[25, 84]。据报道，这种锻炼方法可以改善健康受试者和患者群体的身体和心理健康，增强体能[25]。由于不同个体对运动的反应存在相当大的差异，因此运动前建议先制订个体化的锻炼计划。最近的专家达成共识，没有理由认为患有心肺疾病（或先前存在）ICU后综合征（PICS）患者，不能遵循同样的指南进行锻炼[31]。在心肺康复中对参与者进行评估，包括运动测试（框19.1），可以筛查患者运动受限的原因（心血管系统、呼吸系统、肌肉无力或心理障碍）。具体而言，ICU后综合征患者肌肉无力是他们运动受限的一个重要原因[4]。不同个体对运动的反应存在特异性，因此，必须由经验丰富的物理治疗师或运动生理学家对上述项目进行评估后，再制订个性化训练计划。最后，锻炼过程要身心投入，并且通常（至少部分）适当的监督对改善患者群体的身体健康是必要的。为此，基于个人偏好和运动能力，并将健康行为理论和行为改变策略纳入运动咨询干预和计划，可以促进维持患者定期锻炼，恢复健康。

表19.1　美国运动医学学会老年人体育活动建议摘要（改编自Garber et al[25]和Pascatello et al[84]）

心肺	每周至少5天，进行中等强度（5～6级）的体力锻炼（PA）（以体力活动等级为0～10参考）
	每天致少30分钟中等强度PA，每次≥10分钟，每周至少150分钟
	运动可以包括不会对骨骼造成过度负荷的任何方式，步行是最常见；固定式骑行和水上运动对负重活动耐受性有限的人有益
肌肉力量/耐力	每周至少2天
	开始阻力训练计划为轻度强度（最大限度地40%～50%），然后缓慢增大到中等强度（最大限度的60%～70%）。RPE＝5～6级（0～10级）
	锻炼应包括渐进的重量训练或负重健美操（站立或坐位），其中包括8～10次锻炼，涉及8～10个主要肌肉群，每次锻炼至少重要10～15次/组，或每次8～25次，重复2～4组
灵活性	伸展到关节活动范围（ROM）极限，达到轻微紧绷而不引起不适的程度
	每组动作重复4次
	静态拉伸：15～60秒；自我感受神经肌肉促进法拉伸（PNF）；保持6秒，然后进行10～30秒的辅助拉伸或动态拉伸（力量训练可能适合有经验的人）
其他注意事项	身体活动课程应以热身开始，并以适当的放松结束
	对于身体不适的人或患有慢性疾病或功能受限的人，开始时运动强度很小和持续时间应该很短
	运动的进展应该个性化
	使用举重机的初始力量训练课程应该受到监督
	肥胖或体重较重的老年人可能会受益于每周250分钟以上的中等强度运动

总结

　　— 危重症会影响患者的短期和长期预后，如肌肉无力、脱机失败、功能状态受损和生活质量。

　　— 早期活动和康复训练是预防、减弱或逆转机体失能的关键。

　　— 根据患者病情、合并症和患者的配合度等不同情况，可采用不同的基于循证的早期活动和康复训练。

　　— 身体康复有多种方式，包括被动、主动和抗阻训练，旨在提高全身耐力、肌肉力量、身体的灵活性和协调性，以改善机体功能。美国运动医学学会的指南也为（后期）危重症患者群体锻炼提供了参考。

　　— 康复过程需要团队合作，应由临床医师、物理治疗师和护士共同参与。物理治疗师应负责制订运动计划，并与其他团队成员一起为患者的康复进展提出建议。

参　考　文　献

1. Eisner MD, Thompson T, Hudson LD, Luce JM, Hayden D, Schoenfeld D, et al. Efficacy of low tidal vol-

ume ventilation in patients with different clinical risk factors for acute lung injury and the acute respiratory distress syndrome. Am J Respir Crit Care Med. 2001; 164(2): 231-6.

2. Kaukonen KM, Bailey M, Suzuki S, Pilcher D, Bellomo R. Mortality related to severe sepsis and septic shock among critically ill patients in Australia and New Zealand, 2000-2012. JAMA. 2014; 311(13): 1308-16.

3. Herridge MS. Recovery and long-term outcome in acute respiratory distress syndrome. Crit Care Clin. 2011; 27(3): 685-704.

4. Borges RC, Carvalho CR, Colombo AS, da Silva Borges MP, Soriano FG. Physical activity, muscle strength, and exercise capacity 3 months after severe sepsis and septic shock. Intensive Care Med. 2015; 41(8): 1433-44.

5. Hermans G, Van Mechelen H, Clerckx B, Vanhullebusch T, Mesotten D, Wilmer A, et al. Acute outcomes and 1-year mortality of intensive care unit-acquired weakness. A cohort study and propensity-matched analysis. Am J Respir Crit Care Med. 2014; 190(4): 410-20.

6. Wieske L, Dettling-Ihnenfeldt DS, Verhamme C, Nollet F, van Schaik IN, Schultz MJ, et al. Impact of ICU-acquired weakness on post-ICU physical functioning: a follow-up study. Crit Care. 2015; 19: 196.

7. Parry SM, Puthucheary ZA. The impact of extended bed rest on the musculoskeletal system in the critical care environment. Extrem Physiol Med. 2015; 4: 16.

8. Gruther W, Benesch T, Zorn C, Paternostro-Sluga T, Quittan M, Fialka-Moser V, et al. Muscle wasting in intensive care patients: ultrasound observation of the M. quadriceps femoris muscle layer. J Rehabil Med. 2008; 40(3): 185-9.

9. Puthucheary ZA, Rawal J, McPhail M, Connolly B, Ratnayake G, Chan P, et al. Acute skeletal muscle wasting in critical illness. JAMA. 2013; 310(15): 1591-600.

10. Segers J, Hermans G, Charususin N, Fivez T, Vanhorebeek I, Van den Berghe G, et al. Assessment of quadriceps muscle mass with ultrasound in critically ill patients: intra- and inter-observer agreement and sensitivity. Intensive Care Med. 2015; 41(3): 562-3.

11. Hermans G, Agten A, Testelmans D, Decramer M, Gayan-Ramirez G. Increased duration of mechanical ventilation is associated with decreased diaphragmatic force: a prospective observational study. Crit Care. 2010; 14(4): R127.

12. Ali NA, O'Brien JM Jr, Hoffmann SP, Phillips G, Garland A, Finley JC, et al. Acquired weakness, handgrip strength, and mortality in critically ill patients. Am J Respir Crit Care Med. 2008; 178(3): 261-8.

13. Rehabilitation after critical illness. National Institute for Health and Clinical Excellence: Guidance. London; 2009.

14. Castro-Avila AC, Seron P, Fan E, Gaete M, Mickan S. Effect of early rehabilitation during intensive care unit stay on functional status: systematic review and meta-analysis. PLoS One. 2015; 10(7): e0130722.

15. Hickmann CE, Castanares-Zapatero D, Bialais E, Dugernier J, Tordeur A, Colmant L, et al. Teamwork enables high level of early mobilization in critically ill patients. Ann Intensive Care. 2016; 6(1): 80.

16. Schweickert WD, Pohlman MC, Pohlman AS, Nigos C, Pawlik AJ, Esbrook CL, et al. Early physical and occupational therapy in mechanically ventilated, critically ill patients: a randomised controlled trial. Lancet. 2009; 373(9678): 1874-82.

17. Morris PE, Goad A, Thompson C, Taylor K, Harry B, Passmore L, et al. Early intensive care unit mobility therapy in the treatment of acute respiratory failure. Crit Care Med. 2008; 36(8): 2238-43.

18. Burtin C, Clerckx B, Robbeets C, Ferdinande P, Langer D, Troosters T, et al. Early exercise in critically ill patients enhances short-term functional recovery. Crit Care Med. 2009; 37(9): 2499-505.

19. Schaller SJ, Anstey M, Blobner M, Edrich T, Grabitz SD, Gradwohl-Matis I, et al. Early, goal-directed mobilisation in the surgical intensive care unit: a randomised controlled trial. Lancet. 2016; 388(10052): 1377-88.

20. Wright SE, Thomas K, Watson G, Baker C, Bryant A, Chadwick TJ, et al. Intensive versus standard physical rehabilitation therapy in the critically ill (EPICC): a multicentre, parallel-group, randomised controlled trial. Thorax. 2018; 73(3): 213-21.

21. Moss M, Nordon-Craft A, Malone D, Van Pelt D, Frankel SK, Warner ML, et al. A randomized trial of an intensive physical therapy program for patients with acute respiratory failure. Am J Respir Crit Care Med. 2016; 193(10): 1101-10.

22. Connolly B, Denehy L. Hindsight and moving the needle forwards on rehabilitation trial design. Thorax. 2018; 73(3): 203-5.

23. Prescott HC, Angus DC. Enhancing recovery from sepsis: a review. JAMA. 2018; 319(1): 62-75.

24. Connolly B, Salisbury L, O'Neill B, Geneen L, Douiri A, Grocott MP, et al. Exercise rehabilitation following intensive care unit discharge for recovery from critical illness: executive summary of a Cochrane Collaboration systematic review. J Cachexia Sarcopenia Muscle. 2016; 7(5): 520-6.

25. Garber CE, Blissmer B, Deschenes MR, Franklin BA, Lamonte MJ, Lee IM, et al. American College of Sports Medicine position stand. Quantity and quality of exercise for developing and maintaining cardiorespiratory, musculoskeletal, and neuromotor fitness in apparently healthy adults: guidance for prescribing exercise. Med Sci Sports Exerc. 2011; 43(7): 1334-59.

26. Bailey P, Thomsen GE, Spuhler VJ, Blair R, Jewkes J, Bezdjian L, et al. Early activity is feasible and safe in respiratory failure patients. Crit Care Med. 2007; 35(1): 139-45.

27. Thomsen GE, Snow GL, Rodriguez L, Hopkins RO. Patients with respiratory failure increase ambulation after transfer to an intensive care unit where early activity is a priority. Crit Care Med. 2008; 36(4): 1119-24.

28. Stiller K. Safety issues that should be considered when mobilizing critically ill patients. Crit Care Clin. 2007; 23(1): 35-53.

29. Hodgson CL, Stiller K, Needham DM, Tipping CJ, Harrold M, Baldwin CE, et al. Expert consensus and recommendations on safety criteria for active mobilization of mechanically ventilated critically ill adults. Crit Care. 2014; 18(6): 658.

30. Parry SM, Granger CL, Berney S, Jones J, Beach L, El-Ansary D, et al. Assessment of impairment and activity limitations in the critically ill: a systematic review of measurement instruments and their clinimetric properties. Intensive Care Med. 2015; 41(5): 744-62.

31. Major ME, Kwakman R, Kho ME, Connolly B, McWilliams D, Denehy L, et al. Surviving critical illness: what is next? An expert consensus statement on physical rehabilitation after hospital discharge. Crit Care. 2016; 20(1): 354.

32. Gosselink R, Clerckx B, Robbeets C, Vanhullenbusch T, Vanpee G, Segers J. Physiotherapy in the intensive care unit. Neth J Int Care. 2011; 15: 9.

33. Fink MP, Helsmoortel CM, Stein KL, Lee PC, Cohn SM. The efficacy of an oscillating bed in the prevention of lower respiratory tract infection in critically ill victims of blunt trauma. A prospective study. Chest. 1990; 97(1): 132-7.

34. Friedrich O, Reid MB, Van den Berghe G, Vanhorebeek I, Hermans G, Rich MM, et al. The sick and the weak: neuropathies/myopathies in the critically ill. Physiol Rev. 2015; 95(3): 1025-109.

35. Llano-Diez M, Renaud G, Andersson M, Marrero HG, Cacciani N, Engquist H, et al. Mechanisms under-

lying ICU muscle wasting and effects of passive mechanical loading. Crit Care. 2012; 16(5): R209.

36. Griffiths RD, Palmer TE, Helliwell T, MacLennan P, MacMillan RR. Effect of passive stretching on the wasting of muscle in the critically ill. Nutrition. 1995; 11(5): 428-32.

37. Williams PE. Use of intermittent stretch in the prevention of serial sarcomere loss in immobilised muscle. Ann Rheum Dis. 1990; 49(5): 316-7.

38. Kwan MW, Ha KW. Splinting programme for patients with burnt hand. Hand Surg. 2002; 7(2): 231-41.

39. Hinderer SR, Dixon K. Physiologic and clinical monitoring of spastic hypertonia. Phys Med Rehabil Clin N Am. 2001; 12(4): 733-46.

40. Gibson JN, Smith K, Rennie MJ. Prevention of disuse muscle atrophy by means of electrical stimulation: maintenance of protein synthesis. Lancet. 1988; 2(8614): 767-70.

41. Williams N, Flynn M. A review of the efficacy of neuromuscular electrical stimulation in critically ill patients. Physiother Theory Pract. 2014; 30(1): 6-11.

42. Maffiuletti NA, Roig M, Karatzanos E, Nanas S. Neuromuscular electrical stimulation for preventing skeletal-muscle weakness and wasting in critically ill patients: a systematic review. BMC Med. 2013; 11: 137.

43. Segers J, Hermans G, Bruyninckx F, Meyfroidt G, Langer D, Gosselink R. Feasibility of neuromuscular electrical stimulation in critically ill patients. J Crit Care. 2014; 29(6): 1082-8.

44. Zanotti E, Felicetti G, Maini M, Fracchia C. Peripheral muscle strength training in bed-bound patients with COPD receiving mechanical ventilation: effect of electrical stimulation. Chest. 2003; 124(1): 292-6.

45. Camargo Pires-Neto R, Fogaca Kawaguchi YM, Sayuri Hirota A, Fu C, Tanaka C, Caruso P, et al. Very early passive cycling exercise in mechanically ventilated critically ill patients: physiological and safety aspects--a case series. PLoS One. 2013; 8(9): e74182.

46. Thelandersson A, Nellgard B, Ricksten SE, Cider A. Effects of early bedside cycle exercise on intracranial pressure and systemic hemodynamics in critically ill patients in a neurointensive care unit. Neurocrit Care. 2016; 25(3): 434-9.

47. Perme C, Chandrashekar R. Early mobility and walking program for patients in intensive care units: creating a standard of care. Am J Crit Care. 2009; 18(3): 212-21.

48. Needham DM. Mobilizing patients in the intensive care unit: improving neuromuscular weakness and physical function. JAMA. 2008; 300(14): 1685-90.

49. Nydahl P, Sricharoenchai T, Chandra S, Kundt FS, Huang M, Fischill M, et al. Safety of patient mobilization and rehabilitation in the intensive care unit. Systematic review with meta-analysis. Ann Am Thorac Soc. 2017; 14(5): 766-77.

50. Probst VS, Troosters T, Coosemans I, Spruit MA, Pitta Fde O, Decramer M, et al. Mechanisms of improvement in exercise capacity using a rollator in patients with COPD. Chest. 2004; 126(4): 1102-7.

51. Chang AT, Boots R, Hodges PW, Paratz J. Standing with assistance of a tilt table in intensive care: a survey of Australian physiotherapy practice. Aust J Physiother. 2004; 50(1): 51-4.

52. Goldman JM, Rose LS, Williams SJ, Silver JR, Denison DM. Effect of abdominal binders on breathing in tetraplegic patients. Thorax. 1986; 41(12): 940-5.

53. van 't Hul A, Gosselink R, Hollander P, Postmus P, Kwakkel G. Acute effects of inspiratory pressure support during exercise in patients with COPD. Eur Respir J. 2004; 23(1): 34-40.

54. Chiang LL, Wang LY, Wu CP, Wu HD, Wu YT. Effects of physical training on functional status in patients with prolonged mechanical ventilation. Phys Ther. 2006; 86(9): 1271-81.

55. Nava S. Rehabilitation of patients admitted to a respiratory intensive care unit. Arch Phys Med Rehabil. 1998; 79(7): 849-54.

56. Martin UJ, Hincapie L, Nimchuk M, Gaughan J, Criner GJ. Impact of whole-body rehabilitation in patients receiving chronic mechanical ventilation. Crit Care Med. 2005; 33(10): 2259-65.

57. Porta R, Vitacca M, Gile LS, Clini E, Bianchi L, Zanotti E, et al. Supported arm training in patients recently weaned from mechanical ventilation. Chest. 2005; 128(4): 2511-20.

58. Vogiatzis I, Nanas S, Roussos C. Interval training as an alternative modality to continuous exercise in patients with COPD. Eur Respir J. 2002; 20(1): 12-9.

59. Harrold ME, Salisbury LG, Webb SA, Allison GT. Australia, Scotland ICUPC. Early mobilisation in intensive care units in Australia and Scotland: a prospective, observational cohort study examining mobilisation practises and barriers. Crit Care. 2015; 19: 336.

60. Jolley SE, Moss M, Needham DM, Caldwell E, Morris PE, Miller RR, et al. Point prevalence study of mobilization practices for acute respiratory failure patients in the United States. Crit Care Med. 2017; 45(2): 205-15.

61. Connolly BA, Mortimore JL, Douiri A, Rose JW, Hart N, Berney SC. Low levels of physical activity during critical illness and weaning: the evidence-reality gap. J Intensive Care Med. 2017: 885066617716377.

62. Koo KK, Choong K, Cook DJ, Herridge M, Newman A, Lo V, et al. Early mobilization of critically ill adults: a survey of knowledge, perceptions and practices of Canadian physicians and physiotherapists. CMAJ Open. 2016; 4(3): E448-E54.

63. Dubb R, Nydahl P, Hermes C, Schwabbauer N, Toonstra A, Parker AM, et al. Barriers and strategies for early mobilization of patients in intensive care units. Ann Am Thorac Soc. 2016; 13(5): 724-30.

64. Hodgson CL, Capell E, Tipping CJ. Early mobilization of patients in intensive care: organization, communication and safety factors that influence translation into clinical practice. Crit Care. 2018; 22(1): 77.

65. Beduneau G, Pham T, Schortgen F, Piquilloud L, Zogheib E, Jonas M, et al. Epidemiology of weaning outcome according to a new definition. The WIND study. Am J Respir Crit Care Med. 2017; 195(6): 772-83.

66. Penuelas O, Frutos-Vivar F, Fernandez C, Anzueto A, Epstein SK, Apezteguia C, et al. Characteristics and outcomes of ventilated patients according to time to liberation from mechanical ventilation. Am J Respir Crit Care Med. 2011; 184(4): 430-7.

67. Goldstone J, Moxham J. Assisted ventilation. 4. Weaning from mechanical ventilation. Thorax. 1991; 46(1): 56-62.

68. Vassilakopoulos T, Zakynthinos S, Roussos C. The tension-time index and the frequency/tidal volume ratio are the major pathophysiologic determinants of weaning failure and success. Am J Respir Crit Care Med. 1998; 158(2): 378-85.

69. Jung B, Moury PH, Mahul M, de Jong A, Galia F, Prades A, et al. Diaphragmatic dysfunction in patients with ICU-acquired weakness and its impact on extubation failure. Intensive Care Med. 2016; 42(5): 853-61.

70. Berger D, Bloechlinger S, von Haehling S, Doehner W, Takala J, Z'Graggen WJ, et al. Dysfunction of respiratory muscles in critically ill patients on the intensive care unit. J Cachexia Sarcopenia Muscle. 2016; 7(4): 403-12.

71. De Jonghe B, Bastuji-Garin S, Durand MC, Malissin I, Rodrigues P, Cerf C, et al. Respiratory weakness is associated with limb weakness and delayed weaning in critical illness. Crit Care Med. 2007; 35(9): 2007-15.

72. Goligher EC, Fan E, Herridge MS, Murray A, Vorona S, Brace D, et al. Evolution of diaphragm thickness during mechanical ventilation. Impact of inspiratory effort. Am J Respir Crit Care Med. 2015; 192(9):

1080-8.

73. Pham T, Brochard LJ, Slutsky AS. Mechanical ventilation: state of the art. Mayo Clin Proc. 2017; 92(9): 1382-400.

74. Gayan-Ramirez G, Testelmans D, Maes K, Racz GZ, Cadot P, Zador E, et al. Intermittent spontaneous breathing protects the rat diaphragm from mechanical ventilation effects. Crit Care Med. 2005; 33(12): 2804-9.

75. Elkins M, Dentice R. Inspiratory muscle training facilitates weaning from mechanical ventilation among patients in the intensive care unit: a systematic review. J Physiother. 2015; 61(3): 125-34.

76. Vorona S, Sabatini U, Al-Maqbali S, Bertoni M, Dres M, Bissett B, et al. Inspiratory muscle rehabilitation in critically ill adults: a systematic review and meta-analysis. Ann Am Thorac Soc. 2018; 15(6): 735-44.

77. Tonella RM, Ratti L, Delazari LEB, Junior CF, Da Silva PL, Herran A, et al. Inspiratory muscle training in the intensive care unit: a new perspective. J Clin Med Res. 2017; 9(11): 929-34.

78. Langer D, Charususin N, Jacome C, Hoffman M, McConnell A, Decramer M, et al. Efficacy of a novel method for inspiratory muscle training in people with chronic obstructive pulmonary disease. Phys Ther. 2015; 95(9): 1264-73.

79. Chao PW, Shih CJ, Lee YJ, Tseng CM, Kuo SC, Shih YN, et al. Association of postdischarge rehabilitation with mortality in intensive care unit survivors of sepsis. Am J Respir Crit Care Med. 2014; 190(9): 1003-11.

80. Elliott D, McKinley S, Alison J, Aitken LM, King M, Leslie GD, et al. Health-related quality of life and physical recovery after a critical illness: a multi-centre randomised controlled trial of a home-based physical rehabilitation program. Crit Care. 2011; 15(3): R142.

81. Jones C, Skirrow P, Griffiths RD, Humphris GH, Ingleby S, Eddleston J, et al. Rehabilitation after critical illness: a randomized, controlled trial. Crit Care Med. 2003; 31(10): 2456-61.

82. Cuthbertson BH, Rattray J, Campbell MK, Gager M, Roughton S, Smith A, et al. The PRaCTICaL study of nurse led, intensive care follow-up programmes for improving long term outcomes from critical illness: a pragmatic randomised controlled trial. BMJ. 2009; 339: b3723.

83. McDowell K, O'Neill B, Blackwood B, Clarke C, Gardner E, Johnston P, et al. Effectiveness of an exercise programme on physical function in patients discharged from hospital following critical illness: a randomised controlled trial (the REVIVE trial). Thorax. 2017; 72(7): 594-5.

84. Pescatello LS, Arena R, Riebe D, Thompson PD. ACSM's guidelines for exercise testing & prescription. Baltimore, MD: Lippincott, Williams & Wilkins; 2014.

第二十章

营养策略

Danielle E.Bear，Lee-anne Chapple，Zudin Puthucheary

学习目标

— 理解与肌肉消耗和功能恢复有关的危重症患者饮食的基本原理。
— 详述对危重症患者进行营养筛查和评估所需采取的步骤。
— 掌握如何计算能量和蛋白质的摄入量。
— 能够监测接受营养支持的患者。
— 评估接受无创通气、经口进食及ICU后的患者的营养支持情况。

第一节 引 言

过去10年的危重症护理研究和实践已经出现了重心的转变：随着危重症患者的死亡率逐年下降，广大学者对幸存者的关注度逐渐增加[1]。这将幸存者的负担界定为两种不同但有重叠症状的综合征：慢性危重症[2]和ICU后综合征[3]。这两者的定义不是基于潜在机制，而是基于患者症状和体征的临床组合，其中前者发生在ICU，而后者发生于患者出院后。尽管两者都与第3种新出现的持续性炎症分解代谢综合征相互作用[4]，但他们之间的关系尚不清楚。

目前清楚的是，在生理学方面，有两个基础机制在上述的三种综合征中发生，即急性肌肉萎缩和炎症。目前，还没有针对急性肌肉萎缩的二级预防策略，迄今为止，还没有康复试验能为运动或运动与营养联合干预提供有力的证据支持[5]。在这个时候，预防慢性危重症和ICU后综合征的生理障碍的最佳策略仍然是最大限度减少肌肉萎缩。这在营养方面具有挑战性，少数研究以增加患者的营养补充来改善肌肉萎缩和（或）机体功能，但目前尚不足以证明其有效性[6-10]。这可能是简单的额外营养补充在炎症状况下不能改善上述情况；然而，本章将概述目前为止被认为是在该领域内最佳的实践策略和方法。

第二节 肌肉消耗的生理学

在健康状态下，肌肉质量通过肌肉蛋白质合成和分解平衡来维持，称为肌肉蛋白质平衡[11]。维持这种平衡的驱动因素相对而言是众所周知的[12]。对于人类（不同于啮齿动物）来说，肌肉蛋白质合成是促进性过程，即对刺激性因素（如氨基酸）和抑制性因素（如饥饿、炎症）刺激都有响应。相反，肌肉蛋白质分解具有适应性。运动是一个更复杂的刺激。抗阻运动本质上是分解性的[13]，尽管氨基酸摄入会导致反弹，但阻力运动需要更多的蛋白质进行合成作用[14]。胰岛素不会刺激肌肉蛋白质合成，但可以抑制肌肉蛋白质分解[15]。单独的胰岛素治疗导致合成代谢信号上调。随后氨基酸摄入会增加肌肉蛋白质合成的协同效应[16]。

危重症患者的肌肉蛋白质平衡并不像健康状态那样简单，导致肌肉质量损失的主要过程可能随时间而变化。在急性危重症状态下，肌肉蛋白质合成受到抑制，并且对营养供给没有反应[17]。在危重症病情的一段时间内，合成功能会逐渐恢复。然而，在各个阶段，肌肉蛋白质分解相对于肌肉蛋白质合成更多，即使在慢性危重症中也是如此，导致合成代谢抑制状态[18]。

蛋白质合成过程高度依赖能量[19]。因此，虽然热量摄入与蛋白合成功能没有直接关联，但缺乏细胞能量（由三磷酸腺苷含量决定）可能会导致合成抑制。

在危重症患者的肌肉蛋白质平衡中，通常没有充分考虑患者年龄的影响。老年人的基础肌肉蛋白质合成和分解速率与年轻人相同[20]。然而，为了刺激肌肉蛋白质合成，老年人相对于年轻人需要摄取更多的蛋白质[21]。这种现象称为合成抵抗。老年人也没有出现在年轻人中出现的对胰岛素反应出的肌肉蛋白质分解抑制，因此这组危重症患者可能对给定的治疗方案产生不同的反应[22]。然而，目前尚不清楚对这一组患者来说最适合的营养干预措施是什么。

第三节　营养干预的理论基础

尽管在减少肌肉消耗和改善危重症幸存者康复方面，增加营养摄入的作用几乎没有证据支持，但从生物学基础方面来说是合理的。除此目标外，早期肠内营养的供给被认为可以减少氧化应激，调节免疫反应，并改善肠道完整性，从而降低细菌转移和随后感染的风险[24]。基于这些原因，提供危重症期间的营养支持不仅被认为是辅助治疗，而是一种必要的治疗。此外，目前的假设认为，ICU后的营养与疾病急性期同样重要，应该在整个护理过程中关注适当的营养支持。

第四节　营养评估

全面的营养评估应按照以下顺序进行：①营养筛查以确定营养风险；②营养状况评估；③能量和蛋白质目标计算。

一、营养风险

尽管许多患者被送入ICU，但其中很多人只会短暂停留。因此，识别哪些患者能够从营养治疗中获益最大至关重要。在急诊护理环境中，使用经过验证的筛查工具与改善营养护理和减少营养不良的比率有关[25]。有许多营养风险筛查工具可供选择。在ICU中常用的营养筛查工具包括营养不良通用筛查工具（malnutrition universal screening tool，MUST）、营养风险筛查 -2002（nutritional risk screening 2002，NRS 2002）和危重症营养风险（nutrition risk in the critically ill，NUTRIC）评分。MUST 评分依赖于体重指数（BMI）和报告的患者体重变化情况。在患者人群中，难以获得自我报告的体重变化，并且体重测量易受临床补液导致的水肿的影响。欧洲肠外肠内营养学会建议在急性护理环境中使用 NRS 2002[26]。然而，该工具为所有 APACHE 评分＞10 分的重症监护患者提供的分数偏高，并依赖于报告的体重减轻/膳食摄入情况，因此对于哪类患者处于最大的营养风险不具很有价值的指导意义。因此，这些工具在危重症患者人群中的适用性有限。考虑到这些困难，Heyland 及其同事开发了 NUTRIC 评分[27]，该评分已被证明可以预测死亡率、ICU 住院时间和机械通气时间[28, 29]。然而，该工具也存在局限性，包括因计算两个变量（SOFA 评分和 APACHE Ⅱ 评分）而耗时、缺乏与营养状况相关的直接指标。此外，现有工具忽视了受到特定伤害和仅在 ICU 期间影响营养状况的患者，如在患病前营养状况良好的创伤患者、ICU 停留时间长的患者及在进入 ICU 之前住院时间较长且可能存在潜在营养不良的患者。因此，营养风险筛查还应考虑未来缺乏营养的可能性。无论选择哪种工具，建议在 ICU 入院后的 48 小时内进行营养风险筛查[30]，并且在确定患者整体营养风险时要考虑上述附加因素。

二、营养状况评估

对于营养缺乏的高风险患者，应由专业的医疗保健人员，最好是营养师进行营养评估，以为患者的营养状况提供临床诊断和相应的治疗计划[30]。此外，所有在 ICU 停留超过 7 天或需要人工营养支持的患者都应进行营养评估。在急性护理环境中，推荐使用以下营养评估工具，包括微型营养评价（mini-nutritional assessment，MNA）、主观全面评定（subjective global assessment，SGA）和患者参与的主观全面评定。欧洲肠外肠内营养学会最近还制定了有关营养不良诊断标准的共识声明，该声明基于体重变化、体重指数（BMI）或去脂体重指数进行分类[31]。然而，这些工具依赖于患者近期体重变化和膳食摄入情况，这在镇静和机械通气的患者中很难收集。良好的营养评估不仅限于营养摄入，还应考虑患者整体情况，包括生化指标、临床情况（表 20.1）及人体测量学等，如下所述。

人体测量

在营养学的危重症护理实践中，体重最常用作营养状况的测量指标[32]，然而受到体液转移的影响，因此在 ICU 患者中其可能不能恰当地反映身体组成情况。此外，患者可能超重，但仍然具有显著的肌肉萎缩，这在传统的人体测量方法中无法识别。在 ICU 中可以进行的一种常见评估是 SGA 工具的医疗组分[33]，这是一种肌肉萎缩的视觉评估，已被证明可以预测 ICU 患者的预后[34, 35]。

表20.1 营养评估和监测标准

可变量	评估	监测
人体测量学	体重、BMI和四肢围度 肌肉超声、CT和BIA目前仅用于研究	肌肉大小或质量等人体测量指标的变化
生化指标	迄今为止，还没有可靠的生化标志物 白蛋白和前白蛋白的测量在这种情况下是不可靠的	血糖波动 电解质 肝功能和肾功能 炎症标志物（如CRP）
临床诊断	饮食耐受性差 长时间禁食 预计的ICU住院时间	进食耐受性和潜在中断 医疗状况和康复轨迹 药物管理（如镇静药、利尿剂和促动力药物）
营养	以往的营养摄入情况（尽管可能难以获取）	能量和蛋白质累积不足（目标是达到预定数量的80%以上） 非营养能源（如丙泊酚、静脉葡萄糖、柠檬酸盐）

注：BMI.体重指数；CT.计算机体层成像；BIA.生物电阻抗分析；CRP.C反应蛋白；ICU.重症监护病房。

近年来，人们一直在努力开发更客观的肌肉质量测量方法，以在危重症护理环境中使用。超声测量肌肉已被证明可以由没有超声专业知识的临床医师操作[36]，它代表了总体的瘦体重（体内非脂肪组织的重量）[37]，并与ICU出院后3个月的患者自我报告功能状态较差相关[37]。在超声作为临床工具之前，需要确定营养对超声测量的肌肉大小的影响程度。此外，生物电阻抗分析通过将小电流通过身体，估算脂肪质量、去脂体重和细胞内外液体质量[38]。虽然一些研究表明，影响体重的液体转移会阻碍生物阻抗分析评估营养状况的实施[39]，目前正在探索相位角的潜在用途，相位角是从该技术中得出的不受水合水平影响的原始参数[40]。还有人对采用第3腰椎区域CT检查估计肌肉质量产生了兴趣，这已被证明可以预测ICU住院和呼吸机拔管天数及死亡率[41]。然而，由于所需的专业知识、测量所需的时间和限制使用的辐射剂量仅在临床适应证下进行，这种技术目前仍在研究中。

实践要点

— 所有ICU患者应在入院后的48小时内进行营养风险筛查（图20.1）。

— 对于所有被认为有营养风险或预计在ICU停留时间较长的患者，应进行全面的营养状况评估（表20.1）。

— 在解释营养状况的指标时，应谨慎考虑患者的医疗状况，并在可能的情况下对肌肉质量进行客观测量。

— 由于患者在ICU的病情进展变化迅速，因此应至少每周进行1次营养评估，或在临床情况明显改变时进行评估（表20.1，图20.1）。

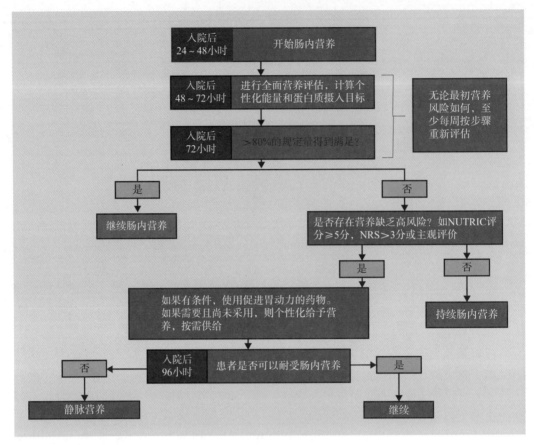

图 20.1　ICU 中饮食决策工具

第五节　计算能量和蛋白质目标

目前尚不清楚危重症患者的最佳能量和蛋白质摄入量。尽管指南建议根据危重症的阶段调整能量目标[24, 42]，但目前尚无共识说明如何界定病情从一个阶段变化到另一个阶段。然而，可以明确的是，能量和蛋白质的目标应该个体化，并且在危重症状况改变时及患者转入普通病房后应进行调整（图 20.1）。

一、能量

目前，提倡在 ICU 入院的第 1 周内给予低热量饮食[24]。其目的是减少过度喂食的风险，因为机体内源性葡萄糖产生无法在床旁进行测量，因此无法纳入饮食方案中[43]。研究调查了 ICU 第 1 周内低热量营养与全胃肠内营养的效果，并没有显示在死亡率和住院时间方面有益处或伤害[44, 45]。对肌肉消耗和长期康复的影响尚不清楚，早期的营养策略未能改善患者 ICU 出院后 6 个月的生活质量[46]。然而，在解释这些研究结果时需要考虑方法上的局限性，特别是营养干预的持续时间较短，这不太可能带来长期的益处[23]。

目前公认的低热量喂养的定义是实际能量摄入低于目标能量 70%[47]或使用预测值

的80%[48]。同样，这仅与降低死亡率有关。

无论选择哪种策略（低热量喂养或全胃肠内营养），确定能量目标的黄金标准是间接测定能量消耗[24]。传统上，成本和人力资源限制了其广泛应用。然而，专门为机械通气患者开发的模型最近已经问世，可能有助于克服成本问题。尽管如此，并非所有患者都适合使用间接热量测定［如$FiO_2 > 60\%$、连续性肾脏替代治疗（CRRT）、机械通气过程中漏气及胸腔引流的患者］，在没有间接热量测定的情况下，可使用下列预测方程（表20.2）。

表20.2 用于危重症护理的常见预测方程

哈里斯−本尼迪克特方程（Harris-Benedict equation）	男性： （13.7516×体重）＋（5.003×身高）−（6.755×年龄） 女性： 655.0955＋（9.5634×体重）＋（1.8496×身高）−（4.6756×年龄）
艾尔顿−琼斯方程（Ireton Jones equation），1992年版本	（5×体重）−（10×年龄）＋（281×性别）＋（292×创伤）＋（851×烧伤）＋1925
艾尔顿−琼斯方程（Ireton Jones equation），1997年版本	（5×体重）−（11×年龄）＋（244×性别）＋（239×创伤）＋（840×烧伤）＋1784
宾夕法尼亚州立大学方程（Penn State equation），1998年版本	（哈里斯−本尼迪克特方程×1.1）＋（最高体温×140）＋（每分通气量×32）−5340 非肥胖患者使用实际体重，肥胖患者使用调整后的体重（25%）
宾夕法尼亚州立大学方程（Penn State equation），2003年版本	（哈里斯−本尼迪克特方程×0.85）＋（最高体温×175）＋（每分通气量×33）−6344
宾夕法尼亚州立大学方程（Penn State equation），男性版本	（米弗林−圣乔尔方程×0.96）＋（最高体温×167）＋（每分通气量×31）−6212
ACCP方程	25kcal×kg
Mifflin-StJeor方程	男性：（10×体重）＋（6.25×身高）−（5×年龄）＋5 女性：（10×体重）＋（6.25×身高）−（5×年龄）−161

有多种用于评估危重证患者能量目标的预测方程（表20.2）；然而，最常用的是以体重为基础的方程，即每千克体重25kcal热量。以体重为计算基础的方程存在几个问题，包括当患者体重超出正常体重指数范围时应使用哪个体重，并且由于这个方程的固定性质，患者临床情况发生变化时，缺乏对随后能量目标重新计算的关注。在使用预测方程时，重要的是考虑方程验证时使用的特定变量，并使用这些变量以获得最佳准确值。这包括检查是否使用了实际、理想或调整后的体重及方程的适用人群（如创伤患者）。

对在ICU或ICU后恢复阶段接受不同程度康复、无创通气（NIV）或未接受通气的患者的能量需求知之甚少。出于这个原因，应密切监测能量不足和能量过量的潜在并发症。

> **实践要点**
>
> —— 当使用基于体重的方程时，由于缺乏更新的体重，存在患者ICU入院期间继续使用基于体重的方程的趋势。如果使用基于体重的方程，必须密切关注可能影响能量消耗的患者临床状况变化（如发热、躁动、康复），并适宜地对患者进行临床判断。

二、蛋白质

最近，对危重症患者蛋白质摄入量的建议已进行了修订，提高了蛋白质摄入目标[24]。这种策略似乎是合理的，可以减少与危重症发生相关的肌肉损失，确实在ICU后期促进了肌肉质量的恢复；然而，尚缺乏强有力的证据支持这一策略。尽管如此，在观察研究中，较高的蛋白质摄入量与降低死亡率有关，建议每天摄入至少1.2g/kg，可以根据不同临床情况进行调整。表20.3显示了不同临床情况下蛋白质摄入建议。

表20.3　危重症患者不同临床情况的蛋白质推荐值

不同患者	蛋白质的目标
普通ICU	1.2～1.5g/kg
连续性肾脏替代治疗	1.5～1.7g/kg
烧伤	1.5～2.0g/kg
创伤	1.3～1.5g/kg
肥胖症	2.0～2.5g/kg（理想体重）

> **实践要点**
>
> —— 对于根据BMI被认为是肥胖的患者，应使用理想体重。对于正常BMI和体重不足的患者，可以使用实际体重。关于如何确定理想体重，目前尚无共识，但在临床实践中应采用一致的方法。

第六节　肠内营养和肠外营养

一、早期肠内营养和营养方案

虽然不一定与肌肉质量和康复有关，但建议在入住ICU的48小时内预计无法经口摄食的患者（如机械通气患者，无论是侵入性还是无创通气）早期开始肠内营养[24]（图20.1）。实现这一目标的最简便方法是构建营养方案。在这类患者中应用营养方案与缩短营养时间及达到营养目标（能量和蛋白质）的时间相关[24]。

尽管每个ICU都会有适合其患者病例组合的独特营养方案，但常见的特点应包括以下内容。

— 由护士主导，在非工作时间使用肠内营养。

— 处理营养不耐受的管理指南（如促动力药物、幽门后喂养、肠外营养）。

— 患者再喂养综合征风险的管理指南。

— 专业的营养评估转诊标准。

仅提供肠内营养已被证明会导致患者营养不足。这是操作和胃肠不耐受引起的营养供给频繁中断导致的。鉴于补充足够能量和蛋白质的重要性，每天监测营养情况（最好通过电子病历系统）是非常必要的，以便及时纠正产生的任何问题（表20.1，图20.1）。增加营养补充的策略包括以下内容。

— 患者能够耐受的摄入量。

— 制定何时在进行开始和停止营养供给指南。

— 幽门后喂食。

— 补充蛋白质。

— 肠外营养。

实践要点

— 目前可用的肠内营养配方可能无法满足患者能量和蛋白质的需求。

— 使用浓缩喂养剂（1.5kcal/ml）已被证明可以达到能量目标，超过了1kcal/ml的配方。

— 由于商业配方营养制剂通常蛋白质含量较低，可能需要额外补充蛋白质。

二、全胃肠外营养和补充性肠外营养

在危重症患中采取肠外营养（parenteral nutrition，PN）是有争议的[43]。然而，理解全胃肠外营养（total parenteral nutrition，TPN）和补充性肠外营养（supplemental parenteral nutrition，SPN）之间的区别是很重要的。TPN被定义为通过肠外途径提供所有的营养物质。在某些情况下，可以采用营养微量喂养以维护肠道健康，但预计这不会对整体的能量和蛋白质摄入产生益处。另外，当能量和（或）蛋白质摄入量达到目标的60%或更低时，SPN会被用作肠内营养（EN）的补充。

当以相同剂量提供EN和PN时，就患者死亡率、住院时间和感染并发症方面的结果来看，两者并无差异[49, 50]。然而，这似乎仅与TPN有关，而与SPN无关。当前的指南建议经评估认定为非高度营养风险的患者，可暂停使用PN 7天[24]。然而，鉴于缺乏强有力的营养风险评分，临床实践的可能会有所不同。在这种情况下，应该考虑提供PN的风险和益处，包括预计的PN持续时间，因为任何形式的短期PN可能不会有益。

关于PN对肌肉消耗和康复的影响的研究有限。一项研究表明，相较于每天0.8g/kg,

以PN的形式提供至少每天1.2g/kg的氨基酸，可以改善握力、肌肉消耗和疲劳（次要结果）[7]。然而，这种益处在早期与晚期补充PN的研究中并不一致，早期补充PN的患者的MRC$_{sum}$评分表现出恢复较慢[8]，而早期补充PN的患者在肌肉消耗方面并没有明显差异[10]。鉴于上述研究结果存在差异，必须谨慎考虑患者的营养状况及PN是否会带来益处。

实践要点

— 在任何形式下提供PN时，注意不要过度补充能量。

— 使用补充SPN时可能更容易出现过度补充，因此需要及时监测和调整EN和PN的摄入。

第七节　营养支持的监测

考虑关于最佳营养方案的争议，确保适当监测营养状况和摄入是非常重要的（表20.1，图20.1）。定期监测患者的营养状况可以及时重新评估和调整营养护理计划。与营养状况评估类似，监测应包括人体测量、生化指标、临床指标和营养摄入的测量。还需要考虑长期结果，包括功能状态和生活质量。对于EN和PN的患者，理想情况下应每天进行一次完整的临床状态、生化指标和营养摄入评估，至少每周3次。对于所有患者，不管摄入途径如何，都应每周评估1次人体测量。需要监测的因素如图20.1所示。

第八节　其他注意事项

一、经口进食

虽然ICU的机械通气患者常接受人工营养的支持，但同时也有大部分患者的营养需求源于经口进食[51]。关于经口进食的患者在危重症营养领域的研究很少，因此没有如何在危重症中优化口服营养治疗的指南。

在危重症中，患者经口进食的摄入量可能会因多种临床因素而减少。患者通常会因为受伤或经口气管插管后的功能障碍而引发局部肿胀或喉部组织损伤，导致吞咽困难[52]。在一项对入住ICU的创伤性脑损伤患者进行的观察性研究中，85%的患者在住院期间需要摄入质地经改良的食物[53]，并且有研究显示，有1/3的ICU幸存者在出院时仍然存在吞咽困难[54, 55]。疲劳也可能影响经口进食，因为它会降低咀嚼能力，75%患者在住院期间报告疲劳[56]，出院后2周的用餐情况也如此[57]，并且在入院12个月后仍然有37%的患者存在[58]。此外，经口进食减少也会降低患者的食欲[57]。

在ICU中，有两类患者的经口进食摄入营养是否得到了满足应受到更多关注。

（一）无创通气

接受非侵入无创通气治疗的患者，经口进食可能会受到干扰。Reeves 等报道称，无创通气期间的营养摄入情况明显低于处方开具的摄入量，其中 75% 的患者的摄入热量和蛋白质均低于目标处方的 80%[59]。Terzi 等进行的一项回顾性研究显示，在无创通气治疗的前 2 天内，超过 50% 的患者没有接受营养支持[60]。尽管这些患者在 ICU 的住院时长通常比机械通气患者短，但在 ICU 出院后积累的营养不足可能意味着需要评估这些患者的营养摄入情况。

（二）拔管后的患者

另外，在拔除气管插管后，也可能会同时拔除胃管。目前很少有研究探讨患者在拔管后的经口进食情况。Peterson 等使用改进的 24 小时多次重复问卷，评估了 50 例患者在拔管后 7 天的经口进食情况，并报道平均能量和蛋白质摄入量每天都未能达到处方的50% 以上[61]。类似地，Moisey 等对从机械通气脱机后的患者连续 7 天的饮食记录进行了测量，报道口服营养的能量和蛋白质充足度分别为 75% 和 30%[62]。

二、ICU 后的营养

尽管已知患者在 ICU 住院期间会经历严重的营养不足，但从 ICU 转到普通病房并不意味着他们的医疗过程结束。患者在住院期间可能只在 ICU 停留短暂时间，因此 ICU 后的营养对康复至关重要。然而，直到最近，人们对 ICU 转入普通病房的营养摄入很少关注。在因创伤性脑损伤而入院的 ICU 患者亚组中，Chapple 等不仅在 ICU 入院期间而且在 ICU 后急性病房中量化了能量和蛋白质缺乏[53]。

ICU 后病房营养康复不佳的原因可能是多方面的。对全程照顾头部受伤患者的医护人员进行的访谈显示，在 ICU 出院后，营养管理在优先级、认知重要性和频率方面都有所减少[63]。此外，Merriweather 等对 17 例 ICU 出院患者进行了半结构化访谈，报道了一些导致 ICU 出院后营养护理减少的原因，包括脱节的出院计划和不灵活的膳食指导[64]。还记录了过渡护理的其他方面，如在交接过程中的沟通不畅[65, 66]。因此，应更加关注患者整个住院期间的营养摄入。

实践要点

—— 增加经口进食量的策略需要考虑影响摄入的因素。

—— 营养摄入应被视为具有累积效应，不仅限于 ICU 住院期间，在整个医院住院期间都应关注营养摄入。

—— 应向 ICU 的所有卫生专业人员明确患者营养治疗计划，其中包括 ICU 期间营养摄入和营养状态的概述。

要点总结

—— 在危重症期间提供营养支持被认为是一种必要的治疗方法。

—— 应在危重症的急性阶段、病房内,以及根据需要延伸到康复和社区中,为患者提供适当的延续性营养支持。

—— 应在进入ICU 72小时内进行全面的营养评估,并在ICU和医院住院期间及时重复评估。

—— 喂食方案可以帮助启动早期肠内营养并管理ICU住院期间累积的营养不足。

—— 营养支持,包括经口进食,在患者拔管或使用无创通气时仍应继续。

—— 在ICU后阶段的营养可能会影响患者的康复。

参 考 文 献

1. Iwashyna TJ. Survivorship will be the defining challenge of critical care in the 21st century. Ann Intern Med. 2010; 153(3): 204-5.

2. Nelson JE, Cox CE, Hope AA, Carson SS. Chronic critical illness. Am J Respir Crit Care Med. 2010; 182(4): 446-54.

3. Needham DM, Davidson J, Cohen H, Hopkins RO, Weinert C, Wunsch H, et al. Improving long-term outcomes after discharge from intensive care unit: report from a stakeholders' conference. Crit Care Med. 2012; 40(2): 502-9.

4. Mira JC, Gentile LF, Mathias BJ, Efron PA, Brakenridge SC, Mohr AM, et al. Sepsis pathophysiology, chronic critical illness, and persistent inflammation-immunosuppression and catabolism syndrome. Crit Care Med. 2017; 45(2): 253-62.

5. Hodgson C, Cuthbertson BH. Improving outcomes after critical illness: harder than we thought! Intensive Care Med. 2016; 42(11): 1772-4.

6. Needham DM, Dinglas VD, Morris PE, Jackson JC, Hough CL, Mendez-Tellez PA, et al. Physical and cognitive performance of patients with acute lung injury 1 year after initial trophic versus full enteral feeding. EDEN trial follow-up. Am J Respir Crit Care Med. 2013; 188(5): 567-76.

7. Ferrie S, Allman-Farinelli M, Daley M, Smith K. Protein requirements in the critically ill: a randomized controlled trial using parenteral nutrition. JPEN J Parenter Enteral Nutr. 2016; 40(6): 795-805.

8. Hermans G, Casaer MP, Clerckx B, Güiza F, Vanhullebusch T, Derde S, et al. Effect of tolerating macronutrient deficit on the development of intensive-care unit acquired weakness: a subanalysis of the EPaNIC trial. Lancet Respir Med. 2013; 1(8): 621-9.

9. Doig GS, Simpson F, Sweetman EA, Finfer SR, Cooper DJ, Heighes PT, et al. Early parenteral nutrition in critically ill patients with short-term relative contraindications to early enteral nutrition: a randomized controlled trial. JAMA. 2013; 309(20): 2130-8.

10. Casaer MP, Langouche L, Coudyzer W, Vanbeckevoort D, De Dobbelaer B, Guiza FG, et al. Impact of early parenteral nutrition on muscle and adipose tissue compartments during critical illness. Crit Care Med. 2013; 41(10): 2298-309.

11. Phillips SM, Glover EI, Rennie MJ. Alterations of protein turnover underlying disuse atrophy in human

skeletal muscle. J Appl Physiol. 2009; 107(3): 645-54.

12. Rennie MJ. Muscle protein turnover and the wasting due to injury and disease. Br Med Bull. 1985; 41(3): 257-64.

13. Pitkanen HT, Nykanen T, Knuutinen J, Lahti K, Keinanen O, Alen M, et al. Free amino acid pool and muscle protein balance after resistance exercise. Med Sci Sports Exerc. 2003; 35(5): 784-92.

14. Moore DR, Tang JE, Burd NA, Rerecich T, Tarnopolsky MA, Phillips SM. Differential stimulation of myofibrillar and sarcoplasmic protein synthesis with protcin ingestion at rest and after resistance exercise. J Physiol. 2009; 587(Pt 4): 897-904.

15. Trommelen J, Groen BB, Hamer HM, de Groot LC, van Loon LJ. Mechanisms in endocrinology: Exogenous insulin does not increase muscle protein synthesis rate when administered systemically: a systematic review. Eur J Endocrinol. 2015; 173(1): R25-34.

16. Greenhaff PL, Karagounis LG, Peirce N, Simpson EJ, Hazell M, Layfield R, et al. Disassociation between the effects of amino acids and insulin on signaling, ubiquitin ligases, and protein turnover in human muscle. Am J Physiol Endocrinol Metab. 2008; 295(3): E595-604.

17. Puthucheary ZA, Rawal J, McPhail M, Connolly B, Ratnayake G, Chan P, et al. Acute skeletal muscle wasting in critical illness. JAMA. 2013; 310(15): 1591-600.

18. Gamrin-Gripenberg L, Sundstrom-Rehal M, Olsson D, Grip J, Wernerman J, Rooyackers O. An attenuated rate of leg muscle protein depletion and leg free amino acid efflux over time is seen in ICU longstayers. Crit Care. 2018; 22(1): 13.

19. Kafri M, Metzl-Raz E, Jona G, Barkai N. The cost of protein production. Cell Rep. 2016; 14(1): 22-31.

20. Markofski MM, Dickinson JM, Drummond MJ, Fry CS, Fujita S, Gundermann DM, et al. Effect of age on basal muscle protein synthesis and mTORC1 signaling in a large cohort of young and older men and women. Exp Gerontol. 2015; 65: 1-7.

21. Kumar V, Selby A, Rankin D, Patel R, Atherton P, Hildebrandt W, et al. Age-related differences in the dose-response relationship of muscle protein synthesis to resistance exercise in young and old men. J Physiol. 2009; 587(1): 211-7.

22. Wilkes EA, Selby AL, Atherton PJ, Patel R, Rankin D, Smith K, et al. Blunting of insulin inhibition of proteolysis in legs of older subjects may contribute to age-related sarcopenia. Am J Clin Nutr. 2009; 90(5): 1343-50.

23. Bear DE, Wandrag L, Merriweather JL, Connolly B, Hart N, Grocott MPW. The role of nutritional support in the physical and functional recovery of critically ill patients: a narrative review. Crit Care. 2017; 21(1): 226.

24. McClave SA, Taylor BE, Martindale RG, Warren MM, Johnson DR, Braunschweig C, et al. Guidelines for the provision and assessment of nutrition support therapy in the adult critically ill patient: Society of Critical Care Medicine (SCCM) and American Society for Parenteral and Enteral Nutrition (A.S.P.E.N.). JPEN J Parenter Enteral Nutr. 2016; 40(2): 159-211.

25. Eglseer D, Halfens RJG, Lohrmann C. Is the presence of a validated malnutrition screening tool associated with better nutritional care in hospitalized patients? Nutrition. 2017; 37: 104-11.

26. Kondrup J. ESPEN guidelines for nutrition screening 2002. Clin Nutr. 2003; 22(4): 415-21.

27. Heyland D, Dhaliwal R, Jiang X, Day A. Identifying critically ill patients who benefit the most from nutrition therapy: the development and initial validation of a novel risk assessment tool. Crit Care. 2011; 15: R268.

28. Kalaiselvan MS, Renuka MK, Arunkumar AS. Use of nutrition risk in critically ill (NUTRIC) score to assess nutritional risk in mechanically ventilated patients: a prospective observational study. Indian J Crit Care Med. 2017; 21(5): 253-6.

29. de Vries MC, Koekkoek WK, Opdam MH, van Blokland D, van Zanten AR. Nutritional assessment of critically ill patients: validation of the modified NUTRIC score. Eur J Clin Nutr. 2018; 72(3): 428-35.

30. Cederholm T, Barazzoni R, Austin P, Ballmer P, Biolo G, Bischoff SC, et al. ESPEN guidelines on definitions and terminology of clinical nutrition. Clin Nutr. 2017; 36(1): 49-64.

31. Cederholm T, Bosaeus I, Barazzoni R, Bauer J, Van Gossum A, Klek S, et al. Diagnostic criteria for malnutrition - an ESPEN consensus statement. Clin Nutr. 2015; 34(3): 335-40.

32. Ferrie S, Tsang E. Monitoring nutrition in critical illness: what can we use? Nutr Clin Pract. 2017: 884533617706312.

33. Detsky AS, McLaughlin JR, Baker JP, Johnston N, Whittaker S, Mendelson RA, et al. What is subjective global assessment of nutritional status? J Parenter Enter Nutr. 1987; 11(1): 8-13.

34. Bector S, Vagianos K, Suh M, Duerksen DR. Does the subjective global assessment predict outcome in critically ill medical patients? J Intensive Care Med. 2016; 31(7): 485-9.

35. Sungurtekin H, Sungurtekin U, Oner O, Okke D. Nutrition assessment in critically ill patients. Nutr Clin Pract. 2008; 23(6): 635-41.

36. Tillquist M, Kutsogiannis DJ, Wischmeyer PE, Kummerlen C, Leung R, Stollery D, et al. Bedside ultrasound is a practical and reliable measurement tool for assessing quadriceps muscle layer thickness. JPEN J Parenter Enteral Nutr. 2014; 38(7): 886-90.

37. Chapple L, Deane AM, Williams LT, Strickland R, Schultz C, Lange K, et al. Longitudinal changes in anthropometry and impact on self-reported physical function following traumatic brain injury. Crit Care Resusc. 2017; 19(1): 29-36.

38. Earthman CP. Body composition tools for assessment of adult malnutrition at the bedside: a tutorial on research considerations and clinical applications. JPEN J Parenter Enteral Nutr. 2015; 39(7): 787-822.

39. Bałdwin CE, Paratz JD, Bersten AD. Body composition analysis in critically ill survivors: a comparison of bioelectrical impedance spectroscopy devices. JPEN J Parenter Enteral Nutr. 2012; 36(3): 306-15.

40. Kuchnia A, Earthman C, Teigen L, Cole A, Mourtzakis M, Paris M, et al. Evaluation of bioelectrical impedance analysis in critically ill patients: results of a multicenter prospective study. JPEN J Parenter Enteral Nutr. 2017; 41(7): 1131-8.

41. Moisey LL, Mourtzakis M, Cotton BA, Premji T, Heyland DK, Wade CE, et al. Skeletal muscle predicts ventilator-free days, ICU-free days, and mortality in elderly ICU patients. Crit Care. 2013; 17(5): R206.

42. Kreymann KG, Berger MM, Deutz NE, Hiesmayr M, Jolliet P, Kazandjiev G, et al. ESPEN guidelines on enteral nutrition: intensive care. Clin Nutr. 2006; 25(2): 210-23.

43. Preiser JC, van Zanten AR, Berger MM, Biolo G, Casaer MP, Doig GS, et al. Metabolic and nutritional support of critically ill patients: consensus and controversies. Crit Care. 2015; 19: 35.

44. Arabi YM, Aldawood AS, Haddad SH, Al-Dorzi HM, Tamim HM, Jones G, et al. Permissive underfeeding or standard enteral feeding in critically ill adults. N Engl J Med. 2015; 372(25): 2398-408.

45. National Heart L, Blood Institute Acute Respiratory Distress Syndrome Clinical Trials N, Rice TW, Wheeler AP, Thompson BT, Steingrub J, et al. Initial trophic vs full enteral feeding in patients with acute lung injury: the EDEN randomized trial. JAMA. 2012; 307(8): 795-803.

46. Allingstrup MJ, Kondrup J, Wiis J, Claudius C, Pedersen UG, Hein-Rasmussen R, et al. Early goal-directed nutrition versus standard of care in adult intensive care patients: the single-centre, randomised, outcome assessor-blinded EAT-ICU trial. Intensive Care Med. 2017; 43(11): 1637-47.

47. Zusman O, Theilla M, Cohen J, Kagan I, Bendavid I, Singer P. Resting energy expenditure, calorie and protein consumption in critically ill patients: a retrospective cohort study. Crit Care. 2016; 20(1): 367.

48. Heyland DK, Cahill N, Day AG. Optimal amount of calories for critically ill patients: depends on how you slice the cake! Crit Care Med. 2011; 39(12): 2619-26.

49. Harvey SE, Parrott F, Harrison DA, Bear DE, Segaran E, Beale R, et al. Trial of the route of early nutritional support in critically ill adults. N Engl J Med. 2014; 371(18): 1673-84.

50. Reignier J, Boisrame-Helms J, Brisard L, Lascarrou JB, Ait Hssain A, Anguel N, et al. Enteral versus parenteral early nutrition in ventilated adults with shock: a randomised, controlled, multicentre, openlabel, parallel-group study (NUTRIREA-2). Lancet. 2018; 391(10116): 133-43.

51. Bendavid I, Singer P, Theilla M, Themessl-Huber M, Sulz I, Mouhieddine M, et al. Nutrition day ICU: a 7 year worldwide prevalence study of nutrition practice in intensive care. Clin Nutr. 2017; 36(4): 1122-9.

52. Macht M, White SD, Moss M. Swallowing dysfunction after critical illness. Chest. 2014; 146(6): 1681-9.

53. Chapple LS, Deane AM, Heyland DK, Lange K, Kranz AJ, Williams LT, et al. Energy and protein deficits throughout hospitalization in patients admitted with a traumatic brain injury. Clin Nutr. 2016; 35(6): 1315-22.

54. Kruser JM, Prescott HC. Dysphagia after acute respiratory distress syndrome. Another lasting legacy of critical illness. Ann Am Thorac Soc. 2017; 14(3): 307-8.

55. Schefold JC, Berger D, Zürcher P, Lensch M, Perren A, Jakob SM, et al. Dysphagia in mechanically ventilated ICU patients (DYnAMICS). Crit Care Med. 2017; 45(12): 2061-9.

56. Cajanding RJ. Causes, assessment and management of fatigue in critically ill patients. Br J Nurs. 2017; 26(21): 1176-81.

57. Sorensen J, Holm L, Frost MB, Kondrup J. Food for patients at nutritional risk: a model of food sensory quality to promote intake. Clin Nutr. 2012; 31(5): 637-46.

58. Steenbergen S, Rijkenberg S, Adonis T, Kroeze G, van Stijn I, Endeman H. Long-term treated intensive care patients outcomes: the one-year mortality rate, quality of life, health care use and long-term complications as reported by general practitioners. BMC Anesthesiol. 2015; 15: 142.

59. Reeves A, White H, Sosnowski K, Tran K, Jones M, Palmer M. Energy and protein intakes of hospitalised patients with acute respiratory failure receiving non-invasive ventilation. Clin Nutr. 2014; 33(6): 1068-73.

60. Terzi N, Darmon M, Reignier J, Ruckly S, Garrouste-Orgeas M, Lautrette A, et al. Initial nutritional management during noninvasive ventilation and outcomes: a retrospective cohort study. Crit Care. 2017; 21(1): 293.

61. Peterson SJ, Tsai AA, Scala CM, Sowa DC, Sheean PM, Braunschweig CL. Adequacy of oral intake in critically ill patients 1 week after extubation. J Am Diet Assoc. 2010; 110: 427-33.

62. Moisey L. A comprehensive assessment of nutritional status and factors impacting nutrition recovery in hospitalized, critically ill patients following liberation from mechanical ventilation. Waterloo: University of Waterloo; 2017.

63. Chapple LS, Chapman M, Shalit N, Udy A, Deane A, Williams L. Barriers to nutrition intervention for patients with a traumatic brain injury: views and attitudes of medical and nursing practitioners in the acute care setting. JPEN J Parenter Enteral Nutr. 2017; 148607116687498

64. Merriweather J, Smith P, Walsh T. Nutritional rehabilitation after ICU - does it happen: a qualitative interview and observational study. J Clin Nurs. 2014; 23(5-6): 654-62.

65. Chaboyer W, James H, Kendall M. Transitional care after the intensive care unit: current trends and future directions. Crit Care Nurse. 2005; 25(3): 16-8, 20-2, 4-6 passim; quiz 9

66. Häggström M, Asplund K, Kristiansen L. Struggle with a gap between intensive care units and general wards. Int J Qual Stud Health Well Being. 2009; 4(3): 181-92.

第二十一章

ICU中的营养康复

Pablo Lucas Massanet, Thomas Lescot, Jean-Charles Preiser

学习目标

在阅读完本章后，读者应该了解更多有关以下内容：
— 摄入食物的生理学变化与危重症的关联。
— 改善ICU中食物摄入的可行性策略和团队层面的思考。
— 未来研究的展望。

引 言

由于长时间处于代谢分解状态，危重症患者遭受严重的营养不良，导致肌肉质量减少、胰岛素抵抗、维生素缺乏、机体愈合功能受损、压疮、行动不便等，在某些情况下还会出现认知障碍，易受到感染和抑郁症的影响[1]。ICU患者必须从上述状态中循序渐进恢复。严重疾病造成的主要后果是肌肉损失，肌肉重建需要摄入大量的热量和蛋白质。不幸的是，危重症急性阶段后，受到多种不同因素的限制，ICU患者通常很难摄入适当的营养。虽然关于危重症康复阶段营养的研究很少，但其他几个领域的专家也提出了类似的问题。不适当的低营养摄入可能与心理障碍、味觉改变、吞咽障碍及患者由于医院的规范化流程而错过进餐有关。缺乏这个领域的营养指南且未必能被应用[2]。

一、摄入食物的生理学变化与危重症的关联

从实践的角度来看，即使它们具备一些共同的调节机制，也可以区分为3个阶段，即用餐前阶段、用餐时阶段和用餐后阶段。在危重症患者中，用餐前阶段会受到食欲的影响而发生变化，用餐时阶段会受到吞咽障碍的影响，用餐后阶段可能会表现为胃排空受损、肠道蠕动减弱及饱食感的改变。

（一）用餐前阶段

1.生理调节 这个阶段称为"头期"。受到食物刺激后，会引发多种反应，包括唾液、胃液和激素分泌。通过视觉模拟评分法，在看到美味食物时会引起饥饿感增加[3]。胃肠道释放了一种名为食欲刺激素（ghrelin）的肽，它作为食欲刺激剂起作用[4]。其血浆水平在进食前增加，并在餐后逐渐降低。这表明食欲刺激素可能在通过下丘脑引发食物摄入方面起着重要作用[5]。相反，直肠和结肠分泌酪酪肽（peptide tyrosine tyrosine,

PYY），胰腺、小肠和胃也分泌少量。PYY似乎存在调节胃肠动力的作用，药理剂量的PYY会减缓胃排空和小肠转运。

2.危重症期间食欲丧失

（1）心理因素：Cutler等的综述[6]描述了ICU中不同的患者经历。通常，患者无法区分现实和幻觉。这可能是在ICU使用的药物引起的心理变化所致。同时，这类患者还描述了因住院在ICU中濒临死亡的体验。这是患者寻找生命新意义和意识到自己确实活着的主要障碍。渐渐地，患者认识到他们的身体的变化，以及疾病本身对他们的影响。与此同时，患者开始理解他们的复苏经历（被一些患者称为"噩梦"），这要归功于医务人员提供的信息。家庭环境对提供支持和关爱非常重要，但它也会让患者想起ICU以外的生活。在ICU住院期间，这些情感可能导致抑郁发作、重度焦虑、失眠甚至惊恐发作[6]。在一项关于336名危重症患者的前瞻性研究中，Jubran等发现在脱机阶段有42%的患者被诊断出患有抑郁症。在同一组中，脱机阶段的呼吸困难和死亡率也显著增加[7]。所有这些症状（抑郁、焦虑、情绪低落、疼痛、睡眠障碍等）可能影响食物的适口性，导致危重症患者厌食，并对食物摄入产生负面情绪。

（2）ICU中的感觉功能：感觉刺激和视觉刺激对食物摄取"头期"具有活跃的影响，参与了食物摄入的过程。各种疾病（肝硬化、吉兰-巴雷综合征、慢性阻塞性肺疾病、肿瘤、肾衰竭等）[8, 9]可能导致味觉异常（低味觉、味觉障碍）和嗅觉紊乱（嗅觉减退、嗅觉丧失）。另外，许多药物（化疗药、抗生素、抗炎药、降压药等）也对味觉和嗅觉有影响[10, 11]。上述因素还可能降低食物的适口性，影响食物摄入，从而引发厌食和营养不良[12]。一项关于ICU中营养护理和患者体验的研究报道，患者在转入普通病房的前几天出现了味觉变化。一些患者描述食物是咸的，其他人在进食时感觉有金属味[13]。

（3）肠源性激素的变化：Nematy及其同事对ICU患者和健康志愿者（对照组）的血液中生长激素和多肽酪氨酸水平进行了前瞻性观察性研究。该研究纳入了60例患者，并在第1天、第3天、第5天、第14天、第21天和第28天分析了生长激素和PYY的水平。与健康志愿者（对照组）相比，危重症患者的血浆浓度含量较低。相反，ICU患者的PYY水平较高。生长激素水平在住院期间增加，第28天仍然较高。研究发现，第4周的饥饿感与血浆生长激素浓度增加之间存在正相关。笔者得出结论，这些发现可以解释该情况下患者食物摄入的改变[13]。该研究小组进一步描述了一组冠状动脉旁路移植术后患者对生长激素释放肽的过度餐后抑制反应与食物摄入减少（50%）相关。在住院期末，患者平均体重下降了4%，上臂周长减少了5%[14]。最近的研究也得出了类似的结果[15]，但仍未发现食物刺激素与胃排空之间的循环关联。

（二）用餐时阶段（实际食物摄入）

1.生理学　吞咽是一种每分钟都会发生的感觉-运动活动，用于管理唾液，在进餐期间可进行数十次吞咽，以确保水分和营养摄入。在我们出生时就具备了完好的吞咽功能。

吞咽分为如下3个阶段。

（1）口腔阶段：这个阶段需要唇部、舌和下颌肌的完整性和功能性。在这个阶段，通过味蕾和嗅觉受体的刺激产生愉悦感。这个阶段的持续时间取决于食物的类型及饥饿、摄食动机和环境。当食物块通过软腭柱时，则进入口咽阶段。

（2）口咽阶段：这是一个反射阶段，当食团经软腭入咽时，刺激了软腭部的感受器，引起一系列肌肉反射性收缩，结果鼻咽通路及咽与气管的通路被封闭，呼吸暂停，食管上口张开，于是食团从咽被挤入食管。这过程进行得很快，相当于0.75秒的呼吸暂停。然而，在固体食物的情况下，这一过程可能会更长。在清醒的受试者中，80%的吞咽发生在呼气期间。

（3）食管阶段：这个阶段确保食物从食管上括约肌传输到贲门，通过上下食管肌肉的收缩产生的蠕动波来实现。

2. ICU中的吞咽障碍　在ICU中，吞咽障碍或吞咽困难的发生率不是固定的。一项荟萃分析报道了拔管后患者吞咽障碍的发生率为3%～62%。这种变异性是由纳入的人群的异质性（如脑卒中患者与非脑卒中患者）及用于评估吞咽障碍的方法（临床或仪器评估）和患者评估的时间点（第1天、第2天、第5天等）不同所致[16]。更近期的一项回顾性研究的多元分析，纳入了446例没有神经功能损伤的患者，显示7天以上的插管时间是中度或重度吞咽障碍的独立预测因素。此外，吞咽困难是肺炎、重新插管和患者死亡的预测因素。179例患者中有中度或重度吞咽困难的患者占比为74%（132例），且未经口进食。98例患者（55%）出院时存在吞咽障碍，26例（15%）患者带有胃造瘘管出院[17]。

另一项纳入了心脏手术后长时间插管的254例患者的回顾性研究显示，吞咽障碍的发生率为51%。开始进食时间平均为拔管后76小时。86例患者（33.9%）在拔管后24小时内开始经口进食。机械通气时间和吞咽障碍的平均时间被认为是导致进食延迟的独立影响因素。吞咽障碍还是增加住院平均住院时间的独立因素[18]。从病理生理角度来看，插管后的吞咽障碍是多因素的，取决于喉黏膜损伤、炎症和水肿、单侧或双侧声带麻痹、吞咽时喉的不完全闭合或插管期间肌肉萎缩等因素[16]。一些学者已经表明，插管后导致反射延迟。延迟的时间变长导致吞咽反射被延迟触发[19]。这已被证明是气管插管接触的黏膜中的化学受体和机械受体的改变所致的[20]。

（三）用餐后阶段（饱腹感）

1.生理调节　控制食物摄入取决于神经和激素信号。摄取食物诱导胃和肠机械感受器通过迷走神经做出反应。化学感受器，也存在于胃肠道水平，对不同营养物质（碳水化合物、脂类和肽类）敏感。这些信号被传送到脑干的孤束核，并与内脏信号一起整合，然后传递至下丘脑。

2.危重症患者餐后障碍　胃排空受损在危重症期间也很常见，但在无法进食的患者中开始早期肠内营养可以起到部分预防作用。也有假设表明肠源性激素可用于解释这些变化发生的原因。肠脑轴的许多激素参与能量和代谢调节；其中一些在ICU中得到了研究。由肠道分泌的胆囊收缩素（cholecystokinin，CCK）和PYY对食欲有抑制作用，对胃肠道活动有影响[21]，在重症监护患者中两者均升高[13、21、22]。

危重症患者的胃肠症状可能会影响食物摄入，如恶心、呕吐、腹胀、腹泻和便秘等症状会引起不适，可能妨碍经口摄入。一项为期3年的前瞻性观察研究评估了重症监护患者的胃肠症状。共1374例患者纳入研究，62例因数据缺失而被排除，775例（59.1%）在重症监护期间至少出现一种胃肠症状，475例（36.2%）在重症监护期间出现多于一种症状。在这组患者中，501例（38.2%）出现恶心和呕吐，184例（14%）出现腹泻，139例（10.6%）出现腹胀。消化道症状的存在是ICU死亡的独立预测因素[23]。

二、ICU患者的饮食管理策略

（一）选择患者

在这种策略中，可能的第一步是选择可以安全经口进食的患者，如没有吞咽障碍的患者。在存在吞咽障碍、脑卒中、神经肌肉疾病（重症肌无力、营养不良、吉兰-巴雷综合征、肌萎缩侧索硬化或肌张力增高）、接受肿瘤治疗的神经外科患者、严重创伤性脑损伤、上呼吸消化道手术、放疗或化疗的情况下，经口进食可能存在风险。这些患者通常需要长期肠内营养[24]。

（二）食物摄入的条件

在尝试食物摄入之前需要满足一定条件：对于能够对简单命令做出反应的有意识患者，撤机后并开始食物摄入的时间是可调节的，应根据具体情况进行评估。在一般实践中，通常应在呼吸机脱机后的12～24小时尝试摄入食物[18]。同时，我们必须用低剂量的血管活性胺、保持供氧以维持血流动力学和呼吸稳定[25]。

（三）吞咽功能测试

用餐时的环境应该保持安静；在进食时避免交谈。喂食患者的人应该面对患者。冷热食物、香料或碳酸饮料会引发口腔敏感刺激。

在开始吞咽测试时，体位很重要。我们建议患者坐直，头部低垂，使用小勺，不使用吸管。可以进食混合糊状的食物（如布丁或泥状食品），因为这类食物与液体相比已被证明更加安全[26]。一项研究表明，90ml的水是合适的试饮量[27]。如果在饮用90ml的水后没有误吸的迹象，就可以开始特定的饮食，而不必担心误吸、呛咳等并发症发生[28]。如果出现咳嗽、反复吞咽、吞咽疼痛、流口水、鼻部反流、窒息或哽噎等情况，应警惕吞咽困难和存在误吸风险。吞咽测试可以每天进行1次或2次。如果48小时后仍然为阴性，可寻求专家建议进行鼻内镜检查。在拔管前进行预防性吞咽刺激可以将吞咽障碍的发生率从50%降至27%[29]。

（四）饮食管理

营养师主要关注患者对食物的偏好，并征求患者家属对食物的意见。家庭的参与可以提供重要帮助。首先，已经证明家属参与护理可以提高满意度，减少痛苦和焦虑感[30]。Azoulay等研究显示，76%的患者希望家属参与患者的日常护理，70%的患者希望家属参与他们的饮食管理[30]。积极的家庭参与可以改善艾滋病和糖尿病患者的食物摄入[31, 32]。家庭的加入可以在社交层面促进患者积极用餐，为患者提供自己喜欢的食物[33]。在ICU必须避免强制限制患者饮食（如限制糖尿病患者饮食、无盐、降脂等），除非在某些情况下（食物过敏、吸收不良等）。与此同时，必须定期评估疼痛情况，因为疼痛会影响患者的食物摄入[34]。甚至可以请医院的疼痛中心进行适当的评估和治疗。一些患者在ICU入院前使用了精神药物（抗抑郁药、抗焦虑药等），在重新使用之前必须充分评估是否存在禁忌证。恶心和呕吐应该得到症状管理，使用甲氧氯普胺缓解，并应进行随访治疗。便秘也应该得到监测和必要的治疗。纠正电解质紊乱（血钠浓度、血磷浓度、血镁浓度或血钾浓度），并使用标准方案控制血糖。

食物的选择必须是积极的（从患者的饮食偏好考虑）。患者必须有一份可供选择的菜单。食物单调是患者营养不良的常见原因。如果可能，在人员配备允许的条件下，应询问患者喜欢何时进餐。ICU的患者大多数都存在营养不良[24]。从入院到ICU开始，经口进食必须尽可能得到优化。三餐应该富含热量和蛋白质，但不增加总体摄入量。可以通过添加黄油、全脂牛奶、奶酪块、糖、栗子酱和蜂蜜来增加口感。除正餐外，还应鼓励口服营养补充剂，如零食和餐外食物（在进餐前或后2小时）。这些补充剂必须适应患者的口味和吞咽能力（汤、奶油、果汁、中性产品、谷物、乳制品液体、蛋糕和蛋白粉）。在前24～48小时，营养师必须准确评估患者的进食量。如果每天的热量和蛋白质摄入量低于估计需求的75%[35]，可以通过鼻胃管（Fr/CH8～10，120cm）行肠内营养支持，从而实现经口摄入营养，而不增加误吸的风险。或者，可以通过胃造瘘或空肠造瘘行肠内营养支持。肠内营养配方可以在夜间给予，而不会造成患者的饥饿感和饱食感[36]。这种营养补充剂应该持续提供，直到患者能够摄入至少建议摄入量的70%为止（图21.1）。

三、未来研究的展望

正如上文所述，家庭在护理中的参与（特别是食物摄入方面）可能对危重症患者的康复至关重要，包括家庭在护理中的计划可能会减轻整体治疗的负担[37]。因此，尊重患者及其家属的文化和宗教多样性应该成为ICU护理的优先事项[38]。无论出身和宗教信仰如何，人都应被视为平等和自由的个体。

静脉注射促生长激素释放素类似物在癌症患者中的使用已经证明能增加食物摄入和食欲[39, 40]。在慢性阻塞性肺疾病（chronic obstructive pulmonary disease，COPD）患者中，连续3周每天2次静脉注射促生长激素释放素类似物改善了肌肉力量，在6分钟步行测试和肺功能参数方面得到证实[41]。该结果在同一研究团队的充血性心力衰竭患者中也得以展现[42]。

需要注意的是，促生长激素释放素类似物的一些促进生长的作用是通过刺激生长激素（growth hormone，GH）的分泌而产生的[43]。然而，GH分泌的效果仍然需要仔细验证，因为有研究发现GH的使用会增加ICU中的死亡率[44]。

此外，未来还需要开展有关ICU中脑肠轴的生理学研究，以建立基本水平并确定胃动素、胰高血糖素样肽-1（GLP-1）和胰高血糖素样肽-2（GLP-2）等某些激素的作用。

一些研究团队已经在ICU中研究了运动对代谢和功能水平的影响。

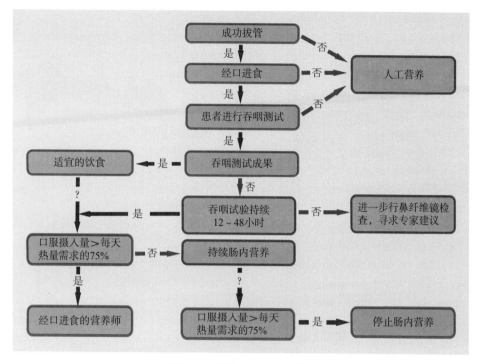

图21.1　ICU患者的饮食管理

结论

受到某种因素的影响，ICU中的食物摄入比ICU外的环境更加复杂。目前的医学研究和临床经验还不足以在日常实践中提供借鉴。甚至在ICU期间没有插管的某些患者群体，如接受高流量氧疗和无创通气的患者[45]，其营养管理也没有遵循国际指南。未来预计在这个领域会有更多的研究。与此同时，改善饮食和食物摄入有待跨学科的团队合作及普通病房的沟通合作。在康复中心获得患者发展情况的反馈和促进他们的社会重返是改善我们实践的关键因素。

要点总结

— ICU中的食物摄入在康复阶段非常重要，但饮食管理尚未规范化。

— 饮食管理必须是多模式和多学科的。

— 与康复部门的团队协作对反馈和提升护理质量至关重要。

参 考 文 献

1. Brame AL, Singer M. Stressing the obvious? An allostatic look at critical illness. Crit Care Med. 2010; 38(10 Suppl): S600-7.

2. Merriweather J, Smith P, Walsh T. Nutritional rehabilitation after ICU - does it happen: a qualitative inter-

view and observational study. J Clin Nurs. 2014; 23(5-6): 654-62.

3. Hill AJ, Magson LD, Blundell JE. Hunger and palatability: tracking ratings of subjective experience before, during and after the consumption of preferred and less preferred food. Appetite. 1984; 5(4): 361-71.

4. Deane A, Chapman MJ, Fraser RJL, Horowitz M. Bench-to-bedside review: the gut as an endocrine organ in the critically ill. Crit Care Lond Engl. 2010; 14(5): 228.

5. Cummings DE, Purnell JQ, Frayo RS, Schmidova K, Wisse BE, Weigle DS. A preprandial rise in plasma ghrelin levels suggests a role in meal initiation in humans. Diabetes. 2001; 50(8): 1714-9.

6. Cutler LR, Hayter M, Ryan T. A critical review and synthesis of qualitative research on patient experiences of critical illness. Intensive Crit Care Nurs. 2013; 29(3): 147-57.

7. Jubran A, Lawm G, Kelly J, Duffner LA, Gungor G, Collins EG, et al. Depressive disorders during weaning from prolonged mechanical ventilation. Intensive Care Med. 2010; 36(5): 828-35.

8. Schiffman SS, Zervakis J. Taste and smell perception in the elderly: effect of medications and disease. Adv Food Nutr Res. 2002; 44: 247-346.

9. Ito K, Kohzuki M, Takahashi T, Ebihara S. Improvement in taste sensitivity following pulmonary rehabilitation in patients with chronic obstructive pulmonary disease. J Rehabil Med. 2014; 46(9): 932-6.

10. Schiffman SS. Critical illness and changes in sensory perception. Proc Nutr Soc. 2007; 66(3): 331-45.

11. Epstein JB, Phillips N, Parry J, Epstein MS, Nevill T, Stevenson-Moore P. Quality of life, taste, olfactory and oral function following high-dose chemotherapy and allogeneic hematopoietic cell transplantation. Bone Marrow Transplant. 2002; 30(11): 785-92.

12. Schiffman SS, Warwick ZS. Use of flavor-amplified foods to improve nutritional status in elderly patients. Ann N Y Acad Sci. 1989; 561: 267-76.

13. Nematy M, O'Flynn JE, Wandrag L, Brynes AE, Brett SJ, Patterson M, et al. Changes in appetite related gut hormones in intensive care unit patients: a pilot cohort study. Crit Care Lond Engl. 2006; 10(1): R10.

14. Nematy M, Brynes AE, Hornick PI, Patterson M, Ghatei MA, Bloom SR, et al. Postprandial ghrelin suppression is exaggerated following major surgery; implications for nutritional recovery. Nutr Metab. 2007; 4: 20.

15. Santacruz CA, Quintairos A, Righy C, Crippa IA, Couto L, Imbault V, et al. Is there a role for enterohormones in the gastroparesis of critically ill patients? Crit Care Med. 2017; 45(10): 1696-701.

16. Skoretz SA, Flowers HL, Martino R. The incidence of dysphagia following endotracheal intubation: a systematic review. Chest. 2010; 137(3): 665-73.

17. Macht M, Wimbish T, Clark BJ, Benson AB, Burnham EL, Williams A, et al. Postextubation dysphagia is persistent and associated with poor outcomes in survivors of critical illness. Crit Care Lond Engl. 2011; 15(5): R231.

18. Barker J, Martino R, Reichardt B, Hickey EJ, Ralph-Edwards A. Incidence and impact of dysphagia in patients receiving prolonged endotracheal intubation after cardiac surgery. Can J Surg J Can Chir. 2009; 52(2): 119-24.

19. de Larminat V, Montravers P, Dureuil B, Desmonts JM. Alteration in swallowing reflex after extubation in intensive care unit patients. Crit Care Med. 1995; 23(3): 486-90.

20. Brodsky MB, Gellar JE, Dinglas VD, Colantuoni E, Mendez-Tellez PA, Shanholtz C, et al. Duration of oral endotracheal intubation is associated with dysphagia symptoms in acute lung injury patients. J Crit Care. 2014; 29(4): 574-9.

21. Beglinger C, Degen L, Matzinger D, D'Amato M, Drewe J. Loxiglumide, a CCK-A receptor antagonist, stimulates calorie intake and hunger feelings in humans. Am J Physiol Regul Integr Comp Physiol. 2001;

280(4): R1149-54.

22. Batterham RL, Cohen MA, Ellis SM, Le Roux CW, Withers DJ, Frost GS, et al. Inhibition of food intake in obese subjects by peptide YY3-36. N Engl J Med. 2003; 349(10): 941-8.

23. Reintam A, Parm P, Kitus R, Kern H, Starkopf J. Gastrointestinal symptoms in intensive care patients. Acta Anaesthesiol Scand. 2009; 53(3): 318-24.

24. Massanet PL, Petit L, Louart B, Corne P, Richard C, Preiser JC. Nutrition rehabilitation in the intensive care unit. JPEN J Parenter Enteral Nutr. 2015; 39(4): 391-400.

25. McClave SA, Dryden GW. Critical care nutrition: reducing the risk of aspiration. Semin Gastrointest Dis. 2003; 14(1): 2-10.

26. Lee KL, Kim WH, Kim EJ, Lee JK. Is swallowing of all mixed consistencies dangerous for penetration-aspiration? Am J Phys Med Rehabil. 2012; 91(3): 187-92.

27. DePippo KL, Holas MA, Reding MJ. Validation of the 3-oz water swallow test for aspiration following stroke. Arch Neurol. 1992; 49(12): 1259-61.

28. Leder SB, Suiter DM, Warner HL, Kaplan LJ. Initiating safe oral feeding in critically ill intensive care and step-down unit patients based on passing a 3-ounce (90 milliliters) water swallow challenge. J Trauma. 2011; 70(5): 1203-7.

29. Hwang CH, Choi KH, Ko YS, Leem CM. Pre-emptive swallowing stimulation in long-term intubated patients. Clin Rehabil. 2007; 21(1): 41-6.

30. Azoulay E, Pochard F, Chevret S, Arich C, Brivet F, Brun F, et al. Family participation in care to the critically ill: opinions of families and staff. Intensive Care Med. 2003; 29(9): 1498-504.

31. Serrano C, Laporte R, Ide M, Nouhou Y, de Truchis P, Rouveix E, et al. Family nutritional support improves survival, immune restoration and adherence in HIV patients receiving ART in developing country. Asia Pac J Clin Nutr. 2010; 19(1): 68-75.

32. Watanabe K, Kurose T, Kitatani N, Yabe D, Hishizawa M, Hyo T, et al. The role of family nutritional support in Japanese patients with type 2 diabetes mellitus. Intern Med Tokyo Jpn. 2010; 49(11): 983-9.

33. De Castro JM. How can eating behavior be regulated in the complex environments of free-living humans? Neurosci Biobehav Rev. 1996; 20(1): 119-31.

34. Merriweather JL, Salisbury LG, Walsh TS, Smith P. Nutritional care after critical illness: a qualitative study of patients' experiences. J Hum Nutr Diet Off J Br Diet Assoc. 2016; 29(2): 127-36.

35. Kondrup J. Can food intake in hospitals be improved? Clin Nutr. 2001; 20: 153-60.

36. Stratton RJ, Stubbs RJ, Elia M. Short-term continuous enteral tube feeding schedules did not suppress appetite and food intake in healthy men in a placebo-controlled trial. J Nutr. 2003; 133(8): 2570-6.

37. Dowling J, Vender J, Guilianelli S, Wang B. A model of family-centered care and satisfaction predictors: the critical care family assistance program. Chest. 2005; 128(3 Suppl): 81S-92S.

38. Høye S, Severinsson E. Multicultural family members' experiences with nurses and the intensive care context: a hermeneutic study. Intensive Crit Care Nurs. 2010; 26(1): 24-32.

39. Neary NM, Small CJ, Wren AM, Lee JL, Druce MR, Palmieri C, et al. Ghrelin increases energy intake in cancer patients with impaired appetite: acute, randomized, placebo-controlled trial. J Clin Endocrinol Metab. 2004; 89(6): 2832-6.

40. Wynne K, Giannitsopoulou K, Small CJ, Patterson M, Frost G, Ghatei MA, et al. Subcutaneous ghrelin enhances acute food intake in malnourished patients who receive maintenance peritoneal dialysis: a randomized, placebo-controlled trial. J Am Soc Nephrol JASN. 2005; 16(7): 2111-8.

41. Nagaya N, Itoh T, Murakami S, Oya H, Uematsu M, Miyatake K, et al. Treatment of cachexia with ghre-

lin in patients with COPD. Chest. 2005; 128(3): 1187-93.

42. Nagaya N, Moriya J, Yasumura Y, Uematsu M, Ono F, Shimizu W, et al. Effects of ghrelin administration on left ventricular function, exercise capacity, and muscle wasting in patients with chronic heart failure. Circulation. 2004; 110(24): 3674-9.

43. Takaya K, Ariyasu H, Kanamoto N, Iwakura H, Yoshimoto A, Harada M, et al. Ghrelin strongly stimulates growth hormone release in humans. J Clin Endocrinol Metab. 2000; 85(12): 4908-11.

44. Takala J, Ruokonen E, Webster NR, Nielsen MS, Zandstra DF, Vundelinckx G, et al. Increased mortality associated with growth hormone treatment in critically ill adults. N Engl J Med. 1999; 341(11): 785-92.

45. Terzi N, Darmon M, Reignier J, Ruckly S, Garrouste-Orgeas M, Lautrette A, et al. Initial nutritional management during noninvasive ventilation and outcomes: a retrospective cohort study. Crit Care Lond Engl. 2017; 21(1): 293.

第二十二章

随访咨询：为什么?

Evelyn J.Corner, Stephen J.Brett

学习目标

— 了解ICU后门诊的历史。

— 了解ICU后门诊的功能及潜在的益处。

— 了解目前ICU后门诊随访咨询效果的研究现状。

第一节　引言及ICU随访的历史

ICU常被认为是一个医院的核心部分；那么，为什么在临床实践中，即使是患者已经出院了，仍然要为其提供长期的危重症医疗护理和康复呢? 这似乎起源于几十年前，来自内科（而不是麻醉学）背景的医师对自己的医疗门诊部出院后的患者进行了随访。他们观察到许多患者似乎在他们的康复过程中遇到了一些困难[1]。也许以前，重症监护临床医师已经让患者脱离了生命危险，期待着他们能够顺利恢复到类似入院前的健康状态。然而，这些内科医师意识到，对于许多人来说，离开ICU似乎是新旅程的开始，而不是结束[2]。

那么，为什么这会有这样的发现呢? 可能是因为将转出后的重症监护患者收入他们的所在普通科室的临床医师可能并没有丰富的危重症医疗经验，识别许多患者所面对的难题的能力稍欠缺。多器官功能衰竭是侵袭性肌肉消耗的最高风险因素之一[3]，大部分危重的"高风险"患者没能幸存下来，因此，他们也就不会成为危重症后遗症的受害者[4]。也许，治疗专业的同事们的付出并不像今天这样突出或受到重视，实际上物理治疗师的重点是呼吸护理，而非康复护理。

然而，观察力极强的临床医师开始注意到他们面对的患者在遭受困扰。在他们所面对的患者中，存在一些肌肉消耗的症状。为了应对这一情况，他们进行了一些探索性研究，挑战了对于多数患者来说康复是一件简单事情的观念。这些早期的研究似乎在很大程度上具有预见性，它们确定了现在称为ICU后综合征的许多影响因素[5-10]。具体而言，患者肌肉无力，似乎已经失去了显著的肌肉质量；对于他们来说之前很日常的活动，现在似乎会很早出现疲劳；他们的心血管耐力受损，缺乏完成日常生活活动的信心；还有一系列其他的身体不适，从性功能障碍、关节僵硬，到持续性呼吸困难，本书第一部分详细介绍了这些症状。

此外，还观察到了一些非生理的困扰，包括焦虑、抑郁及一些患者中的创伤后应激障碍症状[11, 12]。根据这些观察，人们开始认识到，对于许多人来说，他们在ICU时的记忆是奇怪的，有时是令人烦恼的，并且奠定了他们康复的基本背景[13]。另一个重要的观察结果是，ICU的经历可能是非常消极的生活经历的一部分，或者对于一些人来说，是一种更积极的经历。这可能与不同患者对现实与期望之间的差异有关[14]，如年轻人经历重大的交通事故会倾向将整个经历视为健康状况的负面变化，这使他们对健康的认知发生了转变。相比之下，一位年长的人在为因呼吸困难和胸痛而让他们的生活变得难以忍受的疾病接受主动脉瓣替换手术后康复，可能会以不同的方式看待他们的康复，治疗经历缓解了术前疾病症状对他们的影响，因此他们可能会感到整个过程在某种程度上是积极的。偶尔，经历危重症或严重创伤的患者会表现出创伤后成长的现象，其特征是重新评估自己的生活和优先事项，更好的身体意识和自我发展[15]。对ICU幸存者所经历的复杂症状的认识，促使在临床实践中实施ICU后门诊，而不仅仅是为了研究。图22.1展现了构成ICU幸存者康复的重要因素。

目前尚未建立起最佳的ICU随访模式，并且不同中心和国家之间的IUC随访实施方式存在差异[16]。在英国，ICU随访的实施在2006年进行了审计，当时英国国家健康与照顾卓越研究院（National Institute for Health and Care Excellence，NICE）发布了关于ICU后康复的临床指南83号（2009年）[18]及随后的NICE危重症后康复质量标准（2017年）[19]。这两份文件都规定患者在出院后3个月应该接受康复质量和未来康复需

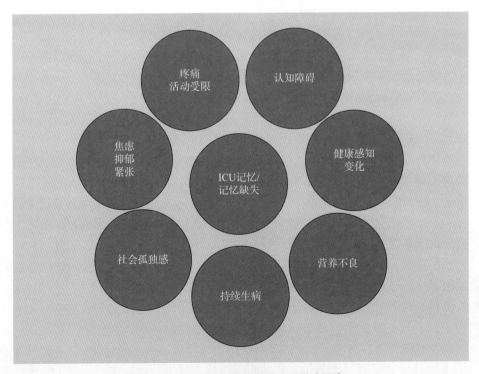

图22.1 ICU幸存者康复的重要影响因素

以"爆炸式"的维恩图表现出来，这些因素如何相互联系和相互作用，以及每个因素的相对重要性，似乎是不可能预测的。重要的外部因素可能包括家庭支持及持续的健康和社会照护

求的评估；然而，并没有对如何实施提出具体建议。随后在2014年进行的对NICECG 83实施情况的调查显示，尽管颁布了临床指南，但英国仅有27%的ICU提供随访服务[20]。目前尚不清楚这些建议已经在多大程度上得到采纳。

此外，已发表的有关ICU后门诊的研究未能证明在与健康相关生活质量、抑郁、焦虑、就业复职、身体问题或成本效益方面存在可衡量的好处，但可能对创伤后应激障碍（PTSD）产生积极影响[21, 22]。值得注意的是，有关ICU幸存者的干预性研究，如ICU后康复，也未能显示出可衡量的好处[23-25]。然而，在某些情况下，采用了混合研究，定性分析与定量分析一同进行。这些研究表明，在更密集管理的试验组中，患者满意度和对康复过程的参与似乎更高[26, 27]。这表明，也许有些文献可能没有正确的干预模式，或者选择的结局指标对任何变化都没有反应和（或）具有显著的下限和上限效应。因此，通过ICU随访服务实现益处的证据基础至今仍然存在缺失。

患者和护理者团队合作表明，从高强度到非常低强度的护理模式的转变是巨大的不确定性和焦虑的来源，通常在文献中被称为"迁移应激"；患者和家庭成员对康复计划感到不安，这一计划的沟通经常被转移中断[28]。为了改善这一情况，即使在缺乏证据的情况下，英国卫生服务部门已引入了关于为特别脆弱群体制定、记录和沟通多学科康复计划的强制性质量标准[19]。从逻辑上讲，这可能会改善个体的康复情况，而这种安排可能会支持个体的参与和动机。早期的一项干预性研究显示，自我导向的康复手册在患者出院时提供给患者有望改善康复情况[29]。然而，学者们认为ICU团队的支持对这个特定的尝试的成功至关重要。

第二节　迄今为止ICU后门诊给我们带来了什么启示？

毫无疑问，ICU的演变及这些ICU后门诊的建立所开展的相关研究为康复中的危重症患者的体验提供了一个窗口[30]。然而，在开展ICU后门诊相关的研究前，有一些需要说明的注意事项。在ICU中，原始目标人群通常存在相当大的"失访"率。通常，只有一小部分人群最终被详细报道。为什么一个人选择参加ICU后门诊（不管是否涉及研究），而另一个人选择不参加，这是无法确定的。这导致了主观性偏差的重大不可量化的风险，因此通常很难确定幸存人群中特定病症的真实患病率。这在创伤后应激障碍（PTSD）中尤为明显，文献中不同的数据，导致查找相关文献并估计PTSD患病率的真实患病率出现了偏差[31]。Wade博士和合著者发表了一个更有说服力的优秀研究，他们在ICU中识别了患者，并与他们建立了高度的信任，以至于患者对研究人员和研究的依从性非常高，退出率极低[32]。这为心理问题的患病率提供了更具说服力的结果。

在其他章节中详细介绍的一系列生理后果包括骨骼肌肉损失[3]，伴随着功能状态的损害[4-7]，食欲丧失和营养损害，关节僵硬及许多其他主诉，从上呼吸道损伤到脱发[2]。从非生理后果的角度来看，有多项研究表明患者存在持续的认知功能障碍、焦虑、抑郁负担、一些PTSD症状和明显的PTSD[11, 12]。此外，研究还发现，许多患者一旦出院回家，需要周围人的大量帮助才能在非医疗的环境中安全生活。家属变成了不专业的照护者，这可能对他们自己的生活及更广泛的家庭单位产生不利影响[9]。重要的是，家庭的经济韧性可能会被动摇，照护者家庭的经济和工作情况可能会和"作为患者照护者"的身份相冲突，这个照护者的角色似乎更适合自由职业或经营小型企业的人来承担[1, 2]。

第三节   ICU随访的必要性

被送入ICU的患者可能具有完全不同的疾病诊断，众所周知，他们是一个异质性群体。一些"专科"疾病患者已经被确认存在长期康复需求，因此属于已建立的护理路径。例如，在英国，脑卒中幸存者是社区康复服务的优先患者群体[33]；心脏病/心胸外科患者有一项结构化的心脏康复计划，在英国，这类患者由经过英国心脏基金会（British Heart Foundation，BHF）培训的健身教练，为其提供长期支持（www.bhf.org.uk）；慢性阻塞性肺疾病（COPD）患者通常会纳入一个结构化的肺康复计划，并由呼吸内科医师进行随访[34]；但是那些"非专科"患者群体呢？——举个例子，他们可能患有肺炎、流感和肠穿孔，这些患者传统上并没有被认为患有"慢性疾病"，因此也不存在常规护理。然而，对ICU随访的研究提示我们，这些患者确实有慢性健康需求，可以多种方式呈现；这些在本书的第一篇和第二篇中有详细介绍。实际上，对于许多长期住院的ICU幸存者，一些专门为其制订的常规康复方案可能并不一定适用；对于这类患者，影响他们ICU住院后期和未来康复的问题更多地与"慢性危重症"有关，而不是他们入院诊断。因此，医务人员提供的医疗护理服务应该以这些需求为中心，而不仅仅是在为心肌梗死的患者服务中建立患者的康复信心。

这些患者在过去常被社区服务所忽视，加剧了"迁移应激"；在没有响应迅速的社区服务的情况下，ICU后门诊成了他们的安全站。即使对于纳入已建立的护理途径的患者，ICU后门诊也允许识别和管理ICU患者群体中普遍存在的特定问题，如PTSD，这些问题可能不会被例行评估。尽管ICU后门诊影响的定量指标显示影响不大，但从定性上看，这种经调整后的护理方法比常规护理能够更好地提高患者的满意度。

第四节   当前的国际实践

不同地区和中心的ICU提供的随访服务存在异同。有些中心会为患者提供自助手册，供他们自行阅读[35]。其他一些中心会采取分阶段的随访方法，包括在ICU出院时提供ICU日记，然后在出院后6周到12个月之间进行门诊随访[36]，另一些中心则会在6～12周进行一次随访。这些随访可以由护士或多学科专家团队来完成[35]。

目前尚未建立最佳的随访方案。荷兰的专家共识声明建议在ICU出院后的6～12周由护士进行随访，以筛查生理、心理和认知需求[37]。然而，这类门诊的失访率可能高达31%[38]，而且在像澳大利亚或美国这样医院广泛覆盖区域中，这样的系统可能无法实际运作[38]。提供这些服务的资金支持也可能成为问题，尤其是缺乏定量的证据支持。

关于ICU后门诊的可行性和结构的更多详细信息可以在第二十三章和第二十六章找到。

第五节 ICU后门诊的患者体验

研究探索了患者对ICU后门诊的体验，发现这些门诊可以在弥补由于记忆缺失而损害的生活叙述的能力。这有助于患者处理和理解他们的经历，使他们能够继续前行[39]。对于由于自己的心理困扰而难以谈论他们在ICU的经历的患者，这尤其有用；鉴于此，提出了为家属提供ICU后门诊，并可能会有益处[38]。

此外，ICU后门诊为患者和家属提供了澄清信息和给予建议的机会。尽管许多患者在出院后可以选择与他们的ICU团队联系以讨论他们的困扰，但一些幸存者称他们不好意思打扰工作繁忙的医师。ICU后门诊为患者提供了一个结构化的平台，可以与曾经照顾过他们的ICU工作人员讨论他们的困扰[39]。患者常看重这种团聚和持续的专科监测，因为这通常会令他们感到安心。与此同时，ICU后门诊还为患者提供了向ICU工作人员反馈他们经历的机会，如果采纳这些建议，有助于提高未来的护理质量[39]。值得注意的是，包括访问ICU的ICU后门诊应该周密地制订计划，并谨慎进行，因为回到实际的ICU环境可能会为患者带来进一步的困扰[40]。

ICU后门诊还可以帮助患者管理他们对康复的期望。总体来说，危重症护理幸存者以前没有经历过这种情况，这意味着他们没有指标监测康复进展和期望。了解康复的进展和可预期的未来，可以让患者和家属感到安心[40]。这最好由他们信任且了解他们病史的专业临床医师来提供。

ICU随访还提供了寻求专科康复服务的机会，7%～50%的ICU随访会进一步促进转诊治疗[38]。

第六节 ICU随访的未来

许多关于ICU幸存者经历了长期的危重症后果的证据支持似乎是可靠的。虽然这在直觉上是吸引人的，但关于随访这些患者并提供来自危重症护理团队的护理是否有益处的证据则不太确定，而且有些证据是间接的。便捷性和响应性很重要[9]，许多患者不喜欢频繁去医院，但即使是发展良好的社区支持可能也缺乏危重症的相关知识。沟通和信息已被反复强调为重要的促进因素。关于是否可以利用精心设计的网站（如http：//www.criticalcarerecovery.com）加强社区支持仍有待全面评估。

在一个社区中可提供的服务显然是一个非常具有地方性但又至关重要的问题。因此，尝试创建一种在全球范围内适用的最佳服务模式可能是徒劳的。也许，更有用的是将精力集中于确定一个全面增强康复计划的确切要素上，而将实施交给当地人来决定。这样的计划可能包括对身体再启动、心理和动力支持及营养优化的关注；将这些作为孤立的干预可能不会成功，因为它们可能会相互影响。因此，治疗的组合方案可能需要作为复杂干预进行研究；这是一门具有难度的科学，需要仔细思考，以确保未来的研究设计更能以患者为中心且有特异性的结局指标来测量，同时要认识到恢复可能是非线性的，对患者来说重要的事情可能会随着他们的进展和适应新的失能而波动和变化[41]。正在进行的确定危重症护理核心成果的工作可能有助于这一进程（http：//www.cometinitiative.org）。为了患者及其家属的普遍利益，我们必须去理解详细的因果关系。

结论

尽管危重症起病紧急，通常是突发而又无预警的，但对危重症护理患者的随访研究明确提示我们，它的结束并不那么突然，而是伴随着持续的后果，并且可能影响他们的余生走向——不管是好是坏。或许可以将危重症的康复分为2个阶段：复苏和康复。康复阶段可能是动态和非线性的，患者会描述关于碎片化护理和未被满足的支持服务的情况。虽然随访咨询缺乏量化的证据基础，但对于可能在医疗保健服务中被忽视的危重症患者来说，它可能提供了一个安全站。与工作人员交流，与真正理解的人一起探讨他们所经历的事情，填补记忆的空白，因此生活叙事可以帮助患者继续前进并重建一个光明的未来。

要点总结

— 危重症患者可能会出现严重的身体和心理病态，这可能影响他们的康复进程，并导致他们在ICU后的康复和重新融入生活的过程中经历困扰。

— ICU后门诊帮助阐明了危重症护理幸存者所经历的复杂问题，将慢性护理需求确立为危重症康复过程不可或缺的基本因素。

— 支持ICU随访的证据显示在解决生理和心理问题方面几乎没有显著的定量益处，尽管它可能对创伤后应激障碍（PTSD）的患者有益。

— 然而，在定性研究方面表明ICU随访是有益的；它支持护理模式的转变，填补患者失去的生活经历，提高患者满意度。由ICU医师提供的随访服务似乎能够安抚患者。与护理患者的医疗团队沟通交流有助于患者继续生活。

— ICU随访的研究受到选择偏差和潜在的敏感性较低的核心结果的影响。

参 考 文 献

1. Griffiths R, Jones C. ABC of intensive care: recovery from intensive care. Clinical review. BMJ. 1999; 219: 427-9.

2. Broomhead LR, Brett SJ. Clinical review: intensive care follow-up - what has it told us? Review. Crit Care. 2002; 6(5): 411-7.

3. Puthucheary ZA, Rawal JR, McPhail M, Connolly B, Ratnayake G, et al. Acute skeletal muscle wasting in critical illness. JAMA. 2013; 310(15): 1591-600.

4. Kaukonen K-M, Bailey M, Suzuki S. Mortality related to severe sepsis and septic shock among critically ill patient in Australia and New Zealand, 2000-2012. JAMA. 2014; 311(13): 1308-16.

5. Herridge MS, Cheung AM, Tansey CM, Matte-Martyn A, Diaz-Granados N, Al-Saidi F, et al. One year outcomes in survivors of the acute respiratory distress syndrome. N Engl J Med. 2003; 348(8): 683-93.

6. Cheung AM, Tansey CM, Tomlinson G, Diaz-Granados N, Matté A, Barr A. Two-year outcomes, health care use, and costs of survivors of acute respiratory distress syndrome. Am J Respir Crit Care Med. 2006; 174(5): 538-44.

7. Herridge MS, Tansey CM, Matté A, Tomlinson G, Diaz-Granados N, et al. Functional disability 5 years after acute respiratory distress syndrome. N Engl J Med. 2011; 364: 1293-304.

8. Ramsey P, Huby G, Rattray J, Salisbury LG, Walsh TS, Kean S. A longitudinal qualitative exploration of healthcare and informal support needs among survivors of critical illness: the RELINQUISH protocol. BMJ Open. 2012; 2: e001507.

9. Griffiths J, Hatch RA, Bishop J, Morgan K, Jenkinson C, Cuthbertson B, et al. An exploration of social and economic outcome and associated health related quality of life after critical illness in general intensive care unit survivors: a 12-month follow-up study. Crit Care. 2013; 17: R100.

10. Quinlan J, Gager M, Fawcett D. Sexual dysfunction after intensive care. Br J Anaesth. 2001; 87: 348. 11. Pandharipande P, Girard TD, Jackson JC, Morandi A, Thompson JL, et al. Long-term cognitive impairment after critical illness. N Engl J Med. 2013; 369: 1306-16.

12. Parker AM, Sricharoenchai T, Raparla S, Schneck KW, Bienvenu J, et al. Posttraumatic stress disorder in critical illness survivors: a metaanalysis. Crit Care Med. 2015; 43(5): 1121-9.

13. Carver CS, Scheier MF. Scaling back goals and recalibration if the affect systems are processes in normal adaptive self-regulation: understanding 'response shift' phenomona. Soc Sci Med. 2000; 50: 1715-22.

14. Löf L, Ahlström G. Severely ill ICU patients recall of factual events and unreal experiences of hospital admission and ICU stay - 3 an 12 months after discharge. Intensive Crit Care Nurs. 2006; 22(3): 154-66.

15. Hefferon K, Grealy M, Mutrie N. Post-traumatic growth and life threatening physical illness: a systematic review of the qualitative literature. Br J Health Psychol. 2009; 14(2): 343-78.

16. Egerod I, Risom SS, Thomson T, Storli SL, Eskerud RS, et al. ICU-recovery in Scandinavia: a comparative study of intensive care follow-up in Denmark. Norway and Sweden: Intensive and Critical Care Nursing; 2012.

17. Griffiths JA, Barber VS, Cuthbertson BH, Young JD. A national survey of intensive care follow up clinics. Anesthesia. 2006; 61(10): 950-5.

18. National Institute for Health and Clinical Excellence. Great Britain. Rehabilitation after critical illness Great Britain. Clinical Guideline 83. Available at: www.nice.org.uk; 2009.

19. National Institute of Health and Clinical Excellence. Rehabilitation after critical illness in adults. Quality standard [QS158] Published date: Sept 2017.

20. Connolly B, Douiri A, Steier J, Moxham J, Denehy L, Hart N. A UK survey of rehabilitation following critical illness: implementation of NICE Clinical Guidance 83 (CG83) following hospital discharge. BMJ Open. 2014; 4: e004963.

21. Jensen JF, Thomsen T, Overgaard D, Bestle MH, Christensen D, Egerod I. Impact of follow-up consultations for ICU survivors on post-ICU syndrome: a systematic review and meta-analysis. Intensive Care Med. 2015; 41: 763-75.

22. Cuthbertson BH, Rattray J, Campbell MK, Gager M, Roughton S, Smith A, et al. The PRaCTiCal study of nurse led, intensive care follow-up programmes for improving long term outcomes from critical illness: a pragmatic randomized controlled trial. BMJ. 2009; 339: b3723.

23. Batterham AM, Bonner S, Wright J, Howell SJ, Hugill K, Danjoux G. Effect of supervised aerobic exercise rehabilitation on physical fitness and quality of life in survivors of critical illness: an exploratory minimized controlled trial (PIX study). Br J Anesth. 2014; 113(1): 130-7.

24. Walsh TS, Salisbury LG, Merriweather J, Boyd JA, Griffith DM, Huby G, et al. Increased hospital-based physical rehabilitation and information provision after intensive care unit discharge. The RECOVER randomized controlled clinical trial. JAMA Intern Med. 175(6): 901-10.

25. Mehlhorn J, Freytag A, Schmidt K, Brunkhorst FM, Graf J, Troitzsch U, et al. Rehabilitation interventions for post intensive care syndrome: a systematic review. Crit Care Med. 2014; 42(5): 1263-71.

26. Ramsey P, Huby G, Merriweather J, Salibury L, Rattray J, Griffith D, et al. Patient and carer experience of hospital-based rehabilitation from intensive care to hospital discharge: mixed methods process evaluation of the RECOVER randomized controlled clinical trial. BMJ Open. 2016; 6: e012041.

27. Walker W, Wright J, Danjoux G, Howell SJ, Martin D, Bonner S. Project post intensive care eXercise (PIX): a qualitative exploration of intensive care unit survivors' perceptions of quality of life post-discharge and experience of exercise rehabilitation. J Intensive Care Soc. 2015; 16(1): 37-44.

28. Field K, Prinjha S, Rowan K. 'One amongst many': a qualitative analysis of intensive care unit patients' experiences of transferring to the general ward. Crit Care. 2008; 12(1): R21.

29. Jones C, Skirrow P, Griffiths R, Humphris G, Ingleby S, et al. Rehabilitation after critical illness: a randomised controlled trial. Crit Care Med. 2003; 31(10): 2456-61.

30. Griffiths RD, Jones C. Seven lessons from 20 years of follow-up of intensive care unit survivors. Curr Opin Crit Care. 2007; 13: 508-13.

31. Griffiths J, Fortune G, Barber V, Young JD. The prevalence of post traumatic stress disorder in survivors of ICU treatment: a systematic review. Intensive Care Med. 2007; 33(9): 1506-18.

32. Wade DM, Howell DC, Weinman JA, Hardy R, Mythens MG, Brewin CR. Investigating risk factors for psychological morbidity three months after intensive care: a prospective cohort study. Crit Care. 2012; 16: R192.

33. Royal College of Physicians. National clinical guideline for stroke. 5th ed. 2016. Available at: www.strokeaudit. org.

34. Hopkinson N, Englebretsen C, Cooley N, Kennie K, Lim M, Woodcock T, et al. Designing and implementing a COPD discharge care bundle. Thorax. 2011; 67(1): 90-2.

35. Lasiter S. Critical care follow-up clinics: a scoping review of interventions and outcomes. Clin Nurse Spec. 2016; 30(4): 227-37.

36. Haraldsson L, Christensson L, Conlon L, Henricson M. The experiences of ICU patients during follow up sessions - a qualitative study. Intensive Crit Care Nurs. 2015; 31: 223-31.

37. Van der Schaaf M, Bakhshi-raiez F, Van der Steen M, Dongelmans DA, De Keizer NF. Recommendation for intensive care follow-up clinics; report from a survey of Dutch intensive cares. Minerva Anesthesiol. 2015; 81(2): 135-44.

38. Williams TA, Leslie GD. Beyond the walls: a review of ICU clinics and their impact on patient outcomes after leaving ICU. Aust Crit Care. 2008; 21: 6-7.

39. Prinijha A, Field K, Rowan K. What patients think about ICU follow up services: a qualitative study. Crit Care. 2009; 13(2): R46.

40. Haraldsson L, Christensson L, Conlon L, Henricson M. The experience of ICU patients during follow-up sessions-a qualitative study. Intensive Crit Care Nurs. 2015; 31(4): 223-31.

41. Schwartz CE, Andresen EM, Nosek MA, Krahn GL, the RRTC Expert Panel on Health Status Management. Response shift theory: important implications for measuring quality of life in people with disability. Arch Phys Med Rehabil. 2007; 88: 529-36.

第二十三章　ICU后随访的可行性

Danielle Heloisa Prevedello，Jean-Charles Preiser

学习目标

本章你将学到以下内容：
— 随访门诊的类型。
— ICU后随访中存在的实施问题。
— 如何制订ICU后随访计划。

第一节　引　言

如本书其他章节所述，医疗领域先进技术的广泛应用降低了ICU的死亡率，但同时增加了ICU后综合征（PICS）的患病率[1]。由于ICU后综合征发病率不断增加，越来越多的ICU医护人员关注到ICU后综合征、ICU后及患者出院后的护理问题，其中，生活质量和社会康复问题已成为危重症医学界认可的重大公共卫生问题。

1986年，英国首次提出随访门诊的概念，并且近年来世界各地涌现出越来越多的随访门诊[2]。随访概念如图23.1所示，即急性疾病的病程与不同阶段的随访内容。在

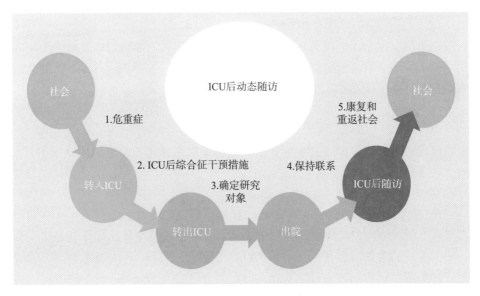

图23.1　ICU随访计划动态图

没有正式标准的情况下，各个 ICU 都会根据其政策、规章制度和资源作为定义标准[3, 4]制订其随访计划。随访计划的可行性取决于该计划如何适应当地的具体情况，还要考虑其对患者、医务工作者、家属和护理质量产生的积极影响。

本章旨在帮助 ICU 医务人员采用系统性和实用的方法实施随访门诊，具体方法如图 23.2 所示。

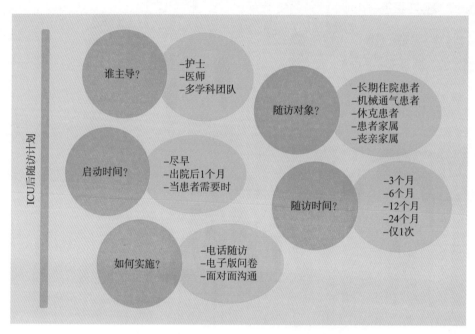

图23.2　在具体情况下分析 ICU 随访的步骤

第二节　随访门诊的类型

目前在美国、加拿大、澳大利亚及一些欧洲国家建立的随访门诊是根据不同的随访模式而组成的（表23.1）。这些模式在会诊类型、目标、会诊时间安排、干预措施和结局指标等方面可能存在差异。

一、会诊类型

根据已发表的研究，对于 ICU 后随访，随访可以由护理或多学科团队承担[5-7]，随访由随访主导者负责。

在由护士主导的模式中，护士负责在会诊过程中进行患者筛查、注册和评估[6-8]。护士向患者提供咨询服务，使他们能够谈论他们在 ICU 的经历，这有助于患者调整心态和情绪以面对相应问题。在特定情况下如果患者情绪状况良好且表达了参观的意愿，护士主导的会诊可能还包括参观 ICU；在某些情况下，还可能需要由医师解释患者可能存在的某些医疗问题。在由护士主导的方法中，与患者在一起的时间可能较短，因此费用可能会比与多学科团队进行的会诊低。

由包括护士、医师、理疗师和营养师的多学科团队[5, 9, 10]进行随访可同时对患者的康复需求做出反馈。患者的整体康复需要通过团队共同决策来完成。尽管对患者的评估能在一次随访中完成，但为了更好地完成随访服务，还需要更多经济和人力资源支持。以上两种随访类型各有利弊，这需要健康管理者选择最合适的随访模式进行随访。

表23.1　ICU随访门诊可能模式的描述

ICU后随访门诊模式	
主导类型	护士
	医师
	多学科团队
随访目标	流行病学分析
	诊断和转诊
	治疗和康复
随访时间	1个月
	2个月
	3个月
	6个月
	9个月
	12个月
	24个月
干预措施	自我康复
	护士疏导
	个性化护理计划
	专业康复
结果	生活质量
	ICU后综合征发生率
	再入院率
	社会成本

二、目标

ICU随访的目标是为患者、医护人员、家庭成员和护理质量带来益处。然而，其目标可以侧重于为流行病学分析收集数据、将患者转诊给专业医师及患者的康复方面，上述目标并不是互相排斥的。

ICU后随访从收集测试和评分的数据开始，以评估患者的情绪、功能和认知状态。这种数据收集工作较为方便、简洁并且花费较少，同时有助于了解患者转出ICU后的情况及其健康需求。此外，医护人员可通过收集的数据报告患者康复现状，这可能会提高ICU医护人员对ICU后长期结局及其影响的认识。然而，对患者而言，仅通过收集数据并不能改善他们的生活或解决他们所遇到的困难。

当随访团队有组织地进行随访并充分进行数据收集时，其随访目的可能会变为转诊和促进患者康复。有研究[11]表明，在随访中将患者转诊给专业的精神心理医师和理疗师时，可提高患者对ICU后随访的依从性，这种转诊方法也能提高患者对ICU后随访的满意度[12]。

三、随访会诊的时间安排

由于在ICU出院后的会诊时间尚未统一，各个ICU随访门诊都根据指南、共识和本地实践选择他们的随访时间，但有指南对制订健康计划进行了汇编说明。对于ICU随访，NICE于2009年3月发布了成年人危重症后康复相关的指南[13]。该指南建议ICU幸存者应在ICU出院后的2～3个月进行随访，最多可延续至ICU出院后的6个月。然而，一些研究表明，ICU后的身体康复仍会持续超过12个月[14-16]，还有其他研究显示，认知障碍和情绪障碍在ICU出院后的5年内仍然普遍存在[17]。

其他明确适宜随访时间的方法涉及推断疾病的治疗、管理策略，然而这也需要对患者进行随访才能得知。一方面，Cameron等[18]采用了卒中模式中的时间框架，使用分阶段法确定适宜的干预时机。另一方面，一些ICU中心根据国际共识确定的时间来随访评估ICU幸存者的功能障碍情况。

随访会诊的频率也尚未统一。最常见的随访频率是转出ICU后2个月、3个月、6个月和12个月，一些随访门诊已按照该频率进行随访[5-7, 19-21]。图23.3展示了随机对照试验的方案及其干预时间和所采用时间框架的差异。

此外，为了收集患者关于ICU随访的意见，Farley等进行了一项小样本（$n=26$）的研究，其中21/26（81%）的患者表示ICU随访门诊有益处[14]。其他研究表明，门诊患者希望尽快解答有关他们状况的疑虑，可能是在出院后的几周到1个月内，而不是在3个月后[12, 22]。一些患者也报告了他们对会诊频率的看法，对于康复良好的患者来说，一次ICU随访可能就足够了[14]。从管理的角度来看，短期随访是可行的，因为它们减少了患者流失和成本增加的可能性。尽管还没有定量分析结果足以支持ICU后随访能带来的积极影响，但根据定性描述，患者认为ICU后随访服务是有意义的[12, 23]。

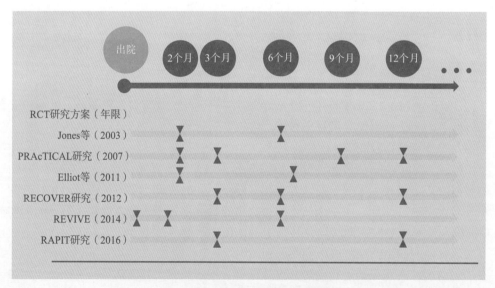

图23.3 随机对照试验中会诊时间的示意图[5-7, 19-21]

四、干预措施

入住ICU第1年后，患者面临认知、生理和心理障碍。此外，他们还面临独立生活和重返工作岗位带来的困难。关于干预措施，医护人员在随访过程中要考虑包括研究对象确定、登记和评估等内容。

研究对象纳入标准尚未明确。因此需要记录并报告可能会受益于ICU后随访干预的亚组患者人群。研究招募了在ICU住院期间发生ICU后综合征的患者（如谵妄、镇静、入住ICU时间长和机械通气等）[1]。然而，部分研究[5,19,20]根据排除标准（机械通气≤48小时，停止生命支持和有神经系统后遗症患者）招募出院患者作为研究对象。

在英国，一些公共服务机构已经发布了针对ICU幸存者的康复策略计划[9,19,24]。即使这些机构提供的康复方式各不相同，如其中一些机构采用自主康复指导手册来讲解如何自主进行康复并解决相应问题。这些手册是根据前几年随访会诊期间获得的流行病学数据而制订的[19]。另外，少数机构通过专业的理疗师开展康复活动，得到专业人员的帮助和支持增强了患者对自己的康复信心[20]。一些机构还专注于在病房住院期间进行康复，通过监督来提高患者的康复频率和强度[9]。尽管所有这些方法都促进了患者的康复，但均未体现出成本效益。

五、结果

表23.2中的工具可用于评估ICU后随访门诊患者的功能情况和生活质量。这些普适性量表有助于各研究中的组间比较，但我们在现有研究中并未观察到这类比较研究。一些随访研究使用本土问卷进行调查，而其他的研究则使用经过验证的量表评估抑郁、焦虑、记忆和生理功能障碍[5,14,21]。

表23.2　评估ICU后障碍的适用量表汇总

心理功能	认知功能	生理功能
医院焦虑抑郁量表（HADS）	ICU意识模糊评估方法（CAM-ICU）	MRC分级评定标准
贝克抑郁量表（BDI）	重症监护谵妄筛查量表（ICDSC）	握力水平
事件影响量表（IES）	蒙特利尔认知评估（MoCA）	肌肉超声检查
事件影响量表修订版（IES-R）	简易精神评分（MMS）	坐立测试
创伤后应激症状10条清单（PTSS-10）	ICU记忆工具	站立-行走测试
创伤后应激症状14条清单（PTSS-14）		6分钟步行测试
凯斯勒心理困扰量表（K10）		
健康调查量表36（SF-36）		

此外，对患者出院后生活质量进行评估有利于了解以挽救生命为目的的系列医疗干预措施对患者出院后日常生活的长期影响。健康相关生活质量（HRQoL）的评估需要一个涵盖不同功能领域的通用工具。对于ICU人群，Chrispi等[3,25]验证了健康调查量表36（SF-36）的适用性。其他常用于评估ICU幸存者的问卷是欧洲五维健康量表

（EuroQol five-dimensional questionnaire，EQ-5D）。更多关于ICU幸存者生活质量的信息见第十二章，其长期结局见第十四章。

第三节 ICU后随访的实施问题

尽管已有证据支持实施ICU后随访会带来积极影响，但却很少有医疗中心开展随访工作。2006年，英国的一项全国性调查显示，30%的ICU开展了ICU后随访工作[26]。ICU后随访工作的开展面临着诸多困难，进而影响其最终成效，如ICU后随访目前缺乏证明其积极影响的定量研究[3, 8, 9, 27, 28]。因此，想要通过筹集资金来支持ICU后随访工作的开展较为困难。同时，缺乏关于ICU后随访研究效果的相关证据也影响了患者或医护人员参与度。但通过患者结局、护理质量和医护满意度的改善可鼓励患者和医护人员继续参与ICU后随访工作。所有医疗卫生工作者都致力于改善患者功能结局。各随访方案均是基于当地实际情况确立，所以对各随访研究的整体效果及相关干预措施和研究结果进行比较具有挑战性。

尽管有研究表明，患者出院后生活质量（QoL）有所改善[3, 7]，但并未恢复到入院前的水平。据研究[7, 29]报道，与未入住ICU的患者相比，ICU幸存者的HRQoL较低。但是，将接受ICU后随访护理患者和常规护理患者的生活质量进行比较时，发现两组之间差异无统计学意义[3]。根据Griffiths等[30]通过多中心研究对转出ICU后6个月和12个月患者健康相关生活质量观察发现，患者转出ICU 6个月时，EQ-5D得分的中位数（四分位间距）为64[46~80]，12个月时EQ-5D得分的中位数（四分位间距）为66[44~80]（P = 0.10）。

由于财政资源匮乏，组织部门需要重新制订工作时间表，将同一个ICU团队分配到随访工作，这也是制约ICU工作人员参与随访的因素之一。理想的随访团队是完整的、固定的，但现实却并非如此，各服务部门间开展的随访活动规模存在很大差异。因此，在这样的情况下，让护士不仅局限于照顾急症患者，还要为ICU后门诊的患者服务，这似乎是目前开展ICU后随访的一个方向，但由于工作负荷过重，这种方法也成了开展随访工作的制约因素。

此外，卫生行政部门也会影响相关工作的开展。若卫生行政部门能够充分认识到创新和改进的必要性，便能有效地促进新方案的实施并在政策和财政层面给予支持。然而，当卫生系统面临财政资源匮乏、高死亡率等严重问题时，本着生命至上原则，其首先考虑的是如何降低死亡率，而不是患者患病后的生活质量和社会回归情况。毕竟，只有患者生存下来，才有可能实现回归社会。

患者的文化程度和社会背景也会影响卫生行政部门开展相关工作。对于ICU后门诊而言，ICU后随访实施的另一个障碍是患者对其他医师提供随访服务的接受度。例如，已经接受专科治疗的患者，如COPD患者或接受心脏血运重建手术后的心脏病患者，可能不想再由其他医师诊治。重症医师应避免被其他专科医师误解，重症医师能提供患者在康复过程中所需的重要信息，因为他们了解患者在ICU中的具体情况，并尤为关注住院时间延长、机械通气或镇静给患者带来的影响。患者文化程度和医师的指导方式会影响患者对ICU后随访的判断。与患者间进行正确沟通和学术交流可进一步保证ICU后随访的客观性和安全性，毕竟患者不会对重复的治疗感兴趣，而ICU后随访更多的是针对患者康复而非疾病治疗。

约30%的ICU患者在登记阶段拒绝参与ICU后随访计划[11, 31, 32]。Schandl等[11]于2011年发表的关于瑞典危重症患者的随访研究结果表明，34%的患者拒绝参与该随访计划。原因如下，占比最多的原因是患者已经接受其他专科医师诊治、患者不想回忆有关ICU的经历、患者行动不便，难以完成随访。

患者的康复需要多学科团队共同完成。然而，部分医护人员对患者长期预后的了解仍然不足。在比利时ICU进行的一项评估调查显示，78%的医护人员不了解ICU后综合征[33]。通常只有重症医学相关期刊会发表有关重症患者出院后的长期结局情况，这阻碍了全科医师或其他非重症专科医师对这类知识的了解。也许，通过在一般医学期刊上发表有关ICU后综合征的知识，有利于ICU后综合征相关知识的传播，提高医护人员对ICU后综合征的认知和关注度。

若患者同时参与多项康复计划，从其中收集的数据进行分析就会产生一定偏差，因为ICU后随访或其他专科组织的康复活动均会提高患者的生活质量。

第四节　如何组织ICU随访计划

我们如何能够高效地开展随访门诊，从而使患者受益呢？正如前面所提到的，迄今为止我们缺乏统一的ICU后随访方案。部分随访计划是根据指南提出的建议而制订，部分是从其他比较成熟的随访计划（如卒中和癌症的随访计划）中借鉴而来的，还有一些仅仅是通过将医务人员的意愿与他们工作的实际情况相结合而提出的。

医护人员可借鉴其他疾病的随访方案对ICU幸存者进行随访[34]。重症医学医师或护士的培训是面向急性疾病的，所以我们经常发现很难理解并纵向地提供长期护理服务。然而，当我们谈论ICU后综合征时，即使它不是世界卫生组织定义的慢性疾病，患者仍然会受到某种程度的慢性症状的影响，这需要长时间的护理。由于危重症患者出院后第1年死亡风险是其他患者的3倍，接下来的15年内死亡风险是其他患者的2倍，所以很好理解ICU后综合征给患者和社会带来的直接和间接损失。所以，我们应该考虑将其纳入疾病管理计划中[35]。同样，我们可以参照慢性疾病（如糖尿病）的随访要点为ICU幸存者制订适宜的ICU后随访方案。

慢性疾病随访护理模式列出了保持长期高质量护理和降低死亡率等结果的基本要素[36, 37]。疾病管理的重点是降低患者再入院率，但这些随访护理模式中包含的其他因素同样值得关注。患者及其家属的关注点和自我管理是随访方案设计的重要因素，因为这涉及患者和家属的需求，有助于提高患者及家属对ICU后随访工作的满意度。自我管理模式允许患者作为其治疗疾病和康复过程的主动参与者来进行自我护理，而非被动参与者。

结论

ICU随访对重症医学的医护人员来说极具挑战。尽管尚未证明随访会对患者的健康相关生活质量产生积极影响，但ICU团队主观地认为其可能会产生积极影响，正是社会责任感引导着医护人员开展着ICU后随访工作。ICU后随访可提高护理质量和患者对医疗工作的满意度，随访方案的制订应与卫生行政部门中各级医疗机构共同协商完成。

要点总结

— 当前没有标准化的ICU随访门诊。

— 尽管尚未证明有益处，但患者表达了希望由ICU团队进行随访的意愿。

— 我们应该采取其他方法进行进一步的研究，以尝试收集一些可靠的证据。

— 作为ICU团队，我们应该重新思考我们的行动和目标。

参 考 文 献

1. Needham DM, Davidson J, Cohen H, Hopkins RO, Weinert C, Wunsch H, et al. Improving long-term outcomes after discharge from intensive care unit. Crit Care Med. 2012; 40: 502-9.

2. Stollings JL, Caylor MM. Postintensive care syndrome and the role of a follow-up clinic. Am J Health Syst Pharm. 2015; 72(15): 1315-23.

3. Jensen JF, Thomsen T, Overgaard D, Bestle MH, Christensen D, Egerod I. Impact of follow-up consultations for ICU survivors on post-ICU syndrome: a systematic review and meta-analysis. Intensive Care Med [Internet]. 2015; 41(5): 763-75. https: //doi.org/10.1007/s00134-015-3689-1.

4. Schofield-Robinson OJ, Lewis SR, Smith AF, Mcpeake J, Alderson P. Follow-up services for improving long-term outcomes in intensive care unit (ICU) survivors. Cochrane Database Syst Rev. 2017; 2017(6).

5. Walsh TS, Salisbury LG, Boyd J, Ramsay P, Merriweather J, Huby G, et al. A randomised controlled trial evaluating a rehabilitation complex intervention for patients following intensive care discharge: the RECOVER study. BMJ Open. 2012; 2(4): 1-9.

6. Jensen JF, Egerod I, Bestle MH, Christensen DF, Elklit A, Hansen RL, et al. A recovery program to improve quality of life, sense of coherence and psychological health in ICU survivors: a multicenter randomized controlled trial, the RAPIT study. Intensive Care Med. 2016; 42(11): 1733-43.

7. Cuthbertson BH, Rattray J, Johnston M, Wildsmith JA, Wilson E, Hernendez R, et al. A pragmatic randomised, controlled trial of intensive care follow up programmes in improving longer-term outcomes from critical illness. The PRACTICAL study. BMC Health Serv Res. 2007; 7: 1-6.

8. Cuthbertson BH, Rattray J, Campbell MK, Gager M, Roughton S, Smith A, et al. The PRaCTICaL study of nurse led, intensive care follow-up programmes for improving long term outcomes from critical illness: a pragmatic randomised controlled trial. BMJ. 2009; 339: b3723.

9. Walsh TS, Salisbury LG, Merriweather JL, Boyd JA, Griffith DM, Huby G, et al. Increased hospital-based physical rehabilitation and information provision after intensive care unit discharge: the RECOVER randomized clinical trial. JAMA Intern Med. 2015; 175(6): 901-10.

10. Lasiter S, Oles SK, Mundell J, London S, Khan B. Critical care follow-up clinics. Clin Nurse Spec [Internet]. 2016; 30(4): 227-37. Available from: http: //content.wkhealth. com/linkback/openurl?sid=WKPTLP: landingpage&an=00002800-201607000-00011

11. Schandl AR, Brattström OR, Svensson-Raskh A, Hellgren EM, Falkenhav MD, Sackey PV. Screening and treatment of problems after intensive care: a descriptive study of multidisciplinary follow-up. Intensive Crit Care Nurs [Internet]. 2011; 27(2): 94-101. https: //doi.org/10.1016/j.iccn.2011.01.006.

12. Prinjha S, Field K, Rowan K. What patients think about ICU follow-up services: a qualitative study. Crit

Care. 2009; 13(2): 1-10.

13. Ramsay P, Salisbury LG, Merriweather JL, Huby G, Rattray JE, Hull AM, et al. A rehabilitation intervention to promote physical recovery following intensive care: a detailed description of construct development, rationale and content together with proposed taxonomy to capture processes in a randomised controlled trial. Trials. 2014; 15(1): 38.

14. Farley KJ, Eastwood GM, Bellomo R. A feasibility study of functional status and follow-up clinic preferences of patients at high risk of post intensive care syndrome. Anaesth Intensive Care. 2016; 44(3): 413-9.

15. Herridge M, Cameron JI. Disability after critical illness. N Engl J Med [Internet]. 2013; 369(14): 1367-9. Available from: http: //www.ncbi. nlm. nih. gov/pubmed/24088098

16. Denehy L, Skinner EH, Edbrooke L, Haines K, Warrillow S, Hawthorne G, et al. Exercise rehabilitation for patients with critical illness: a randomized controlled trial with 12 months of follow-up; 2013. p. 1-12. Available from: http: //ccforum.com/content/17/4/R156

17. Herridge MS, Moss M, Hough CL, Hopkins RO, Rice TW, Bienvenu OJ, et al. Recovery and outcomes after the acute respiratory distress syndrome (ARDS) in patients and their family caregivers. Intensive Care Med. 2016; 42(5): 725-38.

18. Cameron JI, Gignac MAM. "Timing it right"：a conceptual framework for addressing the support needs of family caregivers to stroke survivors from the hospital to the home. Patient Educ Couns. 2008; 70(3): 305-14.

19. Jones C, Skirrow P, Griffiths RD, Humphris GH, Ingleby S, Eddleston J, et al. Rehabilitation after critical illness: a randomized, controlled trial. Crit Care Med. 2003; 31(10): 2456-61.

20. O'Neill B, McDowell K, Bradley J, Blackwood B, Mullan B, Lavery G, et al. Effectiveness of a programme of exercise on physical function in survivors of critical illness following discharge from the ICU: study protocol for a randomised controlled trial (REVIVE). Trials. 2014; 15(1): 1-8.

21. Elliott D, McKinley S, Alison J, Aitken LM, King M, Leslie GD, et al. Health-related quality of life and physical recovery after a critical illness: a multi-centre randomised controlled trial of a home-based physical rehabilitation program. Crit Care. 2011; 15(3): 1-10.

22. Ferguson K, Bradley JM, McAuley DF, Blackwood B, O'Neill B. Patients' perceptions of an exercise program delivered following discharge from hospital after critical illness (the revive trial). J Intensive Care Med [Internet]. 2017: 88506661772473. https: //doi.org/10.1177/0885066617724738.

23. Pattison NA, Dolan S, Townsend P, Townsend R. After critical care: a study to explore patients' experiences of a follow-up service. J Clin Nurs. 2007; 16(11): 2122-31.

24. Jones C, Eddleston J, McCairn A, Dowling S, McWilliams D, Coughlan E, et al. Improving rehabilitation after critical illness through outpatient physiotherapy classes and essential amino acid supplement: a randomized controlled trial. J Crit Care. 2015; 30(5): 901-7.

25. Chrispin PS, Scotton H, Rogers J, Lloyd DRS. Short form 36 in the intensive care unit: assessment of acceptability, reliability and validity of the questionnaire. Anaesthesia. 1997; 52: 15-23.

26. Griffiths JA, Barber VS, Cuthbertson BH, Young JD. A national survey of intensive care follow-up clinics. Anaesthesia. 2006; 61(10): 950-5.

27. Cuthbertson BH, Roughton S, Jenkinson D, Maclennan G, Vale L. Quality of life in the five years after intensive care: a cohort study. Crit Care [Internet]. 2010; 14(1): R6. Available from: http: //www.ncbi. nlm. nih. gov/pubmed/20089197%5Cnhttp: //www.pubmedcentral. nih. gov/articlerender.fcgi? artid=P-MC2875518.

28. Connolly B, Salisbury L, O'Neill B, Geneen L, Douiri A, Grocott MP, et al. Exercise rehabilitation fol-

lowing intensive care unit discharge for recovery from critical illness. Cochrane Database Syst Rev [Internet]. 2015; (6). N.PAG-N.PAG. Available from: http: //search.ebscohost. com/login.aspx? direct=true&db=cin20&AN=109840246&site=ehost-live.

29. Hernández RA, Jenkinson D, Vale L, Cuthbertson BH. Economic evaluation of nurse-led intensive care follow-up programmes compared with standard care: the PRaCTICaL trial. Eur J Health Econ. 2014; 15(3): 243-52.

30. Griffiths J, Hatch RA, Bishop J, Morgan K, Jenkinson C, Cuthbertson BH, et al. An exploration of social and economic outcome and associated health-related quality of life after critical illness in general intensive care unit survivors: a 12-month follow-up study. Crit Care [Internet]. 2013; 17(3): R100. Available from: http: //ccforum.com/ content/17/3/R100.

31. Williams TA, Leslie GD. Challenges and possible solutions for long-term follow-up of patients surviving critical illness. Aust Crit Care. 2011; 24(3): 175-85.

32. Herridge MS, Chu LM, Matte A, Tomlinson G, Chan L, Thomas C, et al. The RECOVER program: disability risk groups and 1-year outcome after 7 or more days of mechanical ventilation. Am J Respir Crit Care Med. 2016; 194(7): 831-44.

33. Prevedello D, Devroey M, Yves M, Preiser J-C. Current knowledge of the ICU healthcare providers on the post-intensive care syndrome. Ann Intensive Care. 2018; 8(Suppl 1): F-27.

34. Kahn JM, Angus DC. Health policy and future planning for survivors of critical illness. Curr Opin Crit Care. 2007; 13(5): 514-8.

35. Ellrodt G, Cook DJ, Lee J, Michaela C, Hunt D, Weingarten S. Disease management. Pdf. JAMA Intern Med. 1997; 278: 1687-92.

36. Grover A, Joshi A. An overview of chronic disease models: a systematic literature review. Glob J Health Sci [Internet]. 2014; 7(2): 210-27. Available from: http: //www.ccsenet. org/journal/index.php/gjhs/article/view/41681.

37. Fireman B, Bartlett J, Selby J. Can disease management reduce health care costs by improving quality? Health Aff. 2004; 23(6): 63-75.

第二十四章　ICU 出院后医院康复的协调工作：重点和难点

David M.Griffith，Judith L.Merriweather，Timothy S.Walsh

学习目标

　　ICU 出院是患者康复过程中护理过渡的关键时期。在 ICU 出院时，患者个体需求较高，但患者（及其家属）通常会被转至其他各个临床病房，临床病房的医护人员对与 ICU 相关的问题和需求的了解远不如 ICU 团队。

　　本章旨在确定 ICU 幸存者在转至病房时未满足的需求的关键领域。我们会回顾目前在此阶段能提供的不同康复干预措施和方法的证据。最后，我们描述了新的个性化服务模式的原理，这些模式可能会提高患者的康复体验并有可能改善康复结果。

第一节　引　　言

　　在大多数医疗保健系统中，患者从 ICU 出院后会转至普通病房。在 ICU 出院时，患者通常身体虚弱，活动能力急剧下降，无法进行日常活动。食欲改变和减退现象很常见，这影响了身体的营养摄入。此外，患者需要慢慢接受曾经经历过危及生命的疾病及其带来的影响，如可能存在认知障碍会影响短期记忆和注意力的情况。许多患者可能曾经历谵妄，在出院后可能仍会出现。回忆 ICU 可怕且可能是妄想的记忆很常见，包括疼痛和无助的回忆也是如此，并且大多数患者可能会存在持续性睡眠障碍。

　　幸存早期阶段被患者描述为处于"中间状态"，介于他们之前的生活和健康状态及危重症后"新生活"的前景之间[1]。此时，患者需要并寻求关于"发生了什么"和"未来的期望"方面的信息[1]。ICU 的"安全性"，即高水平的护理、监测和高度训练有素的人员，与病房环境之间的对比，对患者和医务人员来说都是一个富有挑战性的过渡[2]。

第二节　满足患者需求的服务模式

一、当前ICU康复模式

在大多数医疗保健系统中，ICU 与普通病房之间的过渡可能是患者康复过程中的

"断裂点"，在这个关键时刻，上述多种相互作用的问题主导着患者的幸福和健康。ICU出院的时间通常由器官功能衰竭的恢复情况、监测需求及在医疗和护理支持方面的治疗需求所决定。因此，决策通常受到服务设计和过渡的影响，而不是患者的个体需求。通常情况下，患者被转至对应专科，在医院内分散至不同的专科病房，由各种不同的专家团队负责后续治疗与护理，他们接管了危重症护理团队的决策。这种服务设计对ICU出院后的患者可能产生以下影响。

—— 从ICU到普通病房的过渡中可能出现的潜在错误，如药物处理、关于持续治疗需求的沟通及临终护理和（或）预期护理决策。

—— 对个别患者而言，关于其健康状况及在ICU接受的治疗信息减少。

—— 医护人员对危重症后果的认知普遍减少，特别是对ICU后获得性虚弱、营养需求和ICU入院的心理后遗症方面的理解。

—— 对于提供患者专业护理、评估及治疗，医护人员与患者比率突然显著减少。

—— 复杂、急性功能障碍的ICU幸存者有可能与周转率较高、功能较少受损的患者（如择期手术患者）共同"争夺"有限的病房资源（包括医疗、护理和治疗师的时间）。

—— 对患者及其家属提供的信息不一致，如与患者病情和康复期望有关的信息。

—— 对现有康复途径的使用权利有限，许多ICU幸存者不符合许多医疗保健系统中制订的特定疾病康复途径的标准，如脑卒中、心脏手术、心肌梗死或癌症。此外，许多ICU幸存者也不符合特别针对老年患者的康复途径的标准。

二、ICU出院后以人为中心的康复模型的关键组成部分

危重症的特点在于患者的人口统计特征、现有健康状况、诱发疾病过程、导致的危重症及这些因素在ICU出院时对个体的整体影响的复杂性和变异性。因此，幸存者需要一种可以最大程度促进并提高康复水平的个性化方法。

以人为中心的个性化的病房康复的关键特点如下。

（一）物理治疗计划

ICU幸存者经历了各种各样的身体失能，系统性评估应包括以下内容：
—— 考虑到在住院之前存在的行动障碍和其他损伤，如与慢性疾病有关的问题。
—— 直接源自诱发损伤的身体损害，如创伤。
—— 源自危重症神经肌肉疾病的衰弱和损害。

参与物理疗法的能力很大程度上取决于症状负担，而在ICU出院后，症状负担通常较大。常见症状包括疲劳、疼痛（程度和分布各异，但通常涉及关节僵硬）和呼吸困难[3]。

（二）营养康复计划

食欲丧失、味觉改变、肠道蠕动和吸收功能障碍及睡眠/昼夜节律紊乱等因素，意味着大多数ICU幸存者难以通过传统的膳食满足营养需求。患者通常希望在普通病房拔除饲养管，这种希望在患者进餐时得不到支持的情况下，特别是对于无力自行进食的患

者而言尤为困难，许多ICU幸存者在离开ICU后会经历持续或恶化的蛋白质-热量营养不良。下面将考虑解决这个问题的方法。

（三）获得职业治疗和言语/语言的治疗

危重症的生理后遗症通常需要外界支持甚至适应这种功能状态，以实现日常生活活动。职业治疗师的早期评估可以预测患者潜在的需求，从而促进患者早期出院。例如，在病房康复期间进行家庭评估并制订适应计划可以防止推迟出院和减少再入院的风险。职业治疗的时机需要由在病房康复期间预计恢复速度和程度的临床医师进行个体化评估。

同样，存在吞咽困难［尤其是在长时间的气管插管和（或）气管切开术后］的患者可能需要来自言语和语言治疗师（SLT）的新的或持续的评估和治疗，以最大限度促进口服营养，确定拆除喂养管的时机，减少误吸风险。声音发生变化也很常见，若无法恢复，则需要转诊并请专家评估。

（四）提供信息

对ICU幸存者在ICU出院后早期的定性研究表明了他们对信息的需求[1, 4]。由于这恰逢患者过渡到对危重症了解较少的专科病房接受后续的护理，所以经常导致幸存者及其家属的需求未得到满足。负责病房护理的医务人员可能缺乏幸存者所需的信息，其中可能包括填补ICU期间的"空白"及解释一些生理、心理和认知后遗症（尤其是处理记忆闪回现象），以及可能的康复速度和程度。

信息可以以多种形式提供，包括以下内容。

— 患者日记[5]。

— 通用信息网站（如参见http://www.criticalcarerecovery.com/）。

— 简要描述患者[6]。

— 参观ICU。

— 获得受过培训的医护人员提供的面对面的咨询、解释和安抚。

目前向患者及其家属提供个体化和通用信息的最有效方式仍不确定。

（五）个案管理与患者宣教

ICU幸存者早期康复的复杂性意味着在医院急性护理期间，保证康复的连续性和一致性对以个人为中心的康复至关重要。这一点从大多数患者在离开ICU后经历的传统服务型转变中尤为明显，在这种情况下，他们有可能由多名不同的工作人员护理，而这些工作人员对他们的疾病和需求了解有限。在连续性得到保障的模式中，已经证明通过专业的个案管理提供护理对其他复杂患者群体是有效的[7]。在对患者的经验研究的支持下，采用个案管理方法为ICU幸存者提供护理具备充分的理由，在ICU幸存者经历严重的生理、认知和心理障碍时，这种方法可以确保获得患者的支持。但是由于卫生保健领域对ICU生存率及ICU后综合征的认知有限，这种支持在很大程度上是缺乏的，这与癌症或其他以疾病或障碍为基础的情况形成鲜明的对比。

第三节 ICU出院后病房康复的证据

一、物理干预

几项随机临床试验对ICU出院后在病房内进行的物理干预对患者生理结果的影响进行了测试。那些完全基于病房的干预的试验并未显示出任何益处[8, 9]，其他在ICU期间启动并在ICU出院后持续干预的试验，结果更倾向有益，上述试验总结于表24.1。

从ICU出院开始，Jones及其同事观察到，在ICU出院后收到自助手册的患者中，生活质量的生理方面有轻微改善[15]。最早的基于病房的身体康复试验是由Porta及其同事进行的，他们测试了每天进行臂部锻炼训练的效果，此外还进行了标准的病房物理治疗，以衡量臂部力量和耐力[10]。干预组的32名患者的臂部力量和耐力显著优于对照组的34名患者。尽管该研究没有测试他们干预的功能性益处，且随访仅限于出院患者，但结果确实表明了病房康复治疗可增强力量并因此改善生理功能的潜力。该试验中的干预开始于ICU内，但是在结束机械通气（MV）后开始的，这可能是唯一证明在危重症后康复阶段对患者有益的试验。

在早期（开始机械通气后3天内）活动和运动治疗试验中，Scheickert及其同事观察到干预组的功能独立活动率增加[11]。虽然无法评估病房康复部分的重要性，但许多独立的功能活动是患者在ICU期间达到的，这表明许多益处已经在ICU出院前出现。

Salisbury及其同事发表了一项试点试验，该试验结合了由普通卫生助理执行的病房饮食和体育锻炼的干预，随后在240名ICU幸存者中进行了RECOVER随机对照试验进行测试[8]，这显示了这种方法的可行性。RECOVER试验显示，虽然个体化的个案管理可以增强基于病房的物理治疗效果，但该干预措施在任何随访时间点上对活动能力、HRQoL、手握力或站立行走测试没有影响，但患者称他们对接受的治疗，包括护理的协调和提供的信息[9]，更加满意。

表24.1 测试病房物理康复干预的随机临床试验总结

作者	患者	干预组	对照组	环境	结局指标	结论
Porta（2005）[10]	66例呼吸ICU幸存者（从MV或NIV脱机48～96小时）	除了常规护理外，每天在手臂测力计上进行手臂骑行	常规护理	从MV撤机后（ICU和病房）	干预15天后的最大臂力、耐力和吸气压力	手臂循环提高了手臂力量、耐力和最大吸气压力
Schweickert（2009）[11]	104例ICU机械通气患者	每天渐进运动和动员方案	常规护理	在开始MV后72小时内直到出院或恢复独立	出院时的功能独立性、BI、独立ADL数量、独立步行距离、HGS	干预组恢复独立的比例较高

续表

作者	患者	干预组	对照组	环境	结局指标	结论
Salisbury（2010）[8]	16例混合ICU幸存者（MV＞48小时）	除常规护理外的强化康复方案	常规护理	ICU出院到医院出院	RMI、TUG、10MWT、ISWT、HGS 3个月	对身体结果没有影响
Walsh（2015）[12]	240例混合ICU幸存者（通气＞48小时）	除常规护理外的强化康复方案	常规护理	ICU出院到医院出院	RMI、TUG、HGS、SF-12 v2、SF-12 v2在3个月时的PCS	对身体结果没有影响
Morris（2016）[13]	300例内科ICU呼吸衰竭患者接受通气（MV通过ETT或NIV）	规范的物理治疗干预	常规护理	ICU入院至出院	SPPB、SF-36、SF-36的PCS和PFS，FPI，第2、4、6个月的HGS	对结果的影响不一致：SPPB在2个月时有改善，SF-36、PFS和PCS在6个月时有改善，FPI在6个月时有改善
Gruther（2017）[14]	60例ICU患者（住院＞5天，康复准备）	呼吸、动员练习和NMES	常规护理	从ICU出院到医院出院	ERBI、3MWT、MRC总分	对身体结果没有影响

注：MV.机械通气；NIV.无创通气；ADL.日常生活活动；BI.Barthel指数；RMI.Rivermead活动指数；TUG.计时起跳测试；HGS.握力；10MWT.10分钟步行测试；ISWT.增量穿梭步行测试；SF-36.健康调查量表36；PCS.身体健康总评分；PFS.生理功能评分；SF-12 v2.健康调查量表12第2版；SPPB.简易体能状况量表；FPI.功能表现量表；NMES.神经肌肉电刺激；ERBI.早期康复Barthel指数；3MWT.3分钟步行测试；MRC.医学研究委员会

在一项涉及300例呼吸衰竭患者的试验中，Morris及其同事为ICU患者的标准护理增加了每天3次的标准化锻炼疗法计划[13]。与RECOVER干预类似，患者在住院期间接受了病房康复干预，直至出院。与RECOVER不同的是，治疗是在ICU入院时启动的（RECOVER招募了一个ICU幸存者队列）。Morris未发现其对住院时间（主要结局指标）、呼吸机无负压天数或ICU住院天数有影响。在2个月和4个月时，身体功能的测量（简易体能状况量表、SF-36、PFS和PCS，以及FPI分数）没有变化，但在6个月时在这些量表上检测到了细微的差异。

最后，Gruther及其同事对60例长时间ICU住院患者进行了研究，测试了在标准化ICU康复基础上增加基于病房的康复干预，发现其主要结局指标（从ICU到出院的天数）及许多其他次要结局指标没有改善。

总之，目前的证据表明，ICU出院后的病房康复干预没有明确的身体益处，大部分患者会进展为长期的身体虚弱[16]。

二、营养疗法

（一）危重症幸存者营养状况

营养不良在危重症患者中普遍存在，在一项研究中，43%的普通ICU入院患者存在营养不良[17]。与之前营养良好的个体相比，营养不良与住院时间延长和出现并发症相关。在ICU住院期间，患者的体重可能下降10%～30%[18]。在ICU的营养摄入不足加重了体重下降，患者通常只能摄入规定的能量和正常蛋白质需求的60%～80%[19]。这是由于延迟启动营养支持[20]及呕吐、大量抽吸胃液、胃肠喂养管移位、为了检查和操作而禁食等导致的营养摄入不足。

患者的营养状况在病房护理阶段通常会进一步恶化[21]。一项针对50例拔管后7天的患者进行的研究发现，只有1例患者在拔管后的第1天摄入的热量需求超过了75%，在整个研究期间的7天内，平均能量和蛋白质摄入量都低于预计需求的50%[22]。同样，Merriweather[23]和Rowles等[24]发现患者在ICU转出后阶段口服营养摄入不足。未能满足营养需求可能会对肌肉质量和身体或功能能力产生负面影响[25]。因此，对于ICU出院后的患者，良好的营养护理对康复过程至关重要。

（二）影响ICU幸存者营养康复的因素

尽管ICU中有大量与营养相关的研究，但我们对ICU后患者的营养康复了解甚少。Peterson等发现食欲缺乏和恶心是进食的障碍因素[22]。在一项定性研究中，也发现了多个因素，这些因素导致患者未能实现营养目标[26, 27]。对连续访谈和观察的分析揭示了许多问题，包括营养护理执行方面的失败，如医院餐食的不灵活性、未能提供营养补充剂及护理人员对与危重症有关的问题了解不足，导致患者出现生理和心理两方面的问题，如食欲缺乏、早饱感、味觉改变、情绪低落和抑郁。此外，患者也经历了社交孤立，并且受缺乏熟悉食物和常规活动的困扰。这些影响营养恢复的因素相互交织，导致了ICU后患者群体的营养问题变得更加复杂。

营养恢复的过程有多个相互关联的元素，包括食欲、机体进食的能力、个人偏好和情绪影响，叠加在其中的是向患者提供营养的其他系统。如果所有这些因素形成了一个营养康复的链条，那么任意一个环节的中断完全有可能会破坏其他元素带来的好处。因此，为了制订最佳的干预措施，很有必要尽可能多地了解影响营养康复的内容[23]。

（三）在ICU后护理阶段的营养康复策略

专门针对ICU后营养康复的研究相当有限。NICE未找到任何专门针对危重症后患者营养康复的研究[28]。

有关ICU幸存者的研究表明，需要个性化的护理模式来改善营养康复，以解决影响营养恢复的已确定的组织及患者相关因素[23]。这种方法挑战了传统的营养护理方法，需要重新制订措施以解决多个可能影响营养康复的障碍（表24.2）。

Merriweather确定了需要在患者的不同住院阶段解决的营养问题[23]。护理过程的3个明确阶段分别是ICU转出前、住院期间及出院后。为了定义ICU出院后患者在每个护理阶段的关键营养护理要素，制订了一个患者路径（表24.3）。

表24.2　传统营养护理方法与推荐的个性化营养护理模式的比较

ICU后患者的传统营养护理方法	ICU后患者的推荐营养护理方法
分散的护理意味着病房人员，包括护士和医师，通常对危重症后患者的问题不太了解	应当清晰地记录营养管理计划，并将其交接给病房人员和适当的卫生专业人员，以确保营养护理的连续性。无论是在病房还是食堂，需要为患者提供与家人一起进餐的机会，在病房内让亲属在进餐时参与，提供帮助、鼓励和社交互动
患者通常被隔离在房间里，独自在床上进餐	
进餐时对通常体弱和疲劳的患者缺乏帮助。进餐时家属参与受限	通过提供小份的规律的高能量餐和零食，改善食欲缺乏和早饱感问题
设定固定的每天3次用餐时间的系统化的食物供应方法	向患者提供关于营养对恢复的重要性的信息，以及需要摄入高热量和高蛋白食物以实现这一目标的必要性
一次性将标准分量的餐食包括前菜、主菜和甜点提供给患者	定期向患者反馈他们是否达到了营养目标
患者在危重症后经历生理和心理问题没有得到解决	认识与危重症有关的心理问题，与患者讨论常见问题，并在必要时向适当的医疗保健专业人员寻求帮助
营养护理干预包括计算营养需求并与实际摄入进行比较；将建议记录在医疗记录中；在依赖其他护理专业人员执行的协调不足的出院和营养后续服务情况下预定营养补充剂	帮助患者接受身体的变化，制订以患者为中心的康复目标
	及早向适当的医疗保健人员报告患者仍然存在的营养问题
	识别营养决策中的不一致之处，如在医疗和营养工作人员之间
	协调出院以确保患者获得所有相关的营养信息并在社区随访

表24.3　ICU幸存者营养护理的推荐护理路径

从ICU出院前	
目标1：早期识别患者的营养问题	□ ICU入院前的营养不良［BMI＜18 kg/m²，体重减轻史和（或）营养摄入不足史］
	□ ICU住院时间较长（＞7天）
	□ 吞咽问题
	患者经历的影响营养摄入的生理因素
	□ 食欲缺乏
	□ 早饱感
	□ 味觉改变
	□ 疼痛
	□ 恶心/呕吐
	□ 腹泻
	□ 疲劳
	□ 呼吸困难
	□ 睡眠模式改变
	患者经历的影响营养摄入的心理因素
	□ 谵妄
	□ 情绪低落
	□ 认知变化
	□ 抑郁
目标2：将患者已识别的营养问题交接给病房工作人员	向病房工作人员交接包括：
	□ 当前的营养途径
	□ 已识别的影响营养摄入的因素
	□ 营养计划

从 ICU 出院前	

住院期间

目标 3：患者获得适当数量和类型的营养	□ 每周体重
	□ 营养师的复查
	□ 言语和语言治疗的转诊（如有必要）
	□ 饮食记录图表
目标 4：识别患者持续存在的生理问题	□ 食欲缺乏
	□ 早饱感
	□ 味觉改变
	□ 疼痛
	□ 恶心 / 呕吐
	□ 腹泻
	□ 疲劳
	□ 呼吸困难
	□ 睡眠模式改变
	与多学科团队讨论问题

从 ICU 出院前

目标 5：识别患者持续存在的心理问题	□ 谵妄
	□ 情绪低落
	□ 认知变化
	□ 抑郁
	与多学科团队讨论问题
目标 6：患者获得适当的食物供应	□ 餐点逐道供应
	□ 在适当的时间提供餐点
	□ 鼓励家人带来患者喜欢的食物
	□ 必要时从食堂提供餐点
	□ 餐间提供额外的小吃
	□ 必要时提供进食协助
	□ 鼓励与他人一起进餐
目标 7：患者意识到良好营养的重要性	□ 强调为了身体康复需要多吃
	□ 讨论影响营养摄入的因素
	□ 定期向患者反馈口服摄入的充足程度
	□ 鼓励家人参与讨论
目标 8：与多学科团队（MDT）定期讨论患者的营养需求	□ 每周多学科会诊
	□ 营养师强调存在的任何营养问题
	□ 多学科团队审查对营养支持的需求

出院时

目标 9：为患者提供适当的营养信息	□ 书面膳食信息
	□ 营养补充品的供应
	□ 联系方式
	□ 定期随访

第四节　ICU出院后基于病房的康复指南和质量标准

支持以病房为基础的康复策略和有效组成部分的研究很少，这意味着指南缺乏足够的实证证据。NICE对ICU出院前和基于病房护理期间的康复提出了许多建议[28]，这些建议强调了个体化筛查和评估的必要性（表24.4）。

表24.4　NICE关于ICU后康复的建议摘要[28]

出院前的建议	从ICU出院前
	对入院时被确认为低风险的患者，在他们从临床关键时刻出院之前需要进行简要的临床评估，以确定他们发生生理和非生理疾病的风险
	对于有风险的患者和在ICU中开始个性化、结构化康复计划的患者，需要重新进行全面的临床评估，以确定他们目前的康复需求，这一全面的重新评估应特别注意以下方面：
	身体、感觉和沟通问题
	潜在因素，如既往的心理或精神困扰
	在临床关键期间出现的症状，如错觉、侵入性记忆、焦虑、惊恐发作、噩梦、闪回发作或抑郁
	对于在ICU期间曾被确认为有风险的患者，应该提供重新全面评估的结果给个性化、结构化的康复计划实施组
	对于有风险的患者，根据重新的全面评估，达成、审查或更新康复目标。家人和（或）照护者也应该参与，除非患者不同意
	确保转移患者并对其护理进行正式的结构化交接，这也应该包括个性化、结构化的康复计划交接
	在患者从ICU出院前或在出院后尽早向患者提供以下信息，还要将信息提供给他们的家人和（或）照护者，除非患者不同意
	有关他们康复护理路径的信息
	有关ICU与病房护理之间的区别的信息，这应包括有关环境、工作人员配置和监护水平差异的信息
	有关将临床责任转移到不同医疗团队的信息
	如可行，应强调有关可能需要康复的短期和（或）长期生理和非生理问题的信息
	如可行，应告知有关睡眠问题、噩梦和幻觉及调整到病房护理的信息
病房康复的建议	对于在ICU出院前被确认为低风险的患者，在出院前进行简要的临床评估，以确定其生理和非生理的疾病发病风险
	对于有风险的患者，重新进行全面的临床评估，以确定其当前的康复需求
	对于有风险的患者，需在出院前在ICU时制订的协议或更新的康复目标的基础上，提供个性化的、结构化的康复计划
	该个性化、结构化的康复计划应该由多学科团队的成员制订和执行，并且应包括必要的转诊（如果适用）
	基于临床判断和个别患者的康复需求，考虑在从ICU出院后的至少6周内为患者提供结构化和支持性的自我指导康复手册，将其作为个性化、结构化康复计划的一部分
	对于出现与创伤事件和（或）记忆有关的压力症状的患者，参考PTSD相关指南，并依此采取适当的预防策略

案例研究: 爱丁堡通用康复助理（GRA）模型

作为苏格兰爱丁堡的研究和服务发展计划的一部分，我们系统性地确定了 ICU 幸存者在从 ICU 出院后的前 2～3 个月存在的未满足需求（包括 ICU 出院后的病房阶段）。我们开发了一个新的多学科治疗师角色，即通用康复助理（GRA），其与已建立的病房团队合作，为 ICU 幸存者提供额外的治疗[29]。GRA 接受了基于能力的物理治疗（PT）、膳食学、言语治疗（SLT）、职业治疗（OT）及适用于从 ICU 出院的患者的心理支持的培训。在一项随机平行组试验（RECOVER）中对这些个体及其提供的治疗进行了评估，并比较了两家英国国家卫生服务医院在 ICU 出院和随机分组后 3 个月期间使用 GRA 补充护理的常规护理效果。

RECOVER 试验表明，通过这种服务模式，可以以有效和协调的方式，增加所有康复要素的频率和强度，包括向患者和家属提供全面的信息。然而，干预措施对 ICU 出院后 3～12 个月的临床结果的影响与患者对康复满意度及其康复体验之间存在不一致。试验结果显示，对生理功能、心理状况、患者报告的症状或生活质量的衡量没有影响。然而，随后的二次分析显示，疾病前的健康状况在 ICU 后的临床结果中占主导地位，这可能限制了它们作为康复试验结果的反应性和有效性[30]。相比之下，使用问卷和定性方法，患者满意度提高，早期恢复体验更好[12, 31]。

GRA 角色的主要优势在于提供以患者为中心的护理，实现个性化治疗，确保护理的一致性和连续性。患者感受到的关键优势是 GRA 作为患者的倡导者或代言人，在多个不同的临床医师治疗下完成服务过渡。GRA 还为出院计划和向社区生活的过渡做出了重大贡献。

要点总结

— ICU 幸存者在转到普通病房后具有多样化的生理、心理、认知和信息需求。

— 因为普通病房护理人员对 ICU 后并发症的认知较少，护理强度降低，所以患者转向病房后可能出现大量未满足的需求。

— 目前没有基于循证的策略或干预措施可以改善这个时期的临床结果。

— 通过满足患者在各种潜在问题上的个性化需求，可以提高患者对康复的体验感和满意度。

— 需要解决的关键领域包括：

　— 生理及功能限制。

　— 基于患者及系统的营养康复多重障碍。

　— 患者和家属对信息的需求。

　— 患者宣教和护理的一致性。

参 考 文 献

1. Kean S, Salisbury LG, Rattray J, Walsh TS, Huby G, Ramsay P. "Intensive care unit survivorship" -a constructivist grounded theory of surviving critical illness. J Clin Nurs. 2017; 26(19-20): 3111-24. https: //doi. org/10.1111/jocn.13659.

2. Field K, Prinjha S, Rowan K. "One patient amongst many": a qualitative analysis of intensive care unit patients' experiences of transferring to the general ward. Crit Care. 2008; 12(1): R21. https: //doi. org/10.1186/cc6795.

3. Griffith DM, Salisbury L, Lee RJ, Lone N, Merriweather JL, Walsh T. The burden of specific symptoms reported by survivors after critical illness. Am J Respir Crit Care Med. 2017; 197(2): 269-72. https: //doi. org/10.1164/rccm.201702-0398LE.

4. Deacon KS. Re-building life after ICU: a qualitative study of the patients' perspective. Intensive Crit Care Nurs. 2012; 28(2): 114-22. https://doi.org/10.1016/j.iccn.2011.11.008.

5. Ullman AJ, Aitken LM, Rattray J, et al. Diaries for recovery from critical illness. Cochrane Database Syst Rev. 2014; 12: CD010468. https://doi.org/10.1002/14651858.CD010468.pub2.

6. Ramsay P, Huby G, Merriweather J, et al. Patient and carer experience of hospital-based rehabilitation from intensive care to hospital discharge: mixed methods process evaluation of the RECOVER randomised clinical trial. BMJ Open. 2016; 6(8): e012041. https://doi.org/10.1136/bmjopen-2016-012041.

7. Ham C, Imison C, Jennings M. Avoiding hospital admissions: lessons from evidence and experience-Ham, Imison, Jennings - the king's fund, October 2010. 2010. www.kingsfund. org. uk. Accessed 29 Apr 2018.

8. Salisbury L, Merriweather J, Walsh T. The development and feasibility of a ward-based physiotherapy and nutritional rehabilitation package for people experiencing critical illness. Clin Rehabil. 2010; 24(6): 489-500. https: //doi.org/10.1177/0269215509360639.

9. Walsh TS, Salisbury LG, Merriweather JL, et al. Increased hospital-based physical rehabilitation and information provision after intensive care unit discharge. JAMA Intern Med. 2015; 175(6): 901. https: //doi. org/10.1001/jamainternmed.2015.0822.

10. Porta R, Vitacca M, Gilè LS, et al. Supported arm training in patients recently weaned from mechanical ventilation. Chest. 2005; 128(4): 2511-20. https: //doi.org/10.1378/chest.128.4.2511.

11. Schweickert WD, Pohlman MC, Pohlman AS, et al. Early physical and occupational therapy in mechanically ventilated, critically ill patients: a randomised controlled trial. Lancet. 2009; 373(9678): 1874-82. https: //doi.org/10.1016/S0140-6736(09)60658-9.

12. Walsh TS, Salisbury LG, Merriweather JL, et al. Increased hospital-based physical rehabilitation and information provision after intensive care unit discharge: the RECOVER randomized clinical trial. JAMA Intern Med. 2015; 175(6): 901-10. https://doi.org/10.1001/jamainternmed.2015.0822.

13. Morris PE, Berry MJ, Files DC, et al. Standardized rehabilitation and hospital length of stay among patients with acute respiratory failure. JAMA. 2016; 315(24): 2694. https://doi.org/10.1001/jama.2016.7201.

14. Gruther W, Pieber K, Steiner I, Hein C, Hiesmayr JM, Paternostro-Sluga T. Can early rehabilitation on the general ward after an intensive care unit stay reduce hospital length of stay in survivors of critical illness?: a randomized controlled trial. Am J Phys Med Rehabil. 2017; 96(9): 607-15. https: //doi. org/10.1097/ PHM.0000000000000718.

15. Jones C, Eddleston J, McCairn A, et al. Improving rehabilitation after critical illness through outpatient physiotherapy classes and essential amino acid supplement: a randomized controlled trial. J Crit Care.

2015; 30(5): 901-7. https: //doi.org/10.1016/j.jcrc.2015.05.002.

16. Connolly B, Salisbury L, O'Neill B, et al. Exercise rehabilitation following intensive care unit discharge for recovery from critical illness: executive summary of a Cochrane collaboration systematic review. J Cachexia Sarcopenia Muscle. 2016; 7(5): 520-6. https: //doi.org/10.1002/jcsm.12146.

17. Giner M, Laviano A, Meguid MM, Gleason JR. In 1995 a correlation between malnutrition and poor outcome in critically ill patients still exists. Nutrition. 1996; 12(1): 23-9. http: //www.ncbi. nlm. nih. gov/ pubmed/8838832. Accessed April 20, 2018

18. Griffiths RD, Jones C. Recovery from intensive care. BMJ. 1999; 319(7207): 427-9.. http: //www.ncbi. nlm. nih. gov/pubmed/10445926. Accessed April 20, 2018

19. Cahill NE, Dhaliwal R, Day AG, Jiang X, Heyland DK. Nutrition therapy in the critical care setting: what is "best achievable" practice? An international multicenter observational study. Crit Care Med. 2010; 38(2): 395-401. https: //doi.org/10.1097/CCM.0b013e3181c0263d.

20. Wandrag L, Gordon F, O'Flynn J, Siddiqui B, Hickson M. Identifying the factors that influence energy deficit in the adult intensive care unit: a mixed linear model analysis. J Hum Nutr Diet. 2011; 24(3): 215-22. https: //doi.org/10.1111/j.1365-277X.2010.01147.x.

21. Nematy M, O'Flynn JE, Wandrag L, et al. Changes in appetite related gut hormones in intensive care unit patients: a pilot cohort study. Crit Care. 2006; 10(1): R10. https: //doi.org/10.1186/cc3957.

22. Peterson SJ, Tsai AA, Scala CM, Sowa DC, Sheean PM, Braunschweig CL. Adequacy of oral intake in critically ill patients 1 week after extubation. J Am Diet Assoc. 2010; 110(3): 427-33. https: //doi. org/10.1016/j.jada.2009.11.020.

23. Merriweather JL, Lorna J. Exploration of the factors that influence nutritional recovery following critical illness: a mixed methods study. July 2014. https: //www.era. lib. ed. ac. uk/handle/1842/9571. Accessed 20 Apr 2018.

24. Rowles A, Langan A, Bear DE. SUN-P019: oral intake and appetite in the intensive care unit. Clin Nutr. 2016; 35(Suppl 1): S51. https: //doi.org/10.1016/S0261-5614(16)30362-4.

25. Bear DE, Wandrag L, Merriweather JL, Connolly B, Hart N, Grocott MPW. The role of nutritional support in the physical and functional recovery of critically ill patients: a narrative review. Crit Care. 2017; 21(1): 226. https: //doi.org/10.1186/s13054-017-1810-2.

26. Merriweather J, Smith P, Walsh T. Nutritional rehabilitation after ICU - does it happen: a qualitative interview and observational study. J Clin Nurs. 2014; 23(5-6): 654-62. https: //doi.org/10.1111/jocn.12241.

27. Merriweather JL, Salisbury LG, Walsh TS, Smith P. Nutritional care after critical illness: a qualitative study of patients' experiences. J Hum Nutr Diet. 2016; 29(2): 127-36. https: //doi.org/10.1111/jhn.12287.

28. Rehabilitation after critical illness in adults|Guidance and guidelines|NICE. https: //www.nice. org. uk/ guidance/qs158/chapter/Quality-statement-1-Rehabilitation-goals. Accessed 20 Apr 2018.

29. Salisbury LG, Merriweather JL, Walsh TS. Rehabilitation after critical illness: could a ward-based generic rehabilitation assistant promote recovery? Nurs Crit Care. 2010; 15(2): 57-65. https: //doi. org/10.1111/ j.1478-5153.2010.00382.x.

30. Griffith DM, Salisbury LG, Lee RJ, Lone N, Merriweather JL, Walsh TS. Determinants of healthrelated quality of life after ICU. Crit Care Med. 2018; 46(4): 594-601. https: //doi.org/10.1097/ CCM.0000000000002952.

31. Walsh TS, Salisbury LG, Boyd J, et al. A randomised controlled trial evaluating a rehabilitation complex intervention for patients following intensive care discharge: the RECOVER study. BMJ Open. 2012; 2(4): e001475. https: //doi.org/10.1136/bmjopen-2012-001475.

第二十五章　危重症失能的成本

David Orlikowski

学习目标

— 了解ICU后综合征在医疗资源利用率和引发成本方面的主要结果；了解对护理人员、ICU幸存者的工作能力及收入减少造成的影响和负担。

第一节　引　　言

在过去的20年中，ICU的利用率逐渐增加，监护质量的提高也改变了患者的预后和死亡率，使ICU幸存者的数量不断增加[1]。

入住ICU意味着患者疾病的多重性和复杂性。研究表明，ICU幸存者存在新出现或加重的生理障碍、认知下降和持续的心理障碍[2]。这些并发症与ICU医务人员救治危重症患者的能力、多重病症的复杂性及慢性多系统功能障碍直接相关。ICU后综合征导致的伤残与长期生活质量受损、再次入院、再次入住ICU、专科医师咨询与高花费有关[3]。

例如，在美国，总住院费用中17.4%～39.0%用于重症监护，治疗ICU患者的费用为1210亿～2630亿美元[4]。

社会负担对患者也非常重要，ICU后综合征影响他们的工作能力，并严重降低他们的收入[5]（表25.1）。

表25.1　ICU引发的主要并发症（源自Desai等的研究[1]）

并发症	描述	疾病发展史
肺	肺功能障碍、肺容积减小和肺弥散功能障碍	通常在第1年内会有所改善，但可能持续达5年
神经肌肉	危重症神经病变和肌病	多发性神经疾病恢复速度较肌无力慢，持续时间可长达5年
生理功能	日常生活中活动和工具性活动的受损 6分钟步行测试受损	在数月内有所改善，1年内改善日常活动，2年内改善工具性活动
精神症状	抑郁 创伤后应激障碍 焦虑	在第1年内可能会减少 在第1年内改善较小 可能在第1年后持续存在

续表

并发症	描述	疾病发展史
认知功能	记忆力、注意力和执行力的受损	第 1 年可能会有所改善
生活质量	主要存在于生理领域的质量缺陷	第 1 年有所改善，可能持续 5 年

第二节　ICU后综合征

一、定义

"重症监护后综合征"或"ICU后综合征"（PICS）是指危重症患者在生理、认知和心理方面新出现或加重的一系列功能障碍，并在出院后仍持续存在，包括幸存者ICU后综合征（PICS）或家属ICU后综合征（PICS-F）[6]。

这些患者中的慢性危重症亚组，通常需要延长通气时间[3]，预后差，包括生活质量差、死亡率高、再入院率高及康复需求高及护理成本高[7]。

二、ICU后的不同并发症

ICU幸存者1年后的死亡率为26%～63%，长期的死亡风险比年龄相匹配的对照组高5倍。在ICU后的长期随访中，还可以观察到其他的并发症[1]。

这些并发症会影响患者肺部、神经肌肉、生理、精神、认知功能和生活质量[1]。

三、肺功能

长期肺功能影响主要在急性呼吸窘迫综合征患者中进行了研究。研究观察到了不同范围的损害：限制性通气障碍、阻塞性通气障碍和肺弥散功能下降。持续使用通气或氧疗相对较少见[8]。肺活量和肺容积的损害通常在数月内迅速改善，而弥散功能异常则与有创通气持续时间相关，恢复时间可能长达5年之久[9, 10]。

机械通气时间延长通常见于有多种合并症的60岁以上老年患者。在慢性危重症患者中，30%～53%的患者在ICU内撤离了呼吸机[11, 12]。

四、神经肌肉功能

近50%的脓毒症、多器官功能衰竭或长时间机械通气的患者患有危重症神经肌肉疾病，该术语包括危重症肌病和危重症神经病。这些并发症与ICU入住时间增加、住院时间延长及需要长期康复治疗有关[13]。

五、生理功能

生理功能通常通过测量患者的日常生活能力（ADL）（如行走、穿衣、进食等）和工具性日常生活活动（如购物、管理资金或准备饭菜）及6分钟步行测试（6MWT）进行评估。所有ICU出院的患者在出院后1周内都出现了生理功能障碍，但在1年后，超过50%的幸存者的ADL可能会持续障碍，其中约1/3的患者出现严重障碍[14, 15]。对于机械通气超过48小时的幸存者，工具性ADL障碍的比例超过70%，主要与年龄和既往活动功能有关。

六、精神障碍

ICU后的精神并发症经常发生，其中包括抑郁症和焦虑症（包括PTSD）。多项研究显示抑郁症的患病率约为30%[16, 17]，这明显高于一般人群（约8%的患病率）。

对于PTSD和ICU后的焦虑症，患病率中位数分别约为22%和24%。与一般人群相比，PTSD的患病率为3.5%[18]。

这类问题的持续时间尚不清楚，但似乎抑郁症在第1年后有所减少[19]，而PTSD则在多年后仍然持续存在[16]。

七、认知障碍

包括谵妄在内的认知障碍是ICU期间常见的症状。谵妄主要与过度使用镇静剂有关，并与ICU较高的死亡率相关。在另一项针对年龄较大的美国人的研究中，严重脓毒症致中度/重度认知障碍的概率增加了3倍[20]。在一项研究中发现，1年后46%～71%的患者存在持续性认知障碍[21, 22]。

八、生活质量受损

ICU出院后患者生活质量常受到损害，并可能持续很长时间。

ICU幸存者的受损主要涉及与生理生活质量有关的领域。

有许多因素与生活质量受损有关，包括既往疾病史、ICU期间病情的严重程度、抑郁和创伤后应激障碍。

生理领域的缺陷与危重症有关，如神经病变、肌肉质量消耗及肺功能受损。

九、照护者影响及负担

无论患者的病情是危重还是慢性状态，家庭和照护者的负担都很重。这可能导致照护者抑郁患病率高和身体健康状况下降。长时间机械通气和气管切开的患者是这一负担的主要原因。

成年男性、气管切开术后12个月是照护者抑郁和生活方式改变的主要因素[23]。在另一项纵向研究中，观察到抑郁风险、生活方式干扰及就业减少在照护者中普遍存在，并在一年内持续存在，这与阿尔茨海默病和慢性疾病中的研究结果一致。

大多数的照护者是年龄超过50岁的女性，每天花费近6小时提供帮助[24]。ICU入院前患者对照护者的依赖状况对照护者的负担没有影响。

十、ICU后引发的费用

约40%的患者在初次入住ICU后需要持续接受2年的医疗护理[9]。

其中大部分费用与康复、出院再入院、年龄和器官功能障碍有关。例如，对于ARDS患者，有40%需要再次入院，其中50%的人需要多次入院[8]。

与ICU护理相关的费用是最高的，每位患者约为10万美元，其次是与病房相关的费用，以及在2年内的出院后费用，约为3万美元（主要是家庭护理和康复护理）。

患者从ICU转出后，33%的患者需要住院康复，超过50%的出院患者在入住ICU后的2年内需要居家护理服务[9]。物理治疗和精神科就诊是最昂贵的门诊类别，其中46%的ARDS幸存者需要物理治疗师，19%的需要职业治疗师[8]，而18%需要精神科医师，48%的幸存者使用精神科药物。

十一、工作情况和收入亏损

在一项针对ARDS幸存者的为期2年的研究中，分别有49%的幸存者在1年和65%的幸存者在1年和2年时恢复了工作，大部分回到了之前的工作岗位[9]。

在为期5年的研究中，1年时重返工作岗位的患者比例为51%，2年时为45%，而在为期5年的ARDS幸存者随访中，只有31%重返工作岗位[25]。重返工作岗位的时间与查尔森合并症指数、机械通气持续时间和转出ICU后就诊的医疗机构有关[25]。49%的ARDS幸存者在6个月时失业，44%在1年时失业。其中50%的人在出院13周后返回工作岗位，68%的患者在1年后返回工作。无法重返工作岗位与年龄（患者年龄超过48岁）和非白种人种族身份（1年时为32%比64%）有关[5]。

43%的人一直没有重返工作岗位，27%报告工作效率下降，31%经历了重大的职业变化，并减少了工作时间。

在5年内，ARDS后的累计收入损失估计约为180 000美元。因失能导致的工作受限占累计收入损失的55%[25]。在12个月的随访中，未失业的幸存者的平均收入损失为27 000美元，占患ARDS前年收入的60%[5]。

据报道，私人保险覆盖范围下降和患者政府资助医疗保险覆盖范围增加分别为14% ～ 33%和16% ～ 37%[9]。

结论

ICU后综合征在ICU的幸存者中普遍存在，它涉及许多生理、认知、心理和社会方面的并发症。这也与医疗护理的大量消耗及在住院期间和出院后造成的高昂费用相关。持续使用呼吸机和气管切开可能是负担的主要因素，该影响不仅限于患者，还涉及护理人员和家庭；经济后果包括就业减少和收入损失，该损失高达ICU入院前年收入的60%。

要点总结

— 在ICU住院期间及出院后，重症监护导致高发病率和过高的花费。

— 居家照护服务需求、生理-康复需求及心理护理需求是ICU出院后最常见的特征。

— ICU后综合征对工作能力和收入下降的影响很大，导致职业变化，平均每年损失约30 000美元。

— ICU后综合征主要的影响因素是失能程度和持续的机械通气需求。

参　考　文　献

1. Desai SV, Law TJ, Needham DM. Long-term complications of critical care. Crit Care Med. 2011; 39(2): 371-9. PubMed PMID: 20959786.

2. Azoulay E, Vincent JL, Angus DC, Arabi YM, Brochard L, Brett SJ, et al. Recovery after critical illness: putting the puzzle together-a consensus of 29. Crit Care. 2017; 21(1): 296. PubMed PMID: 29208005. Pubmed Central PMCID: 5718148.

3. Nelson JE, Cox CE, Hope AA, Carson SS. Chronic critical illness. Am J Respir Crit Care Med. 2010; 182(4): 446-54. PubMed PMID: 20448093. Pubmed Central PMCID: 2937238.

4. Coopersmith CM, Wunsch H, Fink MP, Linde-Zwirble WT, Olsen KM, Sommers MS, et al. A comparison of critical care research funding and the financial burden of critical illness in the United States. Crit Care Med. 2012; 40(4): 1072-9. PubMed PMID: 22202712.

5. Kamdar BB, Huang M, Dinglas VD, Colantuoni E, von Wachter TM, Hopkins RO, et al. Joblessness and Lost Earnings after Acute Respiratory Distress Syndrome in a 1-Year National Multicenter Study. Am J Respir Crit Care Med. 2017; 196(8): 1012-20. PubMed PMID: 28448162. Pubmed Central PMCID: 5649982.

6. Elliott D, Davidson JE, Harvey MA, Bemis-Dougherty A, Hopkins RO, Iwashyna TJ, et al. Exploring the scope of post-intensive care syndrome therapy and care: engagement of non-critical care providers and survivors in a second stakeholders meeting. Crit Care Med. 2014; 42(12): 2518-26. PubMed PMID: 25083984.

7. Douglas SL, Daly BJ, Kelley CG, O'Toole E, Montenegro H. Chronically critically ill patients: health-related quality of life and resource use after a disease management intervention. Am J Crit Care. 2007; 16(5): 447-57. PubMed PMID: 17724242. Pubmed Central PMCID: 2040111.

8. Ruhl AP, Huang M, Colantuoni E, Karmarkar T, Dinglas VD, Hopkins RO, et al. Healthcare utilization and costs in ARDS survivors: a 1-year longitudinal national US multicenter study. Intens Care Med. 2017; 43(7): 980-91. PubMed PMID: 28550403.

9. Cheung AM, Tansey CM, Tomlinson G, Diaz-Granados N, Matte A, Barr A, et al. Two-year outcomes, health care use, and costs of survivors of acute respiratory distress syndrome. Am J Respir Crit Care Med. 2006; 174(5): 538-44. PubMed PMID: 16763220.

10. Herridge MS, Chu LM, Matte A, Tomlinson G, Chan L, Thomas C, et al. The RECOVER program: disability risk groups and 1-year outcome after 7 or more days of mechanical ventilation. Am J Respir Crit Care Med. 2016; 194(7): 831-44. PubMed PMID: 26974173.

11. Engoren M, Arslanian-Engoren C, Fenn-Buderer N. Hospital and long-term outcome after tracheostomy for respiratory failure. Chest. 2004; 125(1): 220-7. PubMed PMID: 14718444.

12. Carson SS, Garrett J, Hanson LC, Lanier J, Govert J, Brake MC, et al. A prognostic model for one-year mortality in patients requiring prolonged mechanical ventilation. Crit Care Med. 2008; 36(7): 2061-9. PubMed PMID: 18552692. Pubmed Central PMCID: 2728216.

13. Leijten FS, Harinck-de Weerd JE, Poortvliet DC, de Weerd AW. The role of polyneuropathy in motor convalescence after prolonged mechanical ventilation. JAMA. 1995; 274(15): 1221-5. PubMed PMID: 7563512.

14. Chaboyer W, Elliott D. Health-related quality of life of ICU survivors: review of the literature. Intensive Crit Care Nurs. 2000; 16(2): 88-97. PubMed PMID: 11868593.

15. van der Schaaf M, Dettling DS, Beelen A, Lucas C, Dongelmans DA, Nollet F. Poor functional status

immediately after discharge from an intensive care unit. Disabil Rehabil. 2008; 30(23): 1812-8. PubMed PMID: 19031208.

16. Davydow DS, Desai SV, Needham DM, Bienvenu OJ. Psychiatric morbidity in survivors of the acute respiratory distress syndrome: a systematic review. Psychosom Med. 2008; 70(4): 512-9. PubMed PMID: 18434495.

17. Davydow DS, Zatzick DF, Rivara FP, Jurkovich GJ, Wang J, Roy-Byrne PP, et al. Predictors of posttraumatic stress disorder and return to usual major activity in traumatically injured intensive care unit survivors. Gen Hosp Psychiatry. 2009; 31(5): 428-35. PubMed PMID: 19703636. Pubmed Central PMCID: 2732585.

18. Kessler RC, Avenevoli S, Costello J, Green JG, Gruber MJ, McLaughlin KA, et al. Severity of 12-month DSM-IV disorders in the National Comorbidity Survey Replication Adolescent Supplement. Arch Gen Psychiatry. 2012; 69(4): 381-9. PubMed PMID: 22474106. Pubmed Central PMCID: 3522117.

19. Hopkins RO, Key CW, Suchyta MR, Weaver LK, Orme JF Jr. Risk factors for depression and anxiety in survivors of acute respiratory distress syndrome. Gen Hosp Psychiatry. 2010; 32(2): 147-55. PubMed PMID: 20302988.

20. Iwashyna TJ, Ely EW, Smith DM, Langa KM. Long-term cognitive impairment and functional disability among survivors of severe sepsis. JAMA. 2010; 304(16): 1787-94. PubMed PMID: 20978258. Pubmed Central PMCID: 3345288.

21. Hopkins RO, Weaver LK, Collingridge D, Parkinson RB, Chan KJ, Orme JF Jr. Two-year cognitive, emotional, and quality-of-life outcomes in acute respiratory distress syndrome. Am J Respir Crit Care Med. 2005; 171(4): 340-7. PubMed PMID: 15542793.

22. Girard TD, Jackson JC, Pandharipande PP, Pun BT, Thompson JL, Shintani AK, et al. Delirium as a predictor of long-term cognitive impairment in survivors of critical illness. Crit Care Med. 2010; 38(7): 1513-20. PubMed PMID: 20473145. Pubmed Central PMCID: 3638813.

23. Van Pelt DC, Schulz R, Chelluri L, Pinsky MR. Patient-specific, time-varying predictors of post-ICU informal caregiver burden: the caregiver outcomes after ICU discharge project. Chest. 2010; 137(1): 88-94. PubMed PMID: 19762552. Pubmed Central PMCID: 2803119.

24. Van Pelt DC, Milbrandt EB, Qin L, Weissfeld LA, Rotondi AJ, Schulz R, et al. Informal caregiver burden among survivors of prolonged mechanical ventilation. Am J Respir Crit Care Med. 2007; 175(2): 167-73. PubMed PMID: 17068327. Pubmed Central PMCID: 1899280.

25. Kamdar BB, Sepulveda KA, Chong A, Lord RK, Dinglas VD, Mendez-Tellez PA, et al. Return to work and lost earnings after acute respiratory distress syndrome: a 5-year prospective, longitudinal study of long-term survivors. Thorax. 2018; 73(2): 125-33. PubMed PMID: 28918401.

第二十六章

ICU后护理门诊的成本效益

X.Willaert，Bharath Kumar Tirupakuzhi Vijayaraghavan，
B.H.Cuthbertson

学习目标

在本章中，我们会向读者提供有关ICU后门诊患者的临床预后和经济效益方面的见解。在本章的第二节，我们首先定义了ICU后门诊的成本，并概述了通常用于评估医疗干预措施（如ICU后门诊）有效性的方法，还将提供一个框架来整合ICU后门诊的成本-效益的评估。在本章的第三节，我们讨论了关于ICU后门诊成本效益的两项重要试验，由于缺乏有效性证据，得出了ICU后门诊不具有成本效益的结论。最后，我们通过提出一些未来的研究构想作为本章的结尾。

第一节　引　　言

据估计，至少50%的ICU幸存者会患上ICU后综合征（PICS），其特点是在生理、认知和（或）心理健康方面出现新的或恶化性下降[1-3]。考虑到这一综合征的高流行率和复杂性，改善ICU后生活质量和寿命的医疗干预很可能需要多学科协作。

现代医疗干预的成本可能会超过医疗系统的经济效益，特别是在已经面临财务压力的医疗系统中。政策制订者需要工具，以负责任地根据社会需求和患者支付意愿分配可用资源。政策制订者可用的方法之一是成本-效益分析（CEA），其中干预的净成本将与预期收益相关。在本部分中，我们将概述CEA的要点，并将其应用于ICU后综合征的干预。

第二节　成本、效益、成本-效益分析

一、成本的定义

提供危重症护理服务是一种昂贵的医疗干预，而ICU护理幸存者在ICU和出院后都需要持续的护理。虽然关于重症监护后的支出数据和各方面照护的文献报道很少，但Lone等最近的系统性综述提出了一些关键因素[4]。在从医院出院后的第1年，支出会达到高峰，预计费用范围为18 847 ～ 148 454美元。其中超过50%的费用来自急

救护理，社区卫生保健工作者提供的护理所占比例较小。鉴于持续二级护理和住院费用较高[5]，在避免住院的前提下，使用ICU后门诊作为一种候选干预措施以期降低医疗费用。ICU后门诊的效果尚未得到证明；然而，考虑ICU后综合征的复杂性，门诊很可能需要一个多学科团队。根据英国和美国门诊的经验，这些门诊通常由重症护理医师、药剂师、心理学家/精神科医师、护士、营养师、职业治疗师和物理治疗师组成[6, 7]。门诊的建筑要求可能不仅包括诊室，还包括康复单元和健身房。在对拟议门诊的成本进行计算之前，我们需要正确理解如何在医疗保健领域定义成本。

将成本定义为净支出不仅需要清晰界定不同类型的成本，还需要确定支出的时间范围及支出归属于哪个预算。总体而言，在医学领域，成本可以分为两个主要类别：提供健康干预的成本和就诊成本[8, 9]。提供干预的成本，如ICU后门诊，可以进一步分为两个不同的类别，即固定成本和变动成本，固定成本通常与干预处理的患者数量无关。例如，不管我们每天治疗多少患者，开办ICU后门诊所需的临床空间租金始终保持固定。另外，变动成本取决于患者数量，如实验室检测、药物处方成本等。通常情况下，经营门诊的固定成本远远超过变动成本。

成本还可以分为直接成本和间接成本。直接成本可以直接归因于患者护理，如物理治疗师或医师在门诊中为患者提供治疗所花费的时间。间接成本，通常称为间接费用，是与单个患者无关但需要患者一起分摊的成本，如电费、供暖费、员工编写报告所花费的时间等。基于医疗团队的人员组成，可以明确地看出人员费用将是主要支出。另外，就诊成本是患者及其家庭为了参与医疗服务而支付的费用。就诊成本的例子包括交通和住宿费用。在确定成本时，还必须考虑为向患者提供护理的最佳时长。我们必须认识到，在任何单个患者身上花费的时间越长，干预的成本效益性就越低。

从社会角度来看，有两个重要的成本考虑因素。首先，谁来支付门诊费用。如果患者或私人保险公司支付干预费用，则成本不会转移到公众身上，也不包括社会损失（至少是直接损失）。第二个成本考虑因素是患者及其家庭照护者的生产力下降和收入损失。Griffiths等的一项研究报道指出，1/3的重症监护患者出院后1年就业和收入受到负面影响[10]。约1/5的患者在第1年需要照护者帮助其进行日常生活活动。在大多数情况下，这种帮助是由家庭成员提供的，在50%的情况下，他们不得不对他们的工作时间表进行重大调整。在不到10%的案例中，家庭成员就业活动也会显著下降，这种影响持续至少1年。根据Quasim等进行的一项较小型试验的结果，在入住ICU前有工作的患者中，约只有2/3在出院后2年重返工作岗位[11]。因此，这些因素理应包括在成本-效益分析中。

二、效益的定义

由于ICU后综合征是一个涵盖人类健康多个层面的复杂综合征，因此很难确定干预措施对ICU后综合征的确切影响。世界卫生组织对健康的定义是"健康不仅是没有疾病，而是一种完好的身体、精神和社会状态"，这与ICU后综合征所影响的领域有很大的重叠[12]。在医学文献中，健康的五个领域（生理、心理、社会、经济和宗教），正如Spilker所定义的，通常被简化为前三个领域，并被称为健康相关生活质量（HRQoL）[13, 14]。测量HRQoL的工具有多种。然而，SF-36和EQ-5D或者称为"欧洲健康生活质量5维度问卷"在危重症护理文献中得到了良好的建立和部分验证[14]。SF-36由36个问题组成，涵盖8个领域：活力、生理功能、身体疼痛、一般健康感知、身体角色功能、情感角色功能、社会角色功能和心理健康。8个领域的评分会生成一个0～100分之间的分数，分数越高代表健康状况越好[14, 15]。

尽管SF-36问卷并非设计用于生成一个代表整体健康状态的单一数字，但越来越多的科学论文报道了"SF-36总分"。由于该总分未得到SF-36设计者的支持，且没有准确的计算方法，对于这个分数应保持一定的怀疑。尽管这8个领域不应合并成一个数字，但可以分别计算出体质分量总结分数（PCS）和心理分量总结分数（MCS）。涵盖不同领域的加权因素的计算是由私有公司拥有的算法完成的[15]。缩减的SF-36版本（如SF-12）旨在缩短调查时间并减轻患者负担。

EQ-5D由2个部分组成：包括EQ-5D描述系统和EQ-5D视觉模拟量表（EQ-VAS）。其从5个维度衡量健康状况：行动能力、自我照顾、日常活动、疼痛/不适和焦虑/抑郁。在描述系统部分，受访者将按照要求从没有困难到有严重困难这5个级别来回答问题。EQ-VAS用于评估患者总体健康状态，方法是在一个标有0～100刻度的20cm的垂直量表上标记一个"X"，100表示"可想象的最佳健康状态"，0"可想象的最差健康状态"[16]。将EQ-VAS评分纳入EQ-5D的优势在于，通过描述系统获得的HRQoL评分可以被加权，而SF-36则需要额外的技术，如时间权衡法或标准博弈法来评估健康状态[17]。虽然这两种权重技术有本质上的不同，但它们都是利用临床场景中患者对特定健康状态的偏好来确定HRQoL的权重。时间权衡法是一种基于偏好的健康状态效用测量方法，测定为了获取一个给定的完全健康的生存年数，患者愿意放弃多少某种不健康状态的生存时间，然后改变完全健康的时间段，直到患者认为两种选择都无差别。标准博弈法是运用期望效用理论测量健康状态和生活质量的一种方法。测量时，患者面临两种选择：A和B。选择A有两种可能的结果，即患者恢复到完全健康状态而且再继续生活t年（概率为P），或者患者立即死亡（概率是$1-P$）。选择B的结果是以某种慢性健康状态存活t年。概率P一直在变动，直到患者认为两种选择都无差别。

尽管SF-36和EQ-5D已经在临床得到验证，但使用时仍需要考虑量表的局限性。首先，患者自评的生活质量通常具有主观性，取决于患者的幸福感，而幸福感可能因为患者感觉已经"战胜死亡"而提高。因此，患者可能对日常生活活动能力、焦虑、抑郁有假阳性感觉。这种"死里逃生"现象曾经被Cuthbertson等描述过[18]。其次，HRQoL实际上随时间而产生变化，在医疗干预后选择最佳时间来评估HRQoL可能具有挑战性，因为治疗效果会随着时间变化，可能存在高估或低估（大多低估）。我们注意到，将HRQoL评估认定为"主观的"是具有误导性的。当然，患者对自己生活质量的评估是主观的，但这是他们的主观性，他们有权这样做，只有当观察者将主观性引入测量时，主观性才会成为结果测量的问题。

在出院后，ICU幸存者持续面临影响生活质量的身体和心理问题。尽管生活质量在第1年内有所改善，但通常不会达到与年龄和性别相匹配的对照组的质量水平（尽管在ICU入院前也较低）。Cuthbertson等进行的队列研究显示，生理健康质量得分在1年内回升至疾病发生前的水平，但在2.5～5年出现了逆转。有趣的是，尽管该人群有心理问题，但数据显示心理健康质量得分在6个月内迅速改善，并恢复到了人群正常水平[18]。

三、生活质量调整寿命年数、支付意愿、增量成本效益比

一旦HRQoL权重被计算出来，可以通过将HRQoL权重乘以在特定健康状态下生活的年数来计算生活质量调整寿命年数（QALY）或生活质量改变后的生存时间。在完全健康的状态下度过的一年等于1个QALY，而在与HRQoL权重相关的健康状态下度过的一年（HRQoL权重为0.7）等于0.7个QALY。图26.1描述了入住ICU和ICU后干预可能对QALY产生影响的简化理论模型。在ICU入院时，HRQoL急剧下降（尽管与年龄和性别相匹配的对照组相比，疾病发生前的基线较低）。如果患者从ICU出院，没有任何干预的情况下，HRQoL低于疾病发生前的状态，HRQoL保持低水平，直至患者最终死亡（红线）。如果提供了（理论上的）治疗，HRQoL逐渐改善，患者不仅寿命更长，而且获得了更高的HRQoL分数（绿线）。绿色曲线和红色曲线之间的面积等于干预所获得的额外QALY。

一旦确定干预措施的有效性，就可以通过成本与获得或损失的QALY联系起来以确定成本效益。将成本效益概念化的第一种方法是在成本效益平面上绘制数据（图26.2）。在这个平面上，x轴上的位置描述了有效性，而y轴上的位置显示了相关的成本。两个轴的交点（命名为R，仅作参考）说明已建立治疗的参考值。通过在图表上绘制新疗法的数据，与参考的比较将有助于深入了解成本效益。在最好的情况下，一种新的干预措施位于第四象限，这表明与目前的治疗相比，在降低成本的同时提高了疗效。在第三象限，新的干预措施成本较低，但效果也较差，但仍具有成本效益。位于第二象限的干预措施应该否定，因为它们在价格上涨的同时降低了有效性。第一象限的干预措施提高了

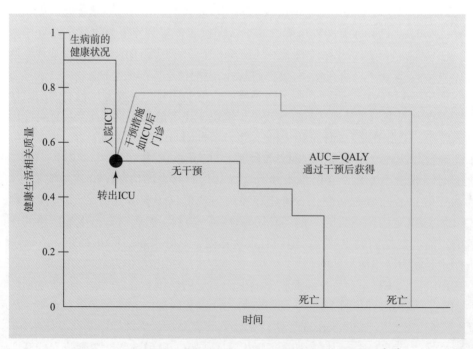

图26.1 ICU和医疗干预后的QALY（根据Whitehead等校正[17]）

有效性，但价格更高，并且可能具有成本效益，具体取决于成本。评估试验成本效益的第二种方法是确定"增量成本效益比"（ICER）。ICER的定义是两种干预措施之间的成本差除以QALY的差。它代表获得一个额外QALY的增量成本。ICER黑色线与x轴之间的角度将由社会的支付意愿决定。如果社会愿意为获得的每个QALY支付更多，角度将增加，反之亦然，为每个QALY支付的意愿较低（因为对每获得的QALY的支付意愿就会降低）。通过将干预措施的数据点连接到参考数据，可以在成本效益平面上绘制特定干预措施的ICER[19]。红色ICER线代表每QALY获得的成本较高的干预，而绿色ICER线代表每QALY获得的成本较低的干预。

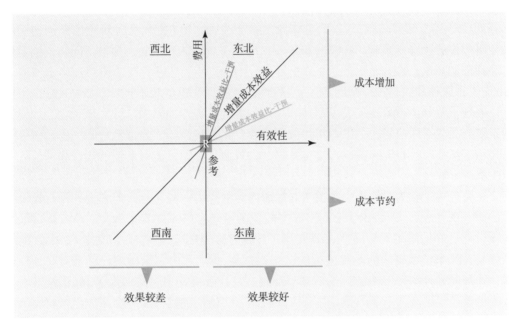

图26.2　成本效益平面和绘制的ICER（根据Cohen等校正[19]）

仍然存在社会将成本效益阈值设定在什么水平的问题，换句话说，一个社会愿意为获得一个QALY支付多少费用？从历史上看，该阈值在20世纪90年代中期设定为50 000美元，尽管估计值更高，但北美文献中仍经常使用该阈值[20]。另外，在英国，该阈值被设定为20 000～30 000英镑，但有时可能更高[21]。Nimdet等最近的一项系统评价报道了社会对每个QALY的支付意愿（WTP）[22]，似乎在挽救生命的干预措施和影响生活质量的干预措施的支付意愿之间存在二分法。挽救生命的干预措施的价值更高，其成本效益阈值是全球人均国内生产总值（GDP）的2倍，而改善生活质量的干预措施的价值仅为人均GDP的0.6倍。这些数据与世界卫生组织的建议相反，后者将阈值设定为每个QALY人均GDP的2～3倍，即QALY增加110 000～160 000美元[20, 23]。

第三节 ICU后门诊的成本效益

在20世纪90年代初，人们对"ICU后的生活"意识显著增强，为了改善生活质量，第一个ICU后门诊于1993年在英国雷丁成立[24]。随后的几年里，越来越多的ICU后门诊在英国和澳大利亚设立。2011年，美国成立了第一个ICU后门诊。尽管ICU后门诊的疗效尚未经过证实，但其受欢迎程度和预期的需求不断增长。在考察ICU后门诊的成本效益之前，我们需要确保其有效性。

在英国三家设有完善的ICU后门诊的多中心随机对照试验中，将常规随访与结合了为期6周的自助康复手册随访进行比较[25]。研究显示，在干预组中，6个月时"SF-36"评分的"z分数"得分较高，表明身体康复有所改善。但在6个月时对焦虑和创伤后应激障碍相关症状没有影响。2006—2009年，进行了一项队列试验，评估了随访咨询对焦虑和抑郁的影响。在ICU出院后的3个月、6个月和12个月患者被邀请参加多学科咨询（由护士、医师和物理治疗师组成）。在咨询时，患者受邀参观了ICU，并对ICU经历的事件进行了解释。患者还接受了精神和生理问题的筛查。如果团队怀疑患者在心理或生理康复方面存在任何问题，患者将被分别推荐到精神科医师或物理治疗师那里。研究结果显示，女性中的心理问题比男性更常见，并且研究干预可能对女性的焦虑和抑郁症状产生积极影响[26]。

尽管上述试验为我们提供了关于ICU后门诊效果的一些信息，但它们并没有提供有关健康相关生活质量（HRQoL）和成本效益的见解。PRaCTICaL和RECOVER试验是两项设计良好的随机对照试验，研究了ICU后门诊的HRQoL和成本效益。PRaCTICaL试验是在三家位于英国的医院进行的多中心试验[27]。其中一家医院已经拥有ICU后诊所，并帮助另外两家医院制订了该项目计划。在这项研究中，共纳入了286例从ICU出院的机械通气患者，不考虑患者住院时间长短，将他们随机分为两个研究组。对照组由普通医师和主治医师进行标准的随访。干预组接受了一项由物理治疗师设计的基于手册的自我导向的身体康复计划。该手册由一位研究护士引入医院，并持续使用直至出院后3个月。在出院后的3个月和9个月，患者在护士主导、医师支持的门诊中接受正式评估。在门诊就诊的过程中，会讨论患者的ICU经历，并评估是否需要进行专业医学或精神科转诊。患者还可以参观ICU。在12个月时评估显示关于HRQoL的SF-36生理和精神得分两组之间没有显著差异。干预组的SF-36体力分量的平均得分为42分（标准差10.6分），而对照组的得分为40.8分（标准差11.9分）（50分为与年龄和性别匹配的人口平均值）。对于SF-36精神分量，干预组的平均得分为47.1分（标准差12.7分），而对照组的平均得分为46.8分（标准差12.4分）。由于该试验未考虑ICU的住院时间，因此对住院时间超过3天的患者进行了亚组分析，但未发现明显的治疗效果。在经济评估中，该研究将估算的成本与获得的QALY进行了配对。成本估算是通过将问卷和医院记录中的数据联系起来，研究每个干预的具体成本估算和政府公布的医疗保健成本数据，对每位患者进行了成本估算。QALY是根据EQ-5D问卷的AUC计算出的，这些问卷针对英国人口进行了评估。干预导致了平均总QALY增益为0.423，平均费用为7126美元。相比之下，对照组的平均费用为4810美元，获得0.426的QALY增益，这表明干预的费用明显高于标准护理。尽管干预的成本仍然低于社会的愿意支付阈值，但由于QALY没有差异，该干预显然不具备成本效益。实际上，这个分析表明应该从实践中撤销ICU的随访诊所。

RECOVER试验于2010—2013年在两家英国医院中进行[28]。该研究对240例在ICU出院后接受过超过48小时机械通气的患者进行了随机分配。经随机化分配处理后，所有患者均获赠一份ICU康复手册以指导其后续恢复。一个由物理、职业及语言治疗师组成的多学科团队为所有患者提供了个性化的医疗护理。相较于对照组，干预组的患者不仅接受了更高强度和频率的治疗，还获得了被视为有助于恢复的信息。为应对干预组增加的工作负荷，治疗师团队得到了3名仅为干预组患者服务的多技能研究助理的协助。这些研究助理还通过为患者提供与ICU顾问会面的机会来讨论他们在ICU的住院情况、提供其在ICU经历的简要总结，以及让患者参观ICU等方式，以此提供额外的信息。出院后，研究助理至少尝试与患者联系1次，检查其健康状况，并为他们提供联系方式以获得必要的支持。尽管增加了康复锻炼、活动和职业治疗，但结果并不理想。在3个月、6个月和12个月的评估时，两组在移动性得分、生活质量（HRQoL）和抑郁/焦虑症状上均未显示出显著差异。根据SF-12评估，干预组的平均QALY值为0.54（标准差0.20），而对照组为0.54（标准差0.18）。

由于缺乏关于初级保健可用的数据，成本估计仅限于从随机分组到1年随访的二级护理费用。干预组的平均费用计算为49 000美元（范围为7000～249 000美元），与对照组的费用相似，对照组的费用也是49 000美元（范围为10 000～304 000美元）。为了考虑二级医疗护理费用和干预措施成本估计的广泛范围，进行了线性回归分析。结果显示，干预造成了非显著性的2000美元的额外费用。RECOVER试验的结论是，这样的干预并不具有成本效益。

图26.3描述了RECOVER试验和PRaCTICaL试验的简化成本效益平面图。对于RECOVER试验，结果位于第二象限，这使得干预在更高的成本下效果较差。PRaCTICaL试验显示两组具有相似的效果；然而，干预的成本更高。黑色的ICER线代表了社会愿意为每个获得的QALY支付的增量成本，而红色的ICER线代表了根据干预的增量成本。

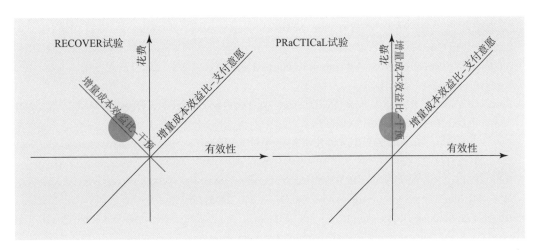

图26.3 RECOVER试验和PRACTICaL试验的成本效益平面

第四节　未来研究

正如PRaCTICaL试验和RECOVER试验所示，针对ICU后期康复的复杂干预既没有在治疗效果上提供明确的益处，也没有在成本效益上显示出明确的优势。上述情况有多个因素，如残留的神经肌病和持续的炎症反应，可能是导致ICU后物理治疗疗效欠佳的原因。危重症肌病和多发性神经疾病影响到高达2/3的需要危重症护理的患者，且多达1/3的患者在出院时仍有残留症状[29]。持续的神经肌肉疾病不仅可能阻碍物理治疗，还可能限制患者实际的恢复能力。此外，RECOVER试验组表明，不仅大多数患者在出院后3个月仍然表现出促炎性表型，而且这还与身体恢复不良相关[30]。物理治疗的确切时间和"剂量"尚不清楚，甚至有可能传统的物理治疗方法在这种综合征中可能无效。未来的研究可能需要侧重于根据个体的炎症生物标志物水平和EMG研究来决定康复计划的启动时机[30]和性质。

要点总结

— 现代医疗干预的成本可能超出了可用资源，并对医疗系统造成压力。成本-效益分析将帮助政策制定者负责任地分配资源，并根据社会需求进行分配。

— 人们越来越意识到ICU后综合征对ICU幸存者生活质量的不良影响，这导致了在ICU后门诊中随访患者增多的趋势。尽管这些诊所的效果尚未得到证实，但不可否认ICU后门诊的数量正在增加。

— PRaCTICaL试验和RECOVER试验研究了ICU后门诊的成本效益，并说明这些门诊并不具有成本效益，原因是它们缺乏有效性。基于这些试验，撤销ICU门诊的做法会更具成本效益。

参 考 文 献

1. Needham DM, Davidson J, Cohen H, et al. Improving long-term outcomes after discharge from intensive care unit. Crit Care Med. 2012; 40: 502-9.

2. Sukantarat K, Greer S, Brett S, Williamson R. Physical and psychological sequelae of critical illness. Br J Health Psychol. 2007; 12: 65-74.

3. Rawal G, Yadav S, Kumar R. Post-intensive care syndrome: an overview. J Trans Int Med. 2017; 5: 90. https://doi.org/10.1515/jtim-2016-0016.

4. Lone NI, Seretny M, Wild SH, Rowan KM, Murray GD, Walsh TS. Surviving intensive care. Crit Care Med. 2013; 41: 1832-43.

5. Ruhl AP, Lord RK, Panek JA, et al. Health care resource use and costs of two-year survivors of acute lung injury. An observational cohort study. Ann Am Thorac Soc. 2015; 12: 392-401.

6. Huggins EL, Stollings JL, Jackson JC, Sevin CM. Models for a Post-Intensive Care Syndrome Clinic - Targeted Goals and Barriers. In: SCCM.org. http://www.sccm.org/Communications/Critical-Connections/Archives/Pages/Models-for-a-Post-Intensive-Care-Syndrome-Clinic%2D%2D-Targeted-Goals-and-Barriers.

aspx.Accessed 18 Feb 2018.

7. Rehabilitation after critical illness in adults | guidance ... nice.org. uk/guidance/qs158. Accessed 18 Feb 2018.

8. Coughlin MT, Angus DC. Economic evaluation of new therapies in critical illness. Crit Care Med. 2003; 31: S7. https: //doi.org/10.1097/00003246-200301001-00002.

9. WHO. Making choices in health WHO guide to cost-effectiveness analysis. Geneva: World Health Organization; 2003.

10. Griffiths J, Hatch RA, Bishop J, Morgan K, Jenkinson C, Cuthbertson BH, Brett SJ. An exploration of social and economic outcome and associated health-related quality of life after critical illness in general intensive care unit survivors: a 12-month follow-up study. Crit Care. 2013; 17: R100. https: //doi. org/10.1186/cc12745.

11. Quasim T, et al. Employment, social dependency and return to work after intensive care. J Intens Care Soc. 2015; 16(1): 31-6.

12. WHO (1970) The first ten years of the World Health Organization. In: apps.who.int. http: //apps.who. int/iris/handle/10665/37089. Accessed 18 Feb 2018.

13. Spliker B. Quality of life and pharmacoeconomics in clinical trials. Philadelphia: Lippincott Williams & Wilkins; 1996.

14. Wu A, Gao F. Long-term outcomes in survivors from critical illness. Anaesthesia. 2004; 59: 1049-52.

15. Lins L, Carvalho FM. SF-36 total score as a single measure of health-related quality of life: scoping review. SAGE Open Med. 2016; 4: 205031211667172.

16. van Reenen M, Janssen B. EQ-5D-5L User Guide - EuroQol. https: //euroqol.org/wp-content/uploads/2016/09/EQ-5D-5L_UserGuide_2015.pdf.Accessed 18 Feb 2018.

17. Whitehead SJ, Ali S. Health outcomes in economic evaluation: the QALY and utilities. Br Med Bull. 2010; 96: 5-21.

18. Cuthbertson BH, Roughton S, Jenkinson D, Maclennan G, Vale L. Quality of life in the five years after intensive care: a cohort study. Crit Care. 2010; 14: R6. https: //doi.org/10.1186/cc8848.

19. Cohen DJ, Reynolds MR. Interpreting the results of cost-effectiveness studies. J Am Coll Cardiol. 2008; 52: 2119-26.

20. Neumann PJ, Cohen JT, Weinstein MC. Updating cost effectiveness - the curious resilicience of the $50,000-per-QALY threshold. N Engl J Med. 2014; 371: 796. https: //doi.org/10.1056/NEJMp1405158.

21. Judging whether public health interventions offer value for money. In: Guidance and guidelines | NICE. http: //www.nice.org.uk/guidance/lgb10. Accessed 18 Feb 2018.

22. Nimdet K, Chaiyakunapruk N, Vichansavakul K, Ngorsuraches S. A systematic review of studies eliciting willingness-to-pay per quality-adjusted life year: does it justify CE threshold? PLoS One. 2015; 10: e0122760. https: //doi.org/10.1371/journal.pone.0122760.

23. WHO Macroeconomics and health. Investing in health for economic development. Report of the commision on macroeconomics and health. In: http: //www1.worldbank. org/publicsector/pe/PEAMMarch2005/CMHReport.pdf. Accessed 18 Feb 2018.

24. Griffiths JA, Gager M, Waldmann C. Follow-up after intensive care. Conti Educ Anaesth Crit Care Pain. 2004; 4: 202-5.

25. Jones C, Skirrow P, Griffiths RD, Humphris GH, Ingleby S, Eddleston J, Waldmann C, Gager M. Rehabilitation after critical illness: a randomized, controlled trial. Crit Care Med. 2003; 31: 2456-61.

26. Schandl A, Bottai M, Hellgren E, Sundin Ö, Sackey P. Gender differences in psychological morbidity and

treatment in intensive care survivors - a cohort study. Crit Care. 2012; 16: R80. https: //doi.org/10.1186/cc11338.

27. Cuthbertson BH, Rattray J, Campbell MK, Gager M, Roughton S, Smith A, et al. The PRaCTICaL study of nurse led, intensive care follow-up programmes for improving long term outcomes from critical illness: a pragmatic randomised controlled trial. BMJ. 2009; 339: b3723.

28. Walsh TS, Salisbury LG, Merriweather JL, et al. Increased hospital-based physical rehabilitation and information provision after intensive care unit discharge. JAMA Intern Med. 2015; 175: 901.

29. Hermans G, Berghe GVD. Clinical review: intensive care unit acquired weakness. Crit Care. 2015; 19: 274. https: //doi.org/10.1186/s13054-015-0993-7.

30. Griffith DM, Lewis S, Rossi AG, Rennie J, Salisbury L, Merriweather JL, Templeton K, Walsh TS. Systemic inflammation after critical illness: relationship with physical recovery and exploration of potential mechanisms. Thorax. 2016; 71: 820-9.